U0936180

第2版

外科基本操作处置技术

主　编　张福奎

副主编　邵明庆　熊素岚　宋　方　张　伟　孙步伟
　　　　李书成　孟祥宝　任怀敏　尹承栋　刘艳琳

编　者　（以姓氏笔画为序）
　　　　尹承栋　刘　通　刘艳琳　任怀敏　孙步伟
　　　　宁　彦　李书成　李　霞　王琳琳　宋　方
　　　　邵明庆　邵洪锦　邵景祥　陈召伟　张福奎
　　　　张　伟　张彬宇　张方胜　张晋杰　孟祥宝
　　　　袁福祥　耿传卫　蒋　红　鲍明新　蔡淑芳
　　　　熊素岚

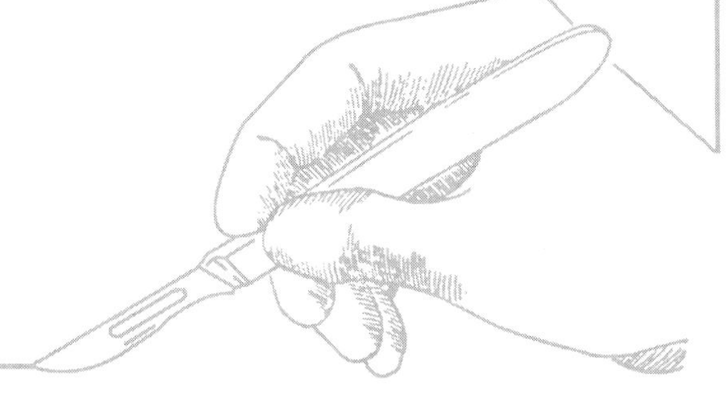

人民卫生出版社

图书在版编目(CIP)数据

外科基本操作处置技术/张福奎主编. —2版.
—北京：人民卫生出版社，2007.4
ISBN 978-7-117-08484-0

Ⅰ.外… Ⅱ.张… Ⅲ.外科手术-操作 Ⅳ.R615

中国版本图书馆CIP数据核字(2007)第013364号

门户网：www.pmph.com	出版物查询、网上书店
卫人网：www.ipmph.com	护士、医师、药师、中医师、卫生资格考试培训

外科基本操作处置技术

第 2 版

主　　编：张福奎
出版发行：人民卫生出版社（中继线 010-59780011）
地　　址：北京市朝阳区潘家园南里19号
邮　　编：100021
E - mail：pmph @ pmph.com
购书热线：010-59787592　010-59787584　010-65264830
印　　刷：北京铭成印刷有限公司
经　　销：新华书店
开　　本：850×1168　1/32　　**印张**：17
字　　数：422千字
版　　次：1999年2月第1版　2019年5月第2版第11次印刷
标准书号：ISBN 978-7-117-08484-0/R·8485
定　　价：38.00元
打击盗版举报电话：010 -59787491　E-mail：WQ @ pmph.com
（凡属印装质量问题请与本社市场营销中心联系退换）

第1版前言

千里之行，始于足下
——写给青年外科医师

外科专业是临床医学中的一个重要学科，无论在城乡哪一级综合医院，都占有十分重要的地位。在一定程度上，外科医疗技术水平如何，可反映出该医院整体医疗技术水平的高低。

外科主要是通过手术或手法治疗疾病的，手术和手法包括各种外科基本操作处置技术，换言之，各种外科基本操作处置技术是外科治疗疾病的主要手段，离开这些手段，治疗外科疾病就无从谈起。虽然只会做手术而缺乏其他基本知识、基本理论的医生不是一个合格的外科医生，但是不会做手术、不懂得外科基本操作处置技术的医生根本就称不上是一个外科医生。

外科基本操作处置技术包括消毒、无菌、麻醉、切开、止血、结扎、缝合、引流、伤口换药、包扎固定等各种技术性操作。尽管医学发展已进入"分子生物学"时代，但是对于外科医生来说，这些基本操作处置技术仍然是非常重要的，是任何先进的现代化仪器所不能代替的。

外科手术实际上是一门艺术，有人比喻外科医生是一位雕塑师，其任务是在活的人体上进行雕塑，完成一台手术就象雕塑师完成一件艺术品。但是雕塑师一旦将作品做坏了，他可以有很多重做的机会，而外科医生若把手术做错了，却可给病人带来极大痛苦，甚至使病人失去生命。其实外科医生更如一位裁缝师，一位好的裁缝师可用其高超的设计、剪裁、拼接、缝合技术做出漂亮的衣服，然而，技术欠佳的裁缝师一旦把衣服做坏了，却难以修好。同样，外科医生如果把手术做错了，也很难为病人挽回损失，这是因为人体并非是一台机器，不可被人任意拆卸和安装。每个外科医生务必具有娴熟的外科基本操作处置技术，才能完成各种复杂的外科手术操作，胜任职业所赋予的任务。

早在1000多年前一位外国学者就说过：“外科医生要有一双有力和稳健的双手，从不颤抖，使用左手要跟使用右手那样敏捷……。”由此看出，外科医生的双手在外科手术过程中扮演了多么重要的角色。然而，冰冻三尺，非一日之寒，做一位合格的外科医生并非一朝一夕的事情，要想成为一名出色的外科医生，那就更非易事了。做一位合格的外科医生，主要由两个因素决定：一是上级医师对下级医师要严格要求，精心指导，正确地指导他们完成每一个技术操作和手术步骤；二是下级医生积极发挥主观能动性，虚心好学，爱业敬业。二者之中后者更重要。

作为一名青年外科医师，为了更好地从事自己的神圣职业，首先要为外科生涯奠定一个良好的基础，这个基础就是熟练掌握外科基本操作处置技术。工作中善于观察上级医师规范的技术操作和其中蕴藏的操作技巧，把他们优良的东西继承下来，提高自己的技术水平，使自己少走许多弯路。当然，对别人不规范的东西也要正确辨别，不要一味去摹仿。下级医师应掌握外科基本操作处置技术的有关理论和知识，便于更好的指导临床实践。有些下级医师参加工作不久就去片面追求手术速度，而不去注意提高手术质量是非常错误的。操作不规范，动作不到位，也不讲究操作技巧，就不可能保证手术质量。

学习外科基本操作处置技术首先要做到规范化，在每一个动作、每一个手术步骤中，要做到规范不是轻而易举的，必须台下勤于苦练，台上精于实践。有时一项操作(例如结扎)技术需台下训练千次、万次，台上应用才能得心应手，“熟能生巧”、“功到自然成”，就是这个道理。

请相信：千里之行，始于足下，只要点滴积累就能聚砂成塔，集腋成裘。

为了帮助青年外科医师掌握必要的外科基本操作处置技术方面的理论知识，笔者参考大量文献资料，整理编写了这本《外科基本操作处置技术》，希望读者朋友阅后能够得到一点启迪。同时也希望各位同道针对书中不妥之处，提出宝贵意见，不胜感激。

张福奎　谨识

1998年初春

第2版前言

受人民卫生出版社邀请，对本书进行修订。

本书自出版以来，已连续印刷5次，深受青年外科医师的欢迎。既然连续印刷5次，现已脱销，说明本书对于外科医师具有一定的可读性。作为主编，我怀着巨大的热情，对它进行认真的修订补充。

外科大夫，是一个耀眼的头衔，因为具有这个头衔人可以济世救人，可以手到病除，可以挽救一条条活生生的生命，因而受到人们的敬重。外科专业，是一种技术性很强的专业，合格的外科医师需具有过硬的外科操作处置技术。外科专业也是一个不断发展、不断完善的学科，各个专业不断细化，各学科又互相交叉；新的仪器、新的器械不断出现，为外科医师提供了极大方便。但是，人的因素是第一位的，外科基本功是最最重要的。须知，没有扎实的外科基本操作处置技术的人，不会成为一个响当当的外科大夫。

不要忘记，外科专业又是一个风险极大的学科，从事这个专业的人，需具有高度的责任心，既要胆大，又要心细，万事不得马虎，这是主编从医30多年的亲身体会。外科生涯，既有辛苦，也有快乐，然而更多的则是重重的责任，因为每天的工作是面对渴望帮助的病人。通过此次再版机会，特向读者表白这铭心的感悟。

本次修订，使原有的内容更加完善，更为系统。在原书的风格基础上，适当增加了一些临床实用的新技术、新知识、新方法。今后的外科将向微创方向发展，医疗服务将更为人性化，人们注重外表形象，更注重提高生活质量。因此，本书增加了一些基本的整形外科操作技术及代表性的美容外科手术，希望在治疗疾病的同时，还要考虑患者术后的内心感受和容貌形象。

希望此次修订，能够为各个外科专业的青年医师提供更有益的帮助，让他们懂得哪些操作是正确的，哪些是错误的，以便尽快掌握基本的操作处置技术，服务于临床，服务于实践。

书中仍有不完善之处，期盼读者、同道朋友批评指正。

张福奎

2006.12.10

目录

第1章
外科手术基本知识

第1节 外科手术基本概念

【手术的含义】

手术(operation)主要是指运用解剖学知识，通过对人体组织或器官的切除、重建、移植、修复等手段，治疗人体局部病灶，从而消除其对全身不良影响的各种治疗方法，以达到恢复人体某些功能，使之进入健康或基本健康状态。

【基本操作处置技术】

外科基本操作处置技术，是指与手术有关的无菌、消毒、切开、止血、结扎、分离、显露、缝合、引流、伤口换药、包扎固定等各种基本技术操作，是外科医生治疗疾病的主要手段。因此，每一位外科医生，特别是初涉外科工作的青年外科医生，必须努力提高外科基本操作处置技术水平，以便为长期的外科生涯打下良好的基础。

【手术治疗疾病范围】

手术治疗疾病的范围较广，既有体表的，也有体内的，概括起来主要有以下五大类。

1. 损伤　由于机械、物理、化学等因素作用于人体所造成的疾病，如挤压伤、切割伤、撕脱伤、碾挫伤、烧烫伤、冻伤、电烧伤、爆炸伤、酸碱烧伤等。

2. 感染　致病微生物或寄生虫侵袭人体，导致组织器官损害、破坏，发生坏死或脓肿，如疖、痈、脓肿、阑尾炎、淋巴结核、肝包虫囊肿等。

3. 肿瘤　人体组织细胞异常增生的一类疾病，包括各种良性和恶性肿瘤，如脂肪瘤、纤维瘤、血管瘤、甲状腺瘤、乳腺癌、胃癌、大肠癌、肺癌等。

4. 畸形　各种先天性或后天性因素所致的人体组织、器官畸形，如多指、唇裂、尿道下裂、烧伤后瘢痕挛缩、感染后组织缺损等。

5. 其他　各种原因所致的人体功能障碍，如肠梗阻、尿路结石、胆石症、甲状腺功能亢进症、下肢静脉曲张、血栓闭塞性脉管炎等。

这些疾病往往需要通过各种外科手术才能治疗。因此说手术治疗在医学科学中占有相当重要的地位。每一位外科医生必须熟练掌握与手术相关的基本理论、基本知识和各种外科基本处置操作技术。

【手术并非唯一选择】

手术治疗以上五大类疾病固然重要，但是并不是唯一的治疗手段。实践证明，许多疾病的不同阶段，不同类型，有时还需要采取一些必要的非手术疗法，或术前术后需配合适当的非手术治疗，才能取得理想的治疗效果。例如，急性阑尾炎初期，如果能够正确使用抗生素控制感染，便可使阑尾炎症逐渐消退，直接使患者痊愈康复；而化脓性阑尾炎，尽管施行了阑尾切除术，术后还应全身应用抗生素，以控制腹腔残余炎症。所以说，不能用“一把刀主义”代表治疗外科疾病的全过程。

有人曾经说过：一个好的外科医生，首先必须是一个好的内科医生。此话寓意深刻，颇有道理。

第2节　手术的分类

手术的分类方法较多，用不同的标准可以分成不同的类别。通常按以下五个标准分类。

【按手术时机分类】

1. 急救手术　指病情危急，必须立即施行手术，才能挽救患者生命，如严重窒息患者的气管切开术、大出血患者的紧急止血术等。为了争取时间，此类手术甚至可以在事发现场、急症室或病房内施行。

2. 急症手术　指病情危重或情况紧急，要求在短时间内必须施行的手术，如各种外伤清创缝合术、胃穿孔修补术、急性化脓性胆管炎胆总管切开引流术等。否则将使病情加重，增加病员痛苦，甚至失去手术治疗机会，导致患者死亡。

3. 限期手术　指应在较短期内，需抓紧术前准备，尽早施行的手术，如脓肿切开引流术、各种癌肿切除术等。否则，将使病情明显加重，影响患者的康复或治疗效果。

4. 择期手术　指手术时间选择的迟早，一般不会影响手术治疗效果，如阴茎包皮环切术、腋臭切除术、疝修补术等。此类手术可根据患者的身体状况、经济条件、时令季节、所处地域等择期安排。

【按术中接触细菌情况分类】

1. 无菌手术　指手术全过程都是在无菌情况下进行的手术。此类手术，如果操作正确，处理得当，术后一般不会出现感染，如甲状腺瘤切除术、乳腺纤维瘤切除术、腹股沟斜疝修补术等。

2. 污染手术　指在手术过程中，一些操作步骤很难避免细菌污染的手术。此类手术后有发生感染的可能，但如果术中注意无菌技术操作，或对某些操作步骤进行特殊处理，大多数仍可以避免术后感染的发生，如头皮外伤清创缝合术、胃大部切除术、肠袢切除肠吻合术等。

3. 感染手术　指疾病本身就是化脓性感染，术中必须接触大量的化脓性致病菌。此类手术后发生切口感染的可能性极大，故一般不应进行切口缝合，如乳腺脓肿切开引流术、脓性指头炎切开引流术、肛门周围脓肿切开引流术等。

【按治疗彻底程度分类】

1. 根治手术　指能够较彻底地切除恶性肿瘤的手术。此类手术可使恶性肿瘤患者得到基本治愈或较长时间的延长生命，如甲状腺癌根治术、乳腺癌根治术、皮肤癌扩大切除术等。

2. 改良根治术　对根治手术进行改良，即彻底切除原发恶性肿瘤，又适当缩小或扩大了手术切除组织、器官的范围。如改良乳癌根治术，就是切除包括病灶在内的全部乳腺组织和同侧腋窝淋巴结，而适当保留了胸大肌和胸小肌。

3. 姑息手术　指不能彻底切除恶性肿瘤，但可减轻患者某些症状的手术。此类手术尽管不能治愈疾病，但能提高患者生存质量，仍具有积极的治疗意义，如晚期食管癌的胃造口术、晚期直肠癌的结肠造口术等。

【按手术程序分类】

1. 一期手术　指一次即可完成的手术治疗。绝大多数外科疾病的手术治疗可于一期内完成。

2. 分期手术　指某些疾病的手术治疗需分次进行，才能保证手术安全或手术效果。如大面积烧伤的分次切痂植皮术、肌腱断裂的二期修复术、分次耳再造术等。

3. 延期手术　指污染严重的体表软组织损伤，处理时不宜一期缝合，否则将极有可能发生伤口感染，一般需经创口引流、伤口换药，待创面无分泌物、肉芽新鲜时再进行相应的手术治疗。

【按手术规模大小分类】

1. 小型手术　指手术操作简单，安全性较大，常可于门诊手术室局麻下进行的手术。此类手术往往可由一名医生即可独立完成，如乳腺纤维瘤切除术、皮脂腺囊肿切除术、嵌甲根治术等。

2. 中型手术　指手术操作较复杂，有一定风险，往往需要住院进行的手术。手术需在专业人员麻醉下、由多位术者参加共同完成，如胃大部切除术、胆囊切除术、肾切除术等。

3. 大型手术　指手术操作复杂，手术危险性较大的手术。此类手术一般需要具备特殊器械方可进行，同时需在较好的麻醉技术条件下才能完成，如肺叶切除术、胰十二指肠切除术、直肠癌根治术等。

4. 特大型手术　指重要器官的复杂性手术，危险性大。往往需多学科专业人员共同参加，借助高科技手术器械及在特殊监护装置下才能进行的手术，如复杂先天性心脏病修复术、肾移植术、高难度脑肿瘤切除术等。

【按住院与否分类】

1. 门诊手术　指手术后不需住院即可回家治疗的手术，手术操作简单，往往一人即可在局麻下完成。此类手术通常是指一些小型手术，施术对象广泛，需求者多。因此类手术多数位于体表，既要去除病变，又要尽量保持术后外形美观，加之人们对术后外形要求越来越高，因此门诊手术看似容易，但真正做好并非易事。

2. 住院手术　病变范围广泛、手术操作复杂、要求多人参加，或需在麻醉要求较高、有一定的监护条件下完成的手术。住院手术包括大多数中型手术、大型手术、特大型手术，具有一定的难度，并有不同程度的手术危险性。

第3节　伤口分类及愈合分级

【伤口分类】

一般习惯将所有伤口，包括手术后缝合的切口分为四类，即清洁伤口、可能污染伤口、污染伤口和感染伤口。记录伤口愈合情况时，仅包括前三类初期完全缝合者，而对切开引流、部分缝合或植皮的伤口，则不包括在内。

1. 清洁伤口　指未受细菌污染的伤口，用“Ⅰ”代表。这类伤口通常为某些无菌手术后切口，如甲状腺叶切除、疝修补、脾切除等手术切口。经过正确处理，此类切口一般都能达到一期愈合。

2. 可能污染伤口　指可能带有细菌的伤口，用“Ⅱ”代表。这类伤口通常包括上消化道的手术、肺切除等手术的切口，如经过严格的消毒处理及无菌技术操作，一般能避免发生切口感染。

3. 污染伤口　指邻近感染区或直接暴露于感染区的切口，用“Ⅲ”代表。这类伤口程度不同地被细菌污染，如阑尾炎阑尾切除、腹腔脓肿切开引流的手术切口，术后切口发生感染的机会较大，但如果伤口经过特殊处理，仍能达到一期愈合。

对于非手术切口，即外伤性伤口，一般认为伤后12小时以内处理者，属于污染伤口。此类污染伤口，应进行清创缝合术，以尽量使伤口达到一期愈合。

【伤口愈合分级】

临床上习惯将每一类伤口的愈合情况分为三级，即愈合优良、愈合缺陷、伤口化脓。

1. 愈合优良　是指伤口边缘对合整齐，无明显红肿反应，伤口愈合良好。此种愈合又称“甲”级愈合。

2. 愈合缺陷　是指伤口愈合欠佳，有红肿炎症反应，或有血肿、积液等，但尚未化脓。此种愈合，又称“乙”级愈合。

3. 伤口化脓　是指伤口明显红肿热痛，形成脓肿，需进行伤口敞开引流和换药治疗，方能逐渐愈合。此种愈合，又称为“丙”级愈合。

【伤口愈合记录】

为了便于记录的表示，常将清洁伤口的愈合优良、愈合缺陷、伤口化脓分别简写为Ⅰ/甲、Ⅰ/乙、Ⅰ/丙；将可能污染伤口的愈合优良、愈合缺陷、伤口化脓分别简写为Ⅱ/甲、Ⅱ/乙、Ⅱ/丙；将污染伤口的愈合优良、愈合缺陷、伤口化脓分别简写为Ⅲ/甲、Ⅲ/乙、Ⅲ/丙。

有的习惯将甲级和乙级愈合统称为“一期愈合”；丙级愈合称为“二期愈合”。对某些伤口先保持开放24～72小时，引流其分泌物，确认无明显感染后再予以缝合，如此处理，常可达到近似一期愈合，称为“三期愈合”，虽然愈合后局部瘢痕组织稍多，但比二期愈合时间缩短，功能恢复也较好。

第4节　手术用品灭菌消毒与处理

【手术用品的灭菌】

灭菌一般是指预先应用物理方法，彻底消灭与手术区或伤口接触物品上所带的细菌。目前仍然常用下列灭菌方法。

1. 高压蒸气灭菌法　临床上应用最广泛，效果最可靠。有手提式、立式、卧式等各种高压蒸气灭菌器，多用于耐受高温的金属器械、玻璃、搪瓷、布类、橡胶等物品的灭菌。高压灭菌器内压力达103～136kPa，其温度可达121～126℃，维持时间30分钟，即可达到灭菌效果。

2. 煮沸灭菌法　常用者为煮沸灭菌器，适用于金属器械、玻璃及橡胶类等物品的灭菌。将所需灭菌的物品置于水中，煮沸后20分钟可杀死一般细菌，但带芽胞的细菌则需要煮沸1

小时。如在水中加入碳酸氢钠，使成2%碱性溶液，沸点可提高到105℃，灭菌时间可适当缩短10分钟。煮沸灭菌法目前仅用于条件较差的农村边远地区。

3. 火烧法　在十分紧急情况下，将金属器械直接用火焰燃烧。方法为将金属器械放在瓷或金属盒内，倒入适量酒精，点燃后直接燃烧。此灭菌方法对器械有毁损，同时有引起火灾危险，非紧急情况下一般不宜应用。

【手术用品的消毒】

消毒是指应用化学药品消灭微生物的方法。主要用于不能耐受高压灭菌的手术用品，如手术刀片、手术剪、内腔镜等。消毒法也用于手术人员和患者的皮肤灭菌。常用的化学药品消毒剂有以下几种。

1. 70%酒精　将手术用品浸入其中，浸泡30分钟，即可达到消毒目的。酒精应每周过滤一次，并核对浓度，以保证灭菌效果。注意浓度过高和过低，均可影响消毒效果，不可任意改变使用浓度。

2. 0.1%洗必泰(氯己定)　将手术用品浸入其中，浸泡30分钟，可达到消毒目的。洗必泰灭菌作用较强。药液宜每周更换一次。

3. 0.1%新洁而灭(苯扎溴氨)　将手术用品浸入其中，浸泡30分钟，可达到消毒目的。每1000ml溶液中加入5g医用亚硝酸钠，可防止金属器械生锈。药液宜每周更换一次。新洁尔灭灭菌作用低于洗必泰。

4. 器械溶液　将手术用品浸入其中，浸泡15分钟，即可达到消毒目的。器械溶液的配方是：石碳酸20g，甘油266ml，95%酒精26ml，碳酸氢钠10g，加蒸馏水至1000ml。药液宜每周更换一次。

【手术用品的处理】

一切手术用品，包括金属器械、用具等，使用后都必须经过一定处理，才能重新进行灭菌、消毒，供下次手术使用。凡金属器械、玻璃、搪瓷类物品，使用后需用清水洗净，特别需注意金属器械的沟、槽、轴关节等处的清洗，各种橡胶管需注意内腔的清洗。接触过脓液或 HBsAg 阳性患者血液的手术用品应用特殊消毒液浸泡处理，然后用清水冲洗干净，晾干或擦干，再进行灭菌或消毒。

目前一些医用易耗品，多为一次性使用，用后应按规定分装，送到指定地点，统一焚烧处理。

第 5 节　手术人员术前准备

手术人员在进行手术之前，需进行一定的准备，方可进行手术，术前准备通常包括一般准备、洗手、泡手，然后进入手术间，再穿手术衣和戴手套。

【一般准备】

首先在更衣室更换手术室专用的清洁短袖衣、裤子和鞋帽，头发尽可能不外露，戴好口鼻罩，修剪指甲。手臂皮肤有破损或化脓性感染时，不应参加手术。体力或精神过度疲劳、情绪不佳、饥饿者，不宜参加手术。

【手臂消毒】

术前手术人员应进行手臂消毒，一般在洗手间进行。目前普遍采用的消毒方法有二种，可酌情选择应用。

1. 传统消毒法　①洗手，先用肥皂作一般的洗手后，再用无菌毛刷蘸煮过的肥皂水刷洗手和臂部，刷手顺序为：从指尖至肘上 10cm 处，两臂交替刷洗，刷洗时应特别注意刷洗甲缘、甲沟、指蹼等处。一次刷洗完后，手指朝上肘部朝下，以清水冲洗手臂上的肥皂水。如此反复刷洗 3 遍，共约 10 分钟。然后用无菌干毛巾从手到肘部顺序擦干，擦过肘部的毛巾不可再擦手部。②泡手，经上述洗手完毕后，双手应保持拱手姿势，手臂不应下垂，也不可触及未经消毒的物品，然后在70%的酒精桶内浸泡5分钟，浸泡范围也应达肘上10cm处。酒精应每周过滤一次，并应经常测定酒精浓度，浓度不足70%时，随时加入浓酒精，维持必要的酒精浓度。

亦可用0.1%洗必泰或0.1%新洁尔灭代替酒精泡手，浸泡时间为5分钟，注意手臂上的肥皂必须冲洗干净，否则将影响消毒液的灭菌效果。配制的每桶消毒液，一般在使用40人次后，不再继续使用。

紧急情况来不及洗手时，则可用2%碘酒涂擦双手及前臂，再以70%酒精脱碘即可。

2. 诗乐洗手法　是一种新型的手、臂消毒方法，目前国内不少医院已经广泛使用。其方法为：①用流水沾湿手臂，取诗乐液（又名灭菌王）3～5ml滴于手上，按常规用灭菌毛刷刷手1～2遍，全程5分钟；②用流水冲净手臂上的泡沫后再取诗乐液2～3ml于手心，均匀涂抹双手及前臂；③再用无菌巾按常规擦净手臂，即可穿手术衣和戴手套。此方法优点是作用迅速、杀菌力强、对皮肤无毒无刺激性。

【穿手术衣】

浸泡完手和臂部后，手术人员即可进入手术间，在空间较大的地方穿无菌手术衣。一般应面向器械台，两手轻轻提起衣领（注意勿将手术衣外面对向自己或触碰其他未灭菌物品），随即将手术衣向空中轻掷，双手就势插入衣袖内，两臂前伸，请别人在背后协助拉好，再用双手交叉提起腰带，交由别人于身后系好（图1-1）。为某些感染严重或HBsAg阳性等特殊患者手术，可以穿一次性无菌手术衣。

【戴手套】

手术人员的手未戴手套前，只允许接触手套袖口向外翻折的部分，不应碰触手套外面。通常有干、湿两种无菌手套，干手套一般常用一次性使用的无菌手套，湿手套是重复使用消毒

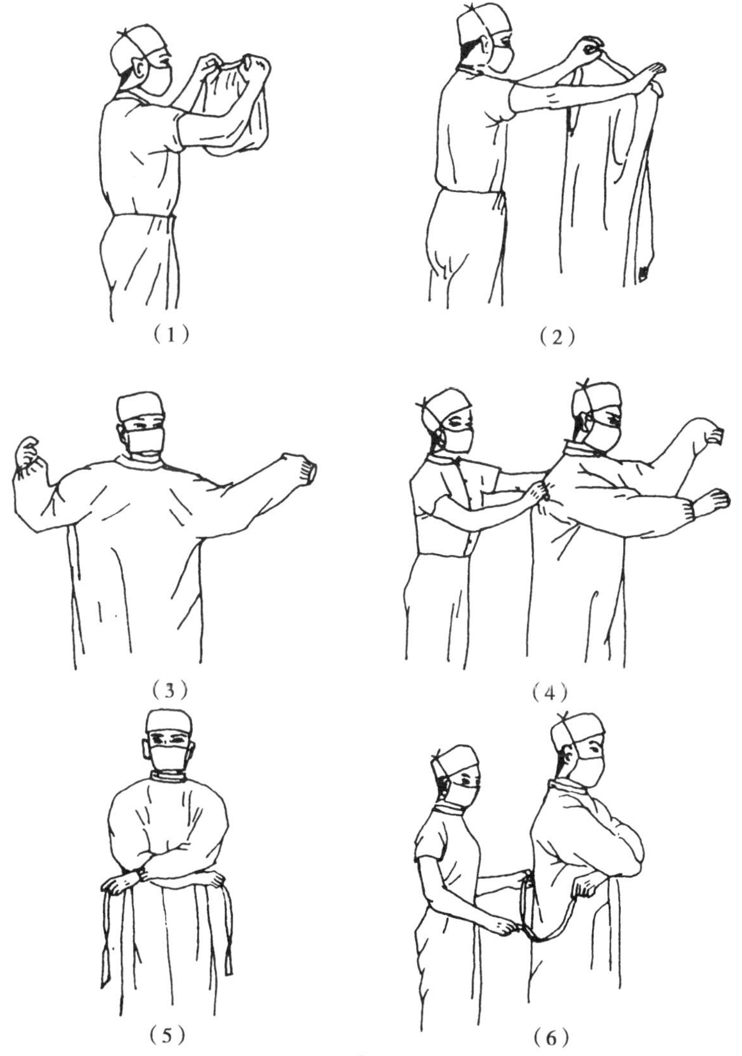

图 1-1　穿手术衣法

的湿手套。具体戴法不同。

1. 戴干手套法　最为常用，用左手自手套袋内捏住手套袖口翻折部，将手套取出，先用右手插入右手手套内，此时应注意勿触及手套外面；再取出另一只手套，用已戴好手套的右手 2、3、4、5 指插入左手手套的翻折部，帮助左手插入手套内，并将手套翻折部翻回盖住手术衣袖口，最后用无菌生理盐水适当冲洗手套外面(图 1-2)。

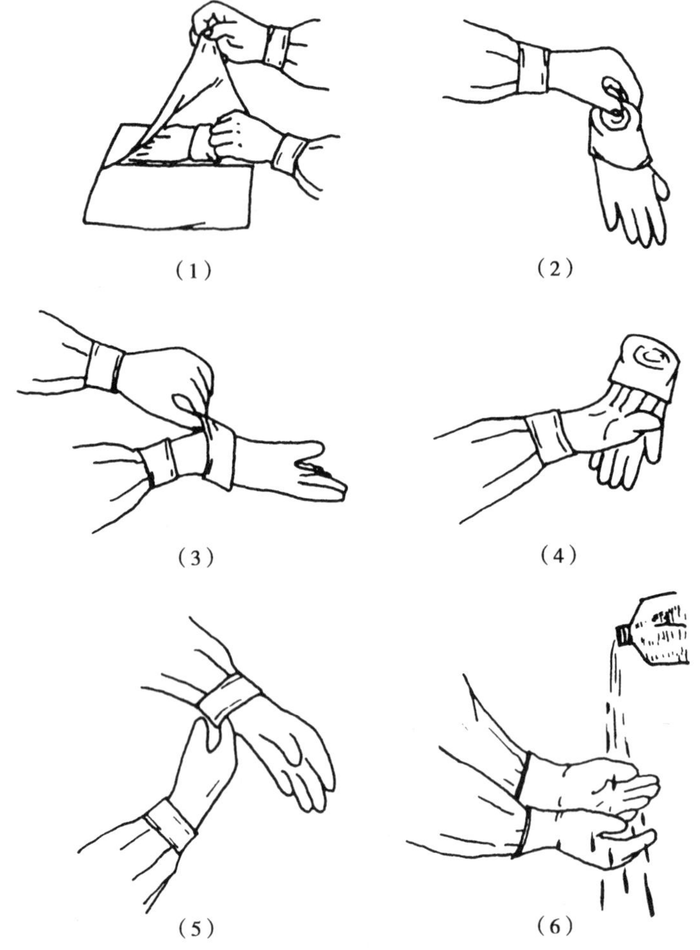

(1) (2) (3) (4) (5) (6)

图 1-2　戴干手套法

2. 戴湿手套法　戴经清水煮沸灭菌湿手套时，应先戴手套后穿手术衣。先往手套内灌适量生理盐水，使手套撑开，以利于手指进入手套内。戴好后，将手腕举起，并握拳挤出手套内液体，使其沿腕部、前臂、肘部顺序流下(图 1-3)，然后再穿手术衣。目前城市医院一般均在使用一次性无菌手套，手套不再重复使用，故已较少采用戴湿手套法。

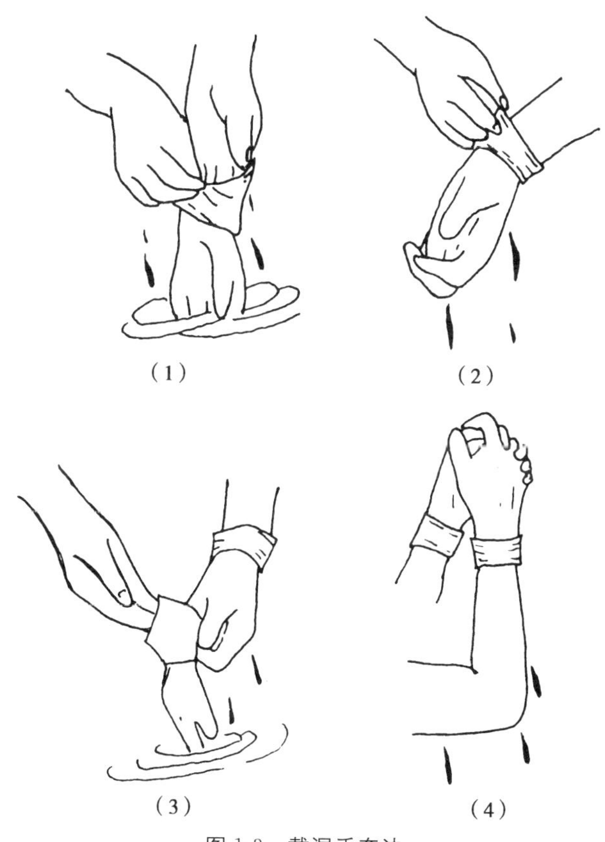

图 1-3　戴湿手套法

连续进行手术时，须按下述程序更换手套及手术衣：①手术后洗净手套上的血渍，先脱下手术衣，后脱手套，注意脱手套时皮肤不与手套外面接触；②将双手、臂部重新在酒精桶或新洁而灭桶内浸泡 5 分钟；③再按上述方法穿手术衣、戴手套。

第 6 节　患者术前准备

手术前患者的准备十分重要，是外科治疗中一个重要的组成部分。无论手术大小，都意味着在原有疾病的基础上，患者又要经受一次新的创伤，同时也给患者带来一定的心理压力，且有造成感染的机会。因此，手术前要做好各方面的充分准备，以便顺利完成手术和术后得到尽快康复。

【一般准备】

无论手术大小、病情轻重缓急，都要做好相应的一般准备。一般准备主要包括以下内容。

1. 辅助检查　根据手术大小、种类、难易程度酌情进行必要的辅助检查，如血、尿、便、肝功能、肾功能、心电图、B 型超声波、X 线等辅助检查，了解有无贫血、凝血功能障碍、肝功能异常、肾功能异常、糖尿病等，评估对手术的耐受性，老年病员尤应如此。不管手术大小、复杂或简单，其中血常规及出、凝血功能应为必查项目。

2. 手术时机　如果病员尚有其他疾病，如上呼吸道感染、发热、营养不良、手术区局部皮肤感染等，应延期手术，待情况纠正后再施行手术。正值月经期、妊娠期的女性病员，而又非急症手术，亦应延期进行。

3. 告知义务　向患者做好思想解释工作，去除恐惧心理，尊重病员知情权，并向患者家属或单位负责人介绍病情、治疗方案、术中术后可能出现的问题、术后达到的治疗效果，取得他们的同意和支持。

4. 适应性训练　术前 1 周戒烟。不习惯床上大、小便者，训练床上大、小便。胸腹部手术教会正确的咳嗽及咳痰方法。

5. 输血准备　较大手术前，需鉴定血型，备足所需血液，目前已普遍实行成分输血。必要时尚需准备血浆代用品。

6. 纠正水、电解质紊乱　有水、电解质紊乱者，术前应尽量纠正至正常状态。

7. 胃肠道手术　胃肠道手术前1天进流质饮食。除小手术外，一般手术前6小时禁食，4小时禁饮，必要时插胃肠减压管。结直肠手术前3天开始口服肠道抑菌药，并于术前1小时清洁灌肠。

8. 预防性应用抗菌药　对于要求高度清洁的手术，例如骨、关节手术，严重外伤清创缝合术、复杂大手术、原有慢性疾病或休克者，术前1天或临术前1小时均应预防性应用抗菌药物。

9. 其他准备　术前1天晚间适当给予镇静剂，保证充分睡眠。进手术室前排尿，使膀胱空虚。手术前夕，如发现患者体温升高、妇女月经来潮、上呼吸道感染等，应延迟手术日期。

【特殊准备】

对手术耐受力较差，原有某些其他疾病的患者，尚需根据不同情况进行相应的特殊准备。

1. 贫血　对贫血非急症手术者，术前尽可能纠正，使血红蛋白指标尽量恢复到正常或接近正常范围，改善氧输送不足。严重贫血患者，尤应慎重手术。

2. 低蛋白血症　低蛋白血症影响切口愈合，如白蛋白低于30g/L，应予以纠正，可口服加强营养，必要时适当输注白蛋白或血浆。

3. 心脏病　心功能衰竭患者必须控制一段时间，最好3～4周后再施行手术。急性心肌梗死患者一般在6个月内不施行择期手术，6个月后也应在严密心功能监护下进行手术。

4. 糖尿病　术前控制血糖，施行大手术前，要求患者稳定于轻度升高状态，以 5.5～13.8mmol/L 为宜。

5. 高血压　如为轻度或中度高血压症，可不用降压药；如血压升高较明显，可适当应用降压药，但不一定要求降至正常水平。

6. 肝脏病　肝功有损害时，需适当改善全身情况，增加肝糖原储备量，术前应酌情给予护肝治疗，并给维生素 K 等多种维生素。

7. 甲状腺功能亢进症　甲状腺切除术前需口服硫氧嘧啶和碘制剂，降低基础代谢率，使甲状腺缩小、变硬。

8. 幽门梗阻　术前 3～5 天禁食，每晚睡前洗胃。特别要注意水与电解质、酸碱平衡失调的纠正，并注意补充营养。

第 7 节　其他术前准备

有些手术，尚需根据患者具体情况、手术种类、手术方法进行必要的相应准备，主要包括以下几方面。

【输血准备】

估计手术较复杂、创面广泛、出血较多时，应做好术中输血准备。术前化验鉴定患者血型，与血库或输血科联系血源，并做好交叉配血，以备术中需输血时输注。

【特殊器械准备】

有些手术，需要特殊器械，为了术中使用得心应手，操作顺利，术者或助手应亲自与手术室工作人员联系，做好特殊器械的准备，必要时可到手术室亲自挑选器械，灭菌消毒备用。

【快速病理检查准备】

有些肿块或肿瘤患者，术前如不能确定疾病性质，往往需在术中进行快速病理检查，以确定疾病性质，然后再决定手术范围大小或手术方式。术前需与病理科预先联系，通知病理科做好术中快速病理检查的准备。术中取下的标本一般应由专业人员迅速转送病理科，尽快取回病理检验结果。

【会诊人员准备】

有些手术进行中，可能需要有关科室人员台上会诊或相关科室联合手术，术前需将被邀请的相关人员落实到位，并待命等候，避免手术过程中止、等待，拖延手术时间。

第8节　皮肤准备及消毒

为防止切口感染，手术前要对患者进行皮肤一般准备及手术区消毒铺巾。

【皮肤准备】

手术前1天，洗澡洗发、修剪指(趾)甲，更换衣服。如皮肤有过多油脂或胶布粘贴痕迹，可用汽油擦去。手术区皮肤应剃除毛发，用肥皂水洗净；骨科无菌手术患者，术前3天起准备清洗皮肤，手术前一天剃毛，范围要广些，肥皂水清洗后，再用酒精消毒，并以无菌敷料包扎。

【消毒铺巾】

患者进入手术间后，首先安置好手术体位，将手术区充分暴露，然后进行手术区消毒铺巾，其目的是消灭切口及其周围皮肤上的细菌。

1. 常用的消毒铺巾剂　目前较常用的消毒铺巾剂主要包括一些几种，可酌情选用。

(1) 碘酒-酒精：适用于成年人的消毒铺巾，不适用于婴幼儿皮肤。先用纱布或棉球沾2%碘酒，均匀涂擦皮肤，待自然晾干后，再用70%酒精脱碘2遍。植皮手术时，供皮区皮肤仅用酒精消毒即可。

(2) 0.1%新洁尔灭：适用于皮肤、黏膜及会阴部的消毒，也常用于婴幼儿的皮肤黏膜消毒。用纱布或棉球蘸0.1%新洁尔灭，涂擦术区皮肤3遍即达到消毒目的。

(3) 0.1%洗必泰：其应用范围、使用方法同新洁尔灭，但灭菌效果大于新洁尔灭。

(4) 0.75%碘伏：用于消毒铺巾，不必用酒精脱碘，临床应用简便、效果较好，但有淡黄色沉着，影响组织颜色观察。

2. 消毒铺巾范围及顺序　一般要包括距手术切口部位20cm以内的范围，如有可能延长切口或另行切口时，也应考虑在内。切口部位无感染者，消毒铺巾顺序应由切开部位中心开始，由内到外，逐渐扩展涂擦至周围，已触及到周围皮肤的药液纱布棉球不可返回中心部位(图1-4)；有感染病灶和肛门部消毒铺巾，则应由外围开始，从外到内，逐渐到达病灶区或肛门部(图1-5,图1-6)。其他不同手术部位消毒铺巾范围参考如下(图1-7)。

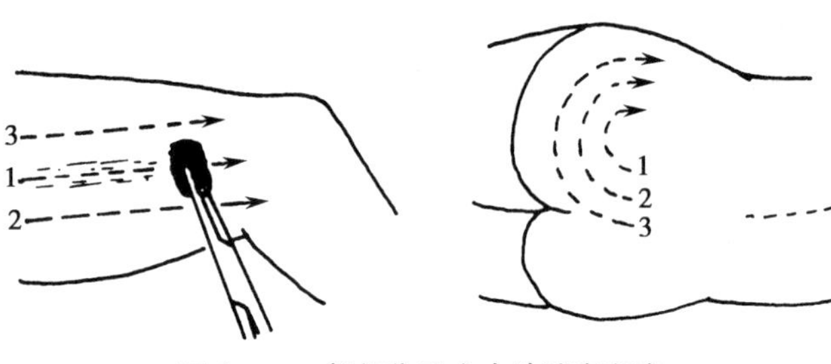

图1-4　一般部位手术皮肤消毒顺序

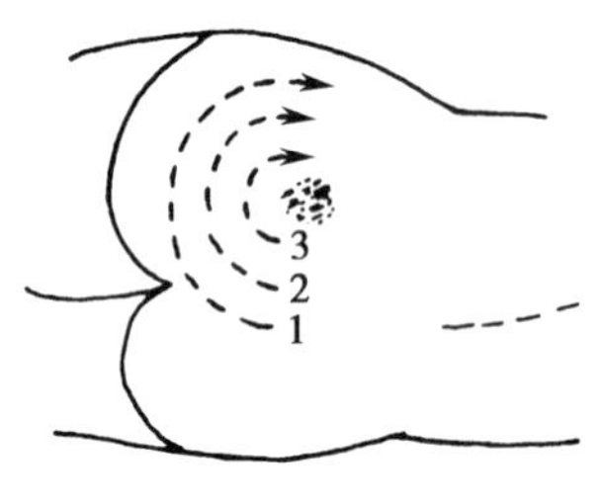

图1-5　皮肤感染病灶手术消毒顺序

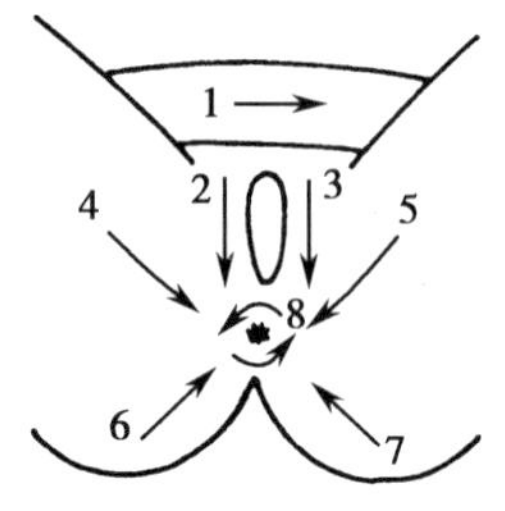

图1-6　肛门部手术皮肤消毒顺序

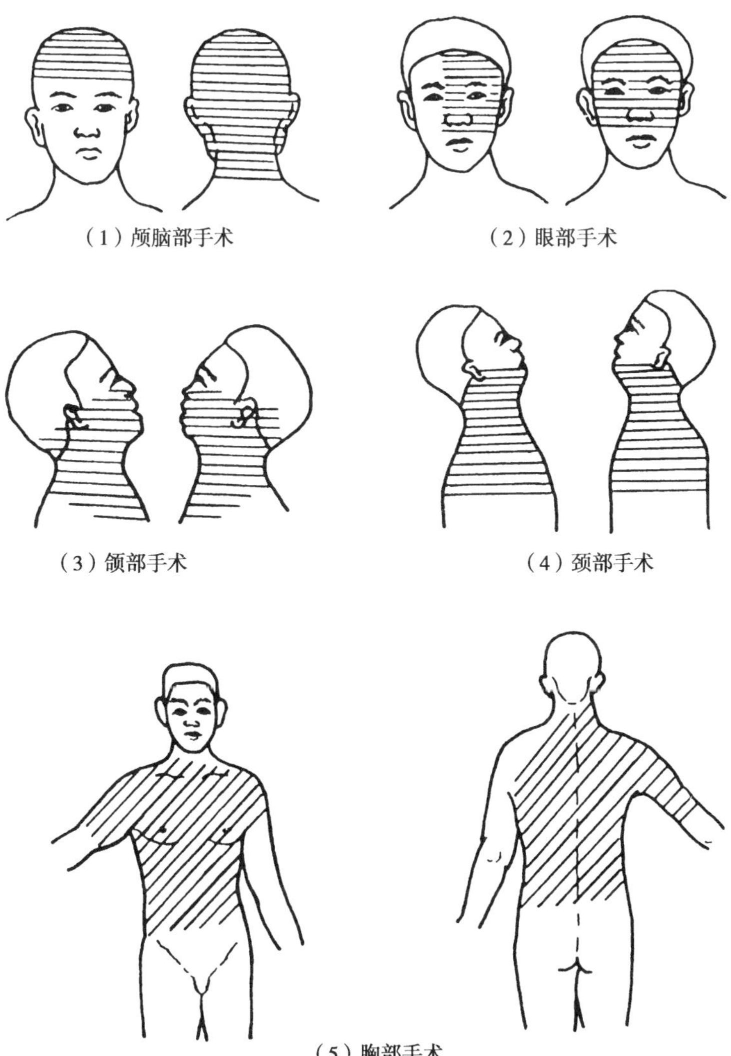
（1）颅脑部手术　（2）眼部手术　（3）颌部手术　（4）颈部手术　（5）胸部手术

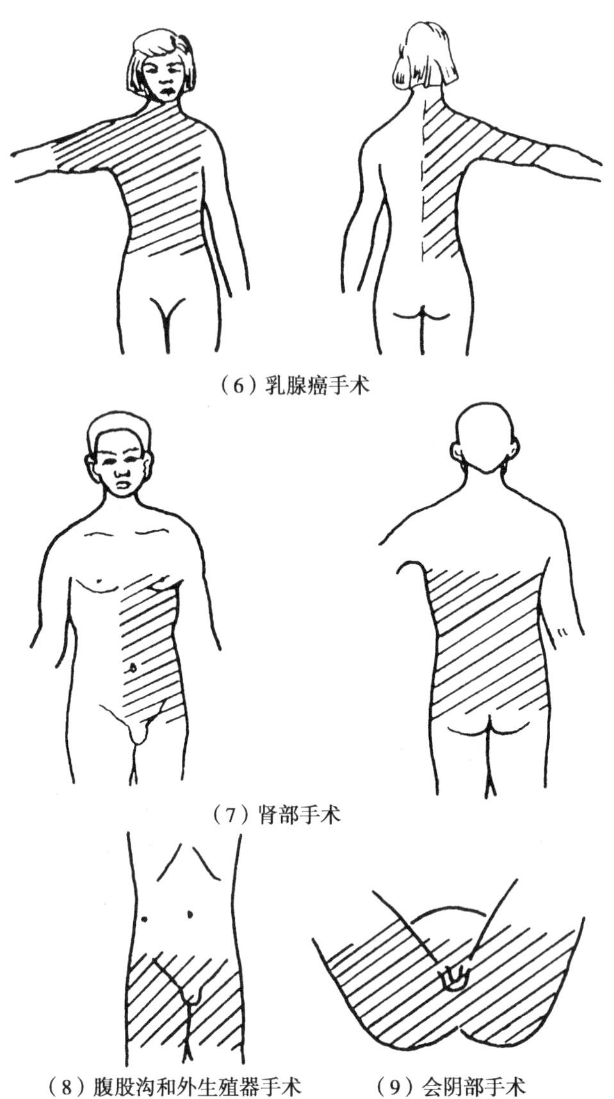

（6）乳腺癌手术

（7）肾部手术

（8）腹股沟和外生殖器手术　　（9）会阴部手术

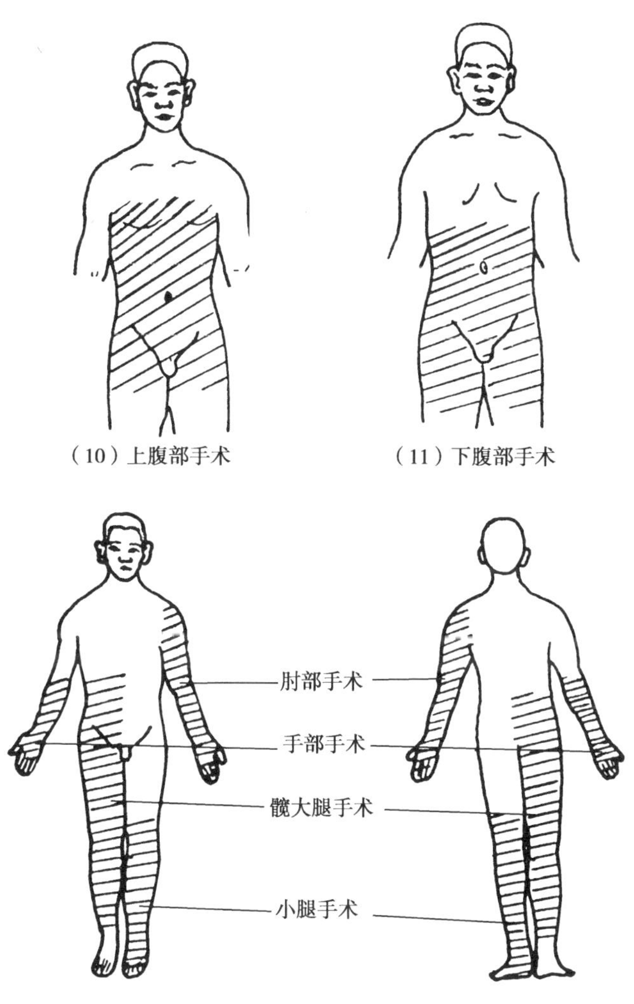

（10）上腹部手术

（11）下腹部手术

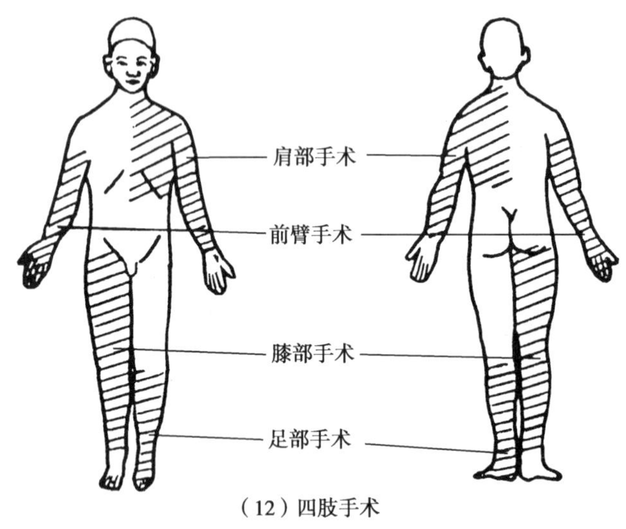

（12）四肢手术

图 1-7　各部位手术皮肤消毒范围

第 9 节　患者术后处理

从手术结束到患者基本上恢复健康的一段时间，称为手术后期。在此期间，除需对患者做好一般处理外，还要对各种术后不适或并发症给予相应的处理。

【一般处理】

1. 一般护理　患者被送入手术室后，病房要备好床位和术后用品，如输液吊杆、氧气、吸引器等，等待患者术后回房。患者回病房后，根据手术大小，按时监测呼吸、血压、脉搏。神志不清者，应有专人陪护，并应预防坠床。

2. 体位　全麻术后未清醒的患者，应防止呕吐、误吸，可去枕作 45 度侧卧，头转向一侧，或取半俯卧位，使口腔分泌物、呕吐物易于流出。蛛网膜下腔麻醉患者，应去枕平卧一日，以防头痛。硬脊膜外腔麻醉、局部麻醉患者可根据手术需要选择体位。肢体手术后需根据需要给予抬高患肢。

3. 活动和起床　原则上应早期活动，增加肺活量，减少肺部并发症，及早恢复肠道和膀胱功能，同时可积极预防静脉血栓形成。具体何时活动及活动量大小，应根据手术需要及患者耐受程度酌情而定。

4. 饮食和输液　胃肠道手术一般应禁食 24～48 小时，待胃肠功能恢复、肛门排气后，开始进少量流质饮食，再逐渐进全量流质、半流质，直至普通饮食。禁食期间及未恢复正常饮食前，应适当补充液体和电解质。非腹部手术，在麻醉作用消失或恶心呕吐反应消失后即可进食。

5. 更换敷料和拆线　一般无菌手术后 3 天更换敷料，了解切口愈合情况。如切口感染，则应根据情况酌情更换敷料；如切口无感染根据手术部位不同，决定拆线时间(参见第 15 章第 1 节)。

【各种不适的处理】

1. 疼痛　麻醉作用消失后，刀口出现疼痛，可适当应用止痛剂，一般疼痛可用凯扶兰 25～50mg/次，痛时口服；或曲马朵缓释片(奇曼丁)50～100mg/次，2 次/日；疼痛明显者可用哌替啶(度冷丁)50～100mg/次，肌肉注射，必要时 4～6 小时后可重复应用，但一般不要超过 2 次，以免成瘾。需注意部分患者应用哌替啶后可恶心、呕吐。必要时也可配合应用镇静类药物。

2. 恶心呕吐　恶心、呕吐原因常是麻醉反应，可给予阿托品 0.5mg/次，肌肉注射，也可以适当应用镇静剂。

3. 腹胀　胃肠手术后或开腹手术后腹胀，系肠功能未恢复之故。可应用胃肠减压，放置肛管排气。如排除机械性肠梗阻，可给予新斯的明 0.5mg/次，肌肉注射，每 4 小时一次，直至肛门排气。

4. 尿潴留　多因肛门周围手术刺激或麻醉后排尿反射受

抑制所致，也可因患者不习惯于床上排尿造成。可先安定患者情绪，取得合作，增加排尿信心。如无禁忌，可协助患者坐床沿或立起排尿。也可于下腹部适当加压按摩，或用氨甲酰胆碱0.25mg/次，肌肉注射，促使患者自行排尿。仍无效者，应在严格无菌操作下进行导尿术，尿液超过500ml者，应留置导尿管1～2日，以利膀胱收缩力的恢复。

【术后并发症处理】

1. 术后出血　切口处渗血时，伤口敷料渗透，则可更换敷料，加压包扎；胸、腹腔内出血时，可出现休克症状，应查明原因，及时输血，必要时紧急手术探查止血。

2. 切口感染　手术后3～4天，切口疼痛未减轻，甚至加重，或减轻后又重新加重，并伴有体温升高，应想到切口感染的可能，需及时进行检查，如发现切口有红肿热痛等早期感染现象，应及时间断或部分拆线引流，并应用大剂量抗生素治疗；已形成脓肿者，需拆线敞开引流。

3. 切口裂开　切口裂开多见于腹部手术，常发生于术后1周左右，表现为患者一次用力时突然听到线结崩裂声，随后肠管或大网膜组织自切口脱出。有时患者无任何感觉，却发现切口处有大量淡红色液体流出，检查时切口已裂开，切口裂开后，应进行全层减张缝合术。

4. 其他感染　术后48小时体温增高、呼吸加快、咳嗽咳痰者，可能系呼吸系统感染；腹部术后出现肠蠕动恢复慢、腹痛加重，提示腹腔感染或脓肿的可能；找不到明显原因的高热者，应注意是否来自泌尿道感染。发现感染源后，应针对不同情况酌情相应处理。

5. 专科并发症　某些专科手术，可出现专科并发症，如尿道再造术后并发尿道瘘、食道癌术后并发吻合口瘘、隆乳术后并发包膜挛缩等，术后应密切观察，一旦出现，应酌情及时处理。

第10节 无菌巾、单铺盖方法

手术区消毒铺巾后，切口周围应铺盖无菌巾、单，以遮盖其他部位，减少术中污染。铺盖无菌巾、单一般由穿好手术衣、戴好手套的器械护士及第一助手完成。简单的小手术可直接铺一块较大的有孔无菌巾即可进行手术。多数手术均应按照不同手术、不同部位铺盖无菌手术巾和无菌手术单。

【无菌巾、单铺盖原则】

第一助手未穿上手术衣铺巾、单时，应先铺对侧，后铺操作侧；穿上手术衣时，先铺操作侧，后铺对侧；先铺“脏区”（如会阴部、下腹部），后铺洁净区；先铺下方，后铺上方。无菌巾铺盖时不可触及任何未灭菌物品；铺下后只可由手术区向外移动，不可向内移动。

【常用手术部位铺盖方法】

在实际工作中，不同部位的手术，有不同的铺盖方法。常用手术部位无菌巾、单铺盖方法如下：

1. 腹部手术铺盖方法　将无菌巾1/3处折为双层，双层部分靠近切口，距切口周围约2～3cm，未穿手术衣时先铺切口下方，第二块盖对侧一边，第三块盖切口上方，第四块盖靠近自己的一侧，用钳巾夹住四角，再铺盖一大孔单(图1-8)。必要时铺盖大孔单之前可先铺二块中单于切口上、下方。

2. 颌面部手术铺盖方法　先行无菌巾包头，将2块无菌巾错位重叠，注意避免上层无菌巾四周超出下层无菌巾而被污染，用拇、示、中三指分别夹住上、下二巾的上角；请其他人员抬起患者头部，操作者将二层无菌巾铺于患者头下，轻轻放下头部；操作者放松中指，使下层无菌巾平铺于手术台上，拇、示指捏紧上层无菌两侧，包扎患者头部，用巾钳固定(图1-9)；然后再用3或4块无菌巾铺盖手术区周围皮肤。

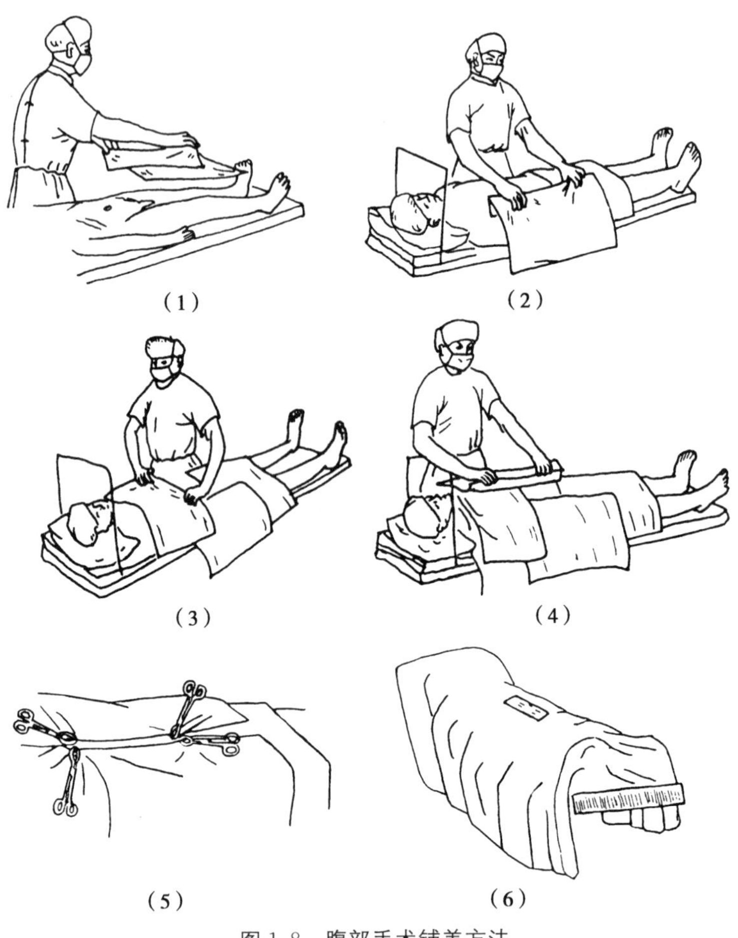

图 1-8　腹部手术铺盖方法

3. 大腿手术铺盖方法　由其他人员抬起患者下肢，消毒铺巾后，由器械护士将无菌中单的一端由大腿下方传递给第一助手，两人共同将其铺盖于手术台上，并盖过对侧下肢；于大腿上部铺盖双层无菌中单，巾钳固定；再用双层无菌巾包扎手术区以下的小腿及足部，无菌绷带缠绕固定，必要时可再铺盖

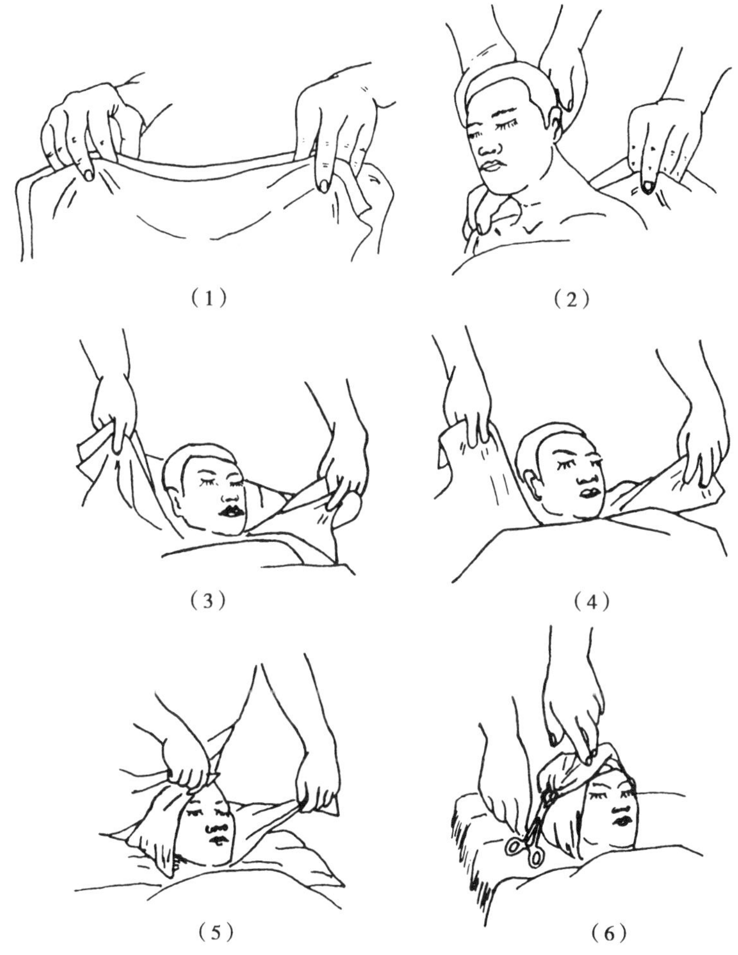

图 1-9 无菌巾包头法

有孔大单(图 1-10)。

4. 手及前臂手术铺盖方法 患侧上肢外展 90 度，抬起患肢，消毒铺巾后，操作台上铺双层手术单，将肢体置于操作台上，再于肘关节上部铺盖手术巾，巾钳钳夹固定(图 1-11)。

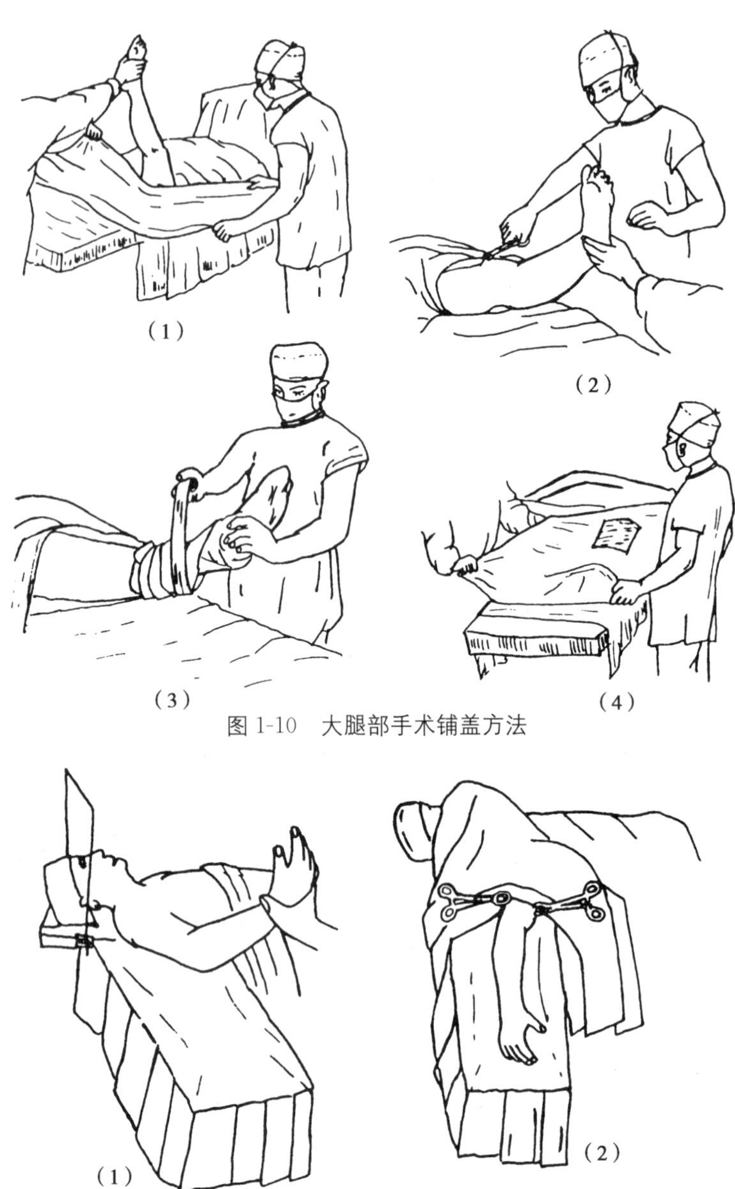

图 1-10　大腿部手术铺盖方法

图 1-11　手及前臂手术铺盖方法

根据手术需要，消毒铺巾之前，可预先将止血带绑扎于上臂中上部，以供术中止血用。

其他部位手术的无菌巾、单铺盖方法，可根据不同手术体位和要求进行。

第11节　手术人员的配合

完成手术是手术小组人员的一项集体劳动。手术小组是由术者、助手、器械护士、麻醉医师、巡回护士等人员集体组成的一个工作班子，称为手术人员，靠他们互相配合去完成每一台手术。现将手术小组各个人员的站立位置、职责、互相配合及对初学者的要求分述如下。

【手术人员的位置及职责】

1. 术者　一般应由能胜任该手术的资历较高、经验较丰富的医师担任。其位置通常站在手术操作最为方便的位置，一般说来，腹部手术站在患者右侧；盆腔手术站在病员左侧；头颈部、胸部、会阴部、四肢手术，则依患者受术位置、侧位、体位而定。术者的职责是对本台手术负责全面工作，包括担当术前手术方案的制定，手术过程中方案的变更，术后书写手术记录，审核术后医嘱等任务。手术中遇到紧急情况应与麻醉师共同商定处理办法，如有疑难及时报告上级医师或请上级医师上台处理。在不影响手术进行情况下，可对下级医师和参观人员扼要说明、讲解手术情况，并指导下级医师完成一些操作步骤。应在器械护士和巡回护士清点纱布、器械无误后方可决定缝合手术切口。

2. 第一助手　一般应由资历与术者相同或较低的医师担任，站在术者的对面。第一助手应较术者提前30分钟到达手术室。其任务是在术前参与手术方案的制定，在术者指导下完成各项术前准备，将术中所需物品带入手术室；在术中主动地、积极地、灵活地为术者创造有利条件，协助术者顺利完成每一操作步骤，并在手术方案的变更中起参谋作用，但最终决定权属于术者。第一助手应负责检查患者手术体位，手术器械准备是否齐全，并负责手术区的消毒铺巾，铺盖无菌巾、单。术中可及时向术者提出意见或提醒术者疏漏事项。术后检查患者情况，书写术后医嘱及病理检查单，回病房后及时书写首次术后记录。

3. 第二助手　较大手术设第二助手，由年资较低的医师或进修、实习医师担任。第二助手通常站在术者与麻醉医师之间，根据需要也可站在第一助手与麻醉医师之间，这样不妨碍术者和第一助手操作，也不影响器械护士传递器械。第二助手的任务是帮助暴露术野(拉钩)、维持患者体位、肢体位置、吸引、剪线等。术后协助麻醉师护送患者回病房，向当班护士交代病情和注意事项。复杂的手术、可设第三助手，其任务、职责酌情而定。

4. 实习医师　实习医师在手术中一般担任第二助手，在重大手术中担任第三助手。具体职责与上述第二助手职责相同。

5. 器械护士　站在器械桌旁，负责器械台的准备和术中供应、整理、传递手术所需用的器械、敷料、针、线、引流管等一切用品；关闭胸、腹腔之前，逐一清点纱布、器械、缝针等物品数目，以防遗留在体腔内。手术完毕后刷洗干净器械，归还指定地点。

6. 巡回护士　担负手术台下一切机动工作，协助手术人员穿手术衣、戴手套、消毒、铺无菌巾、单等；负责台上台下器械、敷料、药品、血液等物品供应工作。手术结束前，协助器械护士核对器械、敷料、缝针等物品数目。手术完成后负责手术间的清理工作。

7. 麻醉医师　根据手术情况及麻醉方式，选定所处位置。

其任务为负责麻醉及监测整个手术过程中患者的全身情况，保证术中患者无痛、生命安全，并使肌肉松弛，便于手术顺利进行；如患者情况发生变化，应及时与术者及其他人员取得联系，并积极组织抢救；负责术中输液、输血和用药的指挥工作；术毕负责护送患者回病房，并向病房医护人员交班后方可离开。

腹部及盆腔手术小组人员的位置(图 1-12)。

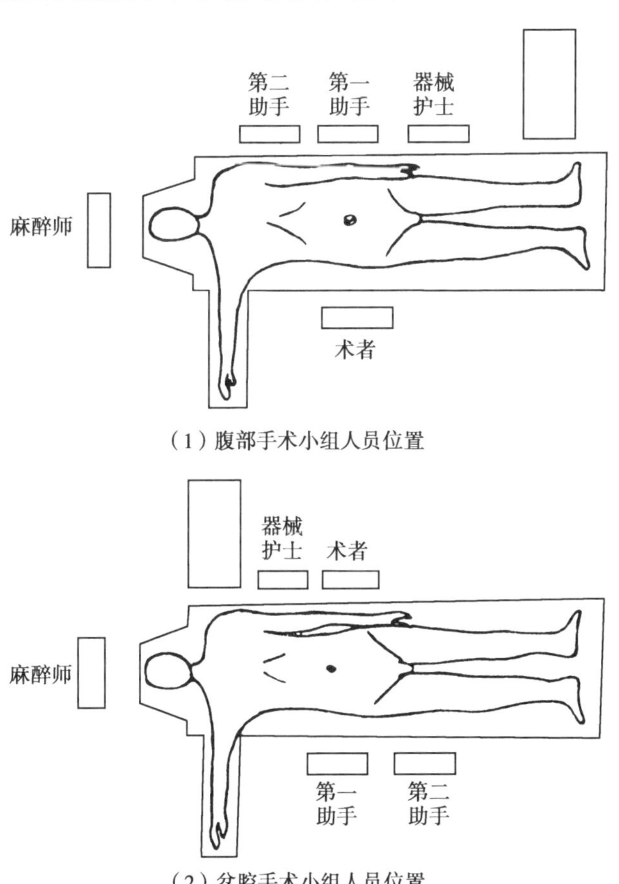

（1）腹部手术小组人员位置

（2）盆腔手术小组人员位置

图 1-12　腹部及盆腔手术小组人员的位置

【手术人员的组织纪律】

1. 听从指挥，精诚合作　每台手术的进行，应以术者为中心，一切行动听指挥，术中每一位人员应对术者有声和无声的指挥迅速作出反应，并为下一步操作创造有利条件。不管是谁，决不能因自己的某项提议遭术者否定、冷落、甚至训斥后而消极怠工，更不允许有意违抗术者指挥或为手术设置障碍。第一助手或麻醉师的建议遭否定时，应自我调节心理状态，为共同顺利完成手术而任劳任怨，特别是当出现危急情况时更应如此，这是因为术中出现异常情况需分秒必争，容不得术者从自己定向思维中退出来去充分思考他人的建议，也容不得术者将自己的意图充分解释后再进行下步处理。因此，手术出现异常情况时，务必一切服从手术者的决定，否则将使手术陷入更加危险的局面。

2. 发挥术者的主导作用　术者应带领全组人员，以饱满的工作热情、信心十足的去完成手术，善于发挥、调动每一位人员的积极性；随时打破沉默、压抑气氛，互相尊重，愉快合作。对别人的失误给予谅解，别人的建议给予考虑，创造愉快气氛，避免训斥、埋怨。出现意外情况时，沉着果断决定处理意见，指挥正确，言简意明，有条不紊。

3. 各司其职、各尽其责　每一位参术人员应各司其职、各尽其责，完成自己分内工作。出现危险情况时更应全力以赴，共同度过难关。严禁乱发议论、乱夹乱动，不允许出现术者、助手不分，“职能越位”现象。

4. 集中精力、严肃工作纪律　手术进行时，各参术人员应集中精力、严肃认真，不得无精打采，心不在焉，更不得打闹、闲聊；为不使术者精力受到分散或影响，避免高声讲话。器械传递一般应通过手势暗语表示(见本章第 12 节)。

【术者与麻醉师的配合】

1. 麻醉方法选择　选择麻醉方法时，麻醉师应与手术者取得联系，了解疾病背景、手术方案、切口部位、手术难度、手术时间长短、患者对麻醉的耐受性。必要时手术者应全面就以上问题向麻醉师进一步介绍，并介绍术前准备情况、原有其他疾病。综合分析，认真研究后，决定选择合适的麻醉方法。

2. 异常情况全力排除　术中难免出现异常情况，但异常情况出现之前，往往有异常先兆。当异常先兆出现时，即应抓紧找出原因，及时排除，以免发展到严重程度时再采取措施。否则，势必使手术陷入危险境地，给患者带来不幸。术中一旦出现异常情况，麻醉医师应及时与术者取得联系，如因手术干扰所致，应暂停手术或改变操作方式。如患者迅速进入危险状态，手术者应立即停止手术，协助麻醉医师进行抢救，待危险情况排除后，再进行手术，必要时应简化手术或放弃手术。

3. 关键步骤加强联系　手术进行到关键步骤时，应提示麻醉医师，务必保持患者平稳，防止此时患者躁动，使关键步骤无法进行。处理对循环、呼吸有影响的组织器官时，应通报麻醉师，做到心中有数，防止不良情况突然发生。

【对初学者的要求】

对于初涉外科的医师或低年资医师，最初从事外科临床工作时，如何做到操作正确、动作规范是很重要的，基本操作正确与否将对其今后的外科生涯产生重要影响。

1. 正确的手术操作姿势　大多数手术进行时，术者均需站立位操作，通常要求术者身体躯干部直立，颈部自然适当前屈、低头俯视。切忌过度弯腰低头，使自己的头部“独霸”术野，影响其他人员的视野，有碍手术配合。

2. 正确使用各种手术器械　对于各种手术器械，应熟悉其结构、性能、用途，并能够正确使用，包括各种器械的传递、执法、使用操作。善于观察、学习上级医师的操作技巧及对各种组织的处理方法，继承他们的规范动作。

开始练习正确使用器械时，可能感到“别扭”，但天长日久，便可感到得心应手了，只有正确使用各种手术器械，才能做到操作规范化，工作效率才会提高。

3. 虚心好学　作为一个初学者，处处尊敬上级医师，向他们学习，学习他们的操作技巧，以充实自己。作为一个初学者，一般情况下可“视而不言”，但有时可要求术者台上解答问题，但应视手术进行情况而定，当病情危急时，切忌再去分散术者的精力，干扰术者的操作。手术台上应明确自己的职责，千万不要夸夸其谈，或操作时“越俎代疱”。

4. 取得上级医师的信任　手术过程中，每一位参加手术的人员动作要稳妥、准确、快捷，避免拖泥带水，丢三落四，更要避免造成医源性损伤，尤其对于初学者来说，台下应苦练基本功，才能台上取得上级医师的信任，上级医师才能对你“放手施教”，千万不要让上级医师对你产生“不信任”感。

第 12 节　术中器物传递与手势

【常用器械传递】

每一台手术都需要手术人员借助器械去完成，因而要有器械护士将器械传递给手术者。一般说来，器械护士通常用右手将器械传递给术者的右手。传递任何器械时，应将柄端递至术者手中，例如血管钳的传递(图 1-13)。传递手术刀时，应使刀刃朝上(图 1-14)。夹持针线时，应夹在针的中、后 1/3 交界处，或夹住针的后 2/5 处，线最好置于针内侧的持针器钳嘴中，这样即不容易夹损缝线，

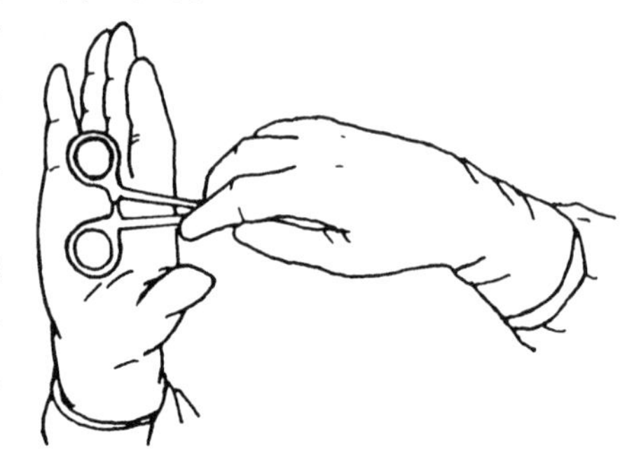

图 1-13　血管钳的传递

又不易使缝线自针孔中脱出(图 1-15)，传递时将持针器柄端递给术者的右手。

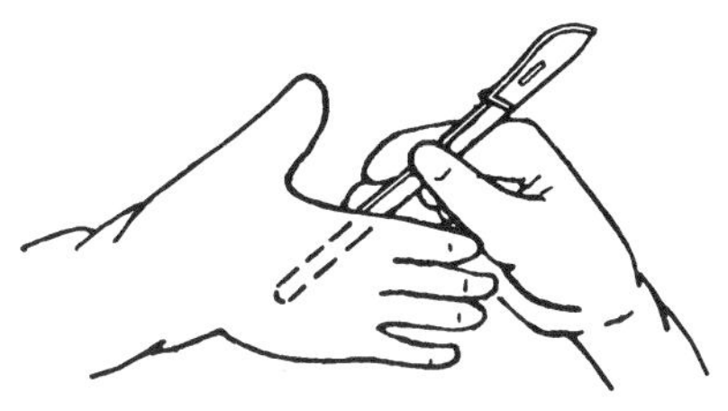

图 1-14　手术刀的传递

【传递手势】

如何准确、及时传递器械，方便术者顺利完成手术操作，是器械护士应时刻考虑的问题，为了集中术者精力，减少术者语言，提高工作效率，以便目不转睛、一言不发地专注手术操作，术者、器械护士往往通过手势暗语表示信息。通常使用的手势暗语有以下几种：

1. 血管钳的传递手势　术者掌心向上，拇指外展，余四指并拢展出(图 1-16)。

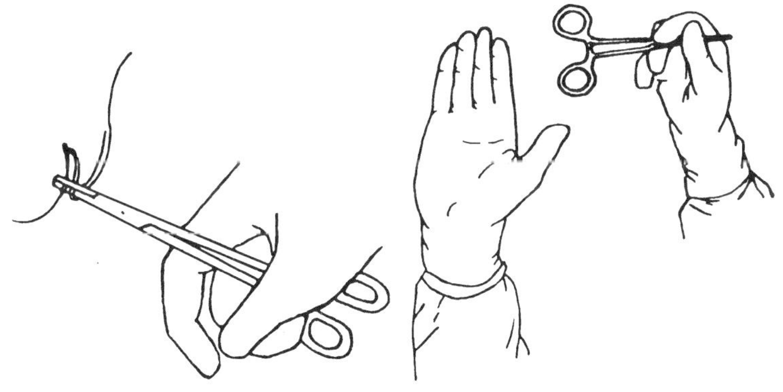

图 1-15　针线的夹持　　图 1-16　血管钳的传递手势

2. 手术刀的传递手势　术者掌心向下，拇指与示指末节对捏，余三指自然屈曲，由前向后作“切开”的动作(图 1-17)。

3. 手术镊的传递手势　术者拇、示指平行伸直，作“夹持”动作，余三指自然屈曲(图 1-18)。

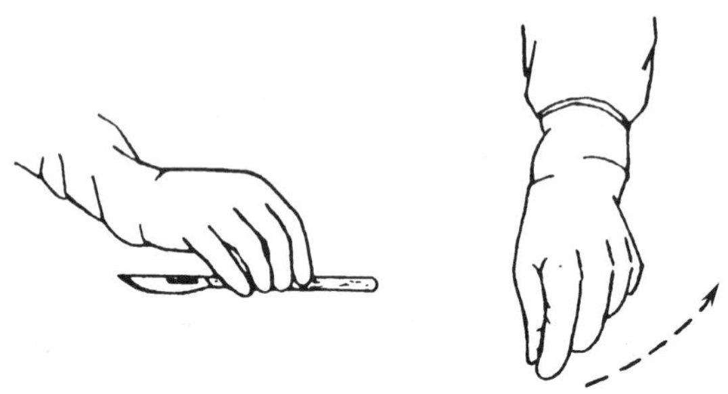

图 1-17　手术刀的传递手势

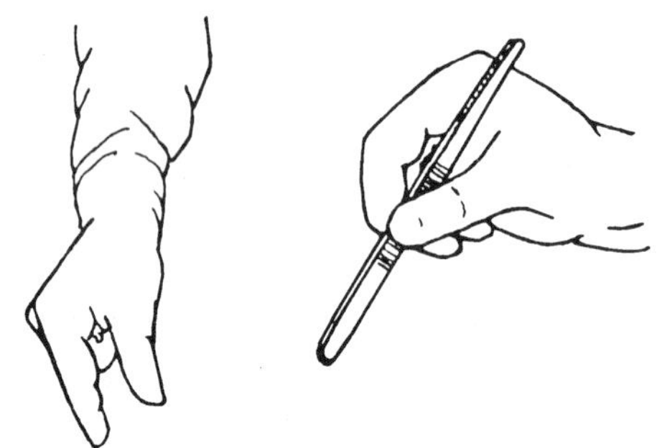

图 1-18　手术镊的传递手势

4. 持针钳的传递手势　术者各指呈握拳状，前臂及手腕作旋前动作(图 1-19)。

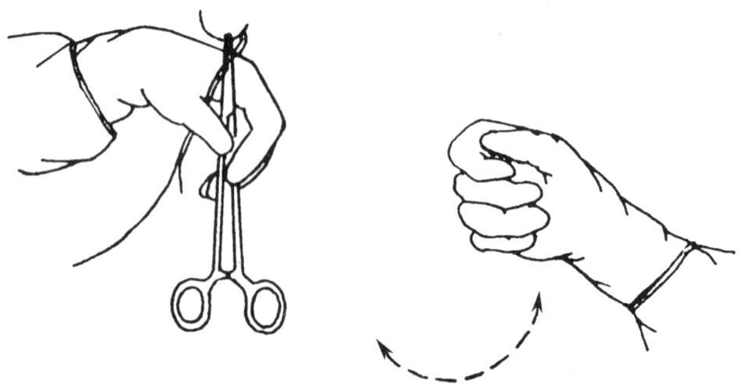

图 1-19　持针钳的传递手势

5. 手术剪的传递手势　术者示、中指伸直，并作内收、外展的“剪开”动作，其余手指屈曲对握(图 1-20)。

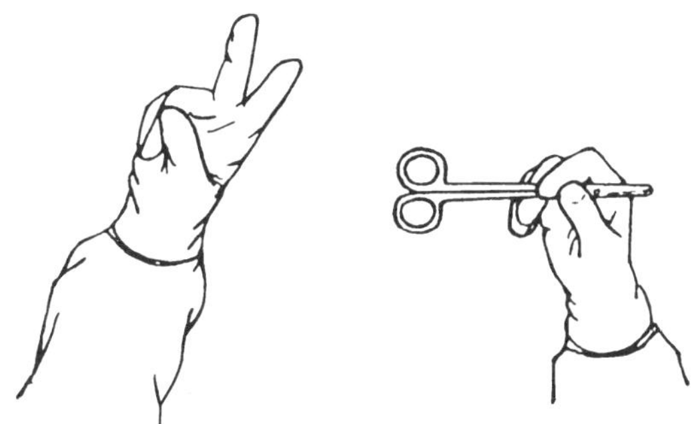

图 1-20　手术剪的传递手势

6. 结扎线的传递手势　术者掌心向下，拇指外展，余四指并拢微屈，并由前向后作掌屈动作(图 1-21)。

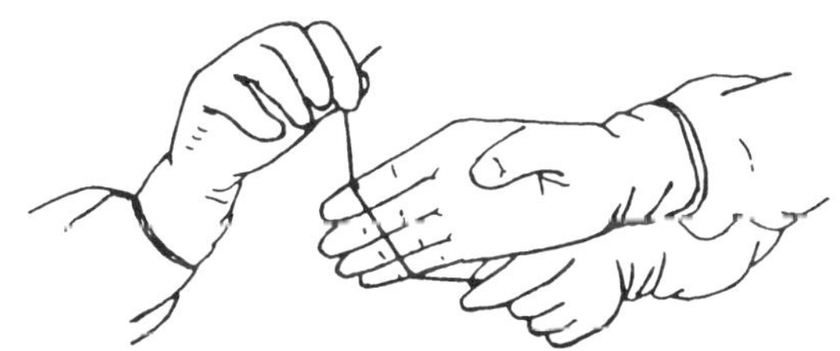

图 1-21　结扎线的传递手势

7. 纱布的传递手势　术者五指作对掌动作，手腕屈曲作上、下“蘸血”动作(图 1-22)。

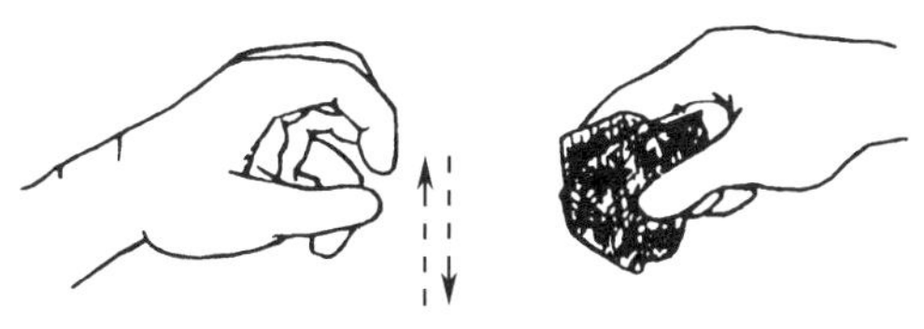

图 1-22　纱布的传递手势

第13节 手术操作基本原则及要求

任何手术，不管其大小、难易，都应遵守无菌技术操作基本原则、无创技术操作基本原则；肿瘤切除手术，还应遵守无瘤技术操作基本原则。

【无菌技术操作基本原则】

1. 手术人员穿无菌手术衣和戴无菌手套后，背部、腰部以下和肩部以上均应认为是有菌地带，不能予以接触；手术台边缘以下的布单，也不要接触；手术者腰部一般应与术台相平，不可高于台面。

2. 不可在手术人员的背后传递器械及手术用品。

3. 如手套破损或接触到有菌地带，应另换手套，前臂或肘部触碰有菌地带，应加套无菌套袖。无菌巾、单等如被湿透，即可有细菌通过，应加盖干的无菌单。

4. 手术过程中，同侧手术人员如需调换位置，应先退后一步，转过身，背对背地转到另一位置。

5. 手术开始前，要清点器械、敷料等物品，手术结束时，核对器械、敷料数无误后，才能关闭切口，以免异物遗留，产生严重后果。

6. 切口边缘应以大纱布垫或手术巾遮盖，并用巾钳或缝线固定，仅显露手术切口部位。

7. 皮肤切开及缝合之前，需用70%酒精或0.1%洗必泰溶液，再涂擦消毒一次。

8. 切开空腔脏器前，要先用纱布垫保护周围组织，以防止或减少污染。切开空腔脏器的器械应放在固定的盘中，有关部位操作完毕后即不再应用这些器械。

9. 操作过程中，参术者应保持各自的适当位置，避免头部互相触碰，并注意肘部不应触碰参观人员或灯架。如需要给手术人员擦汗，手术人员应将头部移出手术区上方。

10. 参观手术人员不可太靠近手术人员或站得太高，也不可经常在室内走动，以减少污染的机会。

【无创技术操作基本原则】

1. 尽量减少不必要的动作　充分认识到术中每一个动作都可使无数细胞受到损伤与破坏，尽量避免不必要的夹持、挤压、牵拉组织。

2. 避免夹捏正常组织　除止血外，尽量避免用止血钳钳夹任何正常组织，也尽量少用镊子捏持正常组织，镊子可用作捏针或推挡组织的工具。

3. 操作手法正确、轻柔　要求术者每一动作目的明确，一步到位，一次完成，避免重复。对所有动作都应讲究正确、轻柔。对暴露的血管、神经、肌腱要用湿纱布保护。

4. 手术器械精细　手术操作应选用大小合适的精细器械，防止器械不当造成组织过多捻挫、牵拉。

5. 术中妥善止血　术中止血时，准确钳夹血管，防止过多夹持周围正常组织结扎线选用适当；尽量少用电凝止血。

6. 妥善保护组织　手术时间较长，防止长时间裸露于空气中，应用湿生理盐水纱布妥善保护组织，并防止红外线灯光长时间照射。

7. 缝合方法得当　缝合组织时，缝针、缝线选择要合适，避免缝针过大缝线过粗，结扎张力适当。缝合皮肤时，最好不要夹持皮肤组织，而用于镊子夹持皮下组织或浅筋膜，并注意勿结扎过紧，以防止缝线对组织造成切割。

【无瘤技术操作基本原则】

1. 切口要足够大，以便于肿瘤的显露、解剖和切除。

2. 术中探查、扪摸肿瘤时动作要轻柔，避免挤压，用力牵拉。

3. 术中解剖应用刀或剪锐性剥离，切忌钝性剥离。

4. 处理结扎血管时，应先处理结扎输出静脉，后处理结扎动脉，减少血行播散。

5. 切除肿瘤及清扫淋巴结时，应将切除的器官肿瘤、所属区域淋巴组织整块切除，切忌零星切割、摘除。

6. 如肿瘤无意被切破或切开，必须用纱布垫立即包裹遮盖、防止播散种植。

7. 手套或器械被肿瘤组织污染时，应及时更换，防止肿瘤细胞污染正常组织而产生医源性种植。

8. 切除范围要充分，一般恶性肿瘤切口边缘要距肿瘤边缘 3～5cm 以上。

【操作动作要求】

1. 稳　要求术者进行手术操作时，一是情绪上要稳定，不管在什么情况下，都要保持沉着、冷静，胸有成竹，且忌忙乱无序。二是动作要稳妥，每一个操作步骤都要扎扎实实，稳妥有序，由浅至深，循序渐进。

2. 准　手术操作中的每一个动作，包括切开、分离、止血、结扎、缝合，都要做到准确无误，特别是处理血管、神经、肌腱时尤其如此，防止反复多次的重复动作，尽量做到动作一步到位，一次完成。

3. 轻　操作动作轻柔，切忌动作粗暴，用力过猛。对纤细的重要组织，更要讲究手法轻巧，用力适度。

4. 快　为了缩短手术暴露时间及麻醉状态下所造成的危险，应尽量加快手术速度。要求术者思维敏捷，动作熟练。台下要多进行基本功的训练，台上各个参加手术人员密切配合，明确分工，各司其职，各负其责。

5. 细　要求手术操作仔细，解剖清晰，止血彻底，防止操作粗糙，避免误伤其他正常组织。操作仔细与否往往直接影响手术的质量。

总之，稳、准、轻、快、细是相互联系、相互依赖的，没有稳、准，就谈不上轻、快、细；没有轻、快、细，就不能保证手术质量。要想保证高质量的手术，必须做的稳、准、轻、快、细，缺一不可。

第14节　手术室一般工作制度

为了保证手术室在清洁和无菌条件下进行手术，手术室必须有一定的工作制度，每一个进入手术室的工作人员务必执行。

1. 凡进入手术室的人员，必须先换手术室所备的衣裤、口罩、帽、鞋。

2. 除参加手术的有关人员外，其他人员一概不准进入。上呼吸道感染者不能进入手术室，如果必须进入必须带双层口罩。参观人员须经批准方可进入。

3. 手术室内应保持严肃安静，避免不必要的走动、谈笑，禁止吸烟，防止空气污染。

4. 一个手术间同一日做数台手术时，先作无菌手术，后做污染手术。

5. 任何人进入手术间不得带入纱布，或丢于手术台附近不属于手术台上使用的纱布。

6. 手术间所用物品，须保持清洁整齐，无影灯、门窗、墙壁、橱子、输液架等，每日手术前后需用清水擦拭，污染手术室的用物用2%来苏液擦拭。手术结束时擦尽地面上的污液，保持地面清洁。污染手术间手术后需用2%来苏液拖擦，然后用清水拖擦。

7. 每次手术前后，均应进行空气消毒，通常采用紫外线照射消毒法，根据手术间大小，安装适当数目紫外线灯管，灯管高度不超过3m。

（张　伟　邵洪锦）

第2章

常用手术器械及其使用

手术器械，是进行手术治疗的必备工具，正确使用是做好手术、提高工作效率的基本保证。很难相信：不懂得如何正确使用和灵活运用手术器械的人，能够做出漂亮的手术。下面介绍外科手术最常用的器械及其使用方法。

第1节　手术刀及其使用

1. 手术刀　通常由刀片、刀柄两部分组成(图2-1)。刀片按形状分为圆刃、尖刃、弯刃等，其中圆刃刀片按大小又可分为大刀片、中刀片和小刀片。安装时用持针钳夹住刀片前端背侧，与刀柄的沟槽处相互对合，即可嵌入刀柄上。取下时，再以持针钳夹住刀片尾端背侧，稍提起刀片，同时前推取下(图2-2)。不宜用手直接安装或取下，以免损伤操作者本人。

2. 使用方法　手术刀主要用于切割组织，有时也可将刀柄尾端作为钝性分离组织的工具。用于组织切割时的正确执刀方法有以下四种(图2-3)。

(1) 执弓法：动作幅度大而灵活，多用于较大切口的皮肤

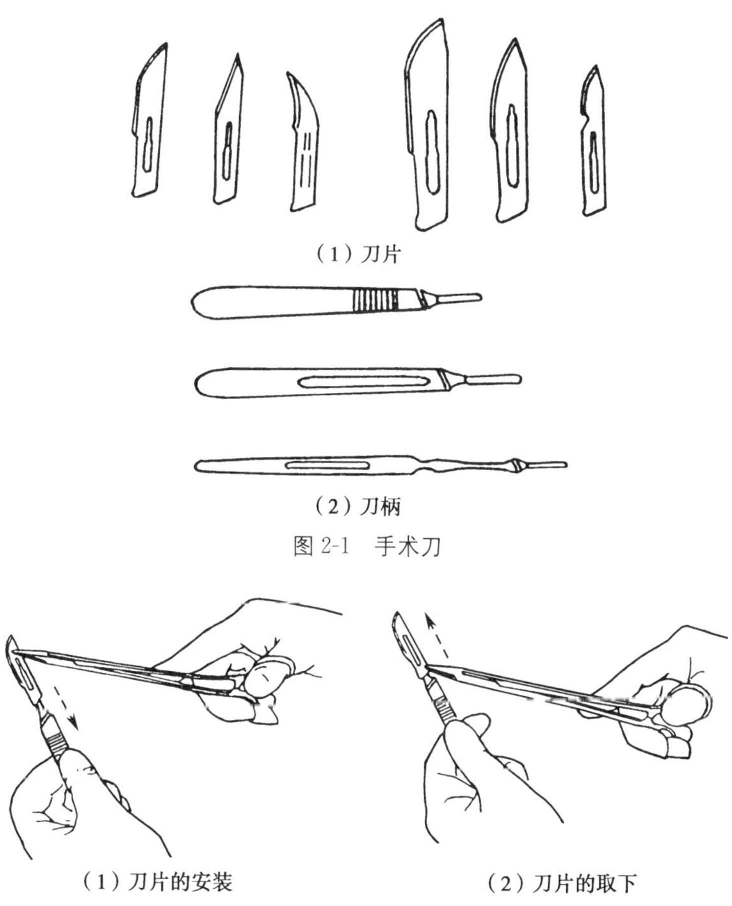

(1) 刀片

(2) 刀柄

图 2-1 手术刀

(1) 刀片的安装

(2) 刀片的取下

图 2-2 手术刀片的安装和取下

切开，特别适用于胸腹部、四肢手术切口。

(2) 抓持法：用力较大，切割范围较广，多用于大块组织的切割，如截肢等。

(3) 执笔法：动作轻巧精细，适用于短小切口的皮肤切开，如面部皮肤的切开；还常用解剖血管、神经等重要组织。切开面部皮肤时，注意方向准确、力度适中，防止“滑刀”，

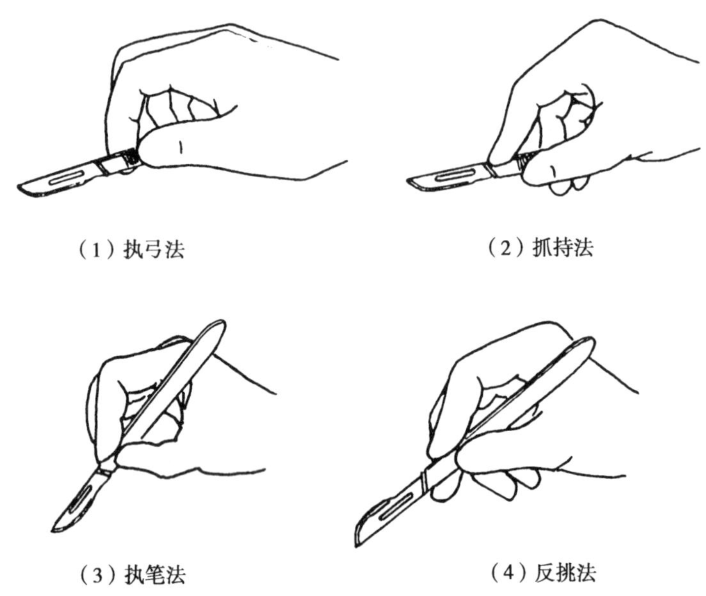

（1）执弓法　（2）抓持法　（3）执笔法　（4）反挑法

图 2-3　手术刀的执法

有时可用小指支于拟切开处附近，增加动作的准确性。

（4）反挑法：用于切开管道器官，如胆总管、肠管等，也可用于浅表脓肿的切开引流，能避免深部组织的损伤。执刀方法与执笔法相似，不同之处在于刀刃向上，切割时刀尖端先插入组织，然后向上反挑。

3. 使用技巧　①选择刀片时，应注意刀刃必须锋利，可预先试切少许无菌纱布或无菌绷带卷。②刀法准确，切口整齐，并可随切口部位、走向不同随时变换执刀方法；皮肤切开争取一气呵成，达到理想切开。③执弓法及抓持法使刀时，手、腕、前臂应固定于一定姿势，靠肩关节、上臂运动带动前臂、腕及手部；执笔法及反挑法使刀时，肩、肘关节固定于一定姿势，靠手指、腕关节运动。

第 2 节　手术剪及其使用

1. 手术剪　有组织剪、线剪两大类(图 2-4)。组织剪锐利，有直弯两型，大小长短不一，可依手术部位，剪割组织不同而选用，主要用于剪开、分离组织。线剪又分剪线剪、拆线剪，前者用于剪断缝线、引流物、敷料等，后者用于拆线。

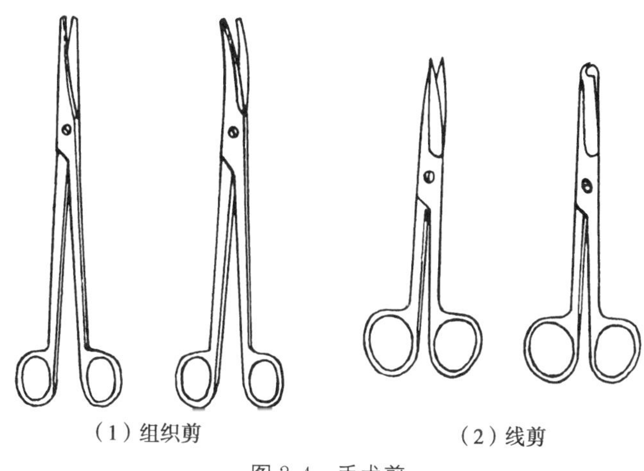

(1) 组织剪　　(2) 线剪

图 2-4　手术剪

2. 使用方法　手术剪的执法正确与否，直接影响动作的准确性，有的初学者执剪方法错误是动作不准确的直接原因。因此，初学者应掌握正确的执剪方法(图 2-5)。正确的执剪方法具有三角形的稳定作用，而错误的执剪方法则不具有良好的三角形的稳定作用(图 2-6)。使用时应珍惜锋利的刀刃，不用组织剪剪线及敷料等，以延长剪刀的使用寿命。

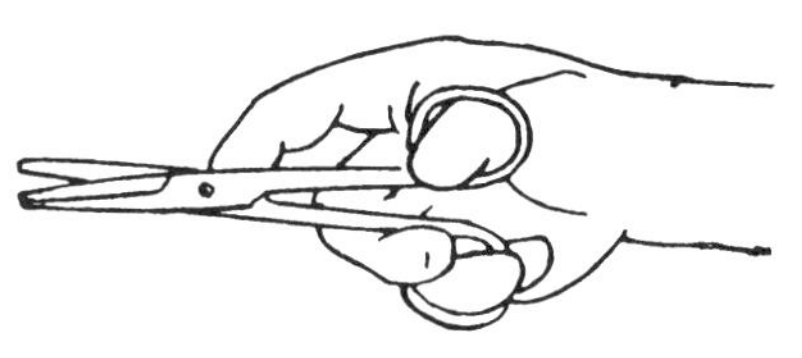

图 2-5　正确的执剪方法

3. 使用技巧　①剪割

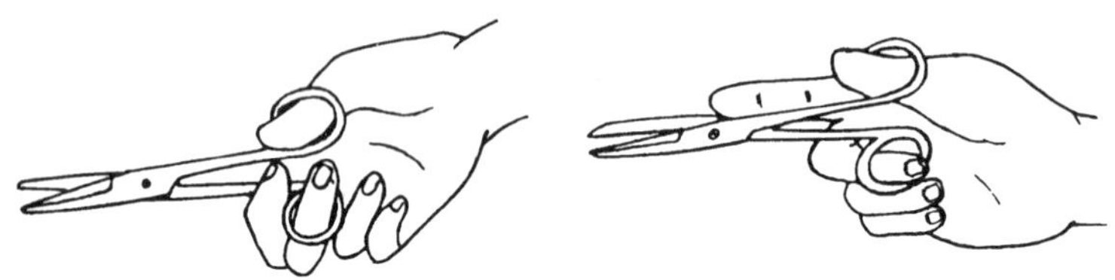

图 2-6　错误的执剪方法

组织时，一般采用正剪法，有时也常采用反剪法，特殊情况也可用左右手特殊方法执剪操作(图 2-7)。②有时为了增加稳定性，还可采用扶剪法(图 2-8)。为了操作方便，可携剪同时进行其他操作(图 2-9)。剪线时微张开剪刀，顺线尾向下滑动至线结的上缘，再将剪刀向上倾斜 45 度，然后将线剪断(图 2-10)。

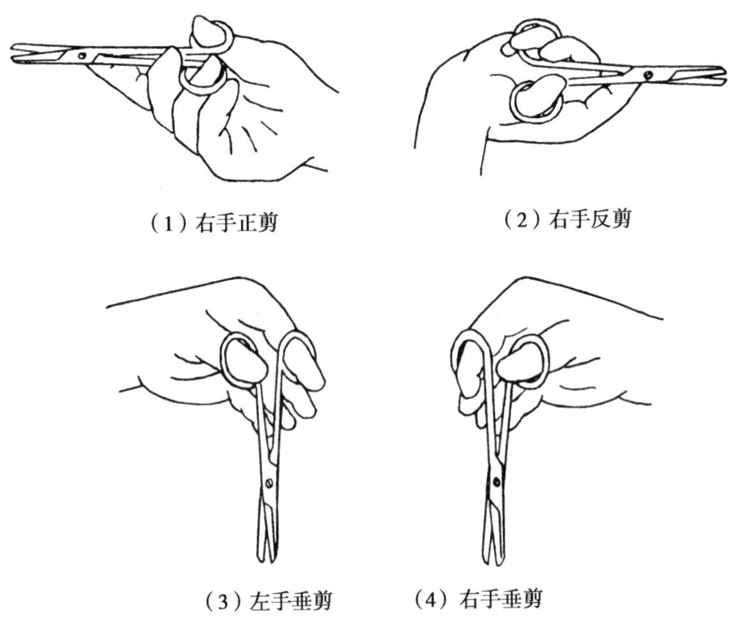

(1) 右手正剪　(2) 右手反剪

(3) 左手垂剪　(4) 右手垂剪

图 2-7　各种剪割方法

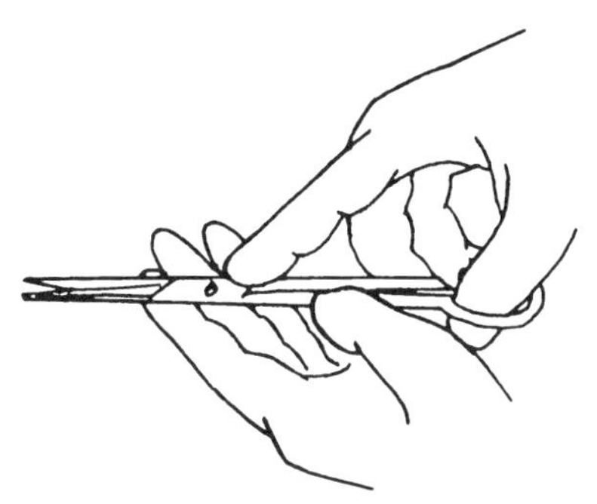

图 2-8　扶剪方法

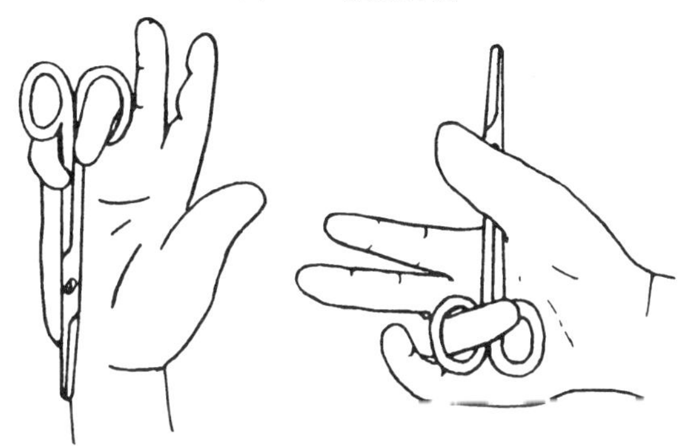

图 2-9　携剪操作

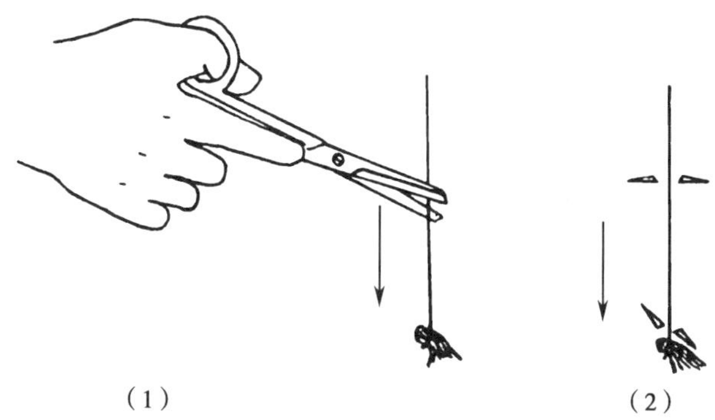

（1）　　　　（2）

图 2-10　剪线方法

第3节　手术镊及其使用

1. 手术镊　用于夹持缝针、敷料等物品。手术镊可分有齿、无齿等不同类型，根据大小又可有长短、粗细之分(图2-11)。

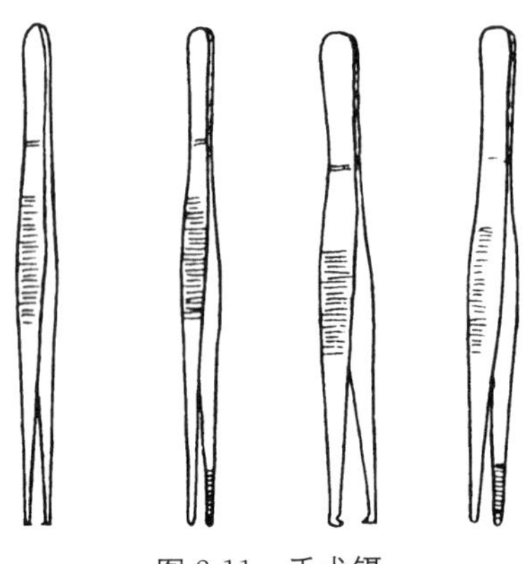

图2-11　手术镊

2. 使用方法　正确执镊可使操作灵活，力度大小便于掌握(图2-12)；反之则影响操作的灵活性，不易控制夹持力度大小(图2-13)。有齿镊用于夹持较坚硬的组织，如筋膜等；无齿镊用于夹持较脆弱的组织，如肠管、黏膜。长镊用于深部操作，短镊用于浅部操作。

换药操作时镊尖端朝向操作。镊的尖端又有尖头、钝头之分，精细的尖头无齿镊用于解剖神经、血管；钝头无齿镊用于整形美容手术操作。换药操作时，其尖端应始终朝下(图2-14)。

3. 使用技巧　使用手术镊看似简单，但也有技巧。巧用镊子可使组织损伤减少到最小程度。分离皮下层或缝合皮肤时，最好不用镊子直接夹持皮肤，而仅用尖端夹持皮下组织层

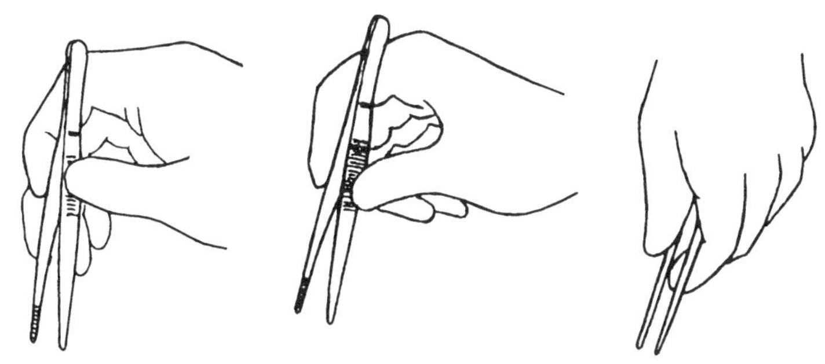

图 2-12 正确的执镊方法　　　图 2-13 错误的执镊方法

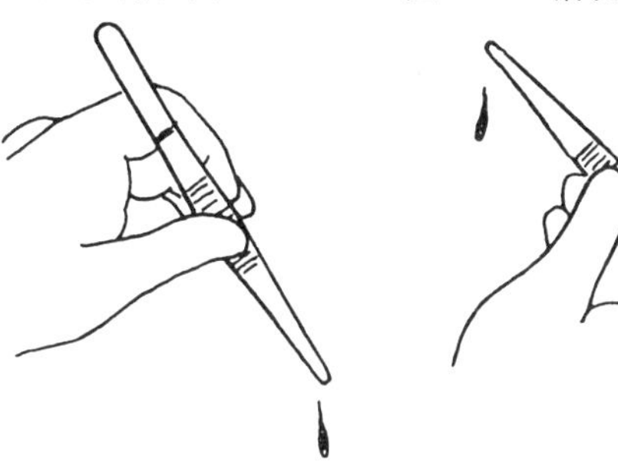

（1）正确

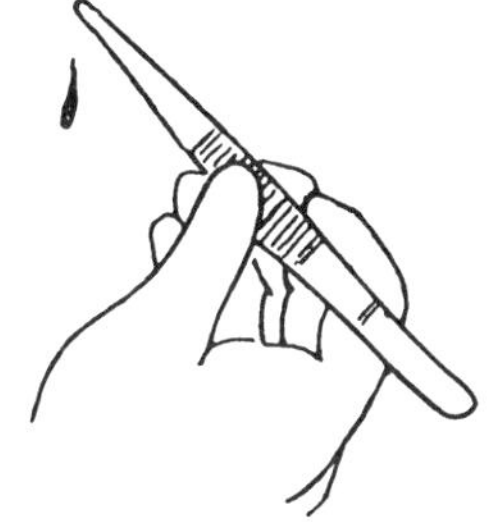

（2）错误

图 2-14 换药操作时镊尖端朝下

或筋膜层，可减少皮肤捻挫、挤压，善用其推挡作用，可明显减少组织的损伤(图 2-15)。

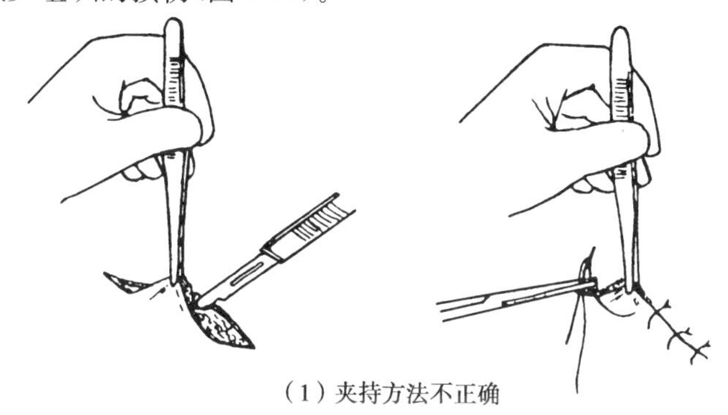

（1）夹持方法不正确

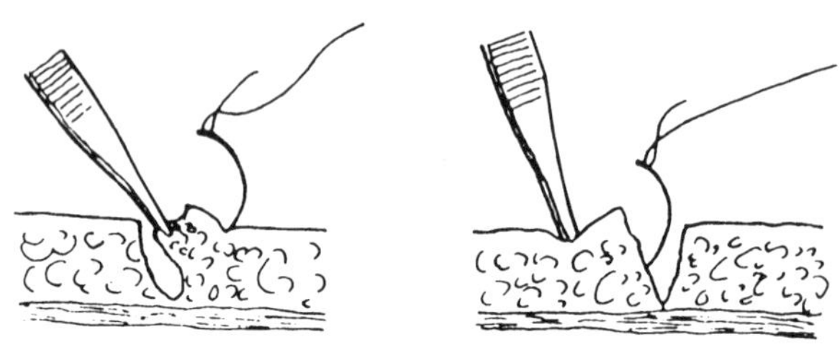

（2）附合无创操作技术要求

图 2-15　夹持皮肤组织的方法

第 4 节　血管钳及其使用

1. 血管钳　也称止血钳，有直、弯两大类，每一类又有大、中、小之分，使用时可根据手术部位、术野深浅、被夹持的组织不同，选择不同形状、不同规格的血管钳(图2-16)。

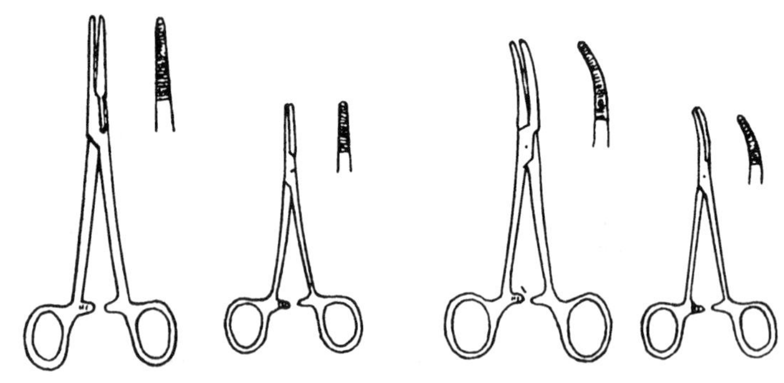

图 2-16　各种规格的血管钳

2. 使用方法　首先注意正确执钳方法，其方法与执剪方法基本相同，有的还可采用掌握法(图 2-17)，避免执钳错误(图 2-18)。血管钳主要用于钳夹止血，止血时仅夹血管断端及其周围少许组织；也可用于组织的钝性分离，还常用于协助术者拔针。

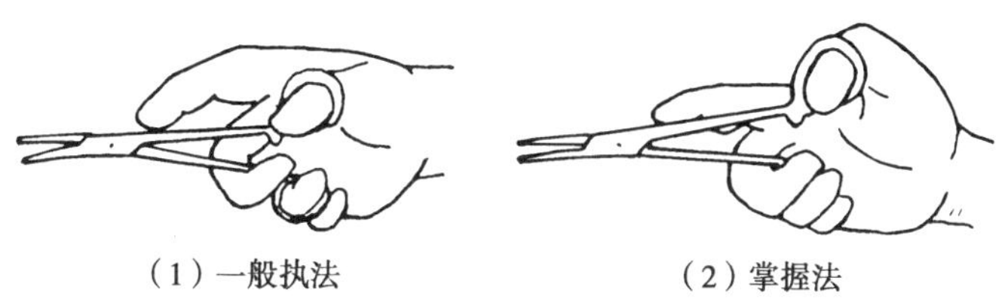

图 2-17　执钳方法正确

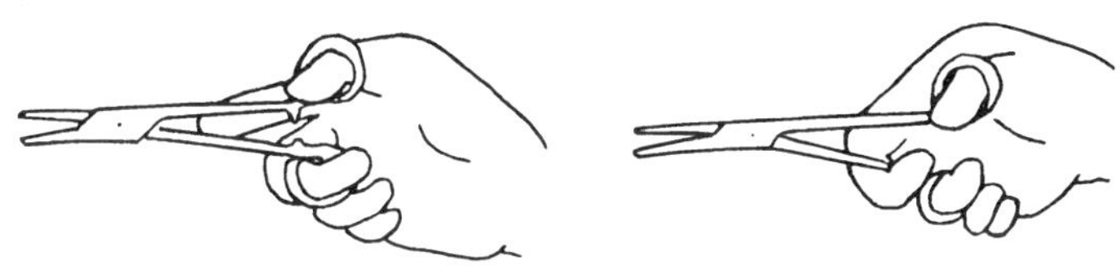

图 2-18　执钳方法错误

3. 使用技巧　①弯血管钳用于一般止血时，止血钳的尖端可朝下，如用于缝扎或结扎止血时，应注意使尖端朝上，便于松钳结扎或缝扎(图 2-19)。②松钳法：用右手松钳时，将拇指及第四指插入柄环内，相对捏紧挤压，继以旋开；用左手松钳时，拇指及示指持一柄环，第三、四指顶住另一柄环，并向前推动柄环，即可松开(图 2-20)。③为了节约传递器械时间，可携带血管钳进行其他操作(图 2-21)。

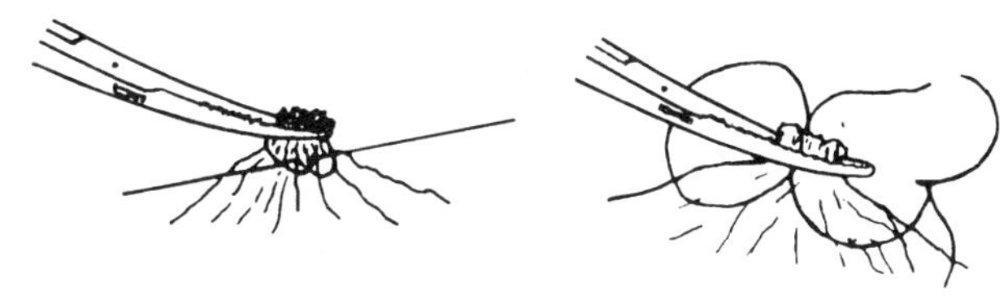

图 2-19　结扎或缝扎止血时钳尖端朝上

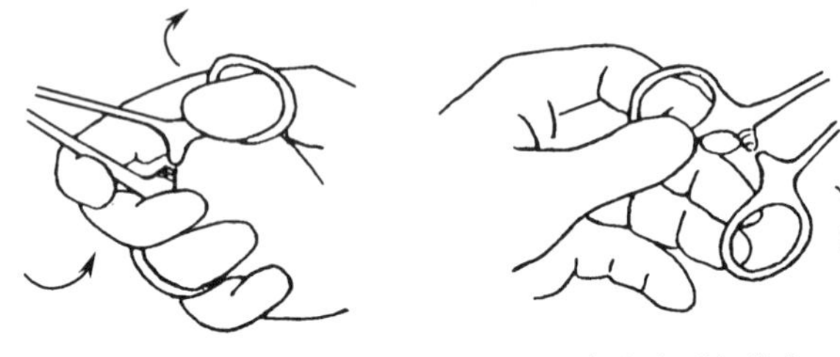

（1）右手松钳法　　（2）左手松钳法

图 2-20　松钳方法

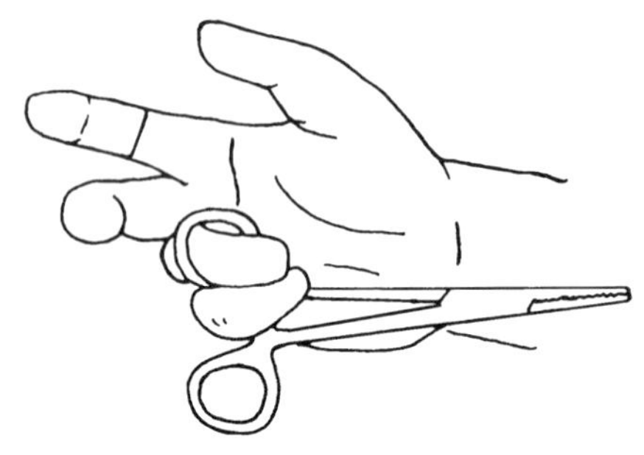

图 2-21　携钳操作

第 5 节　持针钳及其使用

1. 持针钳　又称持针器，用于夹持缝合针，有时也用作器械打结，其基本结构与血管钳相似，但前端较短粗(图 2-22)，有的持针器前端夹针部分加上硬质合金镶片，使器械的性能更加优良、耐用。持针器有大、小不同规格，根据手术部位深浅、缝针大小不同适当选用。

2. 使用方法　临床上通常有三种执持针钳方法(图 2-23)，可根据每人的习惯选择，也可三种执钳方法交替使用。①掌握法：俗称“满把抓”，即示指抵于钳的前半部，拇指置于柄环上方，余三指压柄环于掌中，使用时容易改变缝针方向，省力、操作方便；②指套法：即与执剪、执血管钳方法相同，使用时省时，松钳方便；③掌拇法：即示指压在钳的前半部，拇指及其余三指压住一柄环固定于掌中，此法关闭、松钳较容易，进针稳妥。应避免使用错误执法(图 2-24)。用于夹针时，以夹住缝针的中、后 1/3 或针体的后 2/5 处为宜，将针置于钳嘴的前部，将缝线随之置钳嘴内(图 2-25)。

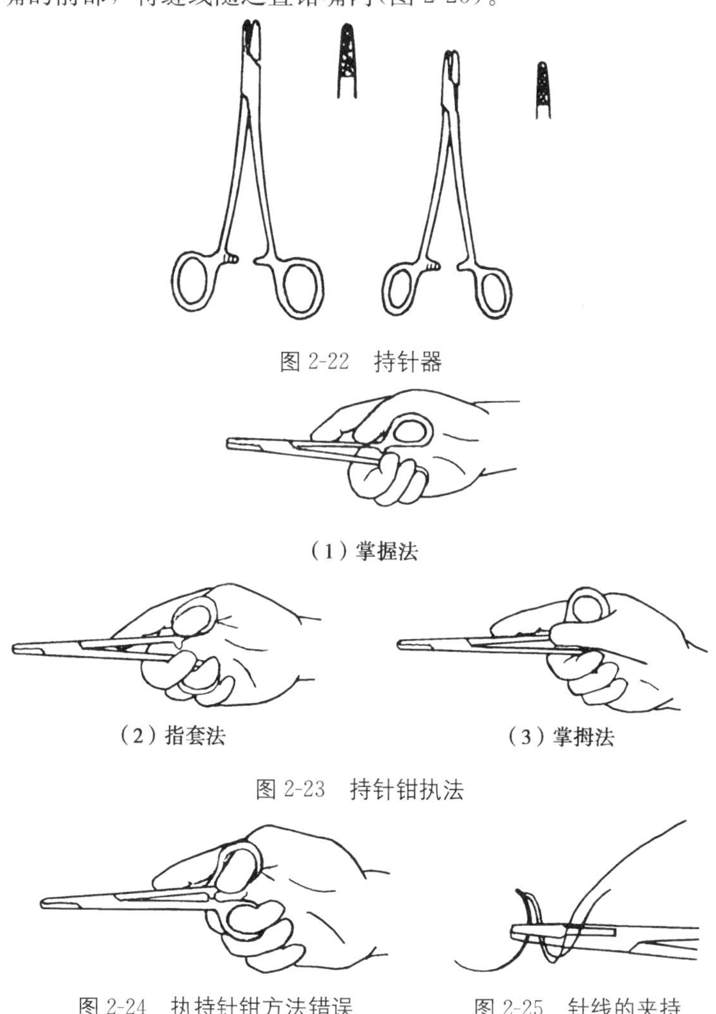

图 2-22　持针器

（1）掌握法

（2）指套法

（3）掌拇法

图 2-23　持针钳执法

图 2-24　执持针钳方法错误

图 2-25　针线的夹持

第 6 节　组织钳及其使用

1. 组织钳　又称鼠齿钳，头端有一排细齿，弹性较好，钳柄较狭窄，也有大小之分，酌情选用(图 2-26)。组织钳用于夹持组织，如皮瓣、筋膜或即将被切除的组织器官；也用于钳夹纱布垫与皮下组织的固定。

2. 使用方法　组织钳的执法、关闭、开放方法同血管钳。

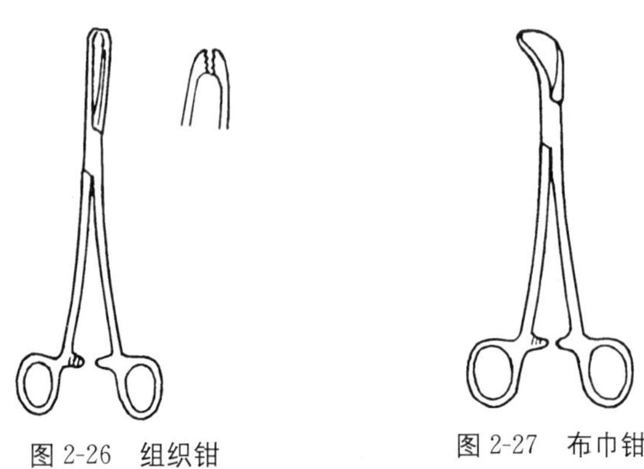

图 2-26　组织钳　　图 2-27　布巾钳

第 7 节　布巾钳及其使用

1. 布巾钳　简称巾钳，构造与血管钳相似，但其头端为弯曲的相互重叠的两个细齿(图 2-27)。用于夹持、固定手术巾单。注意使用时勿夹损正常皮肤组织。

2. 使用方法　布巾钳的执法、关闭、开放与血管钳相同。

第 8 节　缝合针及其使用

1. 缝合针　根据缝合针前端的形状分为圆形、三角形，并有直形和弯形之分。每一类缝合针根据粗细、大小不同，又有许多不同规格，目前通常使用的为弯形针(图 2-28)。另有铲形针，尖端圆扁状，故称铲针，是一种针尾连线的无损伤针，主要用于血管的吻合。还有针尾连线的美容针线，其尖端为三角形，用于美容手术时的皮肤缝合。

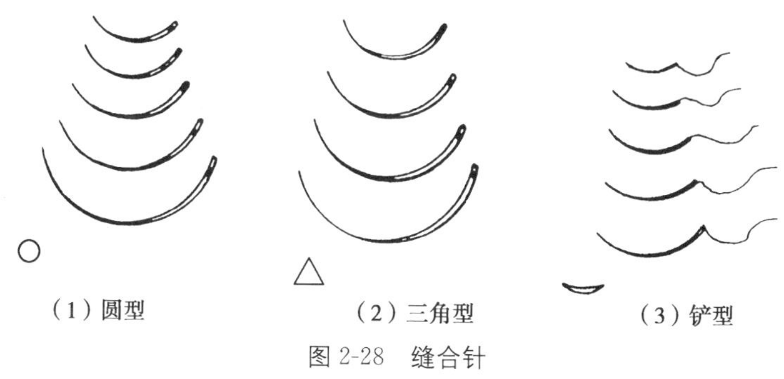

图 2-28 缝合针

2. 使用方法 圆针用于缝合质地较软的组织，如黏膜、筋膜等，对组织损伤较小。三角针用于缝合质地较韧的组织，如皮肤、软骨等，对组织损伤较大。无损伤缝合针用于血管、神经外膜等纤细组织的缝合。做好组织的缝合应注意：①首先要根据不同组织，选择适当的缝合针，并根据缝合针规格大小，选择适当的持针器，否则持针器过大，容易断针；持针器过小，容易毁损持针器；②进出针方法正确，力度大小适当，

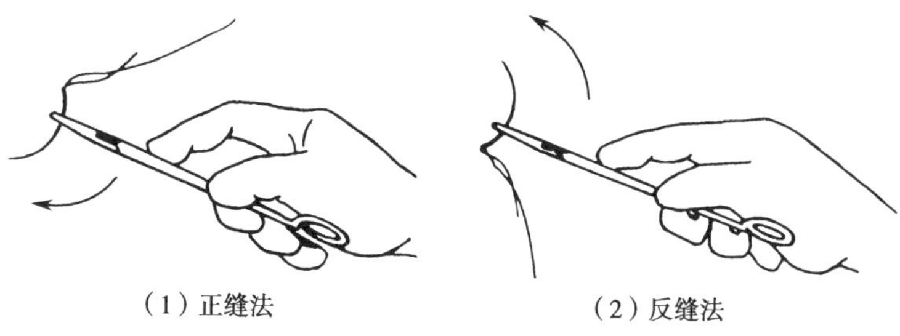

图 2-29 进针方法

弯针进出组织的走行方向为弧形，力量的传递应顺其走行方向前进，否则易将针弄弯或折断。一般采用正缝法，根据需要，还可采用反缝法(图 2-29)。

第 9 节　缝合线及其使用

1. 缝合线种类　严格说来，缝合线不属于手术器械，而是一种手术缝合材料，可分为吸收和不吸收两大类。

(1) 吸收类缝合线：主要为羊肠线，系用绵羊小肠黏膜下层制作而成，质地较硬，操作不便，易折断。有普通和铬制二种，普通肠线 7 天开始吸收，铬制肠线 14 天开始吸收。肠线为异种蛋白，吸收过程中组织反应较重。一般用 3/0～1 号的铬制肠线。

(2) 不吸收类缝合线：有丝线、尼龙线、不锈钢丝等。①丝线最常用，质软不滑，便于打结，拉力好，组织反应小，但不能吸收，成为永久异物。临床上习惯将 3/0～0 号丝线称为细丝线；1～4 号的称为中丝线；7～9 号的称为粗丝线。②尼龙线较常用，组织反应小，拉力大，且可制成很细的线，如无损伤针线，多用于缝合血管及整形美容外科用。③不锈钢丝，刺激性小，组织反应轻，拉力大，但不易打结，一般将其拧紧，拆除时有一定困难。

2. 使用方法　①羊肠线用于缝合膀胱、输尿管、胆道等黏膜层，使用前先用生理盐水浸泡，待变软后再用，但不可用热水浸泡或浸泡时间太长，以免膨胀，影响质量。一般多采用连续缝合法，结扎时需打三重结。剪线时线头留得要稍长，以免松脱。②丝线最常用于缝合皮肤、筋膜，也常用于结扎血管；泌尿道、胆道黏膜层一般不用丝线缝合，以免形成结石。③尼龙线多用其制成无损伤缝合针线，用于血管及神经的吻合。④不锈钢丝用于缝合筋膜、肌腱或固定骨骼。

第 10 节　探子及其使用

1. 探子　又称为探针或探条，根据用途不同，可有多种形状，大体分为普通探子、特殊探子和有槽探针三大类，普通型又有直形、弯形、平头和圆头之分(图 2-30)。

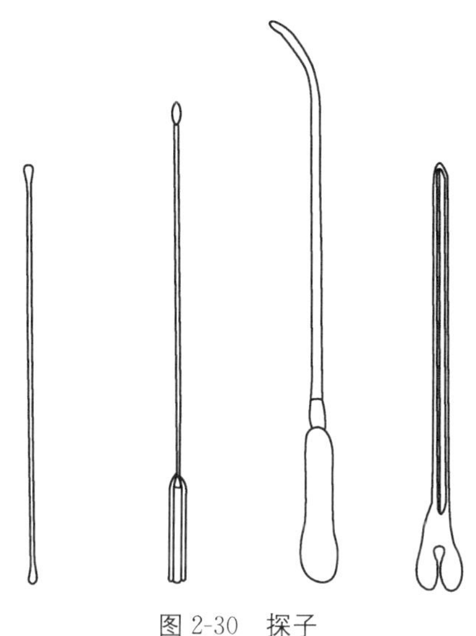

图 2-30　探子

2. 使用方法　首先根据不同部位和用途选择适当的探子，注意探子的正确执法。插入组织器官时，应试探性进入，千万勿用力过猛过大，以免造成假道或组织损伤。普通型和特殊型探子用于探查组织异物、器官管腔深浅、瘘或窦道深浅、走向；有槽探针用于引导切开瘘管表层组织。

第 11 节　刮匙及其使用

1. 刮匙　根据形状不同，可分为直、弯两种，每一种又有大小、锐性和钝性之分(图 2-31)。

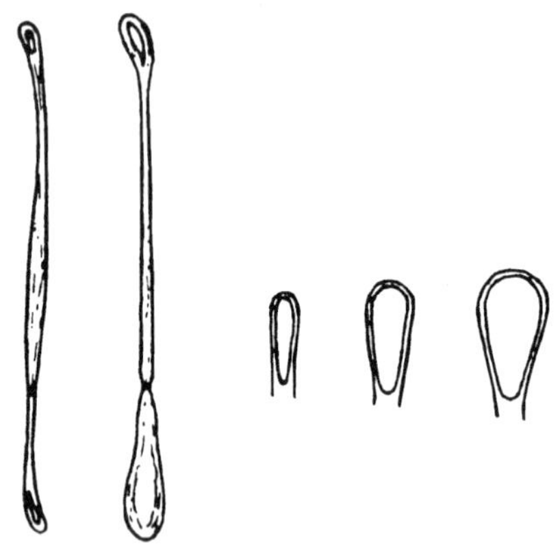

图 2-31　刮匙

2. 使用方法　刮匙多用于刮除伤口内血凝块、坏死组织、窦道内肉芽组织，也常用于刮除死骨。根据不同组织和用途，选择形状和大小适当的刮匙。易被损伤的组织或器官则用钝匙，一般情况下多用锐匙。刮除组织时，用力适当，勿用力过猛、过大，防止损伤组织、器官。被刮除部位有出血时，可用干纱布暂时填塞止血。

第 12 节　拉钩及其使用

1. 拉钩　又称牵开器，可有各种不同形状和大小不同的规格(图 2-32)。主要用于手术野的显露。

2. 使用方法　根据被牵拉部位不同，选择合适的拉钩。①使用“S”型拉钩时注意其正确执法(图 2-33)。使用之前，要衬垫湿纱布，以减少其对组织的挫伤。②使用固定拉钩时应选用合适、得体，用湿纱布垫保护切口，旋紧螺丝或扎紧固定装置，防止松脱。

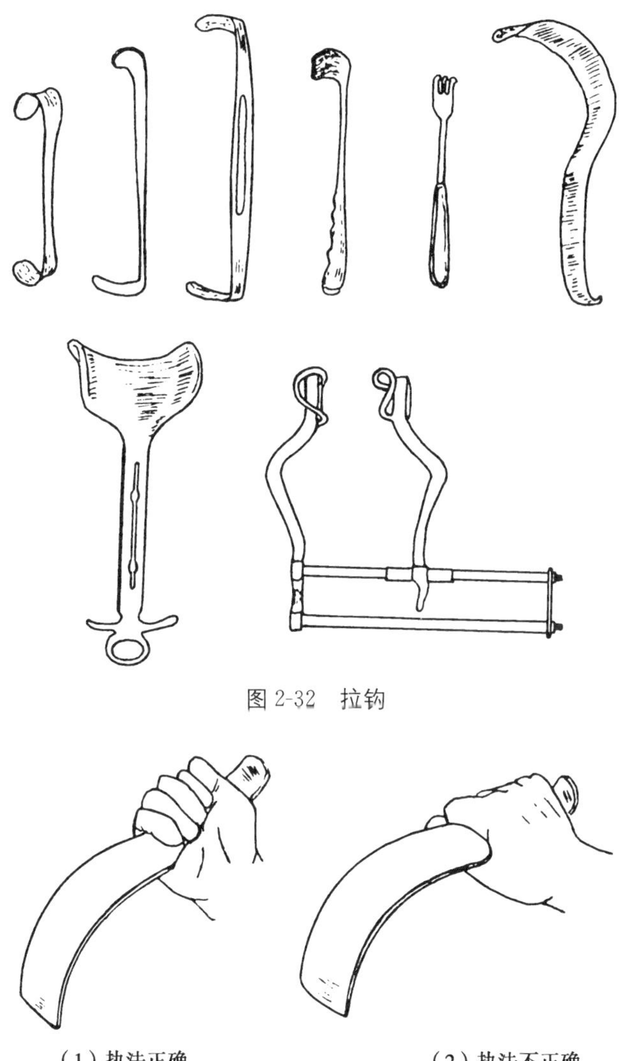

图 2-32　拉钩

（1）执法正确　　（2）执法不正确

图 2-33　“S”型拉钩的执法

第13节　卵圆钳及其使用

1. 卵圆钳　长约25cm，弹性较好，关节几乎位于中间部位，其顶端为卵圆形，故名为卵圆钳(图2-34)。

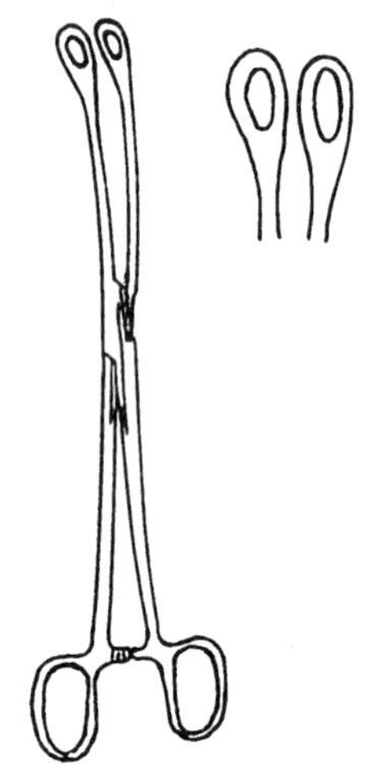

图2-34　卵圆钳

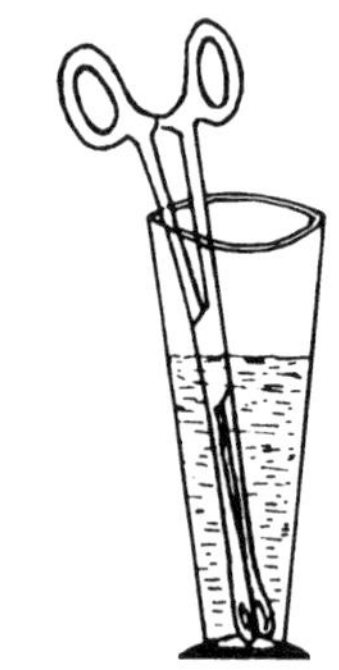

图2-35　浸入消毒液的部位

2. 使用方法　其执法与血管钳相同。多用于夹持肠管、阑尾、网膜等组织，夹持组织时，一般不必将钳扣关闭。有时将卵圆钳用作夹持敷料、手术用品或换药用品。通常放于盛有消毒液的高脚杯内或瓶内，注意应将关节轴浸在消毒液平面以下(图2-35)。夹取无菌物品时，应待消毒液滴尽后再去夹取；

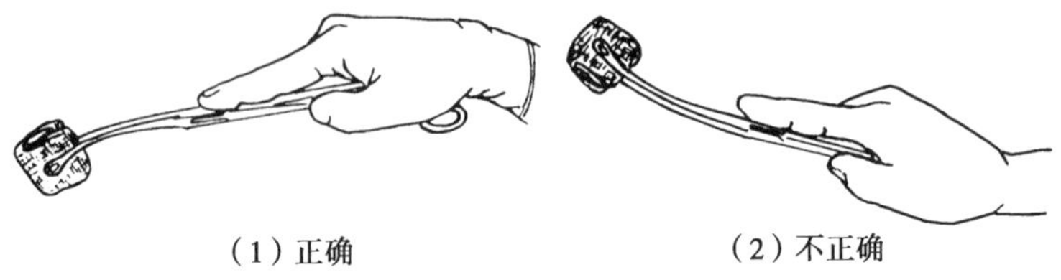

(1) 正确　　(2) 不正确

图2-36　卵圆钳夹持物品时尖端朝向

不可夹取油质敷料。夹持消毒液纱布或棉球消毒时注意钳尖端的弯度朝向(图 2-36)。

第 14 节　其他器械及用途

1. 压肠板　一般为金属平板或特殊样式金属板(图 2-37)，主要用于压挡肠管、暴露术野，便于缝合腹膜。

2. 吸引器头　有单孔、多孔之分，有金属制品，也有塑料制品(图 2-38)。单孔用于吸除血液、尿液、脓液，多孔用于吸除体腔内各种液体，可防止过多吸引大网膜、肠管等内脏组织。

3. 无菌容器　有盆、碗、缸、盒子、弯盘等。徒手端拿时应托底，不可触及容器上缘(图 2-39)。打开无菌容器时，手不可触及内面(图 2-40)，用后即盖严，应避免无菌面在空气中暴露过久。

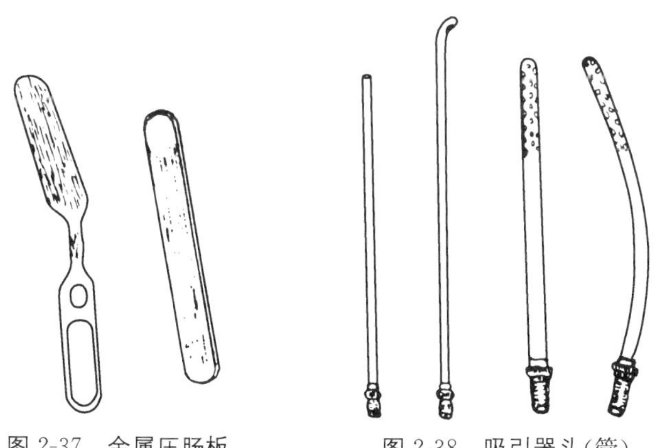

图 2-37　金属压肠板　　图 2-38　吸引器头(管)

4. 高频电刀　高频电刀，又称电刀。是利用电子管或火花塞作为高频振荡，在高频波段工作的装置。原理是借助电弧放电，使生物体表面出现极强的电流密度。使用时应注意安全

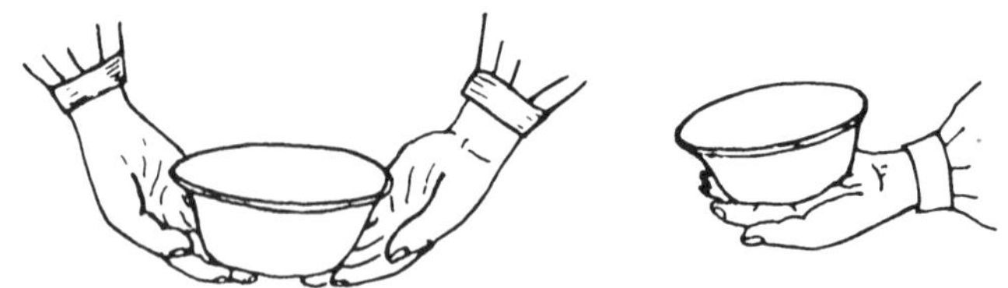

图 2-39　无菌碗的拿法

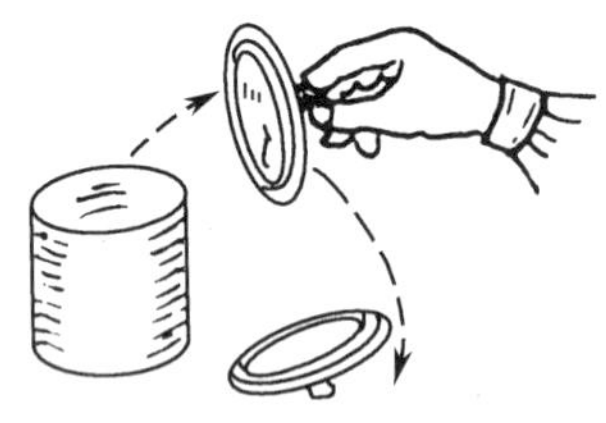

图 2-40　无菌容器的开启

操作，避免灼伤正常组织或其他意外损伤。特别需要提醒的是，酒精消毒铺巾时，应注意待酒精挥发后再使用电刀，以免电火花引燃酒精起火。

（邵明庆）

第3章

基本手术操作技术

手术不论大小或复杂程度如何，均需通过基本操作技术完成，常用的基本操作技术包括切开、止血、解剖、结扎、缝合、引流等。熟练掌握这些基本操作技术是每个外科医生必须做到的，否则就不能做好手术。只有熟练掌握外科基本操作技术，才能为做好手术奠定良好基础，这也是始终贯穿每个外科医生医学生涯的一个主要组成部分。

第1节 切 开

切开，是进行外科手术的必须步骤，也是解剖人体内部组织的常用方法。切开主要包括皮肤的切开及其他组织切开。多年来人们对许多手术有了定型的皮肤切口(图3-1)。有些非典型手术为了适应手术需要，须进行全面分析，方能决定皮肤切口的部位、方向、大小，整形外科手术尤其如此，以便有利于手术操作和术后功能、外形得到较好的恢复。

【皮肤切口选择和切开原则】

选择皮肤切口时，一般可从以下几方面考虑，然后决定切口的位置、大小、方向。

1. 切口距离病变部位最近　切开后能从最短距离和最佳视野显露患处，有利于手术操作。

2. 切口损伤要小　任何切口对组织都有损伤，在有重要血管、神经通过处，尽量避开以免切断损伤。

3. 便于切口延长　术中操作有时需将切口延长切开，因而皮肤切口选择时应考虑到便于术中切口延长。

4. 切口要足够大　切口须有足够长度，方有利于病变显露和手术操作。

5. 有利于术后功能、外形恢复　关节部位切口应避免垂直通过，以免术后瘢痕形成影响关节活动。

6. 顺皮纹切开　面部、颈部切口应顺皮纹线或皱纹线进行(图 3-2)，根据需要也可顺轮廓线切开(图 3-3)。

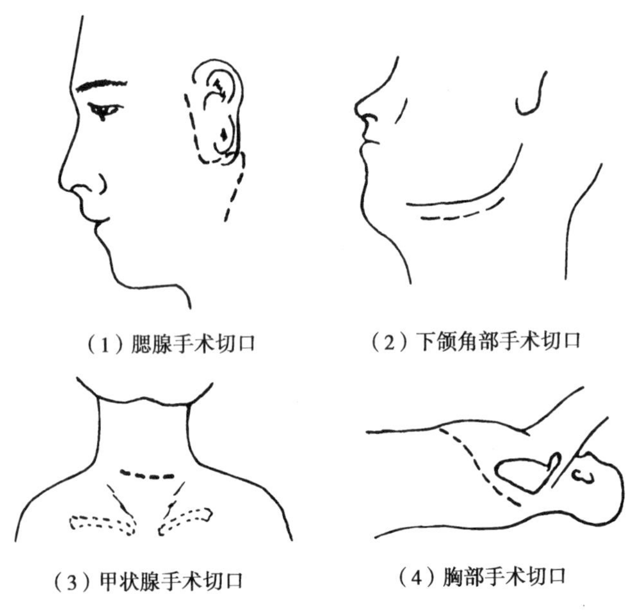

(1) 腮腺手术切口　(2) 下颌角部手术切口

(3) 甲状腺手术切口　(4) 胸部手术切口

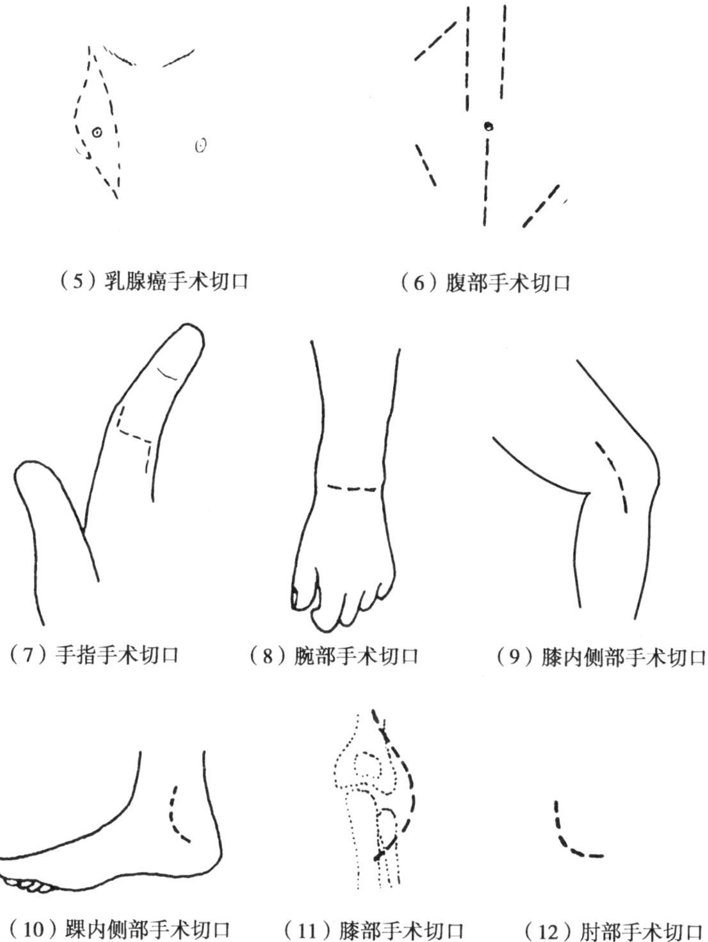

（5）乳腺癌手术切口　（6）腹部手术切口
（7）手指手术切口　（8）腕部手术切口　（9）膝内侧部手术切口
（10）踝内侧部手术切口　（11）膝部手术切口　（12）肘部手术切口

图 3-1　常用部位手术切口

【组织切开的要求及方法】

组织切开是各种手术的关键步骤，进行组织切开时，应按以下方法及要求进行。

1. 手术刀选择适当　不同部位组织切开时应选择大小、

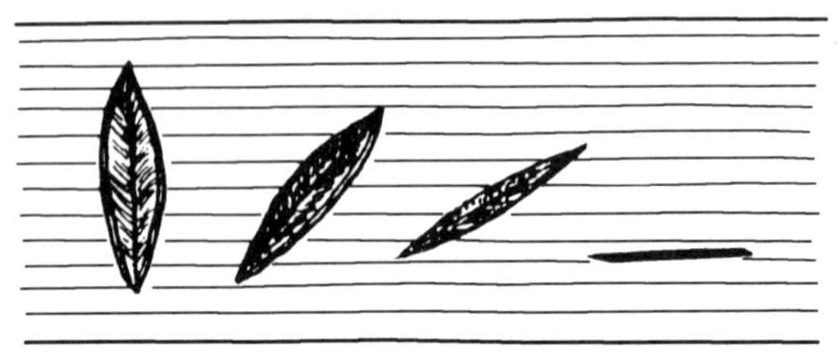

（1）切口与皮纹的关系

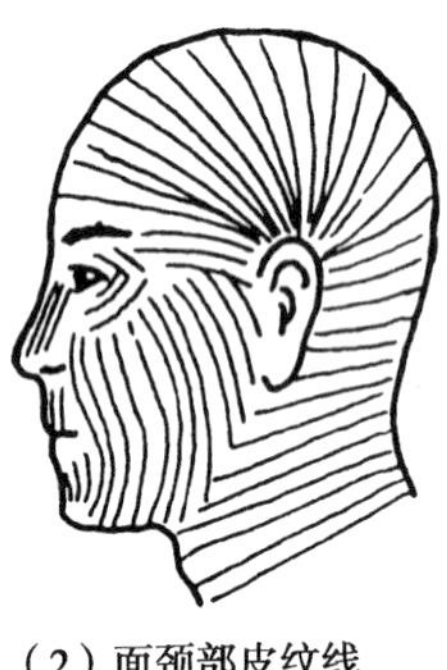

（2）面颈部皮纹线

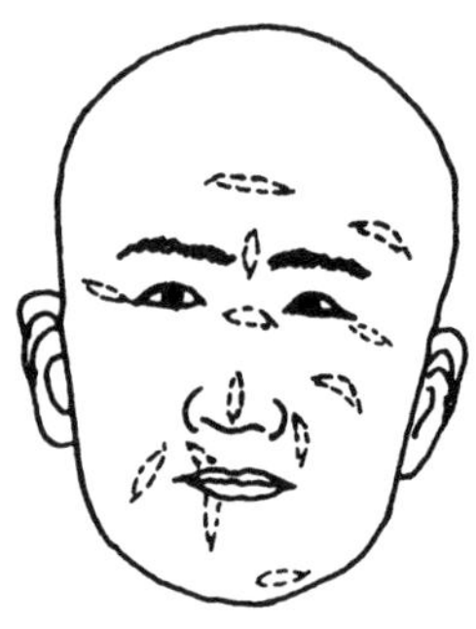

（3）面部切口

图 3-2　面部手术切口

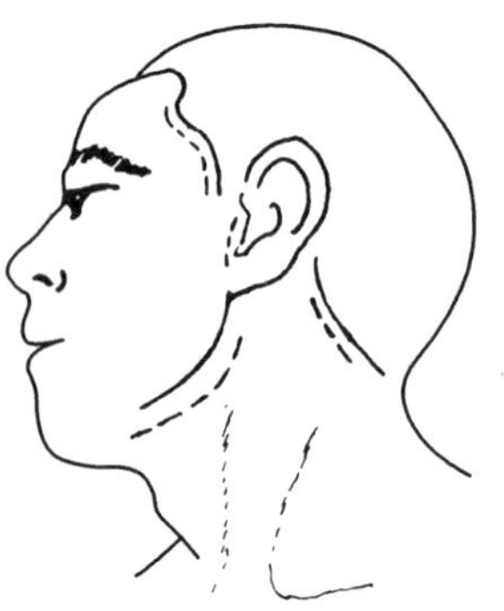

图 3-3　轮廓线切口

型号适当的手术刀，刀刃必须锋利。

2. 执刀方法正确　根据切开部位、切口长短、手术刀大小，选择正确的执刀方法。

3. 运刀得当　切入皮肤时，一般垂直下刀、水平走行、垂直出刀、用力均匀、不可偏斜，皮肤和皮下组织一次性切开，不宜多次切割和斜切(图 3-4)。切开带毛发部位时，应顺毛根方向切入，以减少术后秃发(图 3-5)。切开时用左示指、拇指固定切口部位，必要时可由助手协助固定切口处皮肤(图 3-6)。

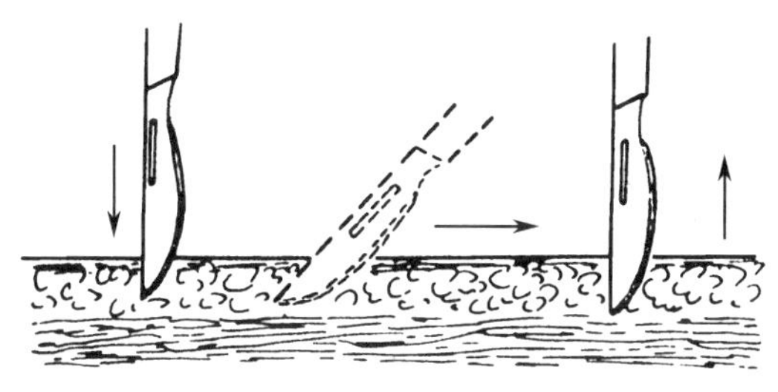

(1) 手术刀的切入、走行和出刀

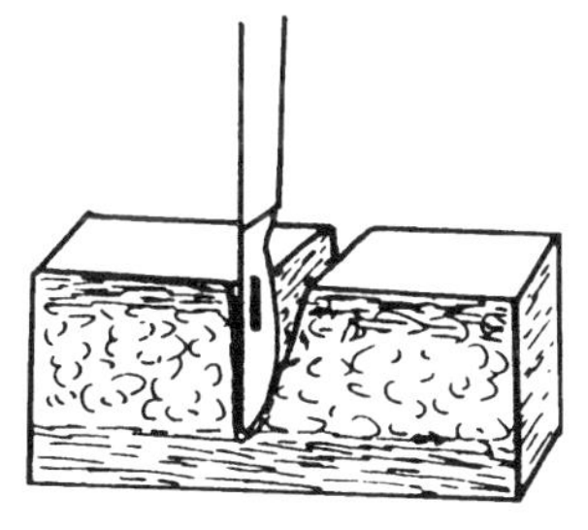

(2) 皮肤、皮下组织一次切开

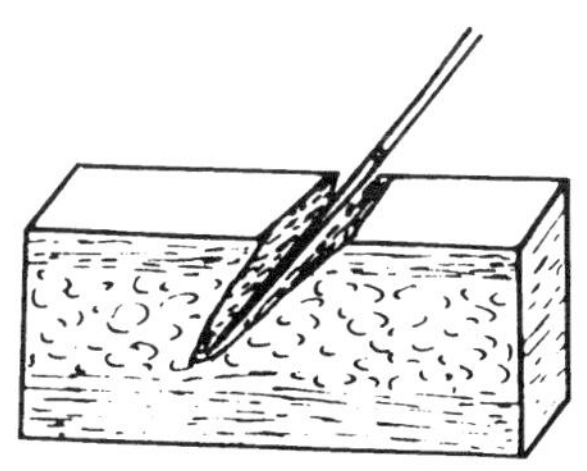

(3) 避免斜切

图 3-4　皮肤的切开

4. 注意保护切口　腹部或其他较大切口时，切开皮肤皮下组织后，为了减少切口污染，可将两块无菌巾或纱布垫用组织钳和巾钳固定于皮下组织层(图 3-7)，手术时间较长时，可将无菌巾或纱布垫缝于皮下组织层(图 3-8)。

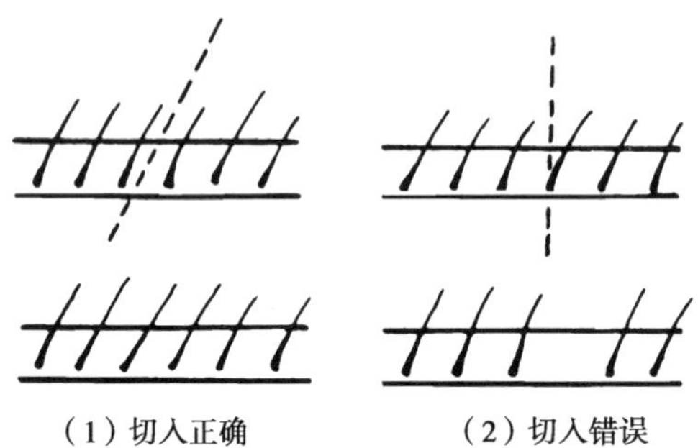

（1）切入正确　　（2）切入错误

图 3-5　毛发部位的皮肤切开

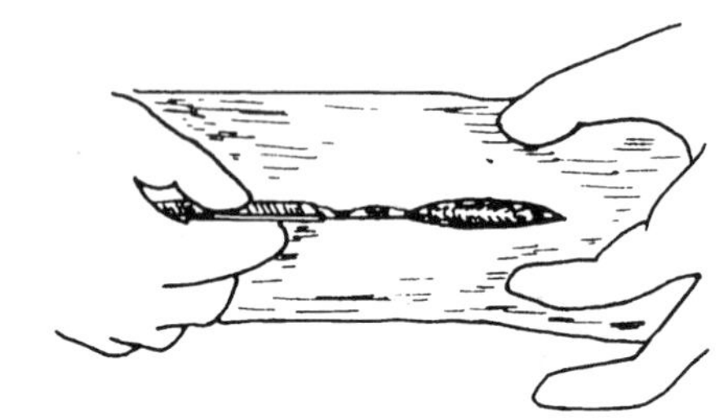

图 3-6　切开时皮肤的固定

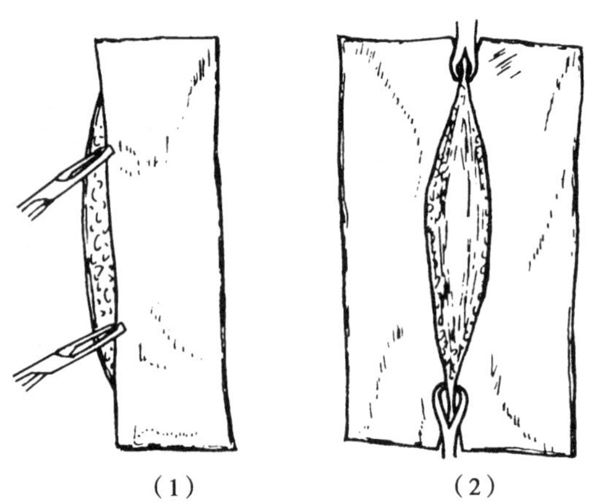

（1）　　（2）

图 3-7　切口保护方法之一

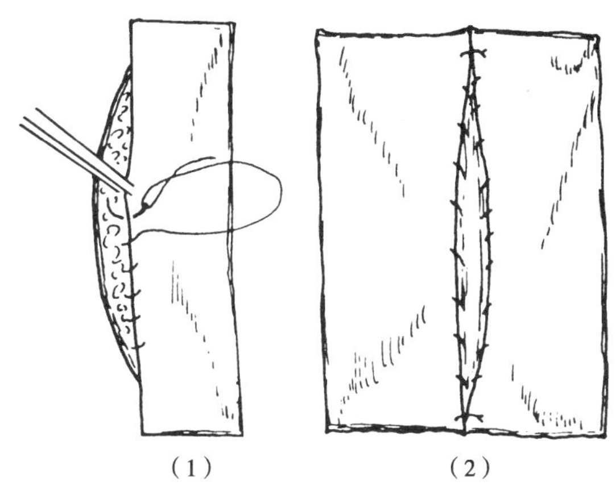
(1)　　(2)

图 3-8　切口保护方法之二

5. 防止损伤正常组织　对于体形较瘦者，避免用力过大，以防切入过深损伤深部组织或器官，重要部位更应仔细切割，防止“滑刀”和“偏刀”。切开腹膜时应采取妥善保护措施以防损伤内脏和大网膜(图 3-9)。

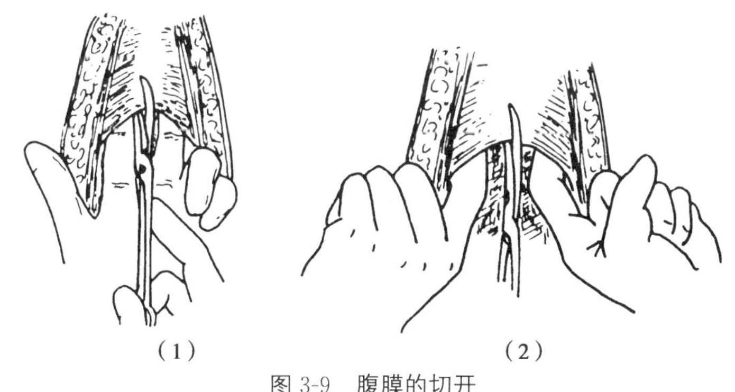
(1)　　(2)

图 3-9　腹膜的切开

第 2 节　解　　剖

解剖，也称为剥离、分离或游离，是显露和切除组织的重要步骤。任何手术解剖都要讲究层次清晰，只有解剖层次清晰，才能保证手术安全进行，并使手术损伤降低到最小程度。同时正确选择分离方法，掌握操作技巧也非常重要。

【解剖层面】

即手术时剥离平面。一般说来，理想的解剖分离应按正常的组织间隙进行，既可减少出血，又可防止过多损伤。这就要求术者必须熟悉局部组织解剖。通常情况下，皮下组织与浅筋膜之间、筋膜与肌肉之间、肌肉群与肌肉群之间、器官与周围组织之间，均有一层疏松的结缔组织间隙，沿此组织间隙分离，是最理想的解剖层面。

【分离方法】

解剖分离时有两种方法可供选择。锐性分离法：用刀或剪直接将组织切开或剪开(图 3-10)，对组织损伤较小，但必须在直视下进行，以防止重要器官、血管、神经的损伤。钝性分离法：多用于疏松结缔组织的解剖，可用血管钳、手指或钳夹小纱布团沿组织间隙进行，有时也可用刀柄进行分离

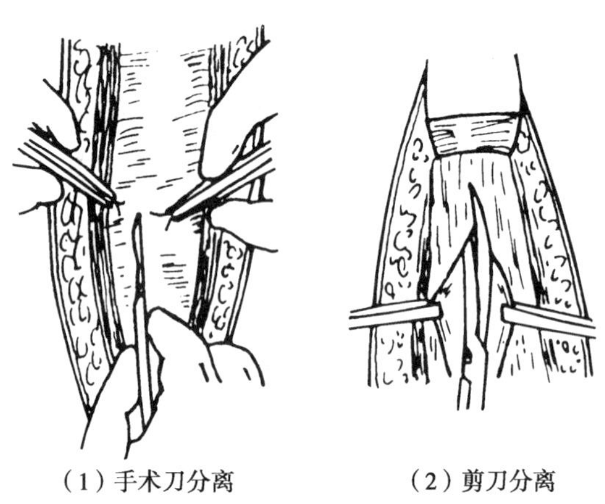

(1) 手术刀分离　　(2) 剪刀分离

图 3-10　锐性分离

(图3-11)。解剖分离较大血管时，应注意方法正确，先将血管鞘被膜提起，剪刀剪开少许被膜，再用血管钳进行分离(图 3-12)。

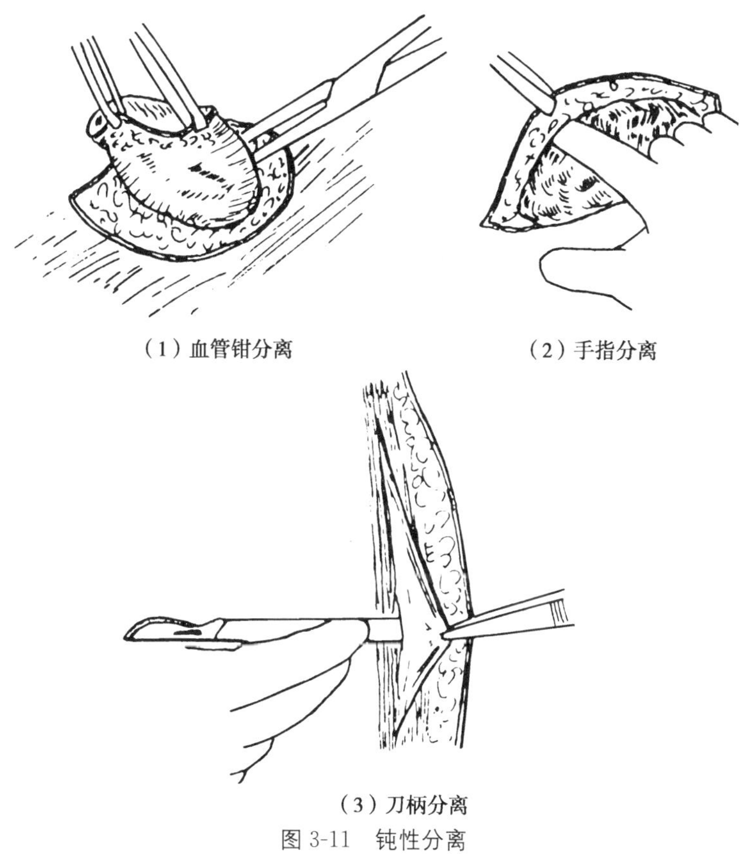

(1) 血管钳分离　(2) 手指分离

(3) 刀柄分离

图 3-11　钝性分离

【操作技巧】

1. 解剖组织时，应时刻注意防止重要组织器官的损伤，每进行一步操作都要想一下被分离组织的下面及其周围有何重要组织和器官。

2. 重要组织器官的解剖分离应在直视下进行。

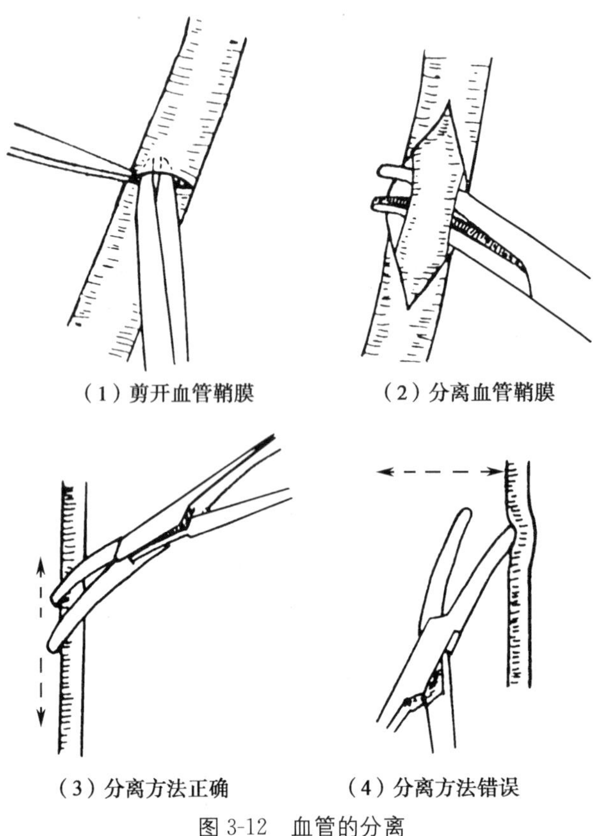

图 3-12　血管的分离

3. 解剖分离时应注意无创操作技术，正确使用手术器械，合理选择分离方法。

4. 多数情况下两种解剖分离方法交替使用。

5. 分离时先寻找容易分离的部位为突破口，由此再向周围扩大分离。

6. 分离时应遵循由“简”到“繁”，由“易”到“难”，由“近”及“远”，由“浅”入“深”，由“周围”到“中央”的原则。

7. 分离时如遇到困难和险情，全组手术人员应积极配合，尽快排除险情，渡过难关，必要时中止手术，千万不可以患者的生命为代价换取手术的成功。明智的医生应该既有胆大心细的工作精神，也应具有急流勇退的谋略。

第3节 止　血

止血，任何手术均需要止血。手术过程中，组织的切开、解剖，组织和器官的切除，都有不同程度的出血。因此止血技术是一项重要的基本操作。外科医生技术操作功底如何，很大程度反映在控制出血的能力上。止血妥善，可防止严重失血，保证手术安全进行，有利于显露术野，减少术后感染，促进伤口愈合。常用的止血方法如下。

【压迫止血】

用于较广泛的创面渗血，一般采用干纱布直接压迫于出血创面数分钟，即可控制出血。有时渗血较多，可将纱布垫浸于50～60度无菌热生理盐水中，拧干填塞压迫于出血创面3～5分钟，可较快控制渗血。

【钳夹止血】

对于明显的活动性血管出血，用血管钳尽可能准确地钳夹，一般数分钟后即可止血。钳夹时不应夹住周围过多组织，并注意应使钳的尖端朝下。钳夹止血省时省力，适用于皮下组织内小血管的出血（图3-13）。钳夹止血为手术过程中应用最多的止血方法。

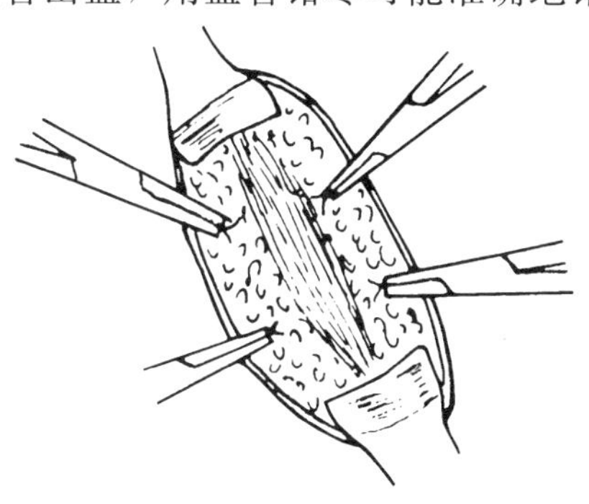

图3-13　钳夹止血

【结扎止血】

钳夹止血效果不可靠时或较大血管出血时，可用结扎止血。

1. 单纯结扎止血　先用血管钳钳夹出血点，注意应使钳的尖端朝上以便于结扎，然后将缚线绕过血管钳下的血管和周围少许组织，结扎止血(图 3-14)。

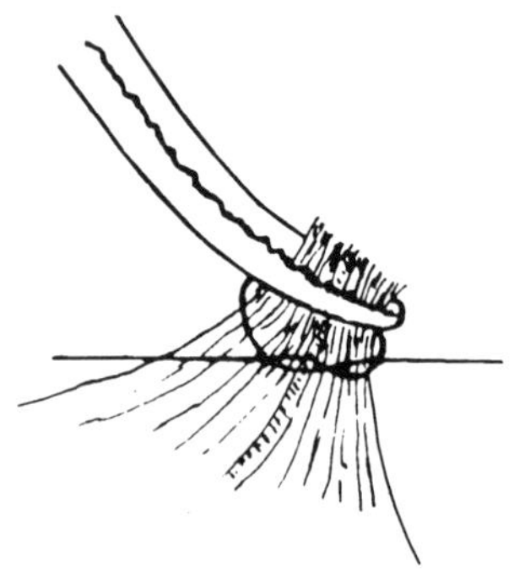

图 3-14　结扎止血

2. 缝扎止血　适用较大血管或重要部位血管出血，先用血管钳钳夹血管及其周围少许组织，然后用缝针穿过血管端和组织并结扎，可行单纯缝扎，也可行“8”字缝扎(图 3-15)。对于较大的动脉血管，通常采用双重结扎止血。

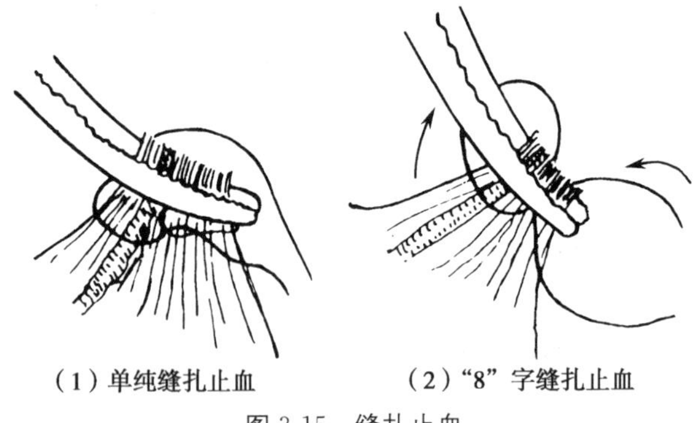

(1) 单纯缝扎止血　　(2)“8”字缝扎止血

图 3-15　缝扎止血

【电凝止血】

利用高频电流凝固小血管止血，实际上是利用电热作用使血液凝结、碳化，用于小血管出血，可先用血管钳将出血点钳夹，然后通电止血(图 3-16)。也可用单极或双极电凝镊直接夹住出血点止血。

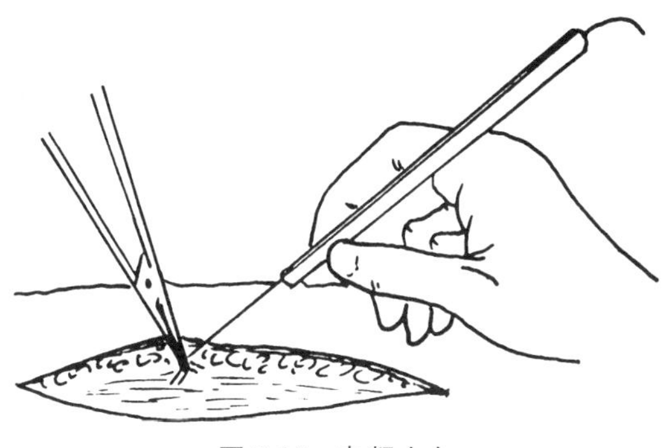

图 3-16　电凝止血

【止血带止血】

止血带止血多用于手、前臂或足部手术时，使术野清晰、无出血。常用方法有两种：

1. 橡皮驱血带止血　先于肢体裹上适当干纱布，然后用橡皮带自肢体远端向近心端螺旋形缠绕驱血至适当位置，将剩余橡皮带直接重叠缠绕于前臂上部、肘上或小腿上部、膝上，并用纱布扎紧。然后再由指(趾)端开始松解，直至橡皮带重叠纱布扎紧处(图 3-17)。

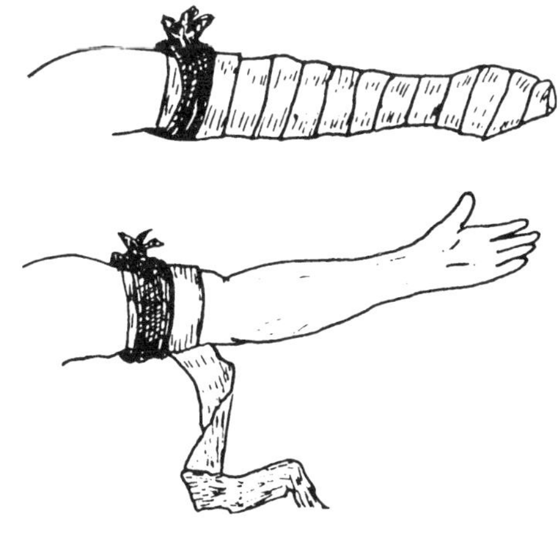

图 3-17　橡皮驱血带止血

2. 充气止血带止血　充气止血带是由袖带、压力表、气囊组成的。使用前先于适当部位垫纱布数层，然后缠绕袖带；最好先用驱血带驱血后，再将充气止血带打气至压力 250～300mmHg，下肢使用时可打气至压力 400～600mmHg，然后持续维持一定压力(图 3-18)。橡皮驱血带止血记录止血带时间，解除驱血带开始手术。每次止血时间以不超过 60～90 分钟为宜，如继续使用，可排气数分钟，待循环恢复后，再重新按上述步骤操作。

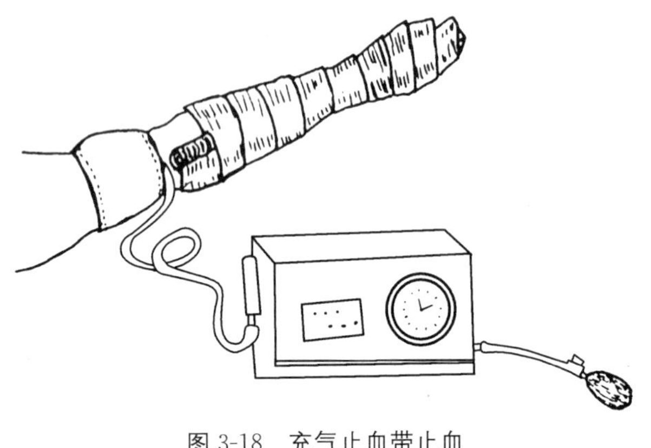

图 3-18　充气止血带止血

【术中紧急出血的处理】

有时术中可突然出现大出血情况，如不及时采取有力措施控制出血，则很快出现被动局面，使手术陷入困境，甚至危及患者生命。因此一旦发生大出血，全组手术人员应积极配合，排除一切困难控制出血，迅速准备吸引器、特殊器械，改善照明，及时输血、血浆等。常见大出血原因及处理：

1. 误伤较大血管或较大血管结扎线滑脱，手术野突然涌出大量鲜血或迅速灌满术野，患者血压很快下降或测不到。遇此情况，当务之急首先采用压迫止血法，立即用大纱布垫堵塞于出血处，并用手紧紧压迫以控制出血，暂时安定术者情绪，给予时间考虑出血原因、部位，决定下步处理措施，并准备进一步止血用的特殊器械，准备血源快速输血，必要时做切口延长等。如出血暂时得以控制，待一切物品、止血措施准备就绪后逐渐移去纱布垫，解除压迫，然后再进行下一步止血处理。

如有可能，也可先用手指直接捏住出血区主要血管，控制出血，吸引器吸除血液，然后再采用其他切实有效的最佳止血措施。此时切忌在血泊中盲目钳夹，以免造成更大的损伤出血。

2. 局部血循环丰富或组织粘连严重时，也可造成弥漫性渗出性大出血。可于出血处缝扎，也可放入明胶海绵或其他组织(如放入大网膜)后再行结扎。实在无法控制时，可填塞大量纱布垫压迫止血，使渗血得以控制。

3. 病变组织切除不全残端部分也易引起大量渗血，如甲状腺功能亢进甲状腺大部切除出血时，应迅速将病变彻底切除后再止血，否则出血不易控制。

暂时控制出血后，应寻求彻底的止血方法，根据不同情况采取结扎、缝扎或血管修补等措施。

第4节　结　　扎

结扎，是手术中最常用的技术操作之一，止血、组织缝合都需进行结扎，结扎不正确，可使结扎线松脱，引起出血或缝合组织裂开；结扎操作不熟练，将大大延长手术时间。因此，每位外科医生必须刻苦练习正确的打结方法，并熟练掌握，提高结扎速度，这对初学者尤其重要。

【结扎种类】

结扎有单结、方结、外科结和三重结(图 3-19)，单结不可靠，偶尔在皮下组织层临时止血时用。方结、外科结应注意与假结和滑结区别开来。图中可以看出，方结是由两个方向相反的单结组成，最为牢靠，故最常用。三重结是由三个结组成，适用于较大血管结扎或肠线、尼龙线打结时使用，故也较常使用。

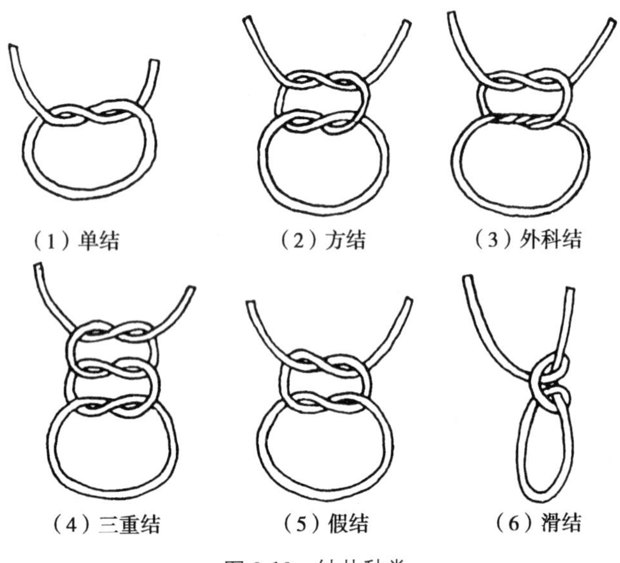

图 3-19　结扎种类

【打结方法】

打方结可有单纯手打结法和持钳打结法二种：

1. 单纯手打结法　适用于大多数手术的结扎。一般用左手捏住缝合线的一端(或上端)，右手捏住线的另一端，双手互相配合操作打结(图 3-20)。

2. 持钳打结法　适用于浅部缝合的结扎和某些精细手术的结扎。一般用左手捏住缝合针线的一端，右手用持针钳打结(图 3-21)。

【打结技巧及注意事项】

打结时有许多技巧及注意事项，如果正确运用，可提高打结速度，避免出现错误。

1. 打每一结时，必须顺着结扎方向拉线，否则线易折断；打第二结时，第一结不要提起，以防已结扎的第一结松弛，必要时助手用止血钳压在第一结处，待第二结收紧时移去止血钳。

2. 拉紧缝线时，两手用力点与结扎点三点连成一直线，初学者往往不注意这一点，因而这是造成结扎过程中结扎线脱落的直接原因(图 3-22)。

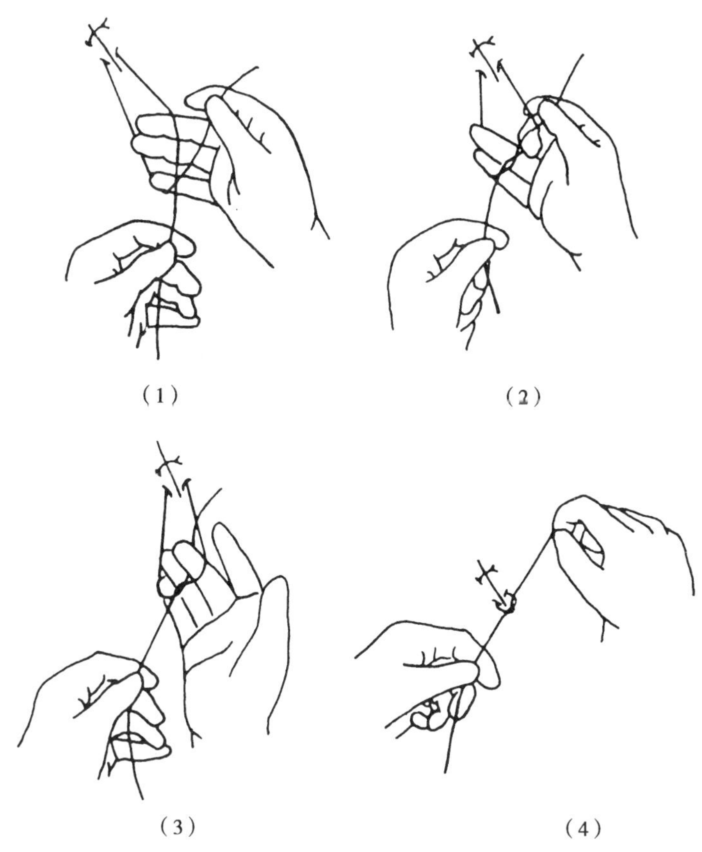

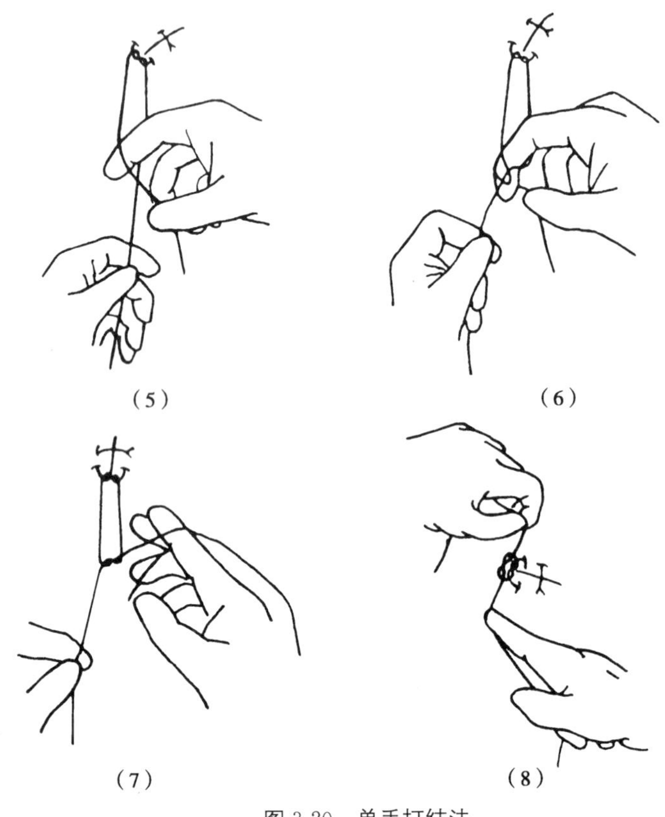

图 3-20　单手打结法

3. 结扎之前，需将束线在生理盐水内浸湿，然后再进行结扎，以便增加线的重量，便于操作，并增加摩擦力，使结扎牢固。

4. 用力均匀，交换方向正确，防止打成假结和滑结。假结是由两个方向相同的单结构成，易于滑脱，不应采用。滑结是打结时，两手用力不均匀，只拉紧缝合线一端，用另一端打结或是没有正确交叉方向所致，更易滑脱，应绝对避免。

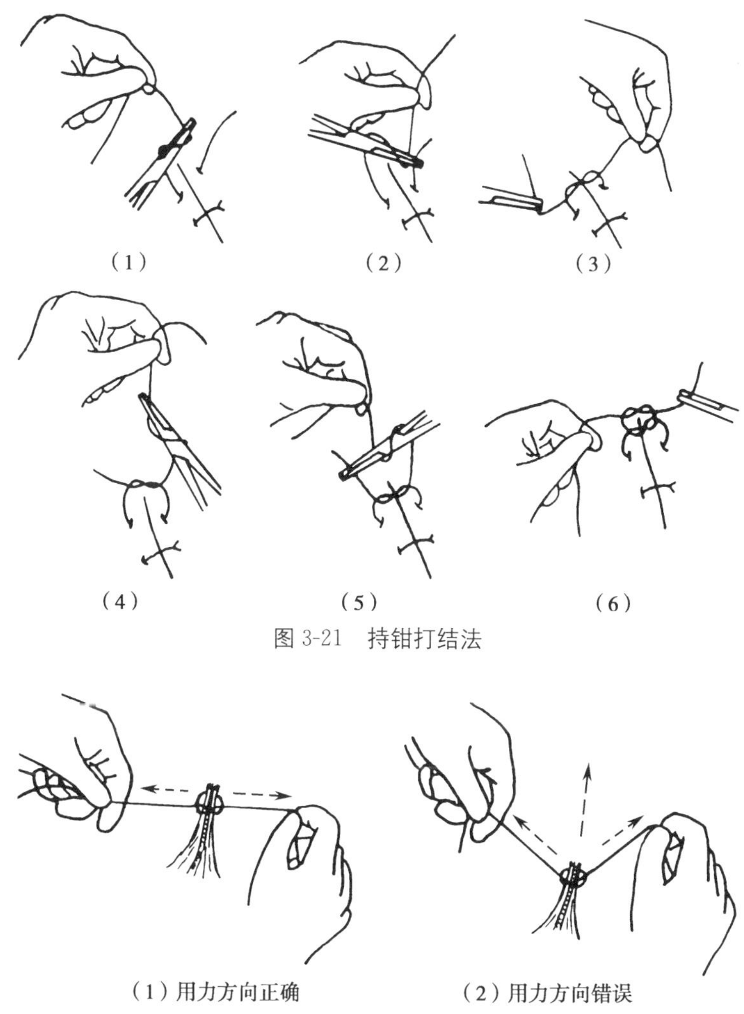

(1)　(2)　(3)　(4)　(5)　(6)

图 3-21　持钳打结法

(1) 用力方向正确　(2) 用力方向错误

图 3-22　结扎用力方向

5. 深部打结时，双手不能同时进入深部操作，须用左手牵引一端缝线，右手主动操作，示指尖滑下按住线结处，缓慢用力，并徐徐拉紧(图 3-23)。

6. 剪线时在不引起线结松脱的原则下，剪的愈短愈好，以减少组织内异物反应，一般结扎体内组织时，丝线留线头1～2mm，尼龙线、肠线留3～4mm，不锈钢丝留5～6mm，并将线头扭转、埋在组织中。

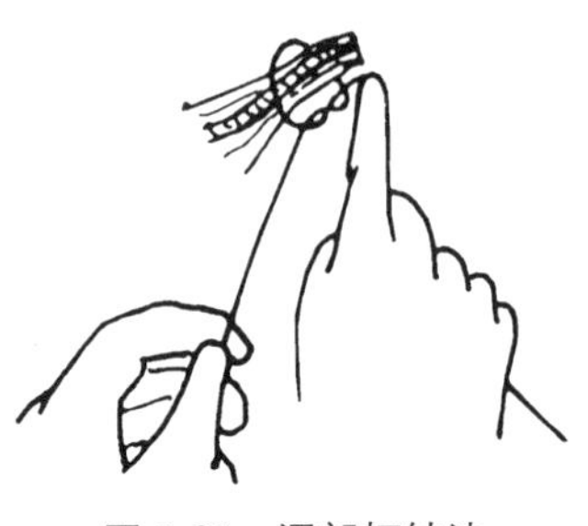

图 3-23　深部打结法

正确的剪线方法是，将结扎的双线尾提起略偏向术者左侧，助手将剪刀微张开，顺线尾向下滑动至结的上缘，再将剪刀向上倾斜45度左右，然后将线剪断(图3-24)。

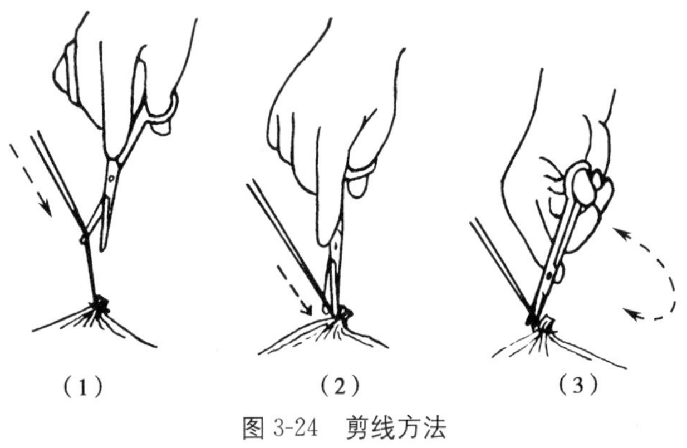

图 3-24　剪线方法

第5节　缝　　合

缝合，是将已切开或断裂的组织对合靠拢，再用缝线贯穿结扎，是重要的外科手术操作之一。不同组织、不同部位、不同器官，均有不同的缝合方式和方法。正确的缝合方式，良好的缝合技术，能使创伤或组织顺利闭合，否则常致组织愈合不良，甚至导致手术失败。除此之外，要想达到理想的缝合效果，还要注意选择适当的器械、缝线。

【缝合方法分类】

缝合方法分类多种多样，且各类方法互相交叉。按缝线连续与否分为间断缝合与连续缝合；按缝线走向与组织间的位置关系分为水平褥式缝合与垂直褥式缝合；按缝合时的形态分为毯边缝合、“8”字缝合、荷包缝合、半荷包缝合；根据切口形状还有某些相应的特殊缝合方法，如三角形创缘缝合法等(图 3-25)。

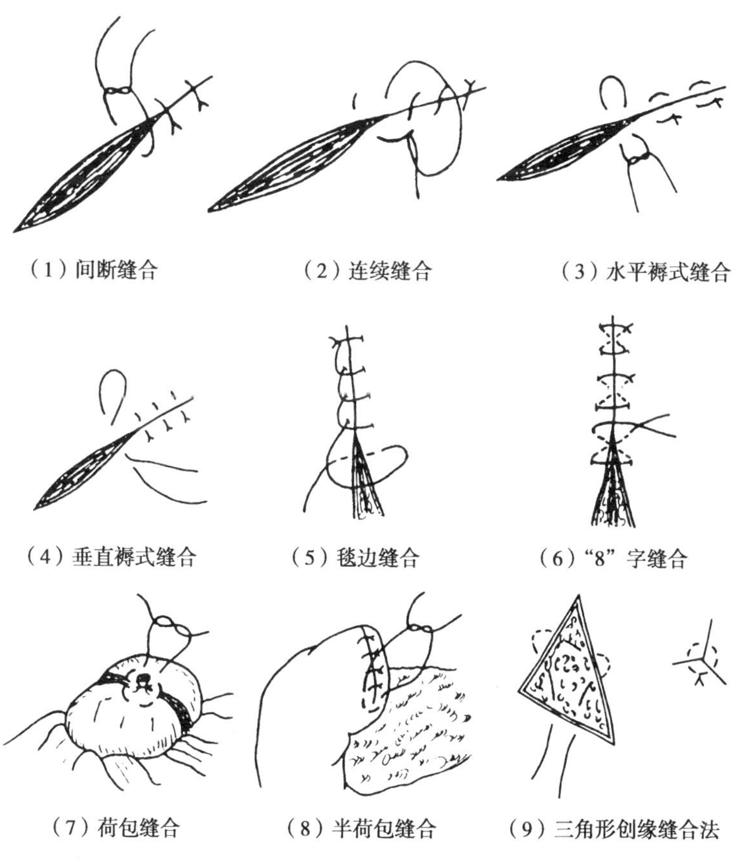

图 3-25　几种常用的缝合方法

【缝合程序】

不管进行哪一种缝合，都有几个必不可少的步骤，其中包括进针、出针、结扎。现以间断缝合为例。

1. 进针　操作者用左手执镊，提起组织边缘，右手执已夹住针线的持针钳，缝合时用腕部及前臂的外旋力量转动持针钳，使缝针进入，注意进针时，针体前部与被缝合组织呈垂直方向(图 3-26)，沿针体弧度继续推进，使针穿出组织少许。

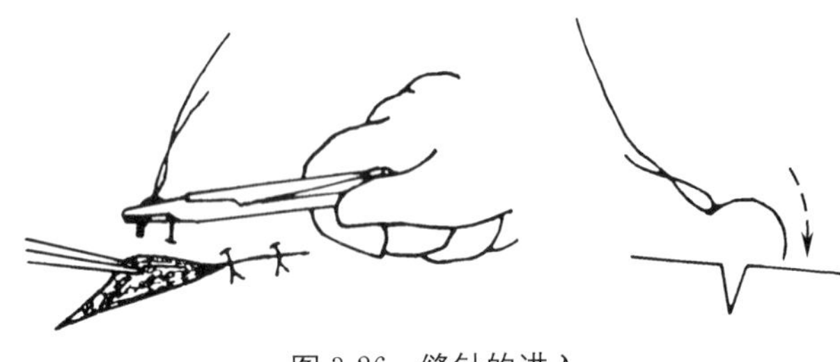

图 3-26　缝针的进入

2. 出针　针体的前半部穿过被缝合组织后，即可用手术镊夹住针体向外沿针体弧度方向拔针，同时持针钳夹住针体后半部进一步前推，协助拔针。也可于针前半部穿透组织后，由助手用血管钳协助将缝针拔出；还可由操作者将已穿透组织的针体后半部松开，然后用持针钳夹住已穿透组织的前半部，将缝针拔出(图 3-27)。

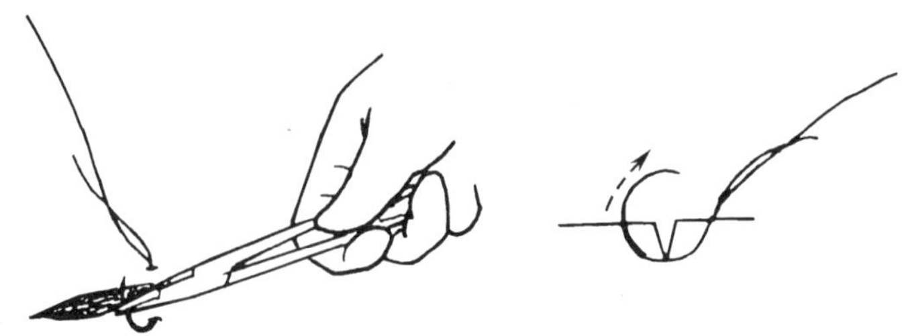

图 3-27　缝针的拔出

3. 结扎　将针线拔出后，使组织创缘对合，然后进行结扎。

【操作要求】

无论对什么组织和器官进行缝合，必须按一定要求进行操作才能达到理想的缝合目的，最终使组织愈合。

1. 组织分层对合　良好的组织分层对合是达到最佳愈合的前提，愈合后表面最平整，粘连最轻，瘢痕最少。

2. 缝合方法选择适当　不同的组织、不同的器官，均有不同的缝合方法，选择正确的缝合方法是做好缝合的基本条件。

3. 操作正确　注意进针、出针、缝线走行、缝合深度、缝合的外翻或内翻等操作技巧，根据不同的组织和器官符合相应的要求。

4. 针距边距适当　不同组织不同创口，缝合针距、边距大小也不相同，必须根据具体情况决定边距和针距的大小，并做到均匀一致，缝合过密、过稀均不利于组织愈合，在保证创口良好闭拢的前提下，缝线愈少愈好，以减少组织异物反应。

5. 缝线选择得当　不同组织的缝合，应选择不同的缝合材料，才能达到缝合严密、牢固，术后恢复满意。

6. 结扎张力适当　缝合线结扎张力过大时，即缝合绑扎过紧易将缝合组织切割，使绑扎组织缺血坏死，造成感染或脓肿，愈合后形似蜘蛛的“十”字缝线瘢痕，令人极不舒服。必须明白，组织的愈合不是靠缝线的绑扎，而是借助缝线的暂时拉拢，使组织间产生纤维性粘连而愈合；结扎过松组织间隙不能闭拢，遗留死腔，又会形成血肿或血清肿，招致感染，影响愈合。

第6节 引　流

引流，是将人体内积聚的脓液、血液或其他液体导流于体外或脏器内的技术。其目的主要为预防、治疗感染或分流减压。引流可分为外引流和内引流两种类型，内引流是通过手术方法改道使液体流向另外的空腔脏器达到引流、减压的目的，如胆管囊肿内引流、脑室内引流等。现仅将临床应用广泛、实用的外引流介绍如下。

【常用引流物及其使用】

引流物形式多样，用途各异，根据具体情况可酌情选用。一般临床较常用的有以下几种，介绍如下。

1. 橡皮引流条　一般用废橡皮手套剪制而成(图 3-28)，需高压消毒或煮沸后放入 0.1%洗必泰液中备用，用时以生理盐水冲洗。常于浅表部位手术后切口使用，如甲状腺切除术后、皮肤肿瘤切除术后、皮瓣移植术后等。一般术后 24～48 小时拔除。

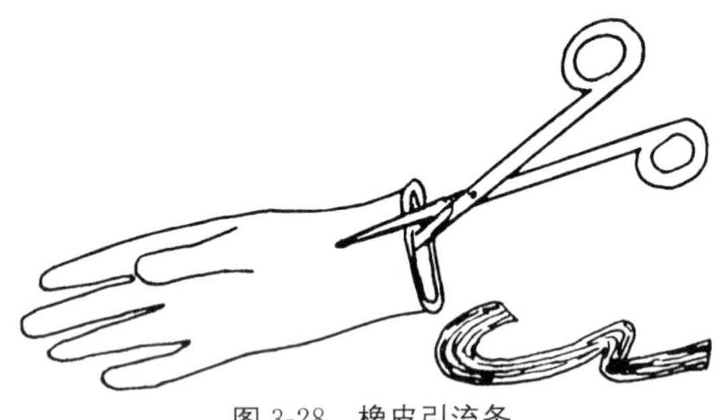

图 3-28　橡皮引流条

2. 纱布引流条　包括干纱布引流条、盐水纱布引流条、抗生素液纱布引流条、凡士林纱布引流条，其中凡士林纱布引流条最为常用。纱布引流条多用绷带或纱布剪制而成，高压消毒备用，盐水纱布引流条和抗生素液纱布引流条是临用前用盐水或抗生素液将无菌纱布浸湿。

不同的纱布引流条具有不同的用途：①干纱布引流条，用于分泌物较多的感染性伤口，具有吸附作用。②盐水纱布引流条，最常用于各种感染切开的脓腔；若再加入适量抗生素，就成为抗生素液纱布引流条，用于各种严重的感染性伤口。③凡士林纱布引流条，多用于较新鲜、分泌物较少的肉芽创面，制作时通常纱布与凡士林重量之比为 1∶40 凡士林过多时，网眼被封闭，影响引流。

关于纱布引流效果，有作者做过试验，将干纱布、盐水纱布、凡士林纱布进行引流对比，发现盐水纱布引流作用最强，干纱布次之，凡士林纱布引流作用最差。

3. 烟卷式引流　以纱布卷外包薄乳胶橡皮制成，类似烟卷，表面光滑，可有大小不同的规格(图 3-29)，多用于腹腔引流。术后有时可被分泌物堵塞，应酌情旋转或逐渐拔出。目前许多医疗单位已逐渐用橡胶引流管代替烟卷引流，但有时二者并不能互相替代。

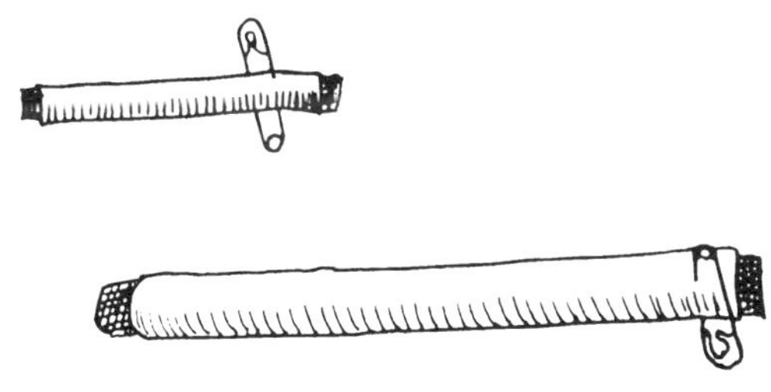

图 3-29　烟卷式引流

4. 引流管　引流管分为乳胶管和硅胶管，后者对组织刺激性小。根据不同部位和需要适当选用不同引流管。目前最常用的引流管有(图 3-30)：①普通引流管，用于乳腺、甲状腺、胸腔、腹腔及盆腔手术后，放入时应标记深浅度，并作妥善固定，必要时可接负压引流装置。②双套管引流管，为一个套管包含有较粗吸出管及较细滴入管的复合套管，多用于腹腔手术

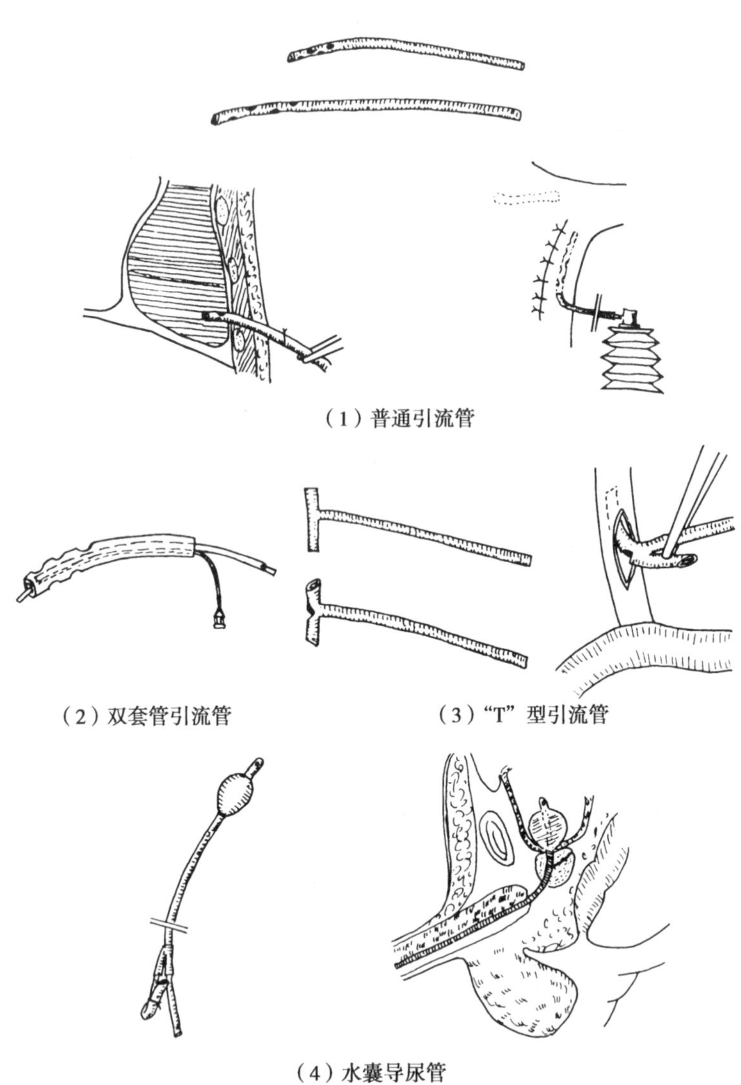

图 3-30 各种引流管

后。吸出管可使渗出物流出，并可接负压吸引装置，滴入管可进入气体减少周围组织对引流管的贴附、堵塞，并可滴入液体或抗生素液，以便冲洗脓腔或局部用药。③T 型管，多用于胆管和输尿管手术引流，使用时根据患者实际情况，选择大、小适当的 T 型管，将其两臂各剪短成长 2cm，管口剪成斜面，或将两臂剪成半环形。④蕈状导管，常用于膀胱、腹腔引不易脱位和移位，不易被软组织和脓块堵塞。⑤水囊导尿管，由排尿管和水囊管组成，用于膀胱引流尿液。使用时无菌操作下经尿道插入，然后经水囊注入生理盐水 15～20ml，此时尿管即不会脱出。

【引流注意事项】

引流用途广泛，效果良好，但如运用不当，不但起不到应有的作用，反而有可能带来感染的危害，因而应注意以下事项：

1. 保持通畅　所有引流必须以通畅为原则，否则失去引流的意义。如发现不通畅时，应设法通过挤压、旋转、冲洗、吸引或调整引流物角度，使其通畅。

2. 引流彻底　对较深脓腔或腹腔，应设法使引流彻底，防止渗液积聚，或形成慢性窦道。

3. 防止压迫损伤　注意引流管的术后管理，适当调整，防止引流管将周围组织、器官压迫损伤或导致坏死。

4. 位置适当　引流管应放在距引流区最近、最直的通路上，并注意不要扭曲，腹腔手术后一般不从原刀口引出，而另作切口引出体外。

5. 脓肿引流时，应注意引流物填塞松紧适度，换药间隔时间适当。

6. 保持局部清洁，及时清除引流管周围渗出物，渗液对周围皮肤有浸渍时，可用氧化锌软膏保护皮肤。

（刘艳琳）

第4章

各种组织、器官的缝合方法

不同的组织和器官，有不同的柔韧性和软硬度，进行缝合修复时需酌情选用不同的缝合材料和缝合方法，分别介绍如下。

第1节　皮肤的缝合

皮肤，覆盖全身体表，几乎每例手术都需要进行皮肤缝合，皮肤缝合的好与否，决定术后切口愈合效果，直接影响功能和外形。

【缝针选择】

一般选用三角弯针，因其锐利、穿透性好、省时省力。小儿皮肤较薄、柔嫩，也可采用圆弯针。面、颈部皮肤缝合时，宜选用纤细的三角针，以使组织损伤小，术后针孔小，达到愈合后美观。目前一些精细的面部美容手术，通常采用针线连为一体的美容缝合针线，针体为三角形弯针或铲形弯针，连带的线为涤纶或尼龙丝线，规格为1-0至9-0粗细不等。

【缝线选择】

多选用不吸收的天然纤维合成的丝线，一般部位通常选用中号丝线，面、颈部缝合选用细丝线，张力较大的切口缝合选用粗丝线。有些人习惯应用生物材料制成的可吸收缝线，组织反应较大，应慎重考虑。一般说来，涤纶、尼龙缝线组织反应最轻，天然纤维丝线反应次之，生物材料可吸收缝线反应最大。

【缝合方法】

皮肤缝合有多种方法(图 4-1)，一般部位可间断缝合；松弛皱褶部位可用间断垂直褥式或间断水平褥式缝合；面颈部可先做好皮下浅筋膜的缝合，再用连续皮内缝合；“V”形创缘可用 V 形创缘缝合法；“Y”形创缘可用 Y 形创缘缝合法；“T”形创缘可用 T 形创缘缝合法；“十”字形创缘采用十字形创缘缝合法；皮肤移植时，可用连续锁边缝合法；有较大张力时，可配合应用减张缝合法。

【技术要求】

1. 缝合后应使皮缘对合良好，轻度外翻，呈半圆柱状丰满，避免皮缘内翻(图 4-2)。

2. 间断缝合断面观缝线走行应呈梯形，不应成 V 形(图 4-3)。

3. 切口两创缘缝深度相当，防止厚薄不一(图 4-4)。

4. 结扎松紧适度，结扎过松易遗留间隙形成积液，过紧易发生缺血、切割、感染。

5. 皮肤缝合时，一般要连同适量皮下或深筋膜(图 4-5)，防止缝合后遗留死腔形成血肿(图 4-6)。

6. 双侧皮缘等长时可从一端开始缝合，不等长时应先分段缝合几针，然后再从每段的中间缝合，将多余的皮肤均匀地分布在每针针距中(图 4-7)。

7. 一侧皮缘过多时，可予以切除后再缝合(图 4-8)。

（1）间断缝合
（2）垂直褥式缝合
（3）水平褥式缝合
（4）连续皮内缝合
（5）“V”形创缘缝合
（6）“Y”形创缘缝合
（7）“T”形创缘缝合
（8）“十”字形创缘缝合
（9）植皮毯边缝合
（10）减张缝合

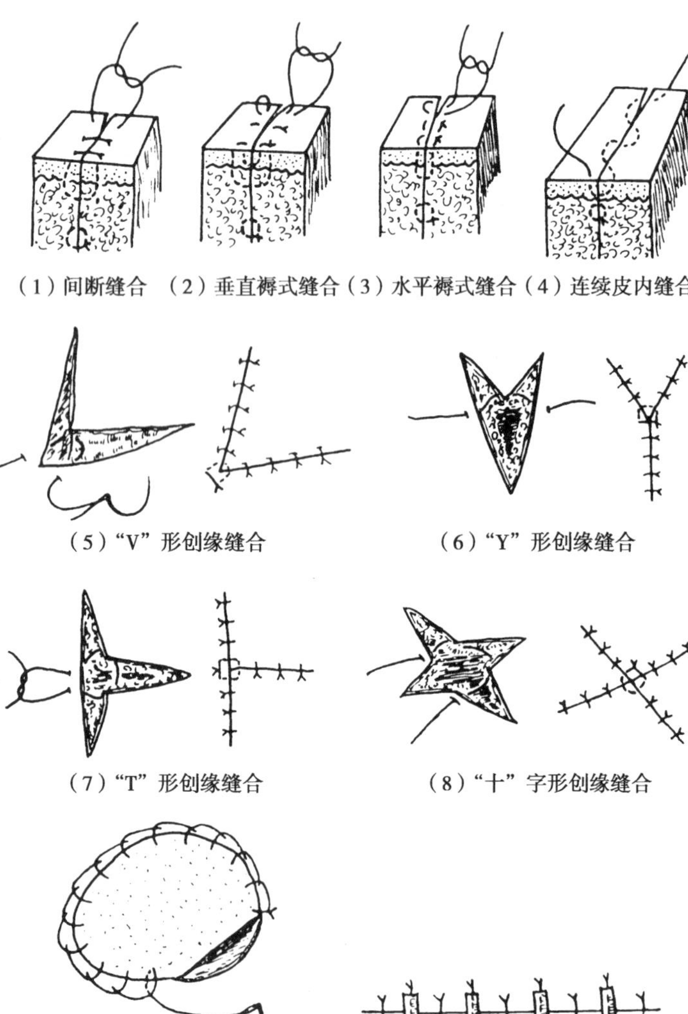

图 4-1　皮肤的各种缝合

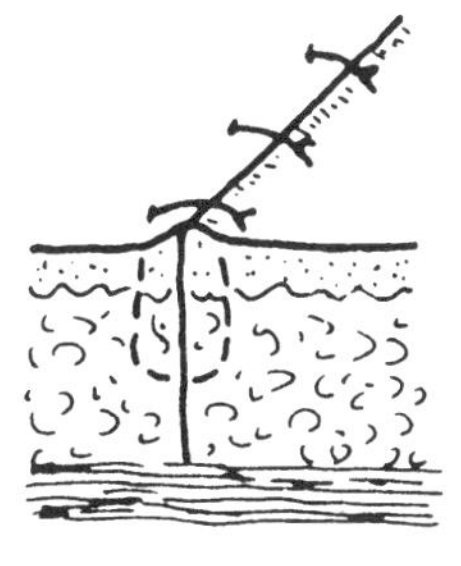

(1) 轻度外翻

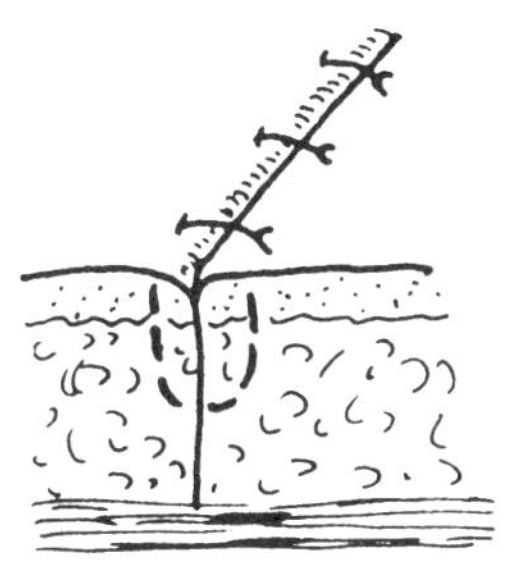

(2) 避免内翻

图 4-2　皮肤创缘的对合

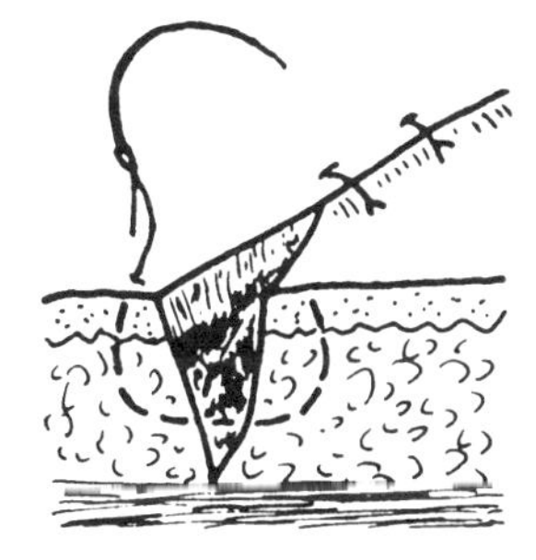

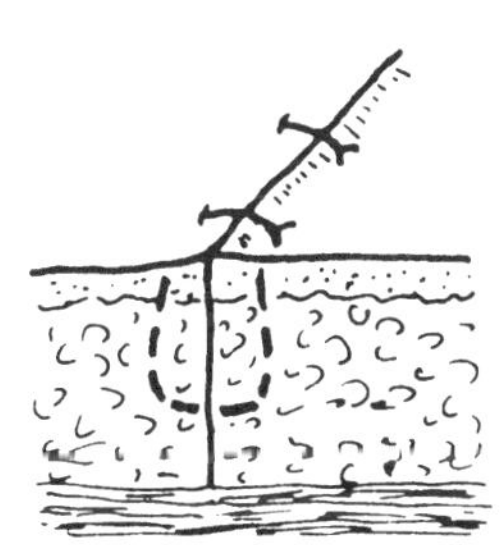

(1) 缝线走行正确

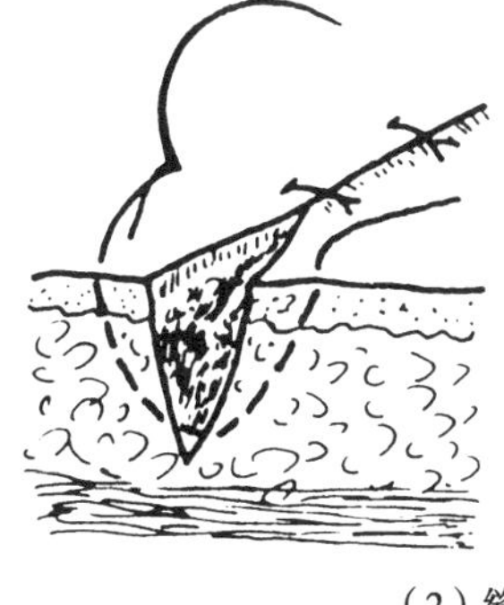

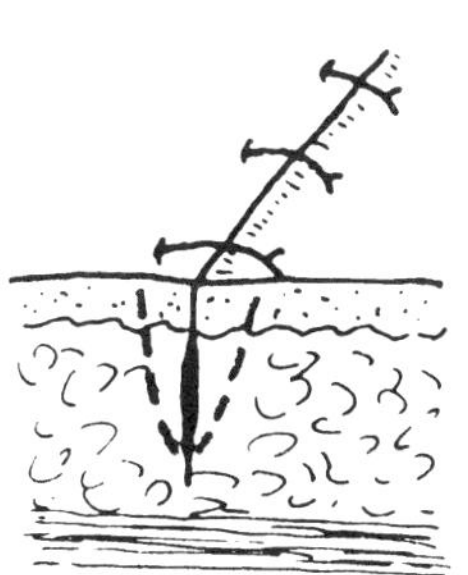

(2) 缝线走行错误

图 4-3　缝线的走行

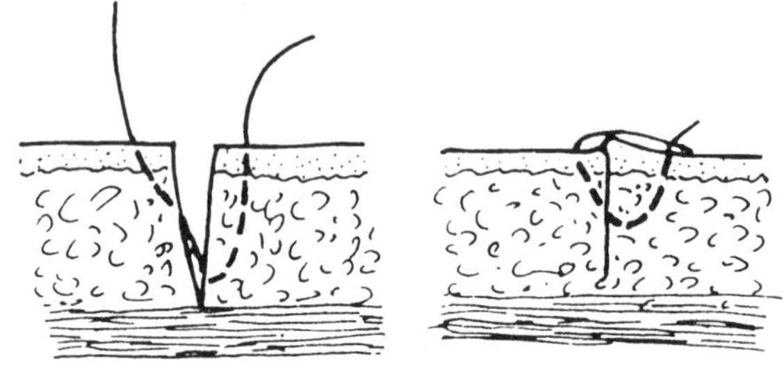
图 4-4　防止缝合组织厚薄不一

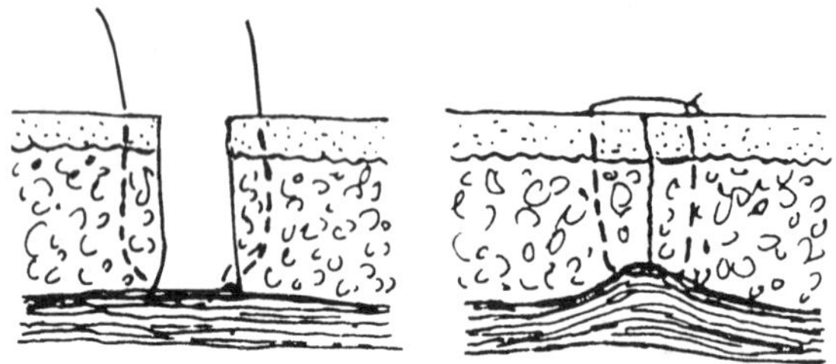
图 4-5　皮肤、皮下组织或深筋膜一次缝合

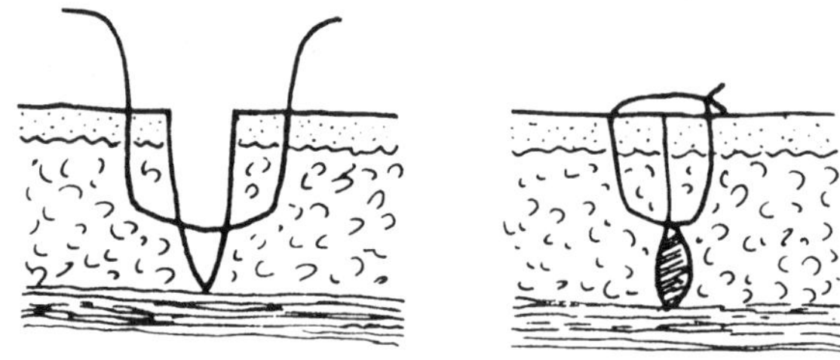
图 4-6　防止缝合厚遗留死腔

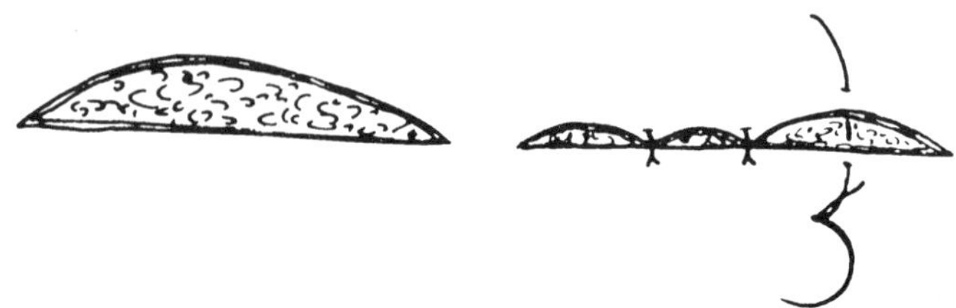
图 4-7　分段缝合

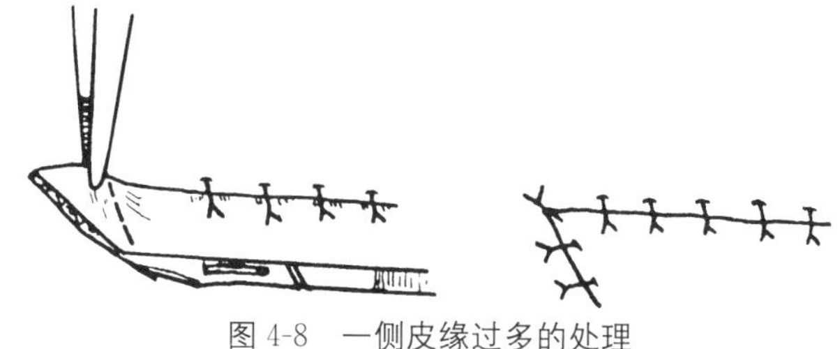

图 4-8　一侧皮缘过多的处理

8. 张力较大时应做减张切口(图 4-9)。缝合完毕后应用纱布卷滚动挤压以排出积血(图 4-10)。

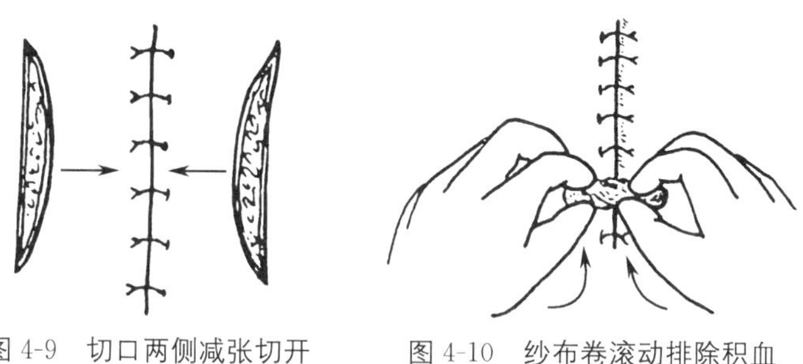

图 4-9　切口两侧减张切开　　图 4-10　纱布卷滚动排除积血

第 2 节　浅筋膜的缝合

浅筋膜，又称皮下筋膜、皮下脂肪，位于真皮下，作为完整的被盖复盖全身，内含有大量脂肪，因此有时又称皮下脂肪或皮下组织。浅筋膜对深部肌肉、血管、神经有保护作用，手掌、足底部的皮下筋膜还有缓冲内、外压力的作用。人体不同部位的皮下筋膜厚度各不相同，一般说来，腹部、臀部、股部皮下脂肪较厚，头面部、手足部较薄。

【缝针选择】

根据脂肪的厚度不同，选择大小不同的圆弯针。

【缝线选择】

一般选择不吸收的、异物反应较小的细或中号丝线。

【缝合方法】

一般采用间断缝合法，使两创缘密切接触，游离的或如蒂状的脂肪团块要予以剪除，以防脂肪液化。一般部位，进行简单间断缝合即可。对于脂肪较厚又无张力的切口，可采用皮肤、皮下脂肪一次性双环结缝合，结扎时先收紧缝线内环，使皮下脂肪拉拢，然后再收紧外环，最后结扎（图 4-11），术后可将该缝线全部拆除，以减少组织异物反应，但拆线时间需较普通缝合方法延迟 2～3 天。

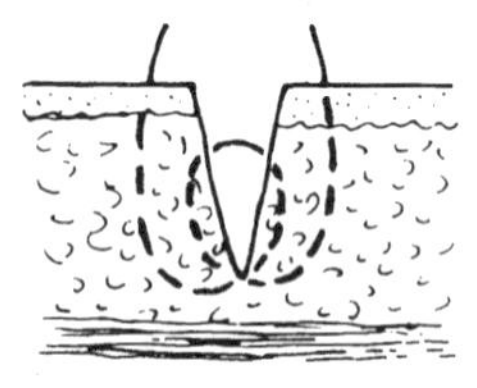
（1）缝线走行

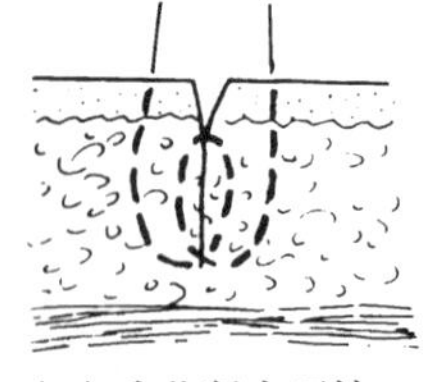
（2）先收紧内环结

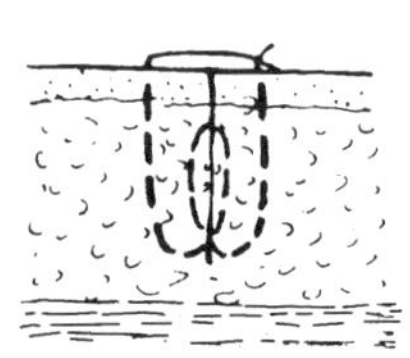
（3）收紧外环结扎

图 4-11　皮肤、皮下脂肪一次性双环结缝合

【技术要求】

1. 缝合皮下浅筋膜时，缝挂组织量不易太少。

2. 两创缘缝挂位置、深浅及组织量要力求左右对称。

3. 结扎时不宜太紧，以防组织切割、缺血、坏死、液化，尤其皮下浅筋膜内脂肪组织丰富者。

4. 缝合浅筋膜之前，宜用生理盐水冲洗创口，清除存留的组织碎屑、纱布纤毛等。

5. 皮下筋膜较薄时，可将脂肪层及皮肤一次性缝合。

6. 面、颈部皮肤缝合时，为了使缝合后外形恢复到最佳状态，更要做好浅筋膜的缝合，才能使皮肤缝合时无任何张力。

第 3 节　深筋膜的缝合

深筋膜，位于浅筋膜的深面，由致密结缔组织构成，遍布全身，形成筋膜鞘包裹肌肉，有些深筋膜深入肌群间，附着于骨，形成肌间隔。深筋膜能耐受较大张力，不易撕裂，也不易发生营养障碍，是关闭创口时常需进行缝合的组织。

【缝针选择】

一般选用弯圆针，有时也可使用三角针进行缝合。

【缝线选择】

通常使用细丝线或中丝线为缝合材料，患者存在潜在感染可能者，可采用尼龙线或涤纶线缝合。

【缝合方法】

浅部深筋膜的缝合，通常采用单纯间断缝合，也可采用“8”字缝合(图 4-12)。深部筋膜缝合时，同样可采用单纯间断缝合或“8”字缝合(图 4-13)。

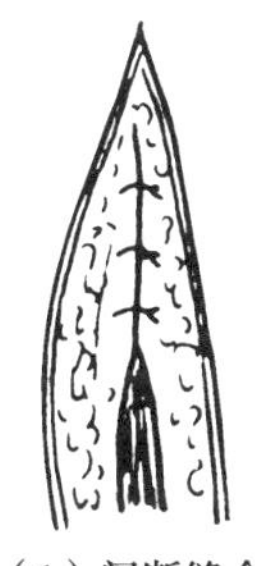

(1) 间断缝合

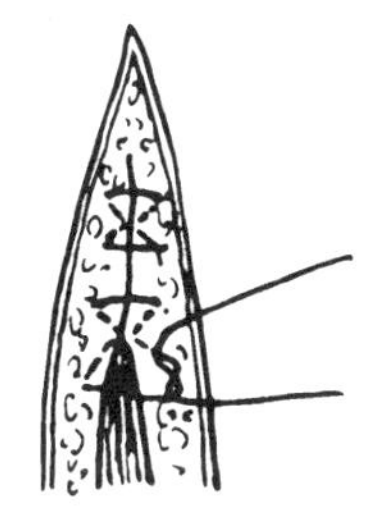

(2) “8”字形缝合

图 4-12 浅部深筋膜的缝合

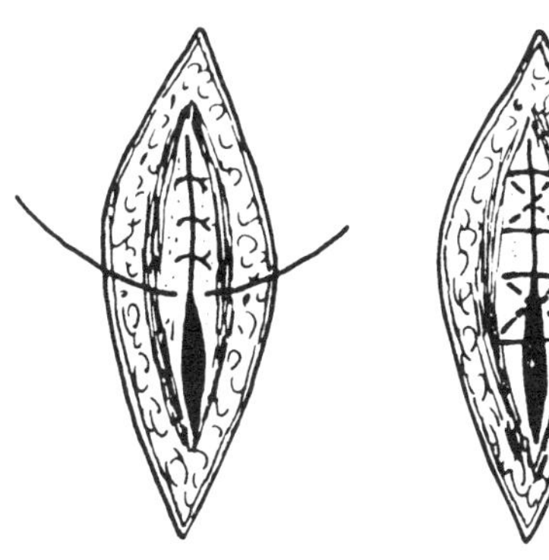

(1) 间断缝合　　(2) “8”字形缝合

图 4-13 深部深筋膜的缝合

【技术要求】

1. 深筋膜缝合时，一般不用连续缝合法。

2. 深筋膜缝合应力求严密，防止形成肌疝或腹壁疝。

3. 缝合深部深筋膜时，注意防止缝针折断。

第4节　肌肉的缝合

肌肉组织解剖分离时，多数顺纤维方向分开，一般不需缝合，较大范围的肌肉分离时方可进行缝合。

【缝针选择】

根据需缝合肌肉的大小，可酌情选用中号或大号弯圆针缝合。

【缝线选择】

通常选用不吸收的细丝线缝合，有潜在感染可能时，也可选用较细的肠线缝合。

【缝合方法】

缝合时应连同筋膜一次性缝合；大块横断肌肉缝合时，可先于肌肉断端1～2cm处作横行缝扎或环形结扎，再纵行拉拢缝合肌肉两断端(图4-14)。

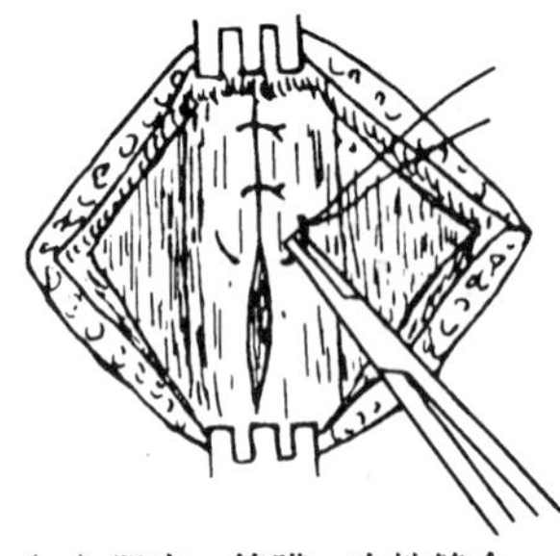

（1）肌肉、筋膜一次性缝合

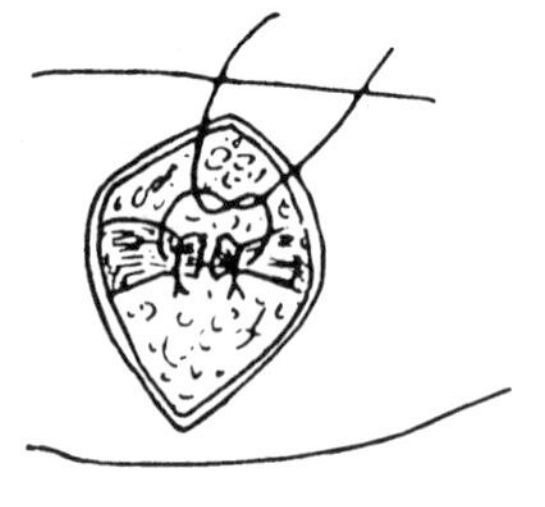

（2）横断肌肉的缝合

图4-14　肌肉的缝合

【技术要求】

1. 结扎时缝线不宜太紧，否则可使被缝合的肌肉组织撕裂。

2. 肌肉间血管断裂出血者，应妥善结扎止血，以免形成肌肉间血肿。

3. 大块肌肉横断缝合后，应将肢体置于肌肉松弛位，必要时作适当的石膏固定。

第5节　肌腱的缝合

肌腱完全断裂时，一般应进行仔细缝合，否则将影响或丧失该肌功能。肌腱断裂最常见于外伤，如创口新鲜均应作早期缝合，因晚期缝合肌腱常有挛缩，断端间有一定距离，使手术更加困难。

【缝针选择】

通常选用两枚规格适当的直针，没有直针时可采用缝衣针代替，也可将圆弯针扳直代替。

【缝线选择】

一般可使用细丝线做缝合材料，较粗的肌腱采用中丝线缝合。

【缝合方法】

由于肌腱纤维易被纵向分离，故缝合时有其独特的方法，常用以下三种缝合方法。

1. 双“十”字缝合法　操作简单，组织损伤轻微，适用于多数肌腱断裂的缝合，穿针的走行如图(图 4-15)。

2. 双“8”字缝合法　适用于较粗的肌腱断裂的缝合，缝挂的组织较多，牢固性较强，穿针的走行如图(图 4-16)。

3. 侧壁单纯缝合法　细小、扁平的肌腱断裂时，可作侧壁单纯间断缝合，缝合时先将两断端寻找拉出，用血管钳或两枚针头设法将肌腱两断端固定，再用锋利刀片切除肌腱断端少许，按图示进针，收紧缝线，然后结扎(图 4-17)。

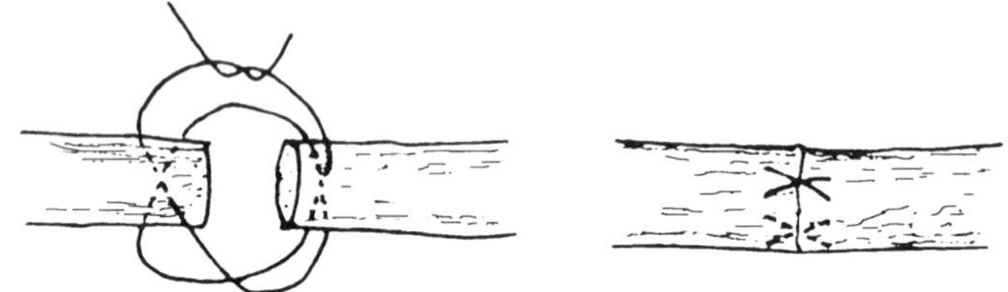

图 4-15 肌腱双“十”字缝合

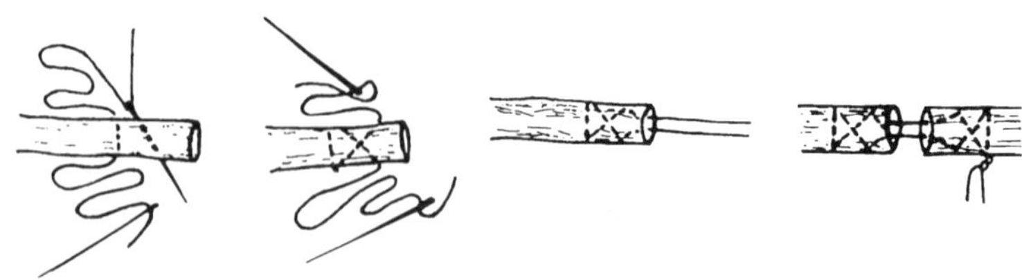

图 4-16 肌腱双“8”字缝合

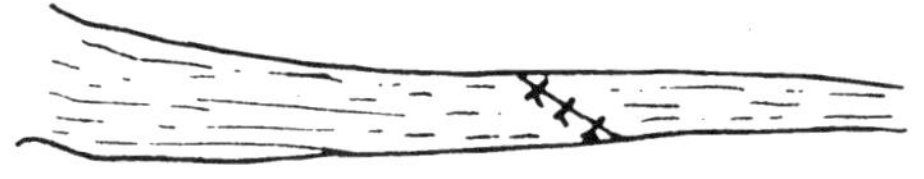

图 4-17 肌腱侧壁缝合

【技术要求】

1. 缝合肌腱时，应使肌肉处于松弛状态。

2. 收紧两断端缝线后，断端应紧密相连，不应夹有任何组织。

3. 有腱鞘或腱膜存在时应将其复位，并用细丝线适当缝合，注意腱鞘与肌腱不应缝合在一起；无腱鞘或腱膜时应用适当脂肪组织复盖缝合处，防止粘连。

4. 缝合时动作应准确、轻柔、细致，严格无菌及无创技术操作，不使组织进一步挫伤。

5. 术后用石膏将患肢固定于肌腱松弛位置，3 周左右开始功能锻炼。

第6节　黏膜的缝合

黏膜损伤多见于口腔和阴道，0.5cm 以下的裂口不必缝合。腹腔脏器黏膜破损时，需进行仔细缝合。

【缝针选择】

一般选用小号圆弯针，便于口腔内或阴道内操作。

【缝线选择】

通常选用细的可吸收肠线，术后不需要拆线。也可采用细丝线、尼龙线或涤纶线缝合。

【缝合方法】

口腔、颊部、上下唇裂伤时，应将皮肤、皮下组织、肌肉层、黏膜层分层缝合。一般采用间断缝合法，结扎时注意使黏膜略向外翻(翻向口腔侧或阴道内)，结扎用力适当，防止将黏膜切割。有时也可采取连续缝合，对黏膜和黏膜下层小血管有止血作用。面颊部组织大块全层缺损时，可先将创缘黏膜与创缘皮肤对应缝合，使创面暂时封闭(图 4-18)，待创口愈合后

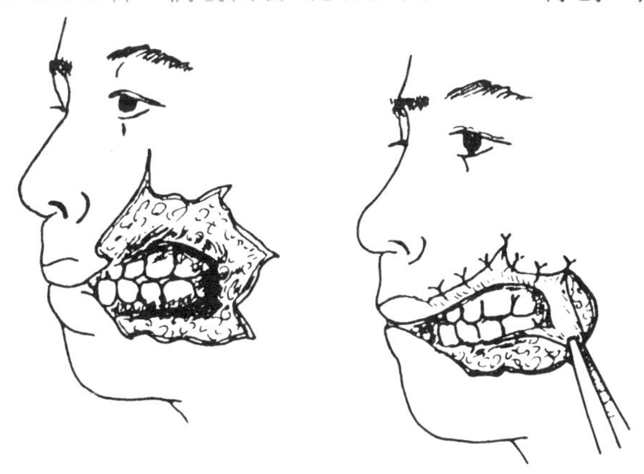

图 4-18　创缘皮肤、黏膜对应缝合

再作二期修复。腹腔脏器浆膜破损，可进行严密的荷包包埋或间断包埋缝合。

【技术要求】

1. 口腔外伤时，注意妥善消毒口腔内。术后加服灭滴灵，并给漱口水治疗。

2. 口腔内缝线可不必拆除，任其自然脱落。

3. 阴道内黏膜缝合后，应注意保持阴道内清洁，定时清洁消毒处理。术后一个月内避免性生活。

第7节　腹膜的缝合

腹膜的缝合，主要是指腹膜壁层的缝合，为各种开腹手术闭合腹腔时必须进行的操作步骤。

【缝针选择】

成人一般选用大号或中号圆弯针，小儿选用中号或小号圆弯针。

【缝线选择】

成人一般可用中号或较粗丝线，小儿选用细丝线或中号丝线；潜在感染可能时，也可选用0～1号铬制肠线。

【缝合方法】

通常采用间断外翻缝合法(图4-19)，缝合后较为牢固，也有利于防止肠粘连发生；也可采用连续缝合法(图4-20)。

【技术要求】

1. 缝合腹膜时，要有良好的麻醉，使肌肉松弛，否则易将腹膜撕裂，必要时可于腹膜上增加局部浸润麻醉。

2. 局部张力较大时，可于切口上、下端分别先做几针间断缝合，然后再缝合剩余的中间部分。

3. 缝合腹膜时，要严防缝住肠管或网膜组织。

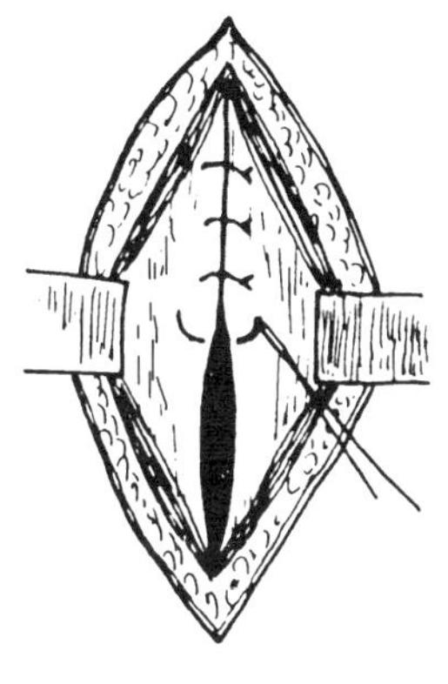

图 4-19　腹膜间断缝合法

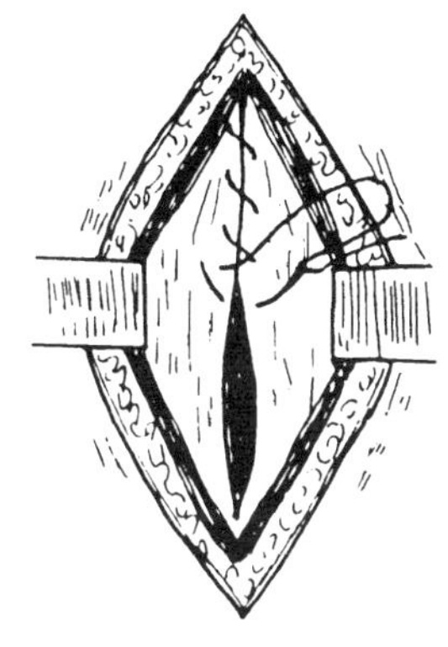

图 4-20　腹膜连续缝合法

第 8 节　肠管的缝合

肠管的缝合技术，多用于手术肠管切除肠吻合，也常用于肠穿孔、外伤性肠破裂的修复。现介绍肠管部分破裂的修补缝合术。

【缝针选择】

一般选用较细的小号或中号圆弯针。

【缝线选择】

第一层为肠壁全层吻合，可选用中号丝线；第二层为浆膜层和肌层的包埋缝合，可采用细丝线缝合。

【缝合方法】

将裂口周围病变边缘切除，成人用连续全层缝合，小儿用全层间断缝合，缝合方向应与肠纵轴交叉，然后再用细丝线间断浆肌层包埋缝合(图 4-21)。肠修补完毕后用手指测试肠管应通畅(图 4-22)。

【技术要求】

1. 缝合修补前，首先注意检查黏膜下层有无出血，如有血管破裂出血，应给予妥善止血。

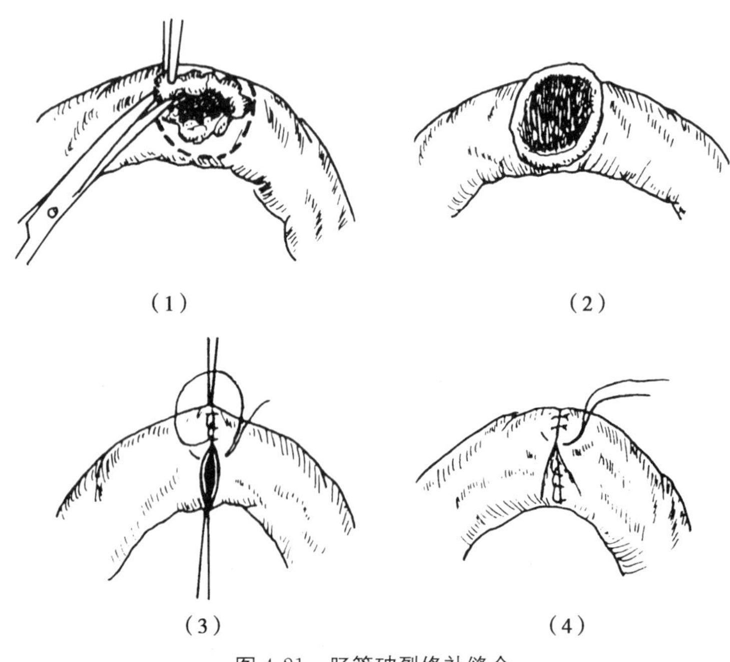

图 4-21　肠管破裂修补缝合

2. 吻合时缝合处的边缘应有充足的组织可供缝合，吻合应严密，防止肠液外漏。

3. 结扎用力应适当，防止结扎过松愈合不良或结扎过紧组织坏死。

4. 注意吻合口边缘血运良好，防止边缘血运不良、坏死。

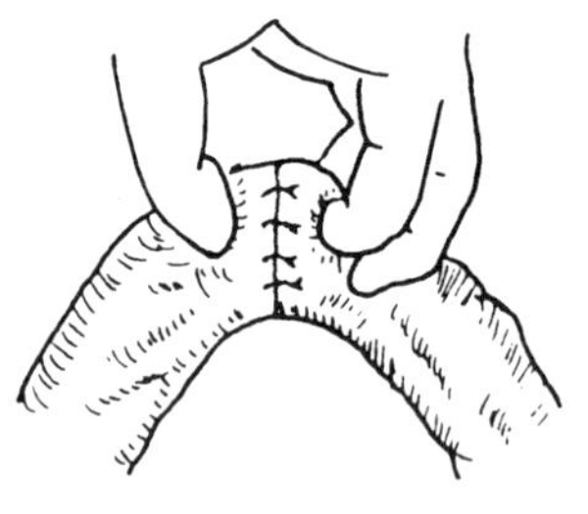
图 4-22　检查缝合处是否通畅

第 9 节　膀胱的缝合

膀胱的缝合，主要用于手术切开膀胱、手术误伤膀胱、外伤致膀胱破裂及自发性膀胱破裂等的修复。

【缝针选择】

一般选用中、小号圆弯针。

【缝线选择】

膀胱内层缝合用2-0至3-0肠线，临用时需将肠线用生理盐水适当浸湿；外层缝合可用细丝线间断包埋缝合。

【缝合方法】

短的膀胱裂口可用铬制肠线间断全层缝合；外层再用细丝间断内翻包埋缝合，注意仅缝挂膀胱浆膜肌层或纤维膜肌层，勿穿透膀胱黏膜(图4-23)。较长的裂口可用肠线连续毯边全层缝合，以防止黏膜下出血，外层再用细丝线间断内翻包埋缝合，同样注意外层缝合时仅缝挂膀胱肌层，勿穿透膀胱黏膜(图4-24)。

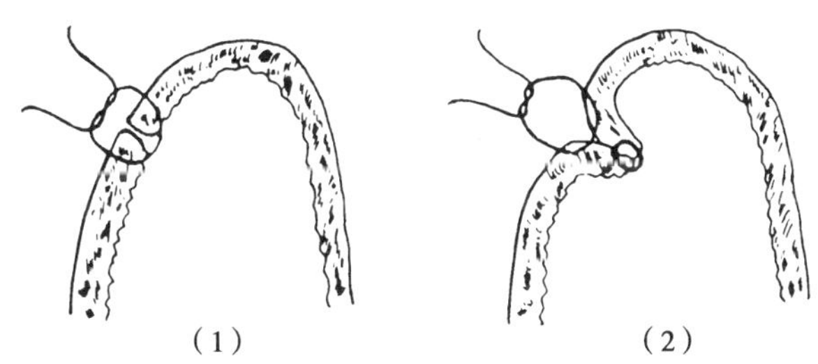

图4-23　膀胱的内、外层间断缝合

【技术要求】

1. 外层丝线间断包埋缝合，仅缝挂浆膜肌层或纤维膜肌层，不得穿透黏膜，以防形成结石。

2. 吻合应严密，防止尿液膀胱外溢。

3. 一般术后可于耻骨上膀胱内放置蘑菇头尿管，暂时引流尿液，由腹膜外引出。

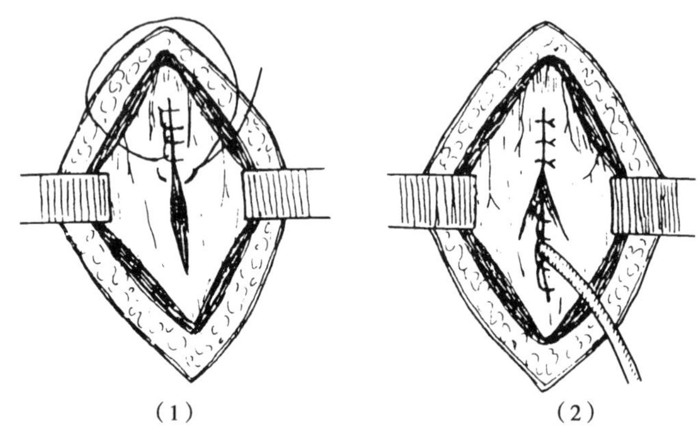

图 4-24 膀胱内层连续外层间断缝合

第 10 节 实质脏器的缝合

腹部外伤时，常可遇到腹腔内实质脏器如肝、脾、肾等损伤，如为单纯裂伤时，可行修补缝合术。

【缝针选择】

一般选择较长的圆弯针。

【缝线选择】

为了避免组织割裂，一般应选择较粗的 1 号肠线缝合。

【缝合方法】

现以肝破裂缝合为例，当肝破裂裂开较表浅时，清除脱落的肝组织，结扎创面出血点，以 1 号铬制肠线将创缘连同肝被膜一起作间断缝合，缝线距创缘约 1.5～2cm，结扎时用力不能过大，以免肝组织割裂(图 4-25)，必要时可于结扎线下垫以明胶海绵或大网膜后再行结扎(图 4-26)。对较深的肝裂伤，可在距创缘 1.5cm 处作与创缘平行的褥式缝合，然后于褥式缝合外侧，再间断缝合拉拢伤口(图 4-27)。于肝的上、下放置引流物。肝脏严重挫裂伤不宜直接缝合时，可切除部分肝组织，再作上述缝合。

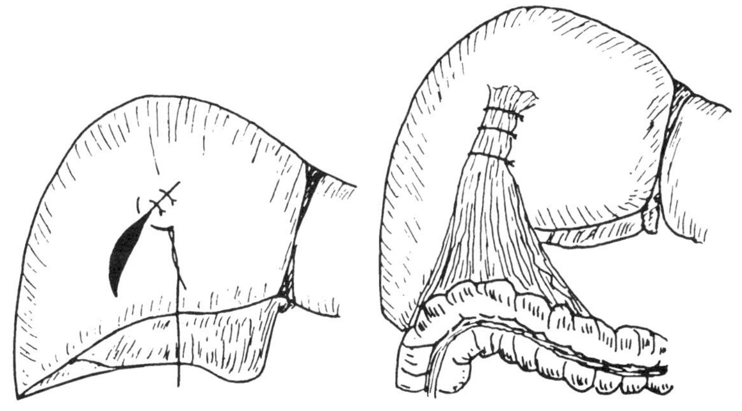

图 4-25　较浅的肝裂口缝合修补　　　图 4-26　裂口处填塞大网膜结扎

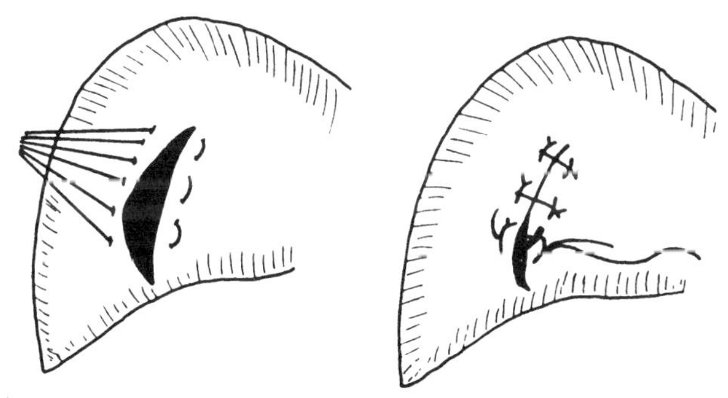

图 4-27　较深的肝裂口缝合修补

【技术要求】

1. 肝裂伤缝合之前，需仔细结扎肝断面较大出血点，以防术后继发性出血。

2. 防止感染，应彻底清除脱落的肝组织碎块。

3. 为防止术后胆瘘，术中可见的胆管要用 1 号丝线逐一结扎或缝扎。

4. 结扎时用力适当，防止结扎过紧将肝组织割裂。

第11节　神经的缝合

较粗大或较重要的周围神经损伤，特别是四肢较粗大的神经损伤时，应进行神经吻合术，如不缝合修复，往往对肢体感觉和运动产生重要影响。

【缝针线、器械选择】

一般可用5-0至9-0无损伤针线，同时选用相应的精细器械，最好在手术显微镜下或在手术放大眼镜下操作。粗大神经损伤可在肉眼直视下缝合。

【缝合方法】

缝合前需仔细解剖出神经两断端，然后进行缝合。最常用的缝合方法为神经外膜缝合法，操作简单，不损伤神经内容物。如两断面不整齐，可先用锐利刀片切除1～2mm，然后用无损伤针线于相对应的两侧，先缝合二针做牵引，注意此时两断端不可扭转，距断面1mm处进针，出针后对侧进针，相应处出针。再于两牵引线之间两侧各加缝2～3针，使神经束埋于神经外膜内(图4-28)，然后将被缝合的神经段放在健康组织中。缝合应严密，不让神经索从缝合间隙突出。

【技术要求】

1. 神经损伤后应立即缝合，往往功能恢复较好。

2. 缝合神经时两断端应无张力，如有张力，可改变关节位置使神经无张力后再修复。

3. 手术操作时应仔细、轻柔，避免损伤神经组织。

4. 缝合不可过密，结扎不可过紧，防止狭窄影响神经再生。

5. 术后应用石膏将肢体固定于神经松弛位置。

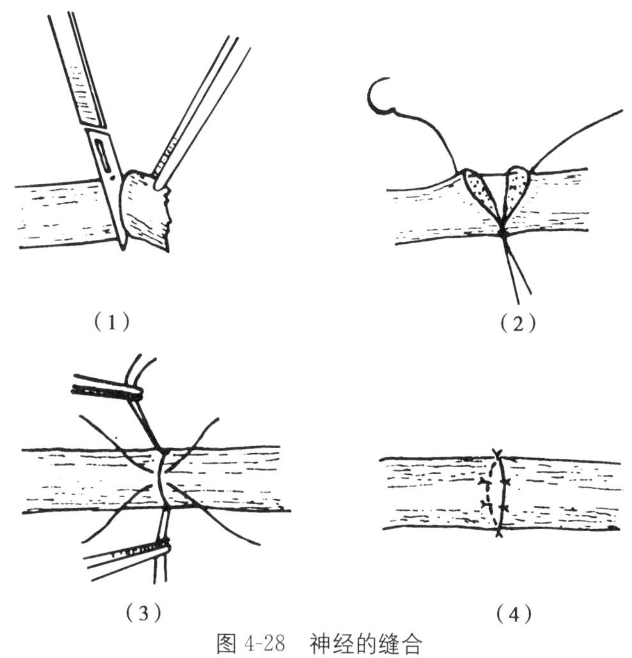

（1）　（2）　（3）　（4）

图 4-28　神经的缝合

第 12 节　血管的缝合

血管损伤较多见，尤其多见于四肢，也可见于手术时损伤，中、小血管损伤结扎后一般不至于造成肢体坏死，大血管损伤如股动脉、股静脉、腘动脉、腘静脉、肱动脉和肱静脉损伤，则有可能影响肢体循环，应进行血管修补或吻合术。

【缝合针线及器械选择】

应根据血管大小，选择 5-0 至 9-0 无损伤针线，并用精细的血管吻合器械进行操作。较大血管吻合时，也可在肉眼直视下进行操作。

【缝合方法】

血管破裂时行血管修补术，先将损伤处裂口压迫止血，然后于破裂处上、下方将血管分离出来，穿过细橡皮带并提起，阻断血流，也可用血管夹夹住，再将裂口修剪整齐，剥除其附近的外膜，先于裂口中间缝合一针，轻轻提起缝线，使伤口边缘靠拢，再缝合其他裂口，结扎时注意使边缘外翻(图 4-29)。血管完全断裂时，应行血管吻合术，首先将两断端找出，剪除血管断面的外膜，并分别夹放上血管夹，临时阻断血流，用 7-0 至 9-0 无损伤针线做二定点外翻缝合，再间断外翻缝合二定点间血管壁，此为吻合口前壁，然后再翻转血管夹 180 度，缝合吻合口后壁(图 4-30)。

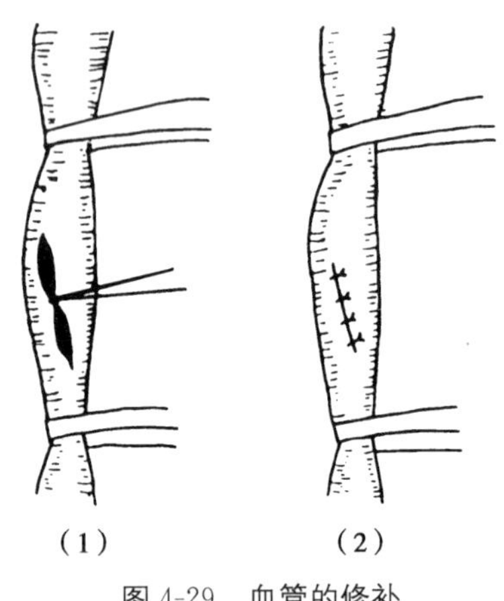

图 4-29　血管的修补

【技术要求】

1. 血管缝合过程中，应不断用生理盐水或肝素液冲洗血管腔，以保持管腔清晰，缝合准确，并可防止血栓形成。

2. 缝合血管时，应在无张力下进行操作。

3. 始终应保持吻合口边缘外翻，防止术后吻合处栓塞。

4. 必要时术后肢体用石膏固定于一定的位置，防止吻合血管牵拉撕脱。

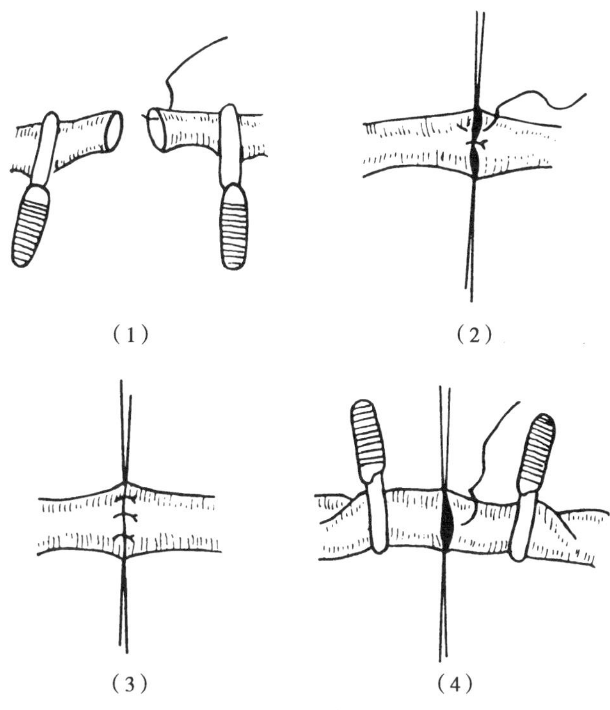

图 4-30　血管的吻合

（张福奎　张方胜）

第5章

骨折的固定方法

第1节　小夹板固定术

小夹板固定术在骨折固定中占有重要地位，由于具有操作简单、取材方便等优点，这一传统的技术目前仍被广泛使用，特别是在基层医疗单位仍发挥着重要的作用。小夹板可使骨折得到可靠的固定，还可使未被固定的关节及早得到有效的活动，促进骨折部位的血液循环，这种动、静结合使骨折较快愈合，后遗症少，治疗期间患者较舒服，治疗费用低，因而深受医患欢迎。

【适应证】

1. 四肢软组织较少的闭合性骨折，如上肢、小腿等处骨折。

2. 也可用于骨折切开复位内固定术后的辅助外固定。

【术前准备】

1. 适当清洁局部皮肤。

2. 备好形状、型号、大小适当的夹板，所需固定的范围确定，一般应包括一个关节。夹板选材以柳木最好，椴木次之，榆木尚可，杨木最差。同时需备好必要的棉垫、外用绷带、胶布、加压垫、分骨垫(图 5-1)等物品。这些不同的加压垫、分骨垫等可用吸附性好的毛头纸折叠而成。

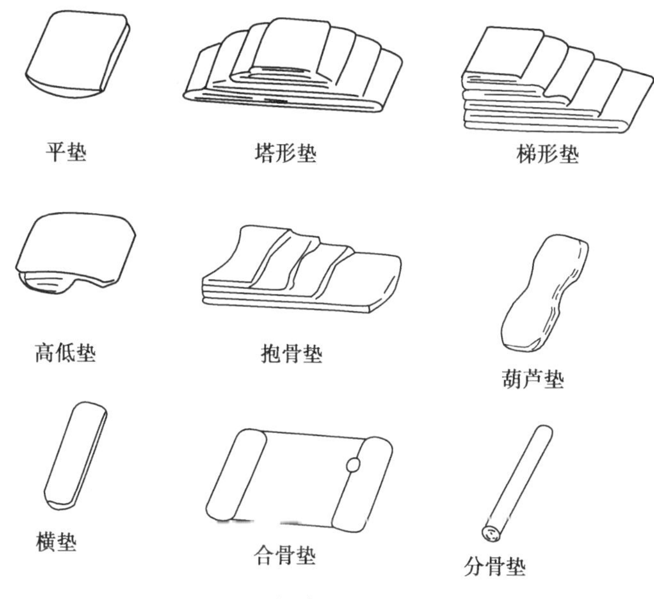

图 5-1　各种加压垫、分骨垫

【操作步骤】

1. 复位　以前臂骨折为例，如为裂纹或青枝骨折，直接进行夹板固定即可。如为完全骨折伴有骨折移位，应在适当的局部麻醉下，根据不同骨折部位、类型，利于不同的手法，使骨折两断端复位(图 5-2)。

2. 夹板固定　先在需固定的部位包一层薄棉垫，外用绷带适当缠绕，将选择好的加压垫准确地放置在肢体的适当部位，并根据需要安放分骨垫，胶布固定在肢体上，然后依次妥当地安放好四块夹板，由助手双手托扶固定，用四条布带捆

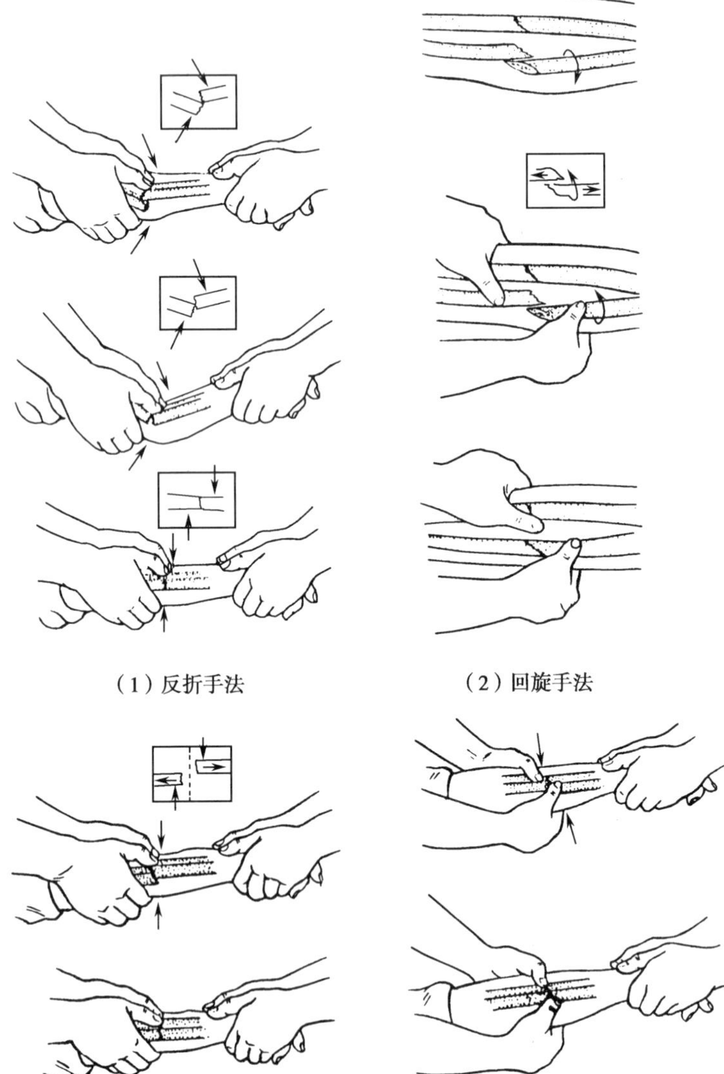

（1）反折手法

（2）回旋手法

（3）端提手法矫正上下侧方移位

（4）捺正手法矫正内外侧方移位

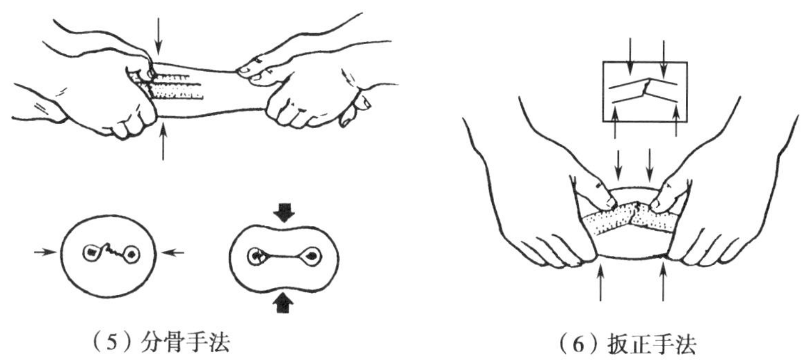

图 5-2　前臂骨折手法复位

绑，先捆中间两道，再捆近端一道和远端一道，检查布带的松紧度，以布带可横向移动 1cm 为标准，最后再将固定的肢体悬吊于胸前(图 5-3)。

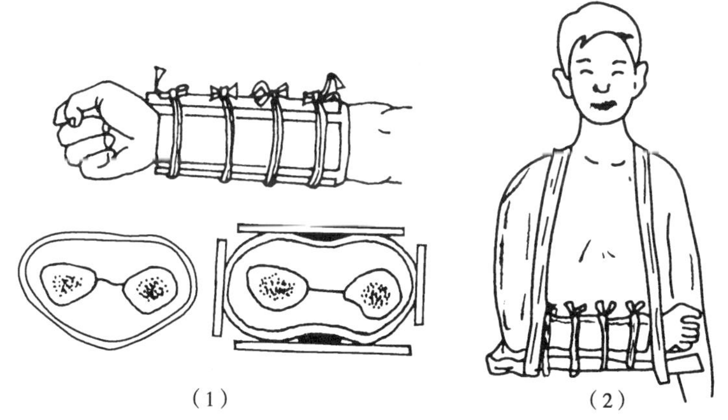

图 5-3　前臂骨折小夹板固定

由于骨折位置不同，选择夹板大小及安放夹板的位置也不相同，例如小腿上 1/3、中 1/3、下 1/3 骨折时，固定的范围有所不同(图 5-4)。

夹板固定后可进行 X 线透视或摄片检查；若对位不理想，应重新进行复位、固定。

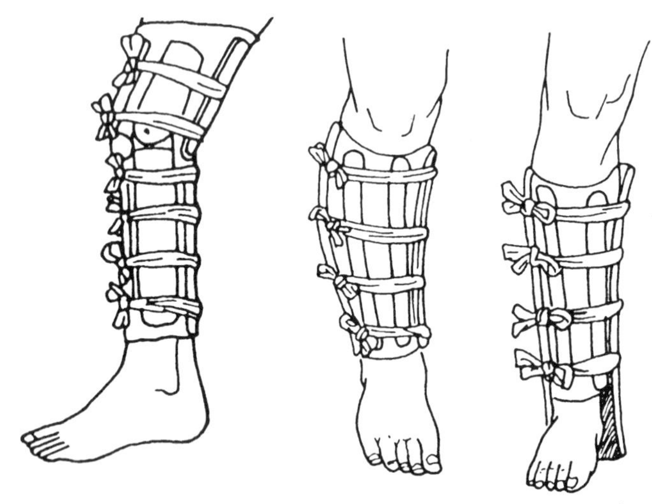

（1）上 1/3 骨折　　（2）中 1/3 骨折　　（3）下 1/3 骨折

图 5-4　小腿不同位置骨折小夹板固定

【注意事项】

1. 小夹板骨折固定前需进行理想的手法骨折复位。固定后头 1～2 周内，每周应进行透视或摄片检查 1～2 次，如发现骨折移位应及时进行纠正。3 周后如果骨折对位良好，即可减少复查次数。

2. 肢体颜色发紫、变凉、肿胀严重、剧烈疼痛，说明固定过紧，应及时调整绑扎夹板的松紧度，如调整绑扎松紧度后仍未缓解，应注意有无骨筋膜室综合征的发生。

3. 在复位固定后的头 3～4 天肢体可能会继续肿胀，每天应放松布带 1 次，保持 1cm 的活动度。此后肢体肿胀逐渐消退，每天亦应将布带扎紧 1 次，直到 2 周后肿胀消退为止。

4. 早期可练习手指、足趾活动，肢体肿胀消退后可练习邻近关节活动。一般 4～5 周后解除夹板固定，即可逐渐进行整个肢体的功能锻炼。

第2节　石膏固定术

【适应证】

1. 四肢闭合性骨折，尤其适用于无明显移位的骨折。

2. 也可作为骨折切开复位内固定术后的辅助外固定。

【术前准备】

1. 备好规格适当的石膏绷带、薄棉垫、普通绷带等物品。

2. 清洗干净患侧肢体皮肤，有伤口者应妥善包扎，不要用绷带环形缠绕，以免肢体肿胀，引起循环障碍。

【操作步骤】

1. 制作石膏条　用于石膏夹板或石膏托固定，根据需固定的肢体，把石膏绷带折叠成一定长度，重叠10～15层，制成石膏条(图5-5)。

2. 浸泡　将已制作好的石膏条或石膏绷带平放于盛有40度左右的温水盆或桶内浸泡，吸水后放出气泡，2～3分钟后不再冒泡时，说明石膏已完全被水浸透(图5-6)。

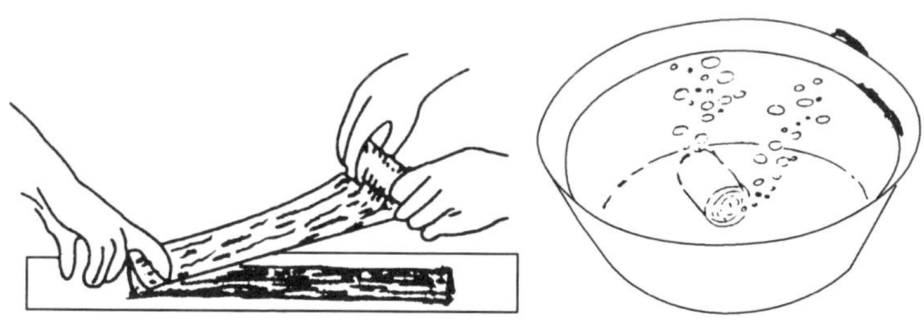

图5-5　制作石膏条　　　图5-6　石膏浸泡

3. 固定　首先将骨折复位，然后进行石膏固定。根据需要，可采用石膏管型固定，也可采用石膏夹板或石膏托固定。石膏固定前，被固定的肢体上先缠裹上适当的薄棉垫，以保护肢体皮肤。

(1) 石膏管型固定：先取出石膏绷带，挤出多余水分(图5-7)，由肢体近端向远端环形或螺旋形缠绕，后一层盖住前一层1/3～2/3，由于肢体粗细不等，缠绕时应将松弛部分向肢体后方折叠，随时以手掌抹平，不可翻转绷带(图5-8)。石膏层的厚度以不使石膏断裂为原则，一般为6～8层，关节及石膏上下边缘处可适当加厚。最后石膏表面用石膏糊或湿纱布反复涂抹，使其平坦美观。

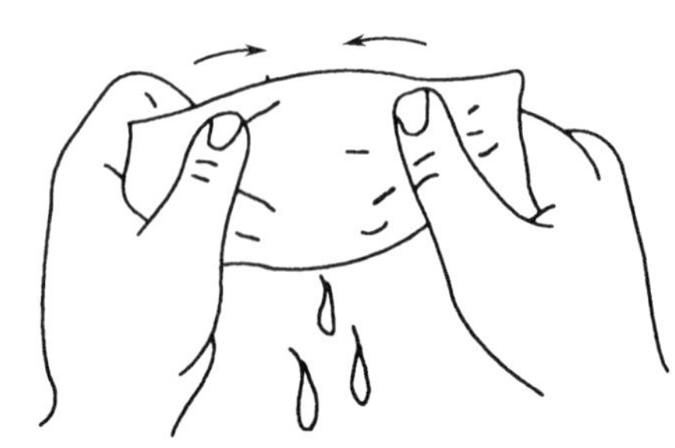

图5-7　挤出多余水分

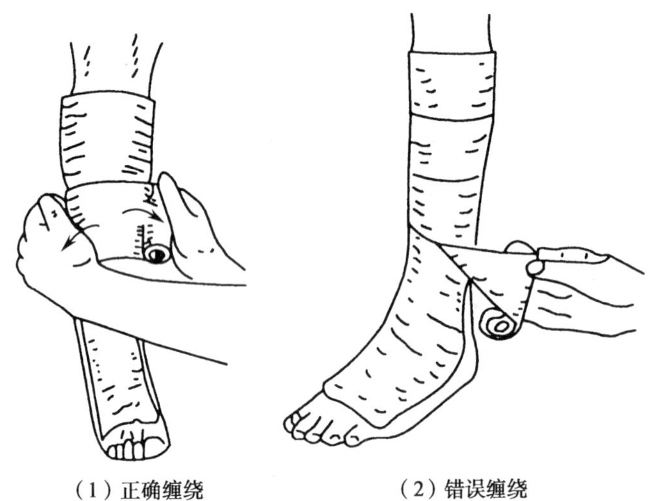

(1) 正确缠绕　　(2) 错误缠绕

图5-8　石膏绷带缠绕

根据骨折部位不同，可制作各种不同的石膏管型，有时也可制作成“U”型石膏(图 5-9)。

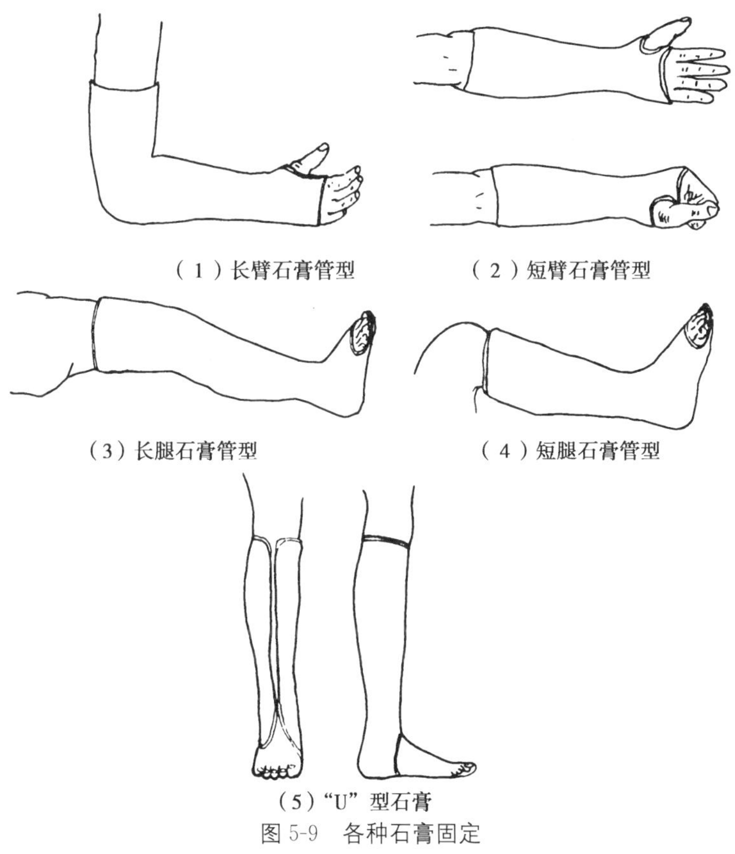
(1) 长臂石膏管型　(2) 短臂石膏管型
(3) 长腿石膏管型　(4) 短腿石膏管型
(5) “U” 型石膏

图 5-9　各种石膏固定

(2) 石膏夹板或石膏托固定：把浸泡后的石膏条挤干水分、涂抹平整，置于所要固定的肢体上，使其完全符合肢体外形，然后用普通绷带包扎即可。

【注意事项】

1. 石膏固定后等待 15～30 分钟硬化，硬化后才能搬动肢体或修整石膏毛糙部分。石膏硬化后，应对石膏边缘予以修整，使其整齐光滑。

2. 用笔在硬化的石膏上标明固定日期及骨折部位和类型。

3. 适当抬高患肢，保持石膏干燥，避免挤压、触碰。

4. 注意肢体远端有无肿胀、青紫、麻木、疼痛等。因石膏太紧所致者，需把石膏管型前正中全长剪开，包括衬垫也应彻底剪开，直到看见皮肤为止，必要时重新石膏固定。石膏管型固定 2～3 周后肢体消肿，可能相对松动，应及时更换石膏。石膏夹板或石膏托固定者，可适当调整结扎带。

5. 骨突起部位如有疼痛，可局部开窗，先用铅笔画出范围，然后用石膏刀、石膏剪或石膏锯沿铅笔线切入，边切边将切开的石膏向上提拉，以便于切削。石膏开窗后，可能会影响其固定强度。石膏窗口可用棉垫或其他衬垫填塞，外面可把开窗之石膏盖回原处，外用绷带缠绕，以防局部软组织肿胀。

6. 修剪或拆除石膏时，可有专用工具供选用(图 5-10)。

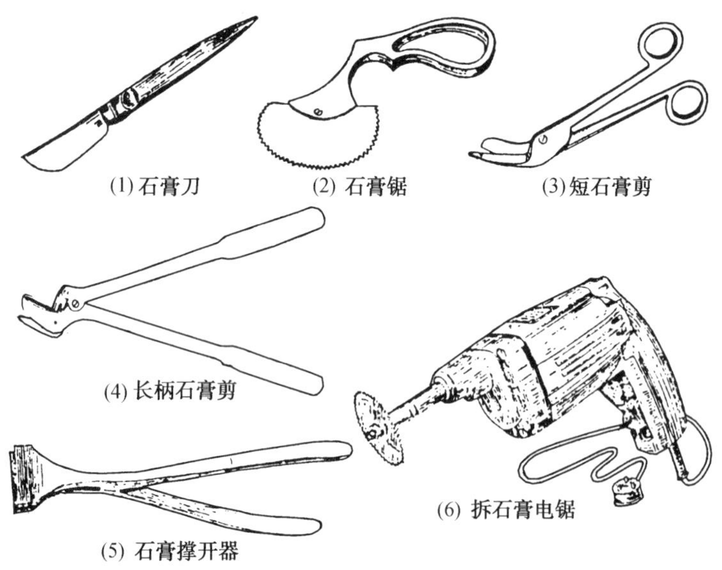

图 5-10　石膏修剪、拆除工具

第 3 节　骨折内固定术

骨折内固定术，是指切开骨折处的软组织，显露骨折段，并在直视下使骨折复位，然后使用对人体无不良反应的金属内固定器材，将骨折断端予以固定。是目前最常用的骨折固定方法之一。良好的内固定即可保证骨折愈合，又可早期进行肢体功能锻炼，可减少肌肉萎缩、肢体强直、骨质疏松等并发症发生。但手术需切开局部，可加重软组织损伤，增添感染的机会，并需二次手术取出固定器材，增加了医疗费用。

【适应证】

1. 骨折断端间有软组织嵌入。

2. 手法复位固定失败者或手法难以复位的骨折。

3. 关节内移位骨折、并发血管损伤及多段骨折等。

【术前准备】

备好规格适当的骨折内固定器材，如不锈钢丝、克氏针、斯氏针、螺丝钉、钢板、髓内针等。

【方法简介】

1. 钢丝固定　一般用于斜形骨折和螺旋形骨折，且骨折线至少应是骨干直径的 2 倍。因其稳定作用较差，现已较少单独用。应用时注意：单纯用钢丝环绕固定，至少应有两道钢丝，两者相距不应少于 1cm；拧紧钢丝时，两股钢丝相互缠绕并拉紧，勿使一股绕于另一股上；环绕钢丝处的骨干上最好做一小槽，以防钢丝滑脱(图 5-11)。

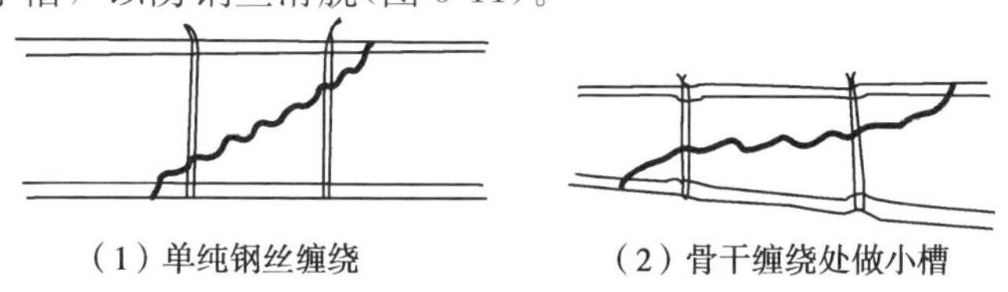

（1）单纯钢丝缠绕　　（2）骨干缠绕处做小槽

图 5-11　骨折钢丝缠绕固定

2. 克氏针、斯氏针固定　通常可借助于微型电动钻将克氏针或斯氏针拧入。克氏针、斯氏针多用于短小的管状骨折的固定。细克氏针常用于手部骨折固定，如指骨骨折和掌骨骨折的固定(图 5-12)；三根斯氏针可用于股骨颈骨折的固定(图 5-13)。另外，克氏针、斯氏针也可用于某些骨折的髓内固定，如尺骨骨折、桡骨骨折、锁骨骨折等，但固定后稳定性较差。

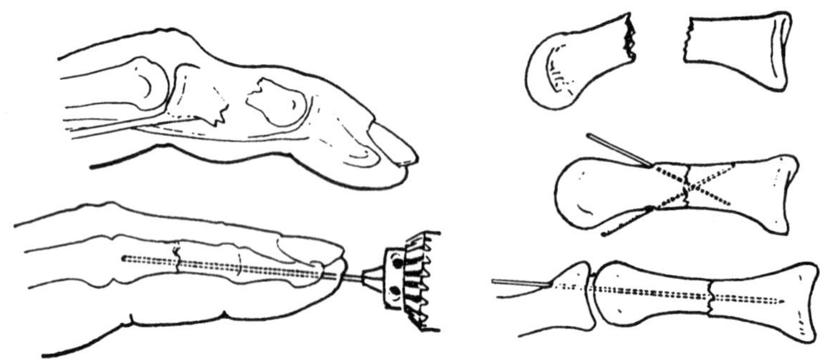

(1) 中节指骨骨折交叉克氏针固定　(2) 掌指骨骨折克氏针交叉及纵向内固定示意图

图 5-12　手部骨折克氏针固定

3. 螺丝钉固定　螺丝钉可单独用于固定骨折，也可配合钢板一起使用和固定钢板。目前临床较多使用 AO 螺丝钉。它有 3 种类型：松质骨螺丝钉、皮质骨螺丝钉和踝螺丝钉。

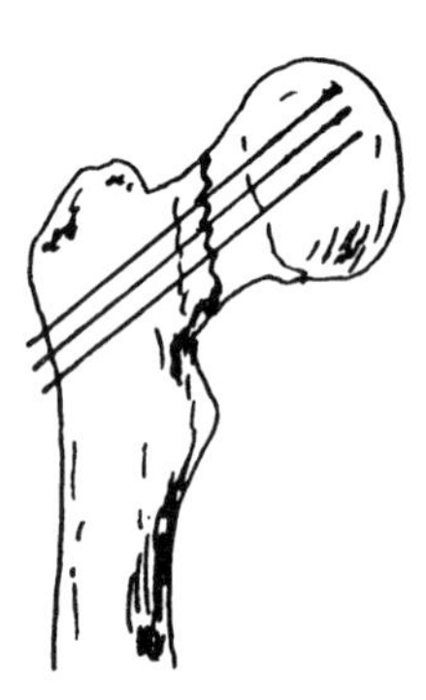

图 5-13　股骨颈骨折斯氏针固定

(1) 松质骨螺丝钉　用于骨的干骺端骨折，螺纹宽大，可抓持较多的松质骨，可分为全螺纹和部分螺纹两种(图 5-14)。前者用于在干骺端固定钢板，后者用于干骺端的加压固定，其螺纹长度有 16mm 和 32mm 两种。骨折复位后先用克氏针暂时固定，然后在导钻保护下用 3.2mm 钻头钻孔，测量骨孔长度，选择适当长度的螺丝钉，拧入螺丝钉(图 5-15)，骨质较软处也可直接拧入。

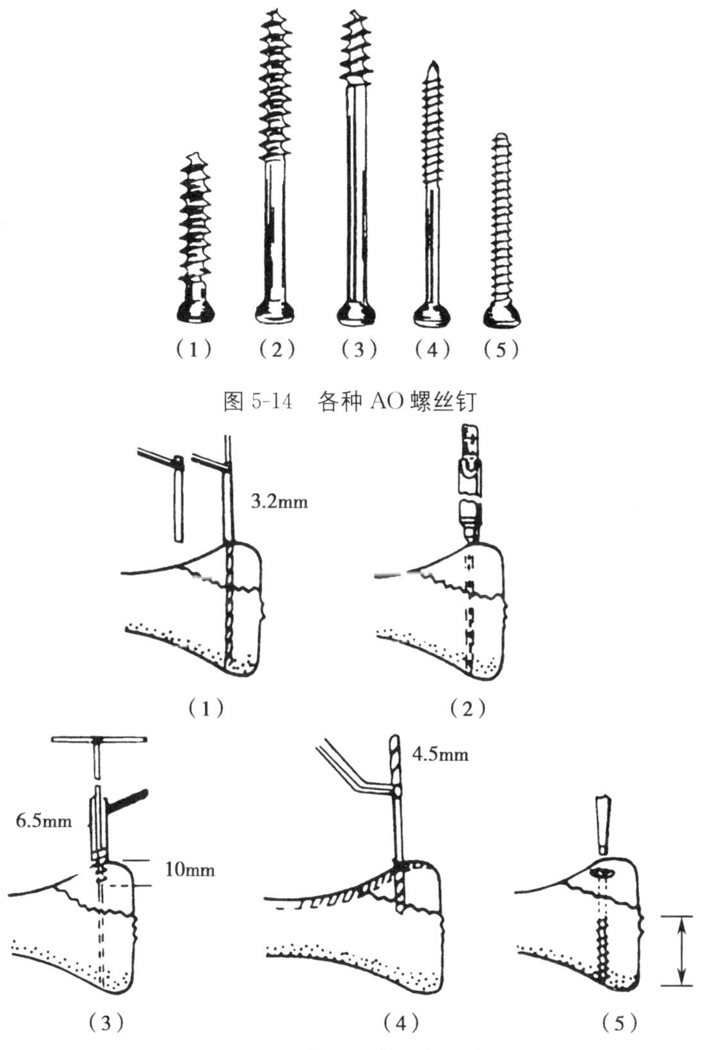

图 5-14 各种 AO 螺丝钉

图 5-15 松质骨螺丝钉固定

（2）皮质骨螺丝钉：为全长螺纹，可单独作为拉力螺丝钉使用，也可用于固定钢板。股骨、肱骨、胫骨常用 4.5mm 直径的螺丝钉，尺骨、桡骨、腓骨常用 3.5mm 直径的螺丝钉。现以 4.5mm 螺丝钉作为拉力螺丝钉为例：先在近侧骨皮质用 4.5mm 钻头钻孔，此孔与螺丝钉外径相同，称为滑动孔；骨折复位后用持骨器固定，用内径 3.2mm 导钻插入滑动孔，再用 3.2mm 钻头在对侧骨皮质钻孔，退出导钻和钻头，测量所需螺丝钉长度，用 4.5mm 直径丝锥在对侧攻丝，此孔称为螺纹孔，最后拧入适当长度的螺丝钉，由于滑动孔可以滑动，所以拧紧时可以加压(图 5-16)。

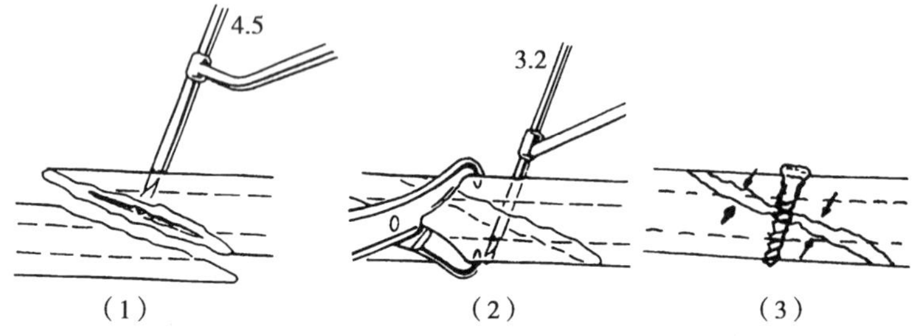

图 5-16　皮质骨螺丝钉做拉力固定

（3）踝螺丝钉：为部分螺纹，其尖端为三角棱形，可自行在松质骨中开道，用于内踝骨折固定(图 5-17)。

4. 钢板固定：有大小、形状不同的钢板(图 5-18)，根据需要酌情选用。先进行钻孔，再进行钢板、螺丝钉固定(图 5-19)。

5. 髓内针固定：髓内针固定是治疗四肢长骨骨折的常用方法。固定较为牢固，固定后可以不再用外固定，较少发生移位，术后可早期开始功能锻炼。常用的髓内针有梅花形针、V 形针，近些年来较多使用的是锁定髓内针(图5-20)。

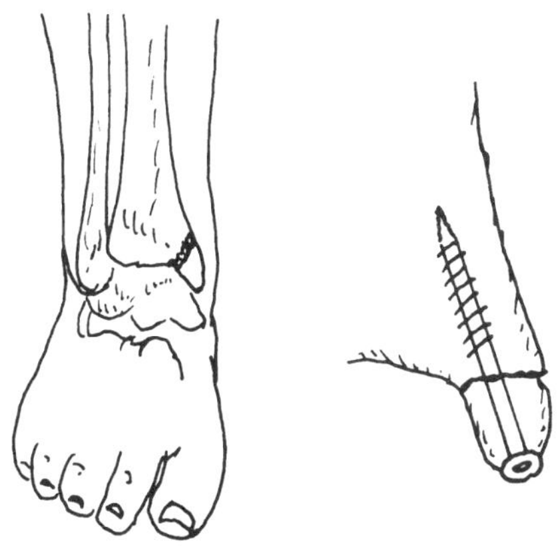

图 5-17　踝螺丝固定内踝骨折

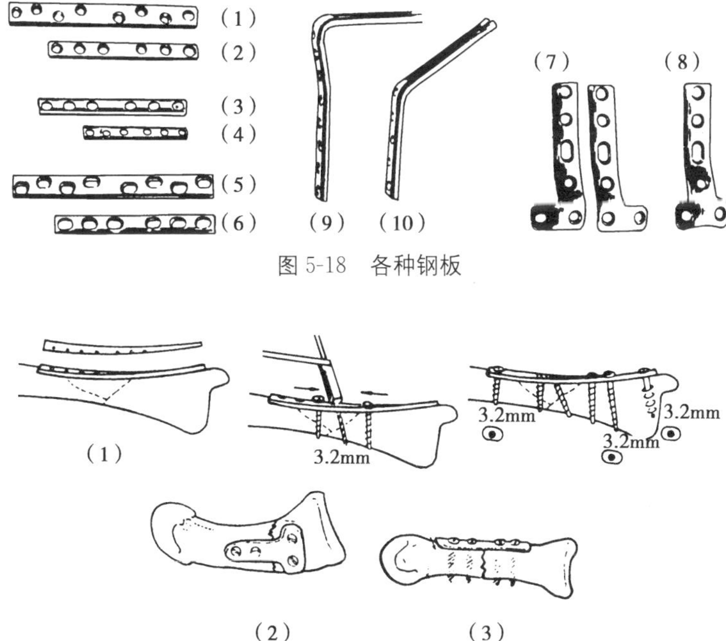

图 5-18　各种钢板

图 5-19　钢板螺丝钉骨折固定

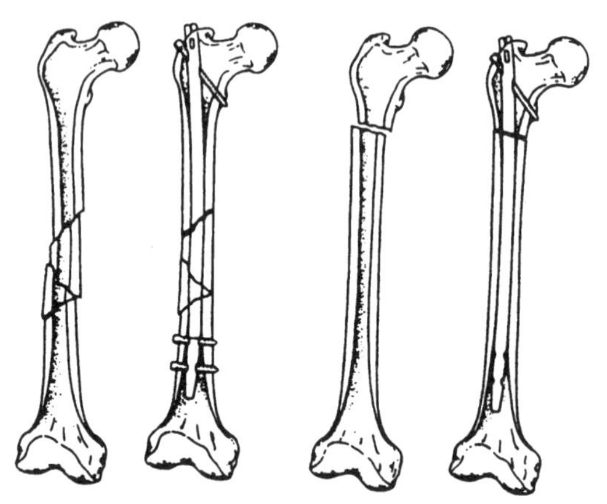

图 5-20　锁定髓内针固定股骨干骨折

通常使用的手术方法为闭式插针法，即不大范围地切开皮肤软组织显露骨折，而只是在 X 线透视下闭式整复骨折，在骨干一端远离骨折部分，做一小切口插入髓内针，此方法对骨折端软组织损伤小，有利于骨折愈合。也可用切开插针法，即逆行插针法，切开显露骨折后，直视下将髓内针先逆行插入一端骨髓腔，并从另一端穿出皮肤，使骨折复位后，再从皮肤外露端逆行打回髓内针，将骨折两端固定。在锁骨和尺桡骨骨折时，有时也可选用克氏针或斯氏针做髓内固定，由于固定后稳定性不够，应再给予适当地外固定保护。

（耿传卫　袁福祥）

第6章

常用局部麻醉技术

第1节　局部麻醉概述

【局部麻醉的概念】

麻醉作用只限于躯体某一局部的麻醉方法，称为局部麻醉，简称局麻。产生局部麻醉作用的药物称为麻醉剂，又称麻药。外科临床实际工作中最常用的局部麻醉有局部浸润麻醉、区域阻滞麻醉和神经阻滞麻醉三种方法。

【局部麻醉的意义】

局部麻醉简便易行，安全性大，并发症少，对患者生理功能影响也较小，除过敏体质外，几乎无禁忌证，特别适用于浅表手术和某些中、小型手术，也适用于年老体弱、重危、饱食后患者，或合并糖尿病、肝、肾功能不全者，是临床上最常使用麻醉方法。局部麻醉费用低廉、经济实用，尤其适用于各级基层医疗机构。

【重视局麻操作技能】

局部麻醉虽然简便易行，但真正熟练掌握这一技术，并获得良好的、充分的麻醉效果，也并非易事，因它决不同于一般的注射技术。局麻一般是由术者完成的，因而作为每一个外科医生，必须熟练掌握这一最基本的技术操作，工作中才能得心应手，对初涉外科工作的医师尤其如此。实践证明，只有熟练掌握局部麻醉技术，才能使患者在无痛中接受手术，也才能使术者在平静的气氛中，从容地进行各种操作。否则，患者不时的呻吟和躁动，不仅直接影响手术操作，同时也影响术者本人的情绪，因而也就很难保证手术质量。

【做好局麻的要点】

1. 选择适当的麻醉方法　根据不同的病变部位、病变性质、病变范围大小，选择适当的麻醉方法。一般部位选用局部浸润麻醉；手指、手掌、足趾、足掌、耳部、阴茎、胸壁可选用神经阻滞麻醉；某些特殊部位如乳房、头皮、肛门则可选用区域阻滞麻醉。

2. 麻药浓度、剂量适当　根据麻醉方法不同，所配制的麻药浓度也不相同，并要严格掌握麻药用量，切勿超过极量，防止麻药中毒。原则上应采用最低有效浓度，特别是当用于局部浸润麻醉和区域阻滞麻醉时，往往因其用量较大，必须将原液予以适当稀释后方可使用。

3. 注射要领　根据不同的麻醉方法，应掌握不同的注射要领，使其发挥充分的麻醉效果。这些要领包括：①局部浸润麻醉，采用“一针技术”，按解剖层次由浅入深，逐层麻醉；②区域阻滞麻醉时，应于病灶四周和基底部组织均匀注入麻药，形成一个包围圈，使圈内组织失去知觉；③神经阻滞麻醉时应将麻药准确注入神经干附近，方能使所属区域产生充分麻醉的作用。

4. 麻醉前用药　麻醉前口服或肌注苯巴比妥类药物，可以预防和减少麻药的毒性反应。一般于手术前 30 分钟应用，成人给予鲁米那钠 100mg，肌肉注射或口服，儿童及年老体弱者酌减。

5. 注药前回抽　每次推注麻药前必须回抽针栓，证实无血液、无气体、无脑脊液后方可注药。养成这一习惯，可避免麻药中毒或出现其他意外。

6. 适当避开病灶　病变为脓肿或肿瘤手术时，严禁将麻药直接注入病灶，防止炎症扩散或肿瘤转移。脓肿切开引流或肿瘤切除手术时，最好采用神经阻滞麻醉或区域阻滞麻醉，尽量不用局部浸润麻醉。

7. 减缓麻药吸收　麻药中加入适量肾上腺素，可使局部血管收缩，减缓麻药吸收速度，延长麻药作用和减少中毒反应。通常 100ml 麻药中加入肾上腺素 0.1mg，总量不超过 0.5mg。心脏病、高血压病、甲状腺功能亢进症患者，不宜加入肾上腺素，可适当加入麻黄碱(麻黄素)。

8. 皮肤过敏试验　过敏体质者，普鲁卡因用药前需做皮肤过敏试验。

【常用麻药浓度和剂量】

必须了解麻药的药理作用、维持时间、毒性作用，尤其需掌握好麻药浓度及其安全剂量。一般说来，局部浸润麻醉和区域阻滞麻醉用药量较大，应选用毒性小、浓度低的药物；神经阻滞麻醉应选用渗透性好、浓度较高、作用时间较长的药物。目前最常用的三种麻药为普鲁卡因、利多卡因和布比卡因，其麻醉效力、维持时间、毒性作用、常用浓度及一次极量列表 6-1。

表 6-1　三种麻醉药比较

	普鲁卡因	利多卡因	布比卡因
麻醉效力	1	2倍	8倍
维持时间(min)	40～60	60～90	180～360
毒性作用	1	0.25%～0.5%为1 1%～2%为2	比利多卡因小

续表

	普鲁卡因	利多卡因	布比卡因
局部浸润一次	0.25%　1.25g	0.25%～0.5%	0.1%～0.25%
极量	0.5%～1%　1g	0.4g	0.2g
区域阻滞一次	0.5%　1g	0.25%～0.5%	0.1%～0.25%
极量		0.4g	0.2g
神经阻滞一次	2%　1g	1%　0.5g	0.25%～0.5%
极量			0.2g

第2节　局部浸润麻醉

局部浸润麻醉，是指把麻药直接注入手术区域，使该区域神经末梢麻醉，适用于浅表部位的多数中、小手术。

【麻药浓度与用量】

一般采用0.25%～1%普鲁卡因，成人一次总量一般不超过1g；也可采用0.25%～0.5%利多卡因，成人一次总量不超过0.4g。为减少中毒反应和术区出血，可于10ml溶液中加入0.1%肾上腺素1滴，或100ml麻药中加入0.1%肾上腺素0.1～0.5ml。

【操作步骤】

注射麻醉药物时，宜选用细长针头，利用“一针技术”，使针尖斜面朝向皮肤，先注射一小皮丘，然后使针杆几乎与皮肤平行，通过第一个皮丘针尖向前推进，先推药后进针，由点成线，由线成面，逐渐形成一条皮内浸润带。如切口较长，有时也可紧贴真皮下进针、注药，先进行皮下浸润麻醉，同样可获得良好的麻醉效果，且注药时省时、省力。如手术范围广泛，可采用扇形皮内或紧贴皮下浸润注射。皮内或皮下麻药注射完毕后，再分层浸润注射皮下组织、肌层等(图6-1)。

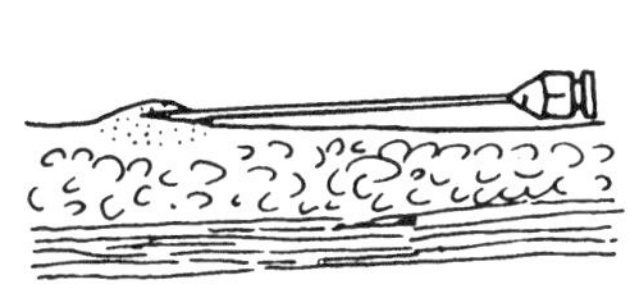
（1）注射皮丘进针正确

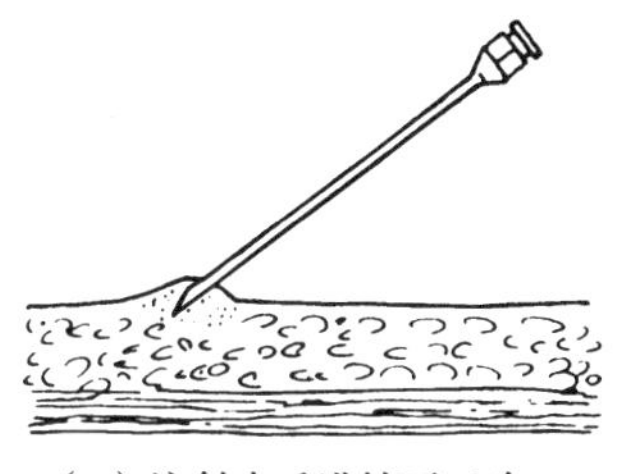
（2）注射皮丘进针不正确

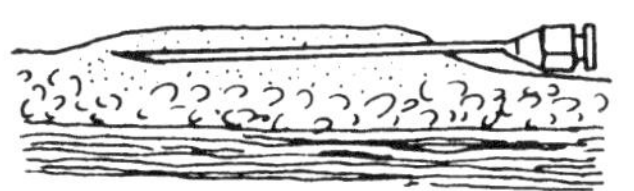
（3）皮内注射

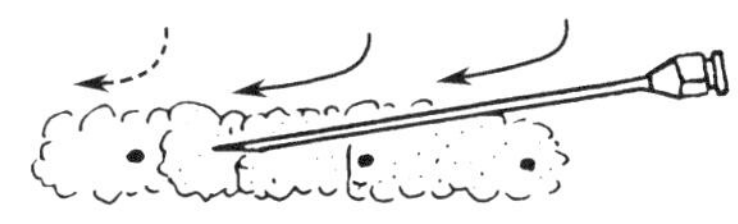
（4）由点到线注射的“一针技术”

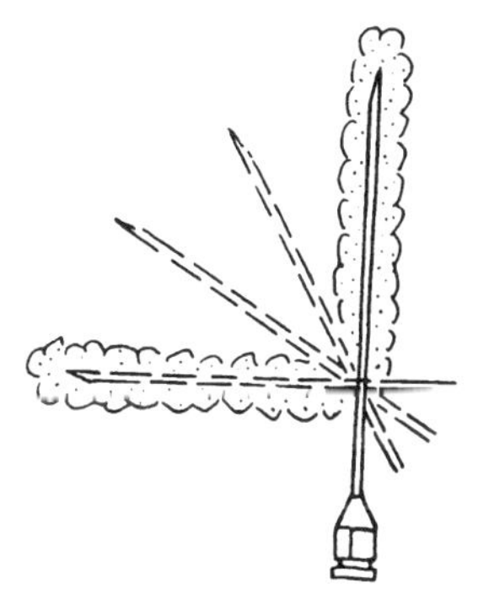
（5）扇形注射

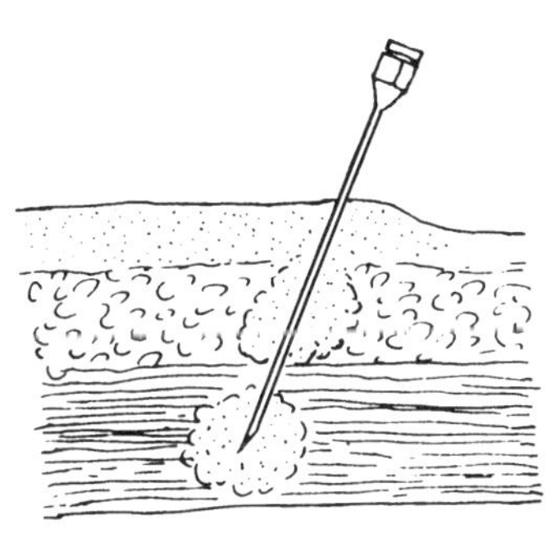
（6）由浅至深逐层注射

图 6-1　局部浸润麻醉

第3节　区域阻滞麻醉

区域阻滞麻醉，是指将麻药注入病变周围及其基底组织，适用于浅表部位的中、小型手术。区域阻滞麻药浓度一次剂量与局部浸润麻醉相同。也可于麻药中加入适量肾上腺素。

常用区域阻滞麻醉如下。

【一般部位区域阻滞麻醉】

注射麻药时先做一小皮丘，然后在病灶周围皮内或紧贴真皮下，利用“一针技术”注射一环形带，再于病灶周围皮下组织、肌肉等其他组织和基底注入麻药，围绕病灶形成一个麻药包围圈(图 6-2)。

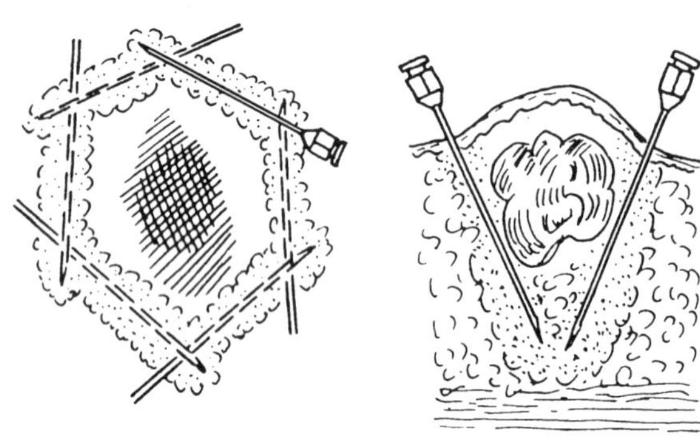

（1）病灶周围注射麻药　（2）病灶基底注射麻药

图 6-2　一般部位区域阻滞麻醉

任何宽阔部位的浅表手术都可于区域阻滞麻醉下完成。

【头皮区域阻滞麻醉】

注药于病灶四周皮肤、皮下层及帽状腱膜下层。头皮较小的肿瘤切除或外伤清创缝合时，可采用部分区域阻滞麻醉；头皮病变广泛时，则可采用全周头皮区域阻滞麻醉(图 6-3)。

【耳根周围区域阻滞麻醉】

注药于耳根周围，适用耳部手术。取侧卧位，术侧耳在上，先于耳根上部向前下浸润注射耳前上方，退针到皮下，向后下方浸润注射耳根后区上部；再于耳垂后方进针向前上方浸润注射耳前下方，退针至皮下注射耳根后区下部。也可于耳前、耳后中点进针，分别向上下方注射麻药(图 6-4)。

因麻药用量往往较大，应注意防止麻药中毒。如病变范围

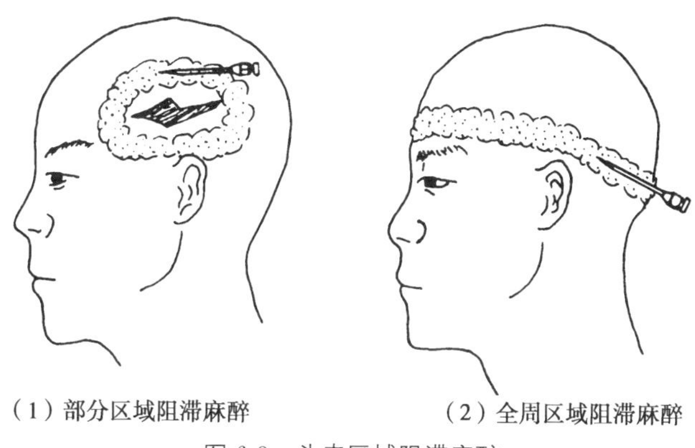

（1）部分区域阻滞麻醉　　（2）全周区域阻滞麻醉

图 6-3　头皮区域阻滞麻醉

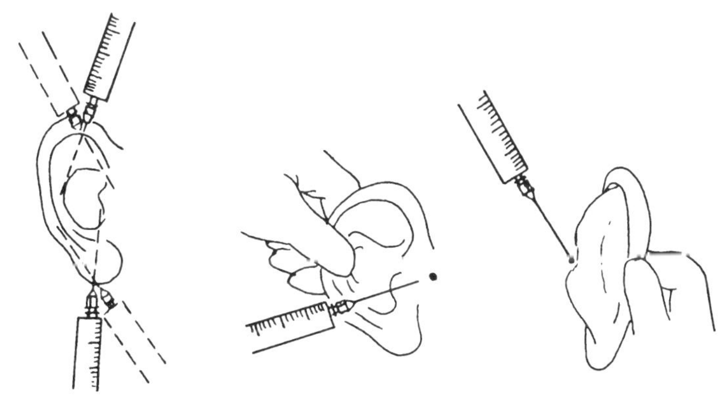

（1）耳根上、下方进针　　（2）耳前、耳后中点进针

图 6-4　耳根周围区域阻滞麻醉

较小，也可行部分区域阻滞麻醉。

【乳房区域阻止麻醉】

注药于乳房周围及乳房基底，适用于乳房手术及乳房的封闭注射治疗。取平卧位，先于乳房周围利用“一针技术”皮内或真皮下注射麻药，再分别浸润注射乳房四周皮下组织，最后注射乳房基底(图 6-5)。

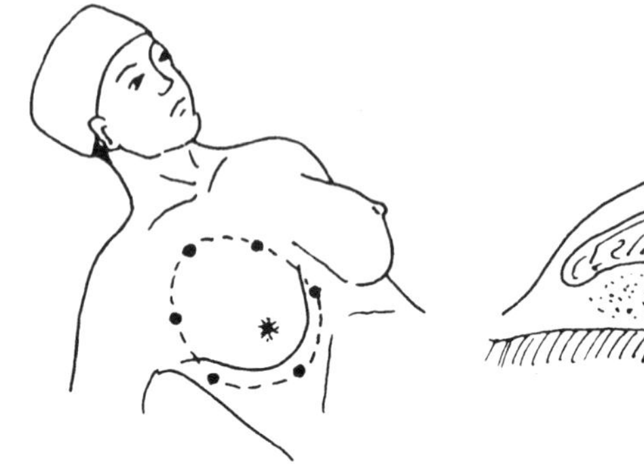
(1)乳房周围注射麻药

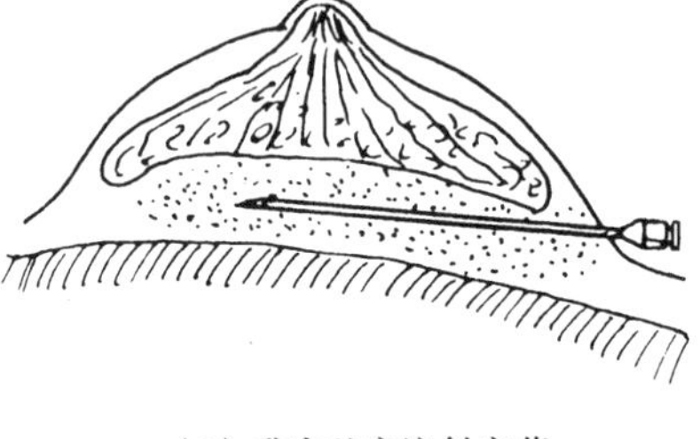
(2)乳房基底注射麻药

图 6-5　乳房区域阻止麻醉

【腹股沟区域阻滞麻醉】

注药于腹股沟区，适用于腹股沟疝修补手术。患者取平卧位，髂前上棘内侧注射第一个皮丘，接着注射麻药至皮下组织、腹外斜肌腱膜、肌层；再将针头退到腹外斜肌腱膜下，分别向腹股沟管内、外侧注射麻药；再于耻骨结节处注射第二个皮丘，继之向深部辐射状浸润注射，然后将针头退至腹外斜肌腱膜下进入腹股沟管，沿精索叉状注射。最后在皮肤切口处作菱形皮内和皮下组织浸润注射。为加强麻醉效果，也可先于第一皮丘处用长针头向脐部浸润注射，以阻滞髂腹股沟神经、髂腹下神经和第 10～12 胸神经皮支(图 6-6)。

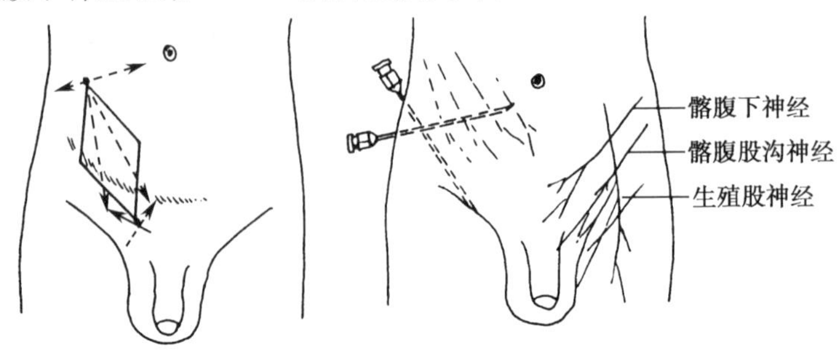

图 6-6　腹股沟区域阻滞麻醉

【肛门周围区域阻滞麻醉】

注药于肛门及直肠下端周围组织，适用于肛门、直肠下端的手术。患者取截石位，术者左示指涂润滑剂，插入直肠内，指端至内括约肌上缘，作为注射时的引导标志，用 5～7cm 长的 5～7 号注射针头(或口腔科麻醉针头)，于肛门正前方距肛缘 2cm 处注射一皮丘，与肛管纵轴平行方向刺入，边进针边注药；然后将针再退至皮下，分别斜向肛管的左右两侧旁刺入，边进针边注药。另在肛门正后方距肛缘 2cm 处注射一皮丘，与肛管纵轴平行方向刺入，边进针边注药，进针约 4～5cm，然后将针退至皮下，再分别斜向肛管的两侧，同样边进针边注药(图 6-7)。每个方向注药量酌情而定。

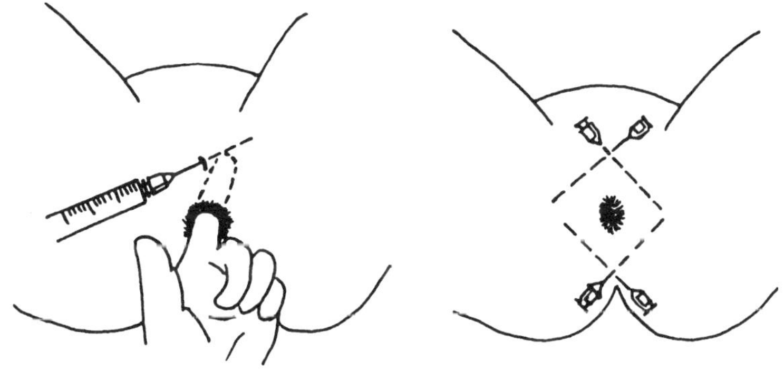

图 6-7　肛门周围区域阻滞麻醉

在注射过程中，插入直肠的示指应经常校正注射针的刺入方向，以免误入肠壁或肠腔内。

需要注意的是，肛门周围区域阻滞麻醉用药量较大，应严防麻药中毒。

第 4 节　神经阻滞麻醉

神经阻滞麻醉，是指把麻药注入神经干或神经丛附近，使该神经干或神经丛所支配的区域内产生局部麻醉，适用于被阻滞神经远侧部位的手术。常用的麻药为2%普鲁卡因及1%利多卡因，手术操作时间较长时可用0.25%的布比卡因，为了延长麻醉时间，麻药中同样可加入适量肾上腺素。

常用神经阻滞麻醉如下。

【指神经阻滞麻醉】

于患指或患趾根部两侧，分别进针注射皮丘后，向掌面和背面分别注射麻药2～4ml；或于手背掌指关节两侧进针，分别注入麻药2～4ml(图6-8)。

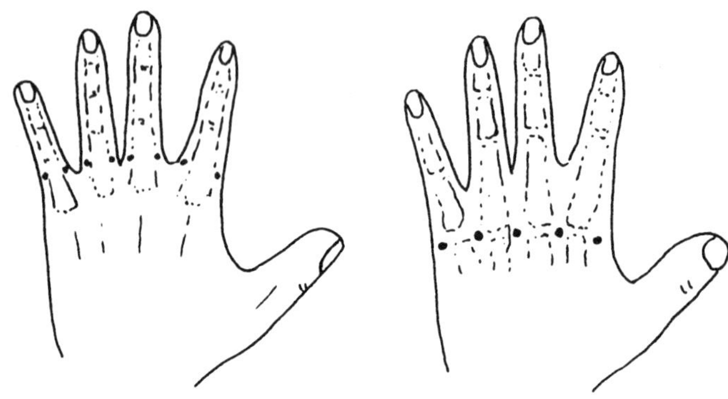

图6-8　二点进针法手指阻滞麻醉

也可用“一点进针”法，利用手指背部组织的滑动性，于第一指骨背侧中点作皮丘，沿皮下斜向手指一侧注入麻药，边进针边注药2～4ml，然后针头退至皮下，再斜向手指另一侧，边进针边注药2～4ml(图6-9)。

【阴茎根部神经阻滞麻醉】

注药于阴茎根部，适用于阴茎的各种手术。平卧位，先于阴茎根部背侧进针皮内、皮下环形浸润注射麻药一周，再于阴茎背侧分别向左右倾斜15～20度角至两侧阴茎神经附近，抽吸无血后各注入麻药2～3ml；最后于阴茎根部腹侧、尿道海

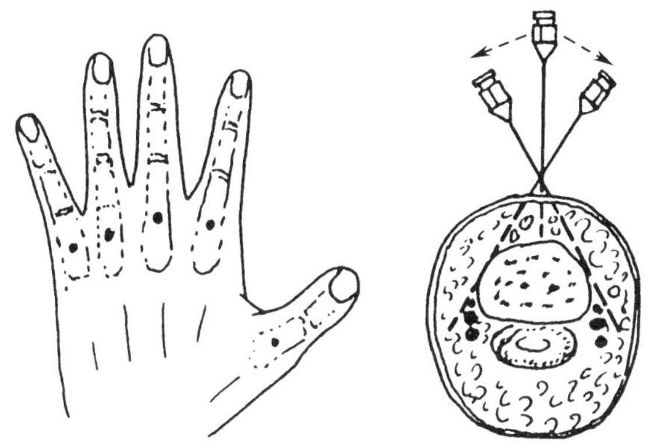

图 6-9　一点进针法手指阻滞麻醉

绵体两旁分别垂直进针达尿道海绵体与阴茎海绵体间沟各注射麻药 1～2ml(图 6-10)。用手适当按摩阴茎，促使药液扩散。

【颈浅神经阻滞麻醉】

注药于颈浅丛神经集中区，适用于颈前部手术。仰卧位，头偏向对侧，于胸锁乳突肌后缘中点注射一皮丘，再于皮下注射麻药 2～3ml，继续进针可有一落空感，说明针已进入颈阔肌筋膜下，回抽无血后，注入麻药 5ml，再向枕部、耳部、锁骨几个方向浸润注射适量麻药，以阻滞枕小神经、耳大神经、锁骨上神经(图 6-11)。

【眶下神经阻滞麻醉】

注药于眶下孔，阻滞麻醉眶下神经，适用于面部手术。术者先用左手示指扪摸出眶下孔位置，眶下孔位于眶下缘中点下约 0.5～0.7cm 处，针尖从鼻翼外侧约 1cm 处刺入皮肤，使针体与皮肤成 45 度角，斜向上、后、外方向眶下孔区，在左手示指协助下将针尖推入孔内 0.5cm(图 6-12)，并注射麻药 0.5～1ml。同侧下睑、鼻、眶下部、上唇及上前牙、双尖牙、唇颊侧粘骨膜等组织均可被麻醉。注意穿刺时应防止刺伤眼球。

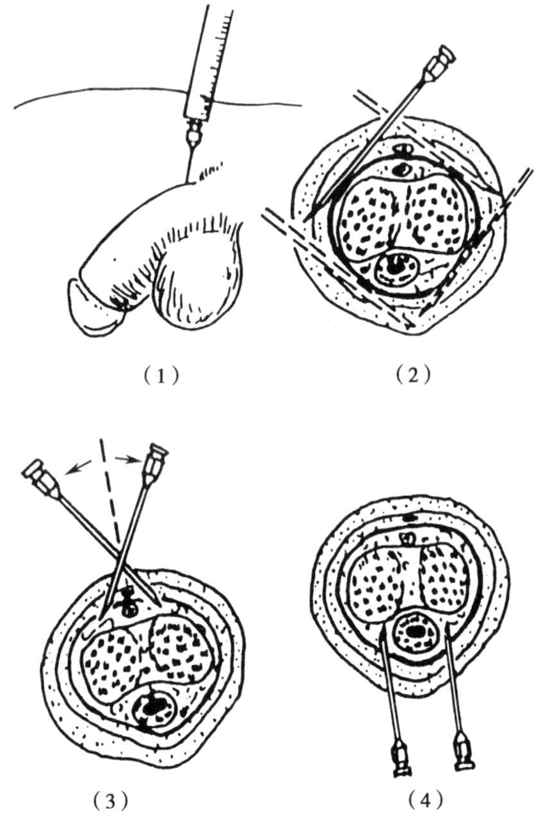

图 6-10　阴茎根部神经阻滞麻醉

【腕部神经阻滞麻醉】

手部解剖复杂，神经分布丰富，痛觉敏感，手术操作复杂而又精细，因而手术时必须有完善的麻醉。腕部神经阻滞麻醉方法，操作简单，麻醉时间维持较长，效果可靠，适用于手部的任何手术，当然，手指的手术仍以指神经阻滞麻醉为宜。一般说来，较复杂手术时，可于腕部将正中神经、尺神经、桡神经同时阻滞麻醉，并宜选用作用时间较长的麻药，通常可选用

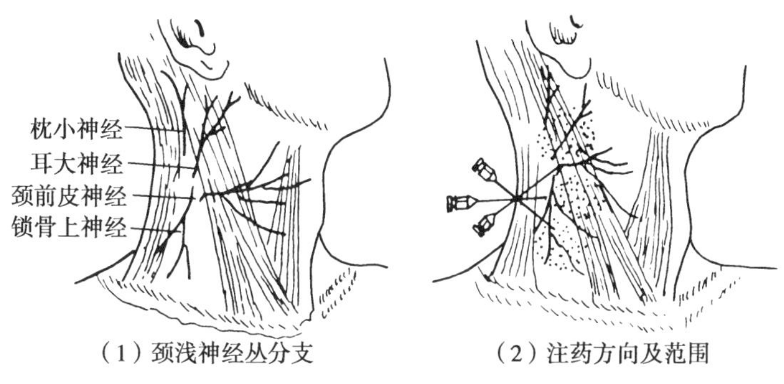

图 6-11　颈浅神经阻滞麻醉

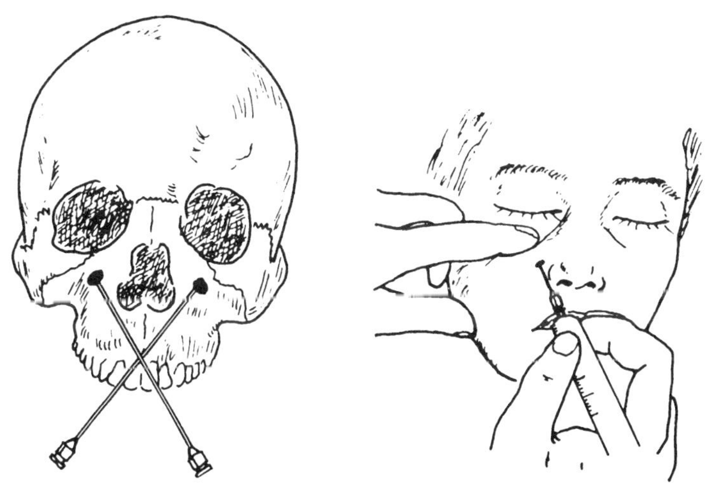
图 6-12　眶下神经阻滞麻醉

0.25％布比卡因，总量不超过 0.2g。

1. 正中神经阻滞麻醉　嘱患者握拳，并用力屈腕，于腕部前面可看到三根突出的肌腱，中间一根是掌长肌腱，尺侧一根是指浅屈肌腱，桡侧一根是桡侧腕屈肌腱，正中神经恰好位于掌长肌腱与桡侧腕屈肌腱之间，居其后方。操作步骤：在尺骨茎突平面横线上定点标记(图 6-13)，垂直进针约 1cm，出现闪电异感时，固定针杆，回抽无血后注入麻药 5～10ml。

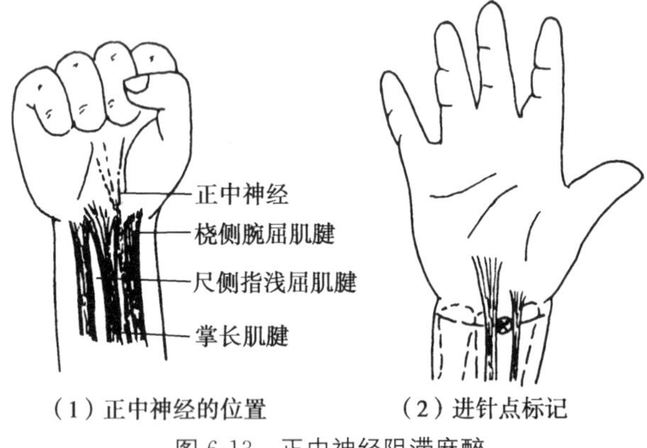

（1）正中神经的位置　　（2）进针点标记

图 6-13　正中神经阻滞麻醉

2. 尺神经阻滞麻醉　嘱病员握拳、屈腕，并向尺侧屈曲，此时腕部尺侧可看到或摸到尺侧腕屈肌腱，尺神经就在此肌腱桡侧，居其后方。操作步骤：在尺骨茎突平面横线上定点标记，垂直进针深约 1cm，出现异感回抽无血后，注入麻药 5～10ml。如无异感，也可于局部扇形浸润注射麻药 10ml，然后将针退至皮下，向尺侧背部作半圈皮下浸润注射，至腕部正中再注入麻药约 10ml，以阻滞尺神经背支(图 6-14)。

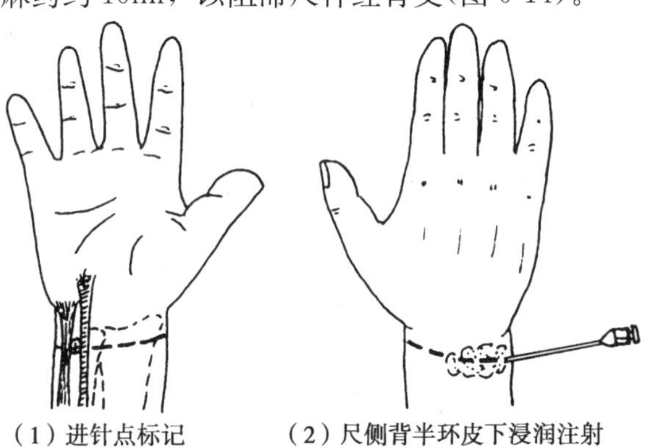

（1）进针点标记　　（2）尺侧背半环皮下浸润注射

图 6-14　尺神经阻滞麻醉

3. 桡神经阻滞麻醉　桡神经浅支即感觉支沿桡动脉桡侧下行，至腕关节背侧分为二支，支配拇指背侧及大部分手背皮肤。操作步骤：在桡骨茎突与桡动脉间定点标记，针头刺入皮下，出现拇指、手背异感时，回抽无血后注射麻药3ml。如拇指、手背无异感，可于桡骨茎突下方(鼻烟壶)皮下注射麻药3～4ml；再于腕背部皮下向尺骨茎突方向作半圈浸润注射，约需麻药10～15ml(图6-15)。

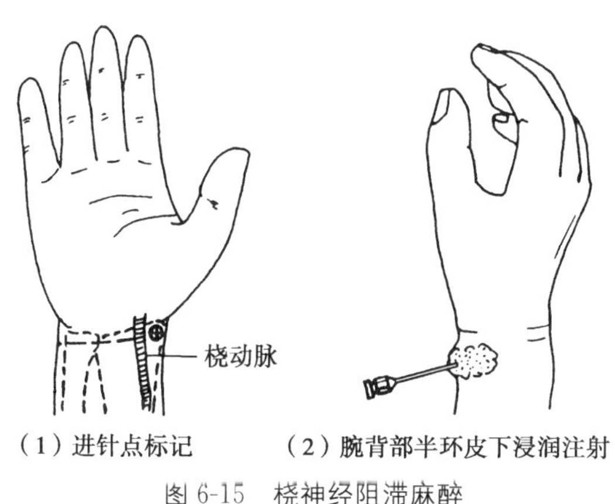

(1) 进针点标记　(2) 腕背部半环皮下浸润注射

图6-15　桡神经阻滞麻醉

【臂丛神经阻滞麻醉】

臂丛神经阻滞麻醉，注药时有腋窝和锁骨上二种入路，最常使用且较为安全的为腋窝入路法。臂丛神经在腋窝位于腋鞘管内，与腋血管伴行。臂丛神经阻滞麻醉多用于前臂以下部位的手术。

操作步骤：患者上臂外展，肘关节屈曲，此时臂丛神经被牵拉固定，腋动脉移至最表浅位置，沿肱骨上端紧靠胸大肌外侧缘触及腋动脉搏动(图6-16)，在其最高处先做一皮丘，局部浸润麻醉，再用7号穿刺针进针1～1.5cm，阻力感消失，即表示进入腋鞘管，此时上肢出现触电感，松开穿刺针，可看到针尾随腋动脉搏动而明显摆动，这是穿刺部位正确的重要标志，如搏动不明显，则需重新穿刺试探，直到出现最大摆动幅度为止。左手固定针尾，然后接上盛有麻药的注射器，回抽无血后，注射麻药 10～20ml。应特别注意的是腋部血管粗大，操作时动作要轻柔，避免针头刺入血管引起出血，一旦发现针尾出现溢血或喷血，即应退出针头压迫止血。穿刺时应及时回抽，以免将大量药液注入血管内引起中毒反应。

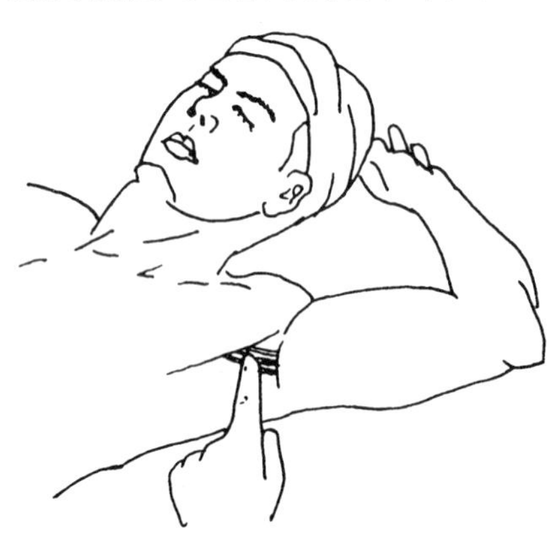

图 6-16　臂丛神经阻滞麻醉

极少数患者麻醉后可产生暂时性神经功能障碍，如手部异感、麻木等，麻醉前应向患者说明。

【坐骨神经阻滞麻醉】

坐骨神经支配大腿后面、小腿外侧和足部的感觉功能（图 6-17）。坐骨神经阻滞麻醉适用于大腿后面、小腿外侧与足部的手术，若配合股神经阻滞麻醉，则适用于小腿以下的各种手术。

操作步骤：最常用的阻滞麻醉方法为股后进针法，于患者臀下皱襞的下方 3～4cm 处，略靠股部中线内侧注射皮丘，用 7 号 10cm 长的穿刺针垂直进针约 5～8cm，刺中坐骨神经产生异感，连接盛有麻药的注射器，回抽无血后注入麻药 20ml。也可采用臀部进针法，健侧卧位，下肢适当屈曲，取髂后上棘

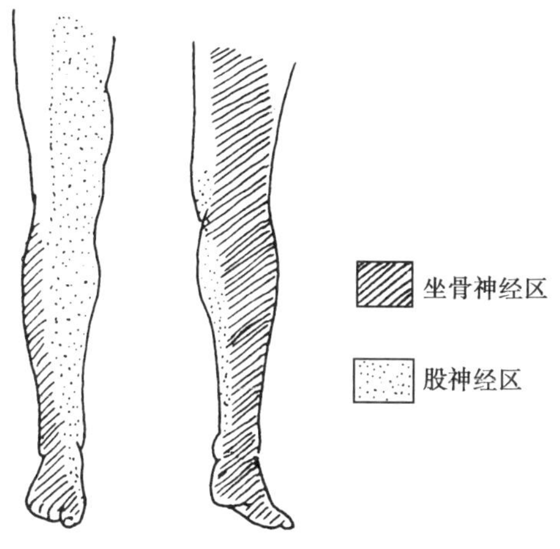

图 6-17 坐骨神经支配区域

与大转子之间连线的中点，再垂直向下 3cm 处进针，注射一皮丘，用 7 号 10cm 长的穿刺针垂直进针，约 5～8cm，刺中坐骨神经，产生异常感觉，连接盛有麻药的注射器，回抽无血后注射麻药 20ml(图 6-18)。

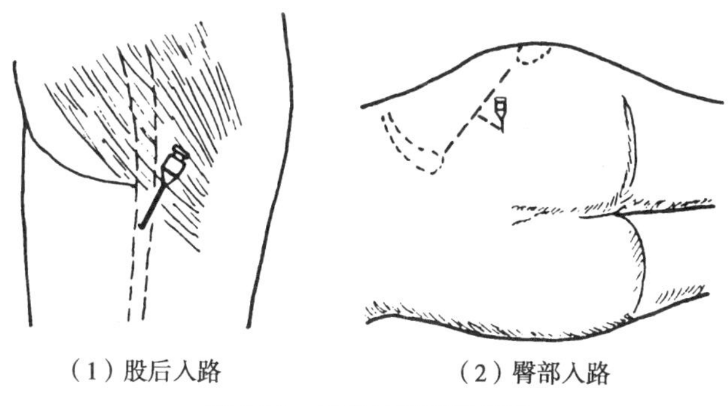

（1）股后入路　　（2）臀部入路

图 6-18 坐骨神经阻滞麻醉

注意：坐骨神经的功能非常重要，麻醉时一定要进行严格的消毒铺巾，严格无菌操作技术，防止发生注射感染，一旦感染则后果严重，故临床一般较少采用坐骨神经阻滞麻醉。

【股神经阻滞麻醉】

股神经位于腹股沟下方、股动脉外侧(图 6-19)，支配下肢内侧皮肤感觉功能，股神经阻滞麻醉适用于下肢内侧表浅部位手术，如大隐静脉主干剥脱、分段结扎，或者大腿内侧取皮术等。如手术区扩展到股外侧，可加用股外侧皮神经阻滞麻醉。

操作步骤：仰卧位，腹股沟韧带下方摸到股动脉搏动，其外侧 1cm 处为进针点，左手示指将股动脉压向内侧，垂直刺入(图 6-20)，达深筋膜时有阻力增加感，继续进针，穿过深筋膜阻力消失，继续进针 1～1.5cm，可出现小腿内侧异感，注射麻药 20ml。注药后 10 分钟不发挥作用，说明麻醉失败，应重新穿刺。

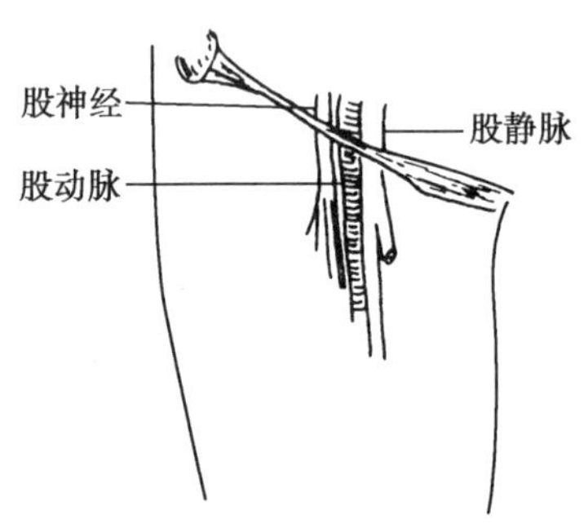

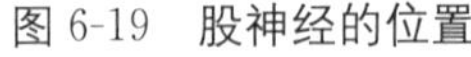
图 6-19　股神经的位置

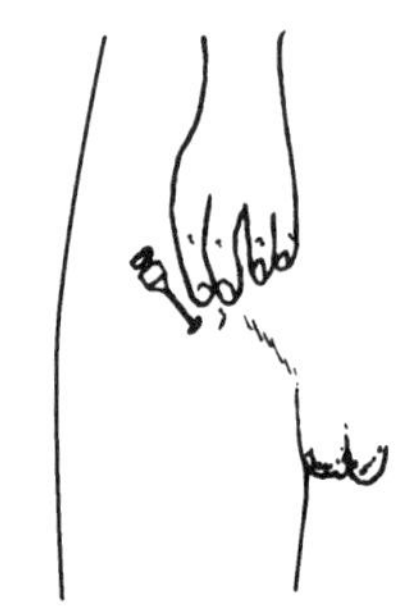

图 6-20　股神经阻滞麻醉

注意：股神经功能较为重要，麻醉时要进行严格的消毒铺巾，严格无菌操作技术，防止发生注射感染，一旦发生感染，后果严重，临床一般较少采用股神经阻滞麻醉。

【足部神经阻滞麻醉】

足部手术除局部浸润麻醉、区域阻滞麻醉外，还可于踝部进行足部神经阻滞麻醉。当然足趾的手术仍以趾神经阻滞麻醉为宜。支配足部的神经有五支，即胫神经、腓深神经、腓肠神经、腓浅神经、隐神经。一般说来，由于足部范围较广，所以较复杂手术时，可于踝部将以上五支神经全部阻滞麻醉。

1. 胫神经阻滞麻醉　内踝上方一横指处划一横线，踝后此线与跟腱内侧交界处定点标记，垂直向前进针，触及骨质后退出少许，回抽无血后注入麻药 10ml，如此时出现各趾放射异感则更好(图 6-21)。

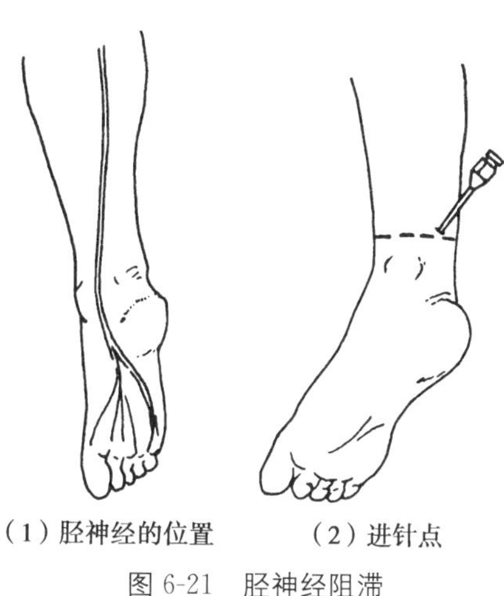

（1）胫神经的位置　（2）进针点

图 6-21　胫神经阻滞

2. 腓深神经阻滞麻醉　内踝上方一横指处划一横线，踝前胫骨内侧边缘、拇长伸肌腱内侧定点标记，进针触及骨质回抽无血后，注入麻药 10ml(图 6-22)。

3. 腓肠神经、腓浅神经、隐神经阻滞麻醉　在内外踝上方作环形皮下浸润注射(图 6-23)，跟腱外侧、外踝、内踝的前方皮下深层应多注些麻药，共需麻药 30～40ml，轻轻按摩局部 5 分钟后开始手术。

因腓肠神经、腓浅神经、隐神经阻滞麻醉时，麻药用药量较大，故可将药液适当稀释，即保证注药均匀，麻醉充分，又不至于产生麻药中毒。

【肋间神经阻滞麻醉】

肋间神经位于肋缘下，与肋间血管伴行。肋间神经阻滞麻

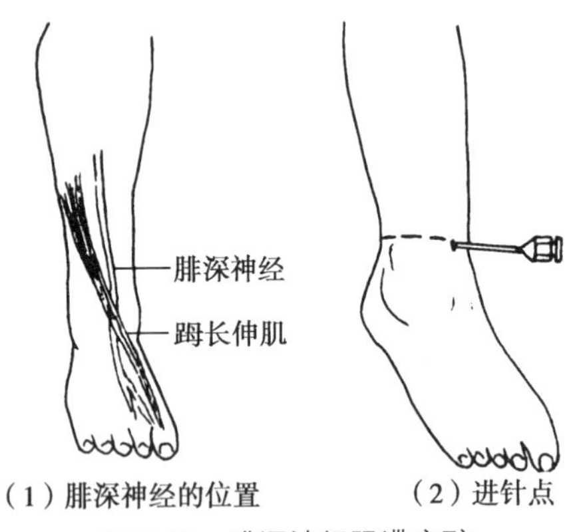

（1）腓深神经的位置　（2）进针点

图 6-22　腓深神经阻滞麻醉

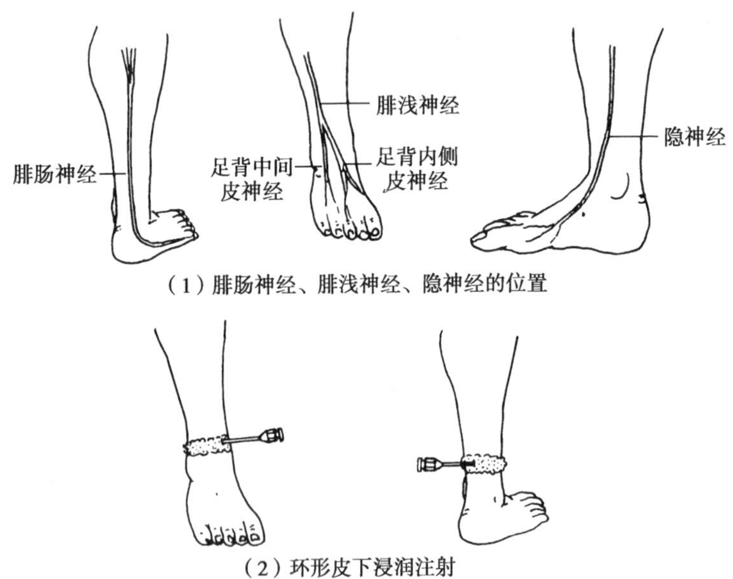

（1）腓肠神经、腓浅神经、隐神经的位置

（2）环形皮下浸润注射

图 6-23　腓肠神经、腓浅神经、隐神经阻滞麻醉

醉可用于胸壁下部的各种手术。一般宜在腋后线或肩胛下角垂线处进针。确定肋间进针点定位标记，术者左示指摸准肋骨下

缘，进针至肋骨，退出少许，移向肋缘下再进针少许，抽吸无血、无气后注入麻药 5～10ml(图 6-24)。因肋间区域受上、下肋间神经分支支配，故需麻醉手术区域的上下相邻的各一肋间神经。

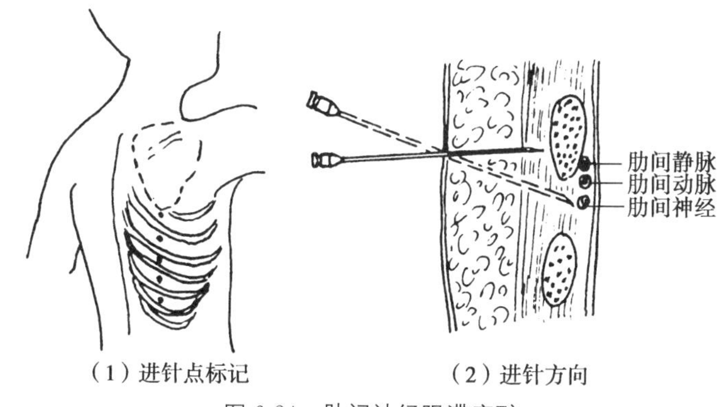

图 6-24　肋间神经阻滞麻醉

值得注意的是，注药时嘱患者不要咳嗽，保持良好的静止体位，以防刺破胸膜。

第 5 节　局部麻醉的不良反应及处理

【晕厥】

晕厥，是神经反射性暂时性脑缺血所致的反应，应与麻药中毒反应、过敏性休克鉴别。常因恐惧、精神紧张、饥饿、疲劳等因素而诱发。主要表现为在注射过程中或注药完毕后，患者出现面色苍白、出冷汗、头晕、胸闷、四肢冰冷、脉速弱、血压下降，严重时可伴意识障碍。

处理：立即停止注射麻醉剂，使患者头低位平卧，解开衣领、扣，保持呼吸道通畅，必要时静脉推注 50%葡萄糖 40～60ml。

【中毒反应】

中毒反应，为麻醉剂一次用量过大或针头误入血管所致，也可因注射部血管丰富、麻药吸收过快造成，患者年老、体弱、贫血、耐受性差时也易出现中毒反应。轻度中毒反应表现为注射完毕几分钟至十几分钟后，病员烦躁、多语或嗜睡中度中毒反应为眩晕、胸闷、恶心呕吐；重度中毒反应可见惊厥、意识丧失、呼吸浅弱、血压下降或呼吸停止、循环衰竭等严重情况。

处理：轻度中毒的处理与晕厥相同：中度中毒时可给氧吸入、输液、静注50%葡萄糖；重度中毒发生惊厥、抽风时可静脉缓注2.5%硫喷妥钠3ml至症状缓解。血压下降、呼吸、循环衰竭时，可给升压药静脉滴注，同时给予呼吸循环兴奋剂等抢救措施。

【过敏反应】

临床反应较少见，但后果严重，应予重视。属过敏体质者，即使用药少量也可出现过敏症状。给药前应详细询向病史，必要时先作皮试，以防万一。麻药过敏，主要表现为皮肤荨麻疹、血管神经性水肿(如喉头水肿)、哮喘、过敏性紫癜，严重者出现心慌、胸闷、面色苍白、全身肌肉紧张、肌颤、血压下降、昏迷等休克症状。

处理：过敏反应出现后，处理方法与其他药物过敏相同。轻者给予一般抗过敏药，出现休克立即皮下注射1∶1000肾上腺素0.5ml，并给地塞米松10mg，给氧吸入等其他相应治疗措施。

【特异质反应】

特异质反应，也称高度敏感反应，即虽然麻药用量不大，但引起较重的中毒反应，可表现为晕厥、心慌、脉细弱、血压下降、抽搐等严重中毒症状。

处理：患者出现特异质反应后，可按麻药中毒抢救处理。

（任怀敏）

第7章

常用封闭注射技术

第1节 封闭注射疗法概述

【基本原理】

将麻醉药物注射于病灶周围，阻断由病灶传向中枢神经系统的恶性刺激，而且由于药液本身也是一种温和、微弱的良性刺激，对神经系统起着一定的调节作用，从而使局部血管扩张，改善局部营养，恢复组织器官功能。这就是封闭注射疗法的基本原理。如果在麻药中加入某些药物，如醋酸强的松龙、醋酸氢化可的松、康宁克通、曲安奈德等激素类药物，将促使组织粘连松解、炎症吸收、抑制瘢痕增生、加速改善症状；加入某些抗生素，如青霉素、庆大霉素等，则可产生局部抗炎、控制感染的效果。

【药物组合及适应证】

1. 0.5%～1%普鲁卡因或0.5%～1%利多卡因，加入醋酸强的松龙或醋酸氢化可的松等激素类药物。用于肌腱、韧带、筋膜、肌肉或其他软组织损伤、劳损所致的局部疼痛和各种原因所致神经痛。

2. 0.5%～1%利多卡因，加入康宁克通、曲胺奈德等，可用于各种局限性瘢痕增生、瘢痕疙瘩等。

3. 0.25%～0.5%普鲁卡因或0.25%～0.5%利多卡因，加入青霉素、庆大霉素等，可用于浅表软组织的感染性炎症（青霉素、庆大霉素需作皮肤过敏试验）。

【术前准备】

1. 清洁皮肤　注射之前必须将封闭部位皮肤彻底清洗干净，防止感染；曾经贴敷药物、膏药者更应仔细清洗。

2. 器具准备　根据注射范围及注药多少，选择适当规格的注射器及粗细、长短适当的注射针头。较表浅的部位可用普通注射针头，较深在的部位可用牙科注射针头。所用器具必须绝对无菌，目前多采用一次性使用注射器具。

3. 体位　选择适当体位，嘱咐患者避免咳嗽，禁止身体摆动等。

4. 消毒铺巾　封闭注射部位往往位于关节附近或神经干附近，一旦感染，后果严重，因此必须严格局部消毒铺巾，预防感染。一般采用传统的碘酒、酒精消毒法。

5. 皮试　过敏体质者，使用普鲁卡因封闭注射者，术前应做普鲁卡因皮肤过敏试验。使用利多卡因注射者一般不必进行皮试。青霉素、庆大霉素等应按常规进行皮肤过敏试验。

【注意事项】

1. 醋酸强的松龙或醋酸氢化可的松不可注射于神经组织内，以免神经组织变性，引起神经功能障碍。

2. 注射部位要准确，否则起不到应有的作用。临床上经常遇有病员述说注射后效果不明显者，究其原因，多为术者注射部位欠准确所致。

3. 高血压病、活动性肺结核、活动期胃、十二指肠溃疡病、急性传染病、局部皮肤破损和感染者，不应进行封闭注射术。

4. 加入醋酸强的松龙类者一般应间隔 7 天再注射下一次，不应任意提前，因为此类药物吸收缓慢，作用持久。笔者曾于注射 5 天后切开注射部位，发现仍存留白色药液。

第 2 节　常用部位封闭注射

【痛点封闭注射】

适用于急性软组织损伤、慢性软组织扭伤、非化脓性炎症，如风湿性肌纤维织炎、肌筋膜炎及运动系统慢性损伤性炎症。操作步骤：仔细检查确定明显压痛点所在，予以标出。根据压痛范围和不同疾病的要求，抽吸一定数量的普鲁卡因加醋酸强的松龙。一般可用 1%普鲁卡因 2～4ml 和醋酸强的松龙 12.5～50mg，二者混合后局部注射，术者用左手固定局部皮肤，按病变范围及深度，将药液正确地注入病灶处(图 7-1)。一般每周一次，三次为一疗程。

封闭完毕，拔出针头，消毒局部皮肤，盖无菌干棉球，再用胶布固定。

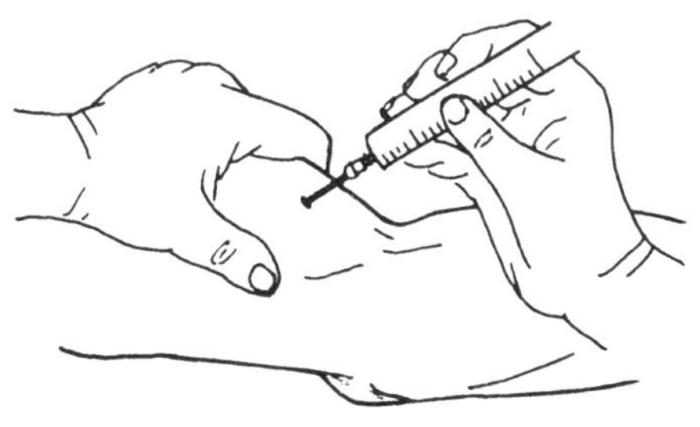

图 7-1　痛点封闭注射

【肱二头肌长头腱鞘炎】

于肱骨大、小结节间沟，寻及压痛最明显处，垂直进针，针尖触及骨质，退出少许注药(图 7-2)。一般可用 1%普鲁卡因 2ml 和醋酸强的松龙 12.5～25mg 二者混合后注射。注射完毕后，重新消毒局部皮肤，盖上无菌干棉球，胶布固定。一般每周一次，三次为一疗程。

【冈上肌腱劳损】

于肩部冈上肌腱附着点压痛处垂直进针，深达骨质，退出少许注药(图 7-3)。一般用 1%普鲁卡因 2～4ml 和醋酸强的松龙 12.5～25mg 二者混合后注射。注射完毕后，重新消毒局部，盖上无菌干棉球，胶布固定。一般每周一次，三次为一疗程。

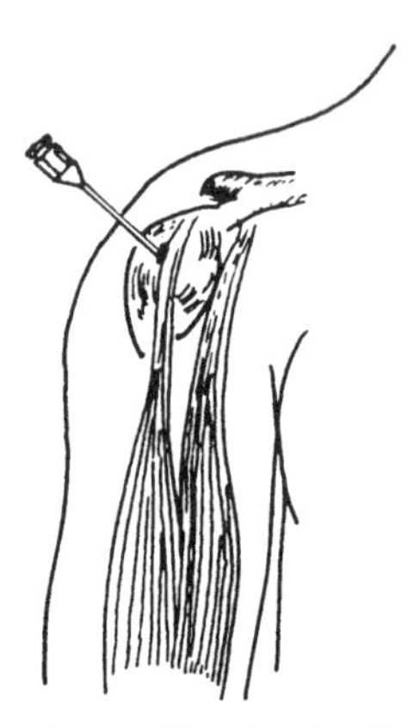

图 7-2　肱二头肌长头腱鞘炎封闭注射

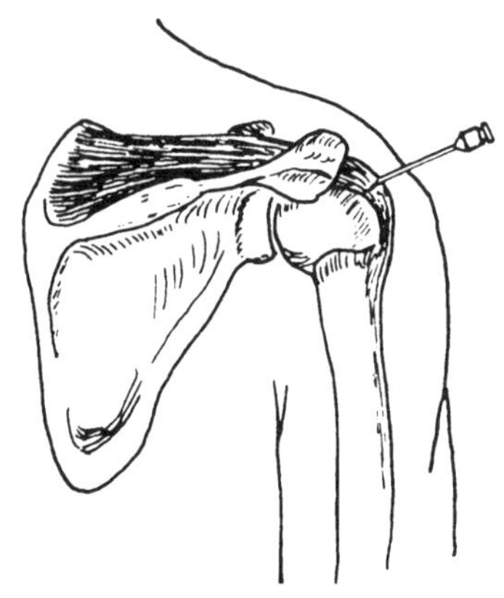

图 7-3　冈上肌腱劳损封闭注射

【肱骨外上髁炎】

肘关节屈曲，于前臂伸肌群起点，压痛最明显处垂直进针，深达骨质，退出少许注药(图 7-4)。一般用 1%普鲁卡因 1ml 和醋酸强的松龙 12.5～25mg，二者混合后注射。注射完毕后，重新消毒局部皮肤，盖上无菌干棉球，胶布固定。一般每周一次，三次为一疗程。

【肩周炎】

肩关节劳损、外伤可引起局部炎症、粘连、活动受限，尤以外展、外旋受阻明显，伴有疼痛，日久可形成“冻结肩”。肩关节稍外展，于喙突外下方 1～2cm 处，即肱骨头内侧缘垂直进针，至关节腔内注药(图 7-5)。一般用 1%普鲁卡因 4～6ml 和醋酸强的松龙 25～50mg，二者混合后注射，穿刺正确时，注药应毫无阻力。注射完毕后，重新消毒局部皮肤，盖无菌干棉球，胶布固定。一般每周 1 次，3～4 次为一疗程。

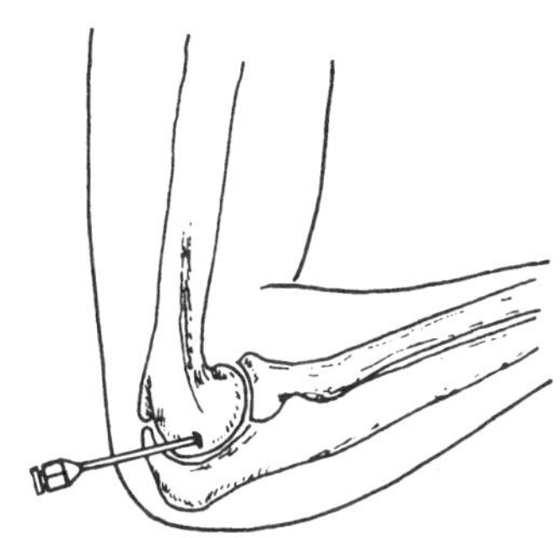

图 7-4　肱骨外上髁炎封闭注射

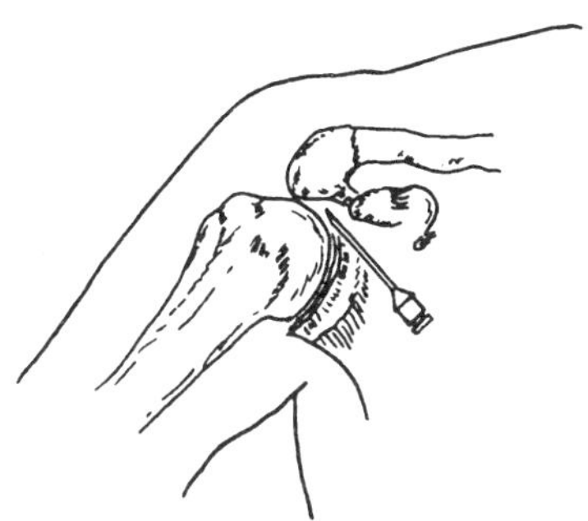

图 7-5　肩周炎封闭注射

【桡骨茎突狭窄性腱鞘炎】

于桡骨茎突下方 0.5cm 处，拇短伸肌腱与拇长展肌腱之间进针，针尖与皮肤呈 30 度角进针，斜向两条肌腱所共同通过的腱鞘内注射(图 7-6)。一般可用 1%普鲁卡因 2ml 和醋酸

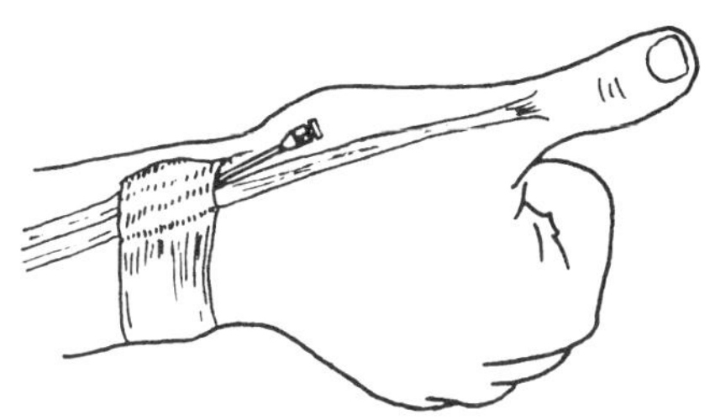

图 7-6　桡骨茎突狭窄性腱鞘炎封闭注射

强的松龙 12.5～25mg 混合后注射。注射完毕后，重新消毒局部皮肤，盖无菌干棉球，胶布固定。一般每周一次，3～4 次为一疗程。

【手指狭窄性腱鞘炎】

于掌侧压痛点最明显处，一般说来 2、3、4、5 指为掌远侧横纹，拇指为拇掌指关节横纹处，垂直进针，触及骨质退出少许，即于屈指腱鞘内注药(图 7-7)。注射成功时可感药液向指端扩散，并在指头掌面膨起。一般用 1%普鲁卡因 1ml 和醋酸强的松龙 12.5mg，二者混合后注射。注射完毕后，重新局部消毒，盖无菌干棉球，胶布固定。一般每周 1 次，3 次为一疗程。

手指狭窄性腱鞘炎以拇指、无名指最常见，其他三指少见。

【膝关节滑膜炎】

膝部外伤、劳损可引起关节滑膜炎。在膑骨外上方进行，针头斜向内下方，达膑骨后面注药(图 7-8)。一般用 1%普鲁卡因 2～4ml 和醋酸强的松龙 12.5mg，二者混合后注射。注射完毕，重新消毒局部皮肤，盖无菌干棉球，胶布固定。一般每周 1 次，3 次为一疗程。

注意滑膜结核、化脓性关节炎或原因不明的关节病变不应封闭注射。注射时一定严格消毒铺巾，无菌技术操作，防止感染，因一旦感染后果严重。

【胫骨结节炎】

胫骨结节炎常见于儿童。于胫骨结节压痛明显处垂直进针，触及骨质，退出少许注药(图 7-9)。注意勿注于皮下，以致不能发挥应有作用。一般采用 1%普鲁卡因 2ml 和醋酸强的松龙 12.5～25mg 混合后注射。注射完毕后，重新消毒局部皮肤，盖无菌干棉球，胶布固定。一般每周 1 次，3 次为一疗程。

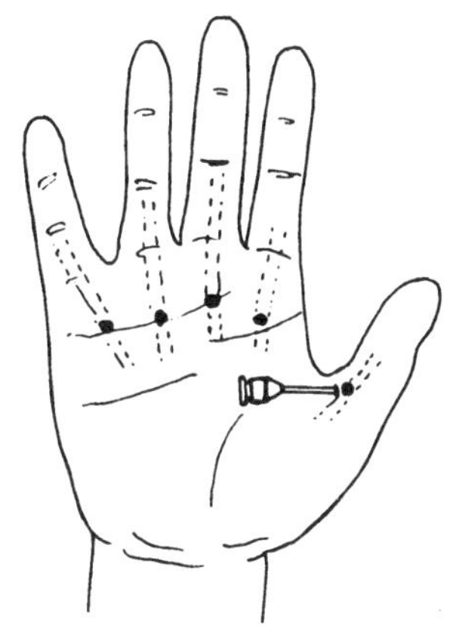

图 7-7　手指狭窄性腱鞘炎封闭注射

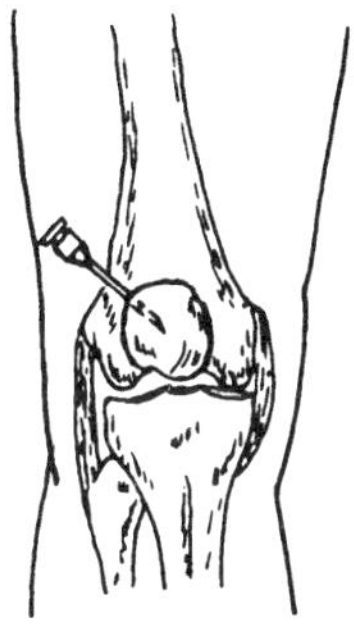

图 7-8　膝关节滑膜炎封闭注射

【膝关节侧副韧带损伤】

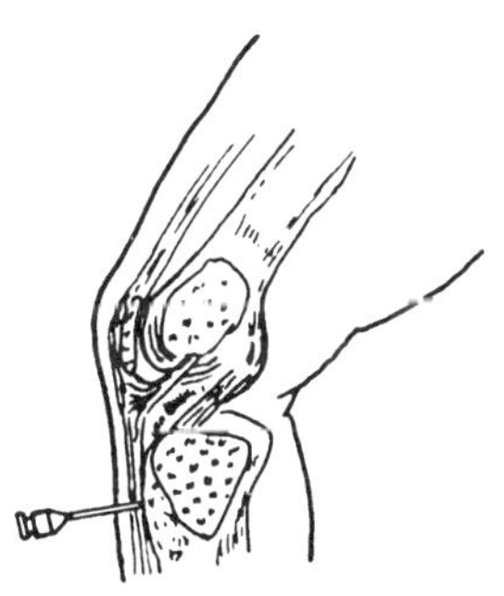

图 7-9　胫骨结节炎封闭注射

当膝内翻或膝外翻时，易引起撕裂损伤，以内侧副韧带损伤多见。寻及压痛点垂直进针，触及骨质，退出少许注药(图 7-10)。一般用 1%普鲁卡因 2～4ml 和醋酸强的松龙 12.5～25mg，二者混合后注射。注射完毕后，重新消毒局部皮肤，盖无菌干棉球，胶布固定。一般每周一次，三次为一疗程。

【踝关节扭伤】

踝关节扭伤时，主要为踝关节外侧副韧带撕裂损伤，或外踝前下方的距腓前韧带撕裂损伤。急性期过后长期有疼痛者，可于局部寻及压痛最明显处垂直进针，触及骨质，退出少许注药(图 7-11)。一般采用 1%普鲁卡因 2～4ml 和醋酸强的松龙 12.5～25mg，二者混合后注射。注射完毕后，重新消毒局部皮肤，盖无菌干棉球，胶布固定。一般每周1次，3次为一疗程。

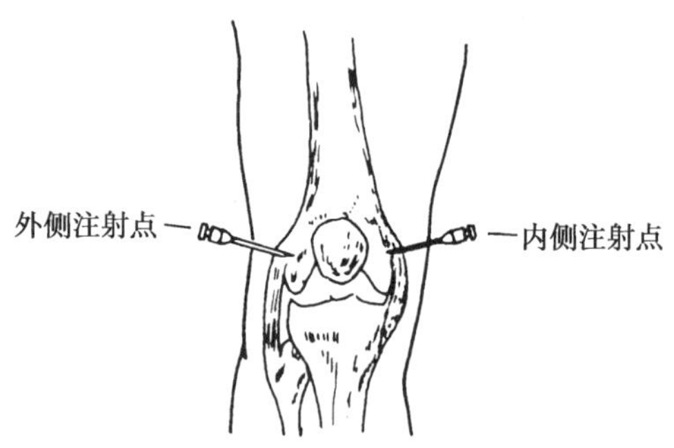

图7-10　膝关节侧副韧带损伤封闭注射

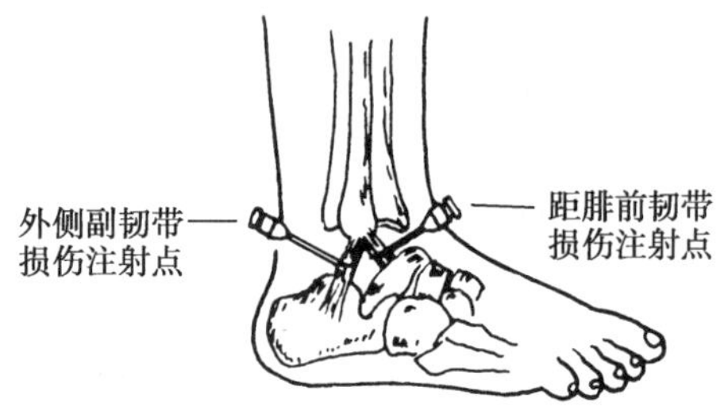

图7-11　踝关节扭伤封闭注射

【跟腱滑囊炎】

跟腱止于跟骨结节，因经常摩擦劳损，易引起滑囊炎，可注药于滑囊内。于局部寻及跟腱压痛最明显处垂直进针，触及骨质，退出少许注药(图7-12)。一般用1%普鲁卡因2ml和醋酸强的松龙12.5～25mg，二者混合后注射。注射完毕后，重新消毒局部皮肤，盖无菌干棉球，胶布固定，术后注意休息，避免用力跑、跳等动作。一般每周1次，3次为一疗程。

【棘上或棘间韧带损伤】

当韧带损伤后，在相应的棘突或棘突间有局限性压痛，前者称为棘上韧带劳损，后者称为棘间韧带劳损。寻及压痛明显处注药，棘上韧带劳损时垂直进针，触及骨质注药；棘间韧带劳损时于压痛点进针，略斜向上方刺入约 2cm 注药，且勿过深，以免进入脊髓腔内(图 7-13)。一般用 1%普鲁卡因 2ml 和醋酸强的松龙 12.5mg，二者混合后注射，注射完毕后，重新局部消毒，盖无菌干棉球，胶布固定。一般每周 1 次，3 次为一疗程。

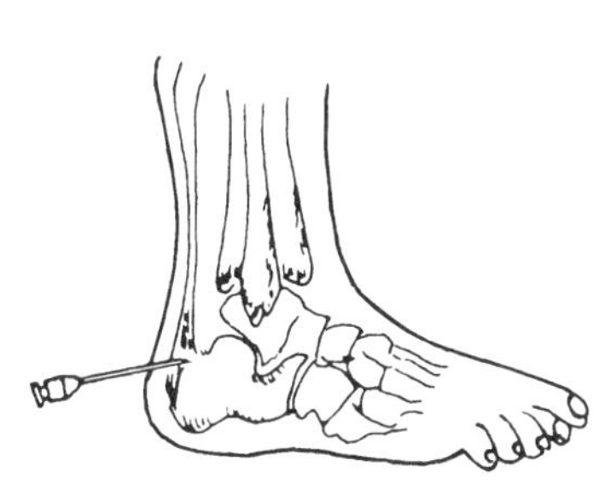

图 7-12 跟腱滑囊炎封闭注射

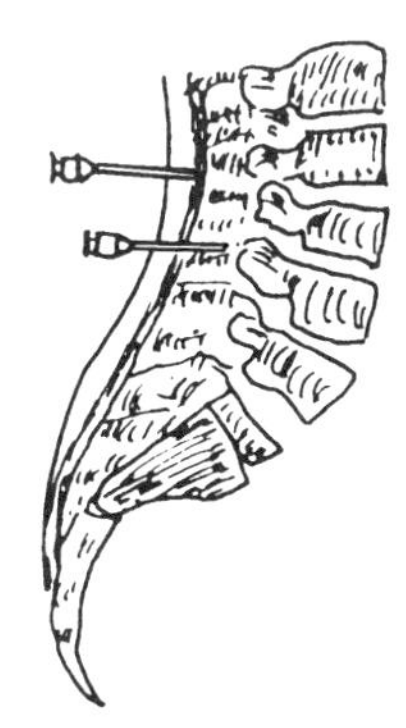

图 7-13 棘上或棘间韧带损伤封闭注射

【肋间神经封闭】

肋间神经封闭适用于解除肋骨骨折、胸膜炎、带状疱疹、手术后胸部切口痛；不明原因的肋间神经和其分布区域疼痛。患者仰卧位，手上举置于枕部；也可取坐位，由腋后线或肩胛下角垂直进针，注射方法见(图 6-24)。一般每处采用 1%普鲁卡因 3～4ml 注射，应同时封闭注射上、下肋间神经。一般每周 1 次，2 次为一疗程。

【坐骨神经封闭】

用于各种原因引起的坐骨神经痛。患者健侧卧位，双下肢髋关节屈曲 45 度，膝关节屈曲 90 度，扪及股骨大转子及坐骨结节，在两者之间中点稍偏内侧，用 7 号 10cm 长的针头垂直进针，深约6～8cm，出现下肢触电异感时，回抽无血，即可注药(图6-18)。一般用1%普鲁卡因或1%利多卡因10ml。注射完毕后，重新消毒，盖无菌干棉球，胶布固定。

一般不要加入强的松类药物，避免引起神经组织变性而导致功能障碍。

【感染病变周围区域封闭】

急性软组织感染性病变，可于其周围封闭注射。一般采用0.5%～1%普鲁卡因，加适量抗生素药物混合后注射。方法与区域阻滞麻醉基本相似，即在病变周围皮肤红肿区以外的周围组织及基底注药，使药液形成一包围圈(图7-14)。注射完毕后，重新消毒，盖无菌干棉球，胶布固定。一般每日或隔日封闭注射一次。

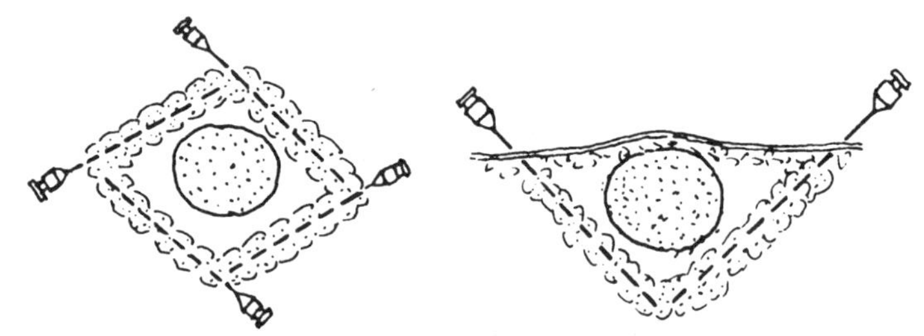

图7-14　感染病变周围区域封闭

【急性乳腺炎封闭】

封闭注射用于早期乳腺炎效果较好。在炎症病灶四周正常皮肤选定两个或数个注射点，将药液注射于病灶四周的皮下组织，乳腺组织及其基底(图7-15)。一般采用0.25%普鲁卡因100～150ml，加入青霉素240万单位，每日一次或隔日一次。注意封闭注射时勿将药液注入炎症区域。注射前需作青霉素皮肤过敏试验。

【精索封闭】

精索封闭用于急性或慢性睾丸炎、附睾炎、精索痛和不明

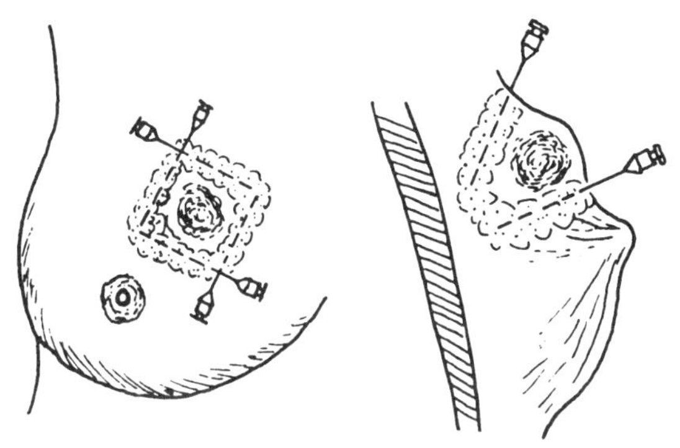

图 7-15 急性乳腺炎封闭

原因的腹股沟下坠疼痛；也常用于输精管结扎术后的局部疼痛和其他不适者。于腹股沟皮下环下方，用手轻轻提起精索，用较细的注射针刺入精索内，回抽无血后注药(图 7-16)。一般急性炎症性疾病可用1%普鲁卡因和适量青霉素、庆大霉素混合后注射，每隔 2～3 日注射 1 次。

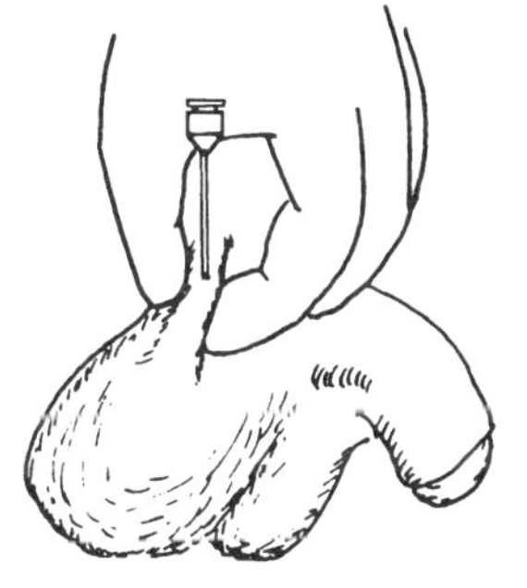

图 7-16 精索封闭注射

输精管结扎术后局部疼痛不适者，可用1%普鲁卡因 2ml 加入醋酸强的松龙 12.5mg，二者混合后注射，每 7 日注射 1 次。注射完毕后，重新消毒局部皮肤。

【肢体环周封闭】

指将药液注射于骨膜外周围的骨筋膜腔隙中，主要用于截肢后疼痛、肢体远端溃疡、灼性神经痛等。上肢封闭选用上臂中段，下肢封闭选用大腿中段处。上肢封闭时分别由前后两点垂直进针，触及骨质，退出少许，回抽无血后注入麻醉药(图 7-17)，一般每侧注入0.25%～0.5%普鲁卡因40～50ml。下肢封闭时分别由前、后、外三点垂直进针，触及骨质后，退出少许，回抽无血后注入麻醉药(图 7-18)。一处注入 0.25%～0.5%普鲁卡因 50ml，三处共约 150ml。注射完毕后，重新消毒局部皮肤，盖无菌干棉球，胶布固定。每隔 2～3 日注射一次。

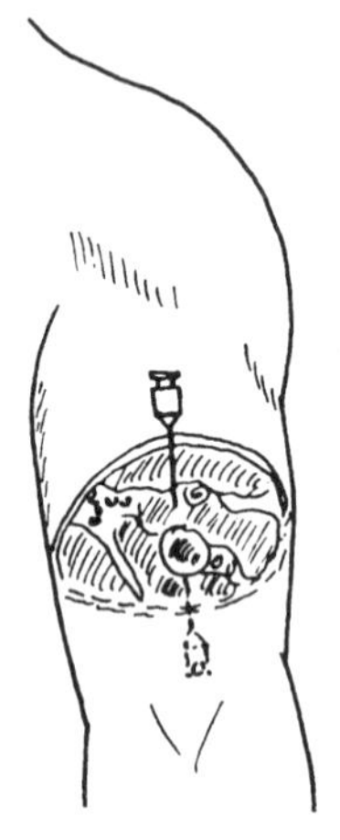

图 7-17　上肢封闭注射

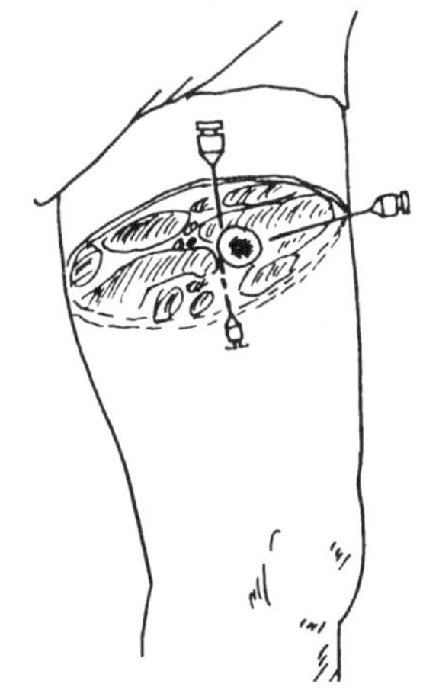

图 7-18　下肢封闭注射

【瘢痕增生、瘢痕疙瘩】

根据瘢痕增生或瘢痕疙瘩大小，抽取 0.5%～1%利多卡因 1～5ml，加适量康宁克通或曲胺奈德，用于各种局限性瘢痕增生、瘢痕疙瘩等。将二者混合，直接均匀地注射于瘢痕组织内(图 7-19)，注意不能注射于瘢痕周围或瘢痕下正常组织内。一般 10～14 天封闭注射一次，酌情决定注射次数。由于瘢痕组织致密、坚硬，注射阻力较大，可使用特制的高压注射器。

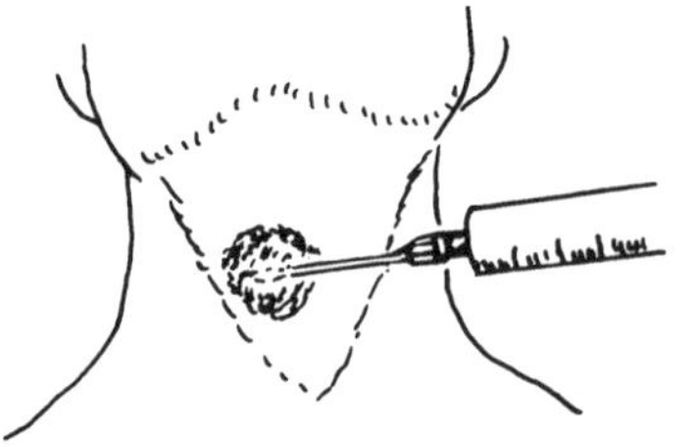

图 7-19　瘢痕组织内注射

(刘　通　任怀敏)

第 8 章

常用穿刺技术

穿刺，是外科临床工作中一种常用的技术性操作，既可用于疾病诊断，又可用于疾病治疗，或二者兼之。由于放射线、超声等影像学检查技术的发展，可将病灶准确定位，加上穿刺工具的改进，穿刺技术得以进一步提高，应用范围不断扩大。现将临床上最常用的穿刺技术介绍如下。

第 1 节　股静脉穿刺术

【适应证】

1. 外周皮下浅静脉穿刺困难，而又急需采血、输液、输血等。

2. 需经股静脉插管作下腔静脉造影检查者。

【操作步骤】

患者仰卧位，穿刺侧大腿放平，稍外旋外展。消毒皮肤后在腹股沟韧带内、中 1/3 交界处下方二横指、股动脉搏动内侧作为穿刺点，单纯采血时可用连接普通针头的注射器斜向脐部进针(图 8-1)。用于插管时用带针芯的穿刺针。边进针边抽吸，如抽得血液，表示进入股静脉，再进针 0.5cm，即可进行采血或插管。穿刺完毕，拔出针头，重新消毒皮肤，盖无菌干棉球，手指压迫 1～2 分钟，胶布固定。

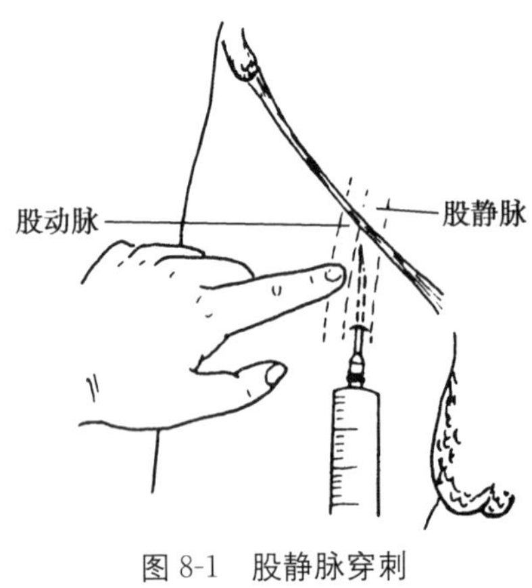

图 8-1　股静脉穿刺

第 2 节　颈外静脉穿刺术

【适应证】

重危患者，四肢浅静脉穿刺困难，而又急需采血、输液、输血者。

【操作步骤】

患者平卧位，两肩胛间垫一小枕，使颈部过伸，面部转向对侧，助手协助固定头部，操作者立于患者头侧。消毒铺巾，操作者左拇指、示指或示指、中指将皮肤轻轻绷紧，右手持连接针头的注射器或穿刺针，于颈外静脉旁刺入皮肤至颈外静脉（图 8-2），边进针边抽吸，见有回血时，再进针 0.5～1cm，即可进行采血或插管。穿刺完毕，拔出针头，重新消毒局部皮肤，盖无菌干棉球，手指按压 1～2 分钟，用胶布固定。

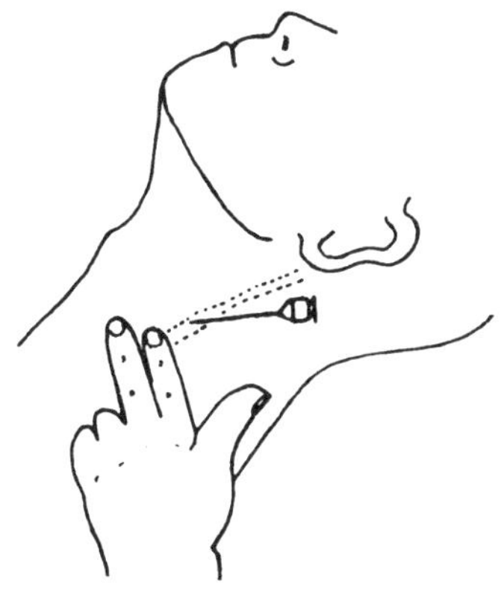

图 8-2　颈外静脉穿刺

第 3 节　锁骨下静脉穿刺术

【适应证】

1. 需行肠道外全营养或中心静脉压测定者。

2. 需长期输液而外周静脉硬化、塌陷等穿刺困难者。

【操作步骤】

病员仰卧，头低 15～30 度，两肩胛间垫一薄枕，使两肩后垂，面部转向对侧，一般从右侧穿刺，于锁骨中点下一横指处作为穿刺点。消毒铺巾局部浸润麻醉后，将连接在注射器上的 14～16 号的穿刺针刺入皮肤，使与胸壁额面平行，即针头与胸壁平面约呈 15 度角朝向同侧胸锁关节后方进针，于锁骨与第 1 肋骨的间隙内走行，边抽吸边推进(图 8-3)，一般达 4～6cm即可抽得暗红色血液，再进针 0.5～1cm，取下注射器，用拇指按住针尾，以免发生空气栓塞，再迅速将预先选定的硅胶管经穿刺针置入 12～15cm，此时硅胶管尖端即可达上腔静脉。拔去穿刺针，接上输液管，开始输液，并将导管固定于皮肤上，涂以抗生素油膏，盖无菌敷料包扎。进行此项操作应特别注意无菌操作，操作者戴无菌手套操作，术区铺盖无菌孔巾。

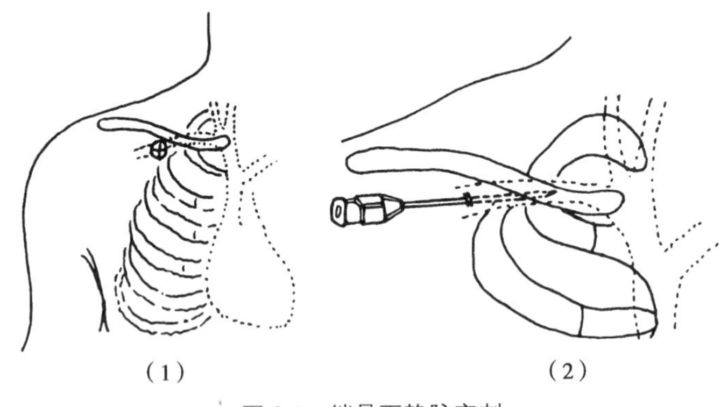

图 8-3　锁骨下静脉穿刺

第 4 节　股动脉穿刺术

【适应证】

1. 用于抢救患者时经股动脉输血、血浆、高渗糖。

2. 经股动脉插管用药进行下肢疾病的诊断和治疗等。

【操作步骤】

患者仰卧，穿刺侧下肢稍外展、外旋。在腹股沟韧带内、中另交界下方 2～3cm 处，即股动脉搏动最明显处作为穿刺点。消毒铺巾，局部浸润麻醉。术者立于患者一侧，用示指或中指扪及血管搏动，另一手持连接针头的注射器或穿刺针，与皮肤呈 30°～40°角逆血流方向刺入(图 8-4)，至股动脉，有鲜血喷出时，再缓慢进入 0.3～0.5cm，以防脱出，即可进行采血、注药，或插管进行动脉血管造影。

穿刺完毕后拔针，盖无菌敷料，立即压迫局部 5～10 分钟，防止血肿形成，胶布固定。

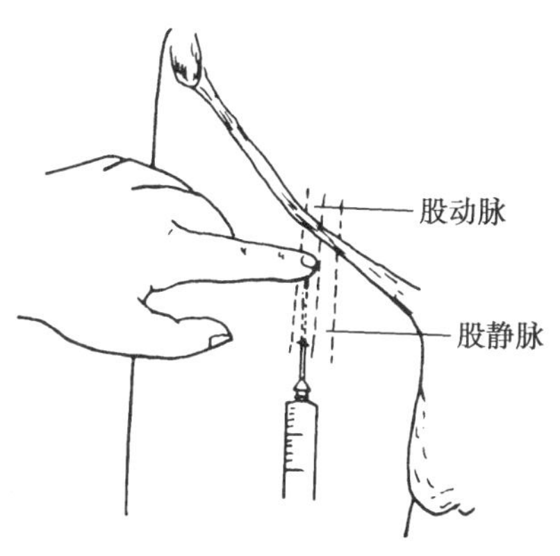

图 8-4　股动脉穿刺

第 5 节　脓肿穿刺术

【适应证】

1. 急性蜂窝组织炎、疑有脓肿形成者。
2. 部脓肿引流之前作为切开引流标志。
3. 结核性脓肿需穿刺抽吸脓液注药者。

【操作步骤】

取适当体位。消毒铺巾，如需选用较粗针头穿刺则用1%普鲁卡因局部浸润麻醉。在脓肿波动最明显处或隆起肿胀明显处作为穿刺点，左手拇、示指按压固定，垂直刺入，直达脓腔(图 8-5)，回抽便可有脓液抽出，如无脓液抽出，可稍改变方向或作深浅调整。抽出脓液后，观察脓液颜色、性状，必要时留取标本涂片送检或作细菌培养和药敏试验。需做脓肿切开引流时，留置针头，以便切开时沿针体切入，敞开引流。

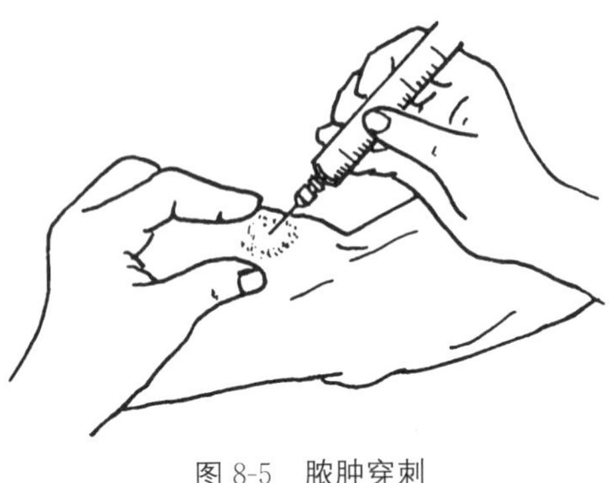

图 8-5 脓肿穿刺

第 6 节 浅表肿块穿刺术

【适应证】

1. 软组织肿块，如血肿、积液等，在诊断不明者，可穿刺协助诊断。

2. 各种肿物需穿刺抽吸组织，进行细胞学检查。

【操作步骤】

取适当体位，备好所需其他物品，如涂片用的玻璃片等。消毒铺巾，选用较粗穿刺针，穿刺时应先用 1％普鲁卡因局部浸润麻醉。左手固定肿块，右手持穿刺针垂直刺入肿块内(图 8-6)。如为实质性肿瘤，可用右手用力回抽针芯，造成针筒内较大负压，吸取肿块内适量组织后即可拔针，拔针前应消除负压；如无组织吸入针筒内，可加大负压并使针头反复在肿块内进退数次，或改变穿刺方向，直至获得抽取物为止。穿刺完毕后拔针，重新消毒，盖无菌干棉球，胶布固定。

抽吸物分析：可对抽吸物肉眼观察分析，以便对肿块性质进行诊断，如为新鲜血液，肿块可能为血管瘤；如为不凝固血液可见于局部血肿；如为淡黄色透明液体，可能系囊肿或滑囊积液；如为血性颗粒组织碎屑，恶性肿瘤可能性较大。若需进行细胞学检查，将抽吸物分别推于1～4张玻璃片上，在最短的时间内以较快的速度进行涂片或推片。推片时用力应先大后小，以便标本均匀地有层次地分布在玻璃片上。

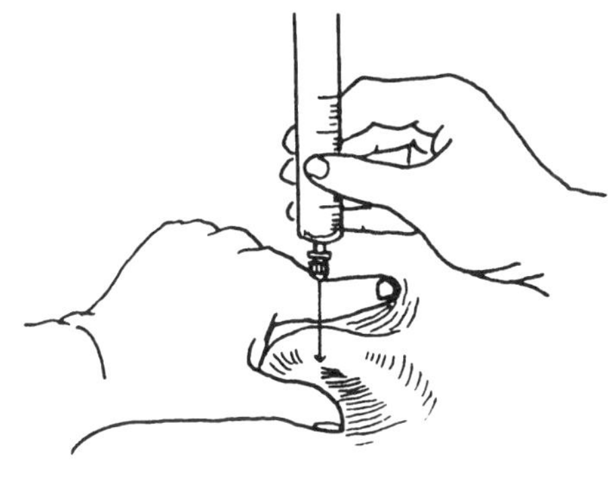

图8-6　浅表肿块穿刺

第7节　淋巴结穿刺术

【适应证】

1. 对于颈部、腋窝、腹股沟等处肿大质地较硬的淋巴结进行细胞学检查。

2. 淋巴结结核化脓需抽吸注药者。

【操作步骤】

取适当体位，消毒铺巾，用10ml干燥注射器连接适当规格的注射针头，左手拇、示指固定淋巴结，右手持注射器，刺入淋巴结中央，回抽针芯使成负压，即可将少量组织或液体抽入针头内（图8-7），持续数秒钟后消除负压，拔出针头，即刻将抽吸的组织或液体涂于玻璃片上，做细胞学检查。

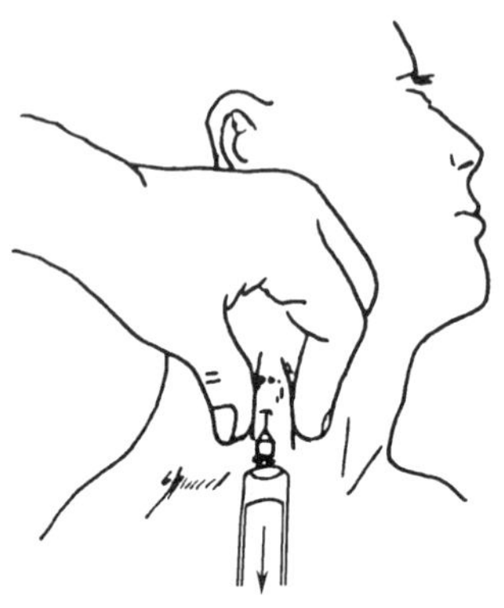

图 8-7　淋巴结穿刺

第 8 节　胸腔穿刺术

【适应证】

1. 胸腔积液诊断不明者，抽液化验。

2. 气胸、液气胸、血胸、胸水、脓胸需穿刺引流者。

3. 胸腔内需注入药物者。

【操作步骤】

气胸或以气为主的液气胸，应取低坡卧位，在患侧锁骨中线第 2 肋间予以标记；血胸、胸水或脓胸取反坐椅位，于肩胛下角线 8、9 肋间或 7、8 肋间予以标记(图 8-8)。局部消毒铺巾、铺巾，术者左示、中指固定穿刺针处皮肤，右手持接有橡皮管、玻璃管的穿刺针，用血管钳夹住橡皮管，于定点处垂直刺入，落空感出现后表示进入胸腔，即可用 50ml 注射器抽吸，抽满针管后，助手夹住橡皮管，防止空气进入胸腔(图 8-9)，如此反复进行。抽吸完毕，重新消毒局部皮肤，盖无菌干棉球，用胶布固定。

操作中嘱咐患者应避免咳嗽及深呼吸。抽液时一次最多不超过 700ml，并需缓慢进行抽吸。

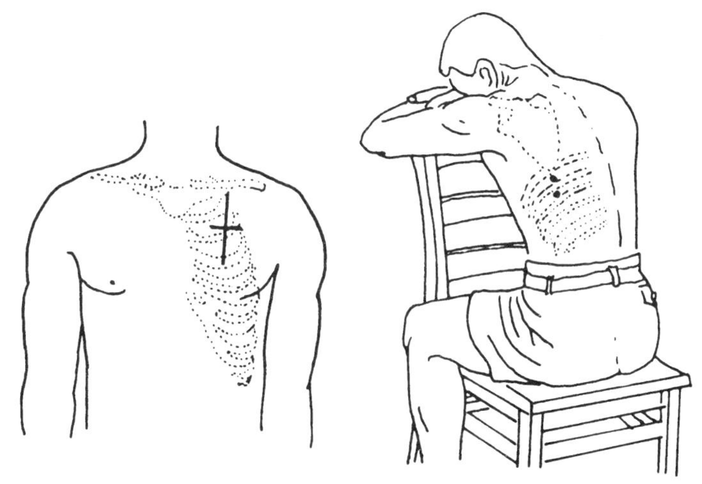

图 8-8　胸腔穿刺进针标记

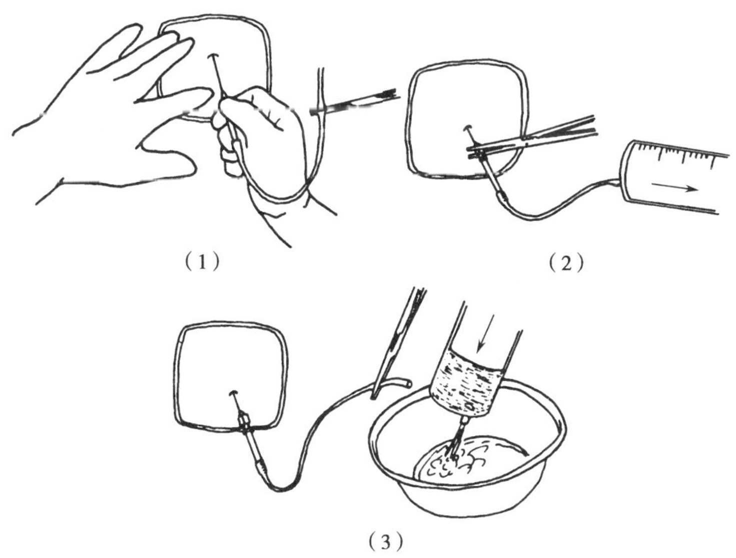

图 8-9　胸腔穿刺术

第 9 节　腹腔穿刺术

【适应证】

1. 腹腔积液，了解积液性质。

2. 腹水过多为了减轻腹内压力。

3. 腹腔内注射药物。

【操作步骤】

穿刺前排尽膀胱。平卧位，稍侧身向穿刺侧，在脐与髂前上棘连线中、外 1/3 处确定为穿刺点，也可取脐与耻骨联合中点偏左或右 1cm 为穿刺点消毒皮肤，用连接 9 号普通针头的注射器垂直刺入腹腔，通过腹膜时有落空感，进腹后即可抽吸(图 8-10)，如无液体，再边退边抽，或稍改变方向及调整深浅。若为抽吸腹水减压，让患者取半卧位，局部浸润麻醉后，用较粗的穿刺针连接橡皮管进行穿刺抽吸。拔针后，局部皮肤重新消毒，盖无菌干棉球，用胶布固定。

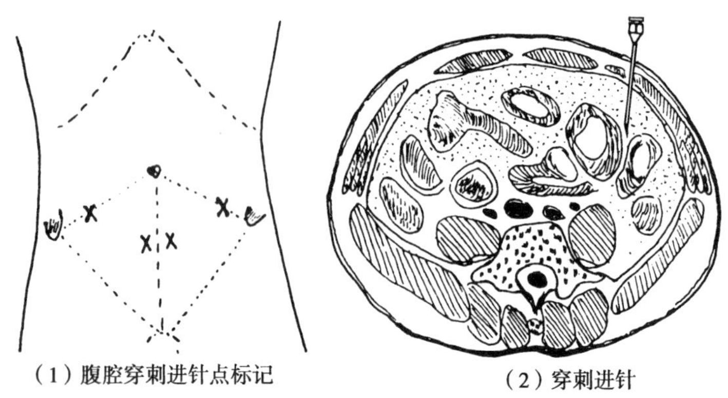

（1）腹腔穿刺进针点标记　　（2）穿刺进针

图 8-10　腹腔穿刺

第 10 节　膀胱穿刺术

【适应证】

经导尿失败的急性尿潴留患者，暂时排出尿液缓解膀胱内压力。

【操作步骤】

清洁下腹皮肤，消毒铺巾，不必麻醉，下腹正中耻骨联合上二横指为穿刺点。术者右手持连接橡皮管的穿刺针，垂直刺入，有落空感后同时有尿液排出。抽吸速度不宜太快。若需保留时，需采用大号穿刺针，由穿刺针内插入适当的导管，以便长时间引流尿液。有时也可用 50ml 注射器连接 9 号注射针头穿刺抽吸（图 8-11）。拔针后，皮肤重新消毒，盖无菌干棉球，胶布固定。

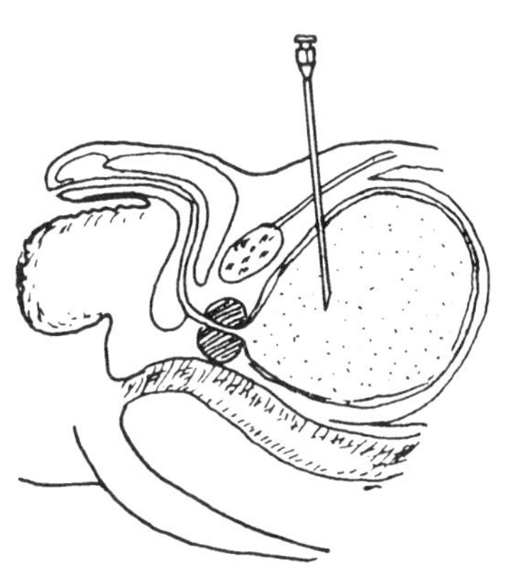

图 8-11　膀胱穿刺

第 11 节　关节腔穿刺术

【适应证】

1. 化脓性关节炎或其他关节病变伴有积液者。
2. 节腔积液需抽出送检、细菌培养以求明确诊断者。
3. 关节腔内需注药者。

【操作步骤】

各关节腔穿刺需有相应的体位，避免刺伤血管神经，同时需要进行严格的消毒铺巾，所用穿刺器具必须绝对无菌，严格执行无菌操作规则。穿刺完毕后，皮肤须重新消毒，盖无菌干棉球，胶布固定。常用的穿刺部位如下。

1. 肩关节穿刺　患侧上肢轻度外展外旋，肘关节处于屈曲位，消毒铺巾后，于肱骨小结节与肩胛骨喙突的中点，或喙突顶端外下方垂直进针，刺入关节腔(图 8-12)。

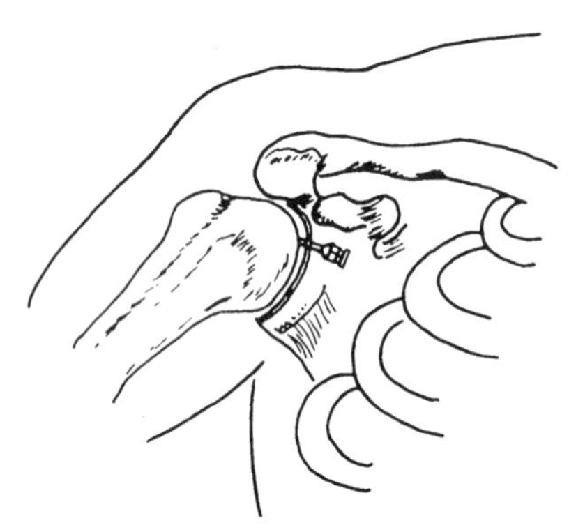

图 8-12　肩关节穿刺术

2. 肘关节穿刺　患侧肘关节屈曲 90 度，消毒铺巾后，在肘关节后面尺骨鹰嘴外侧沟进针，向前向内刺入关节腔；也可从尺骨鹰嘴上方，经肱三头肌腱向前下方刺入关节腔(图 8-13)。

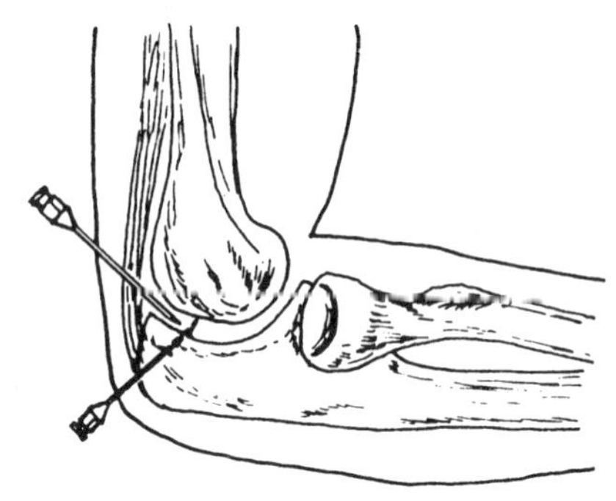

图 8-13　肘关节穿刺术

3. 腕关节穿刺　腕关节伸直位，消毒铺巾，于腕关节背面、伸拇长肌腱尺侧，即鼻烟窝尺侧、桡骨远端进针，近乎垂直刺入关节腔(图 8-14)。

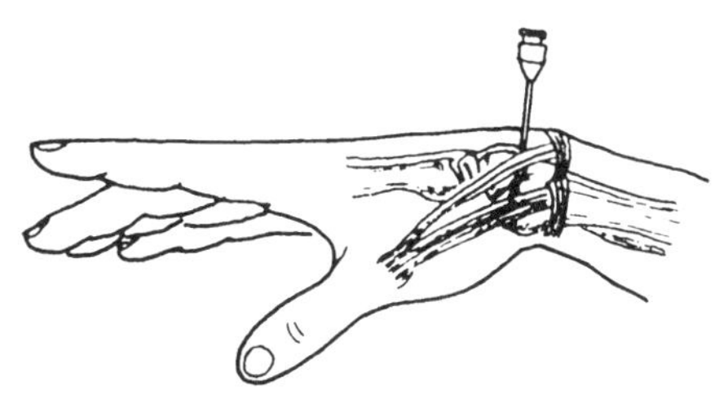

图 8-14　腕关节穿刺术

4. 髋关节穿刺　平卧位，消毒铺巾后，在髂前上棘与耻骨结节连线的中点，腹股沟韧带下一横指，股动脉搏动外侧 1cm 处为穿刺点，垂直刺入约 6～8cm，即可进入关节腔(图 8-15)。穿刺时应注意勿损伤股内侧的股动脉、股神经。

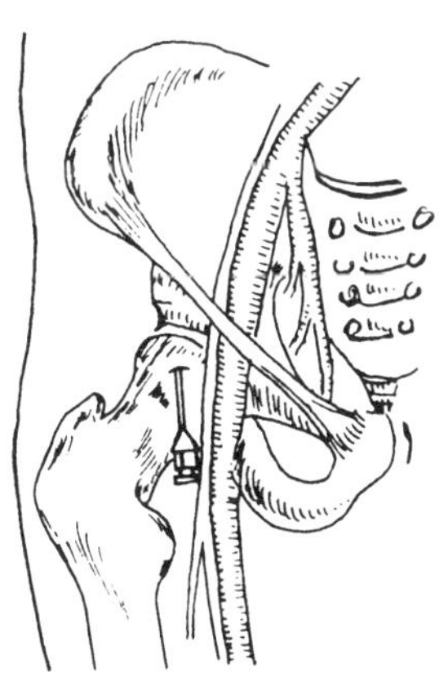

图 8-15　髋关节穿刺

5. 膝关节穿刺　取关节伸直位，消毒铺巾后，分别在髌骨上缘水平作一横线、外侧缘作一垂直线，在两线交叉点进针刺入关节腔(图8-16)。

6. 踝关节穿刺　踝关节背伸 100 度，消毒铺巾后于关节前方，外踝尖端上方 2cm，再向内 1.5cm 为穿刺点，稍向内、向下方向刺入关节腔(图 8-17)。

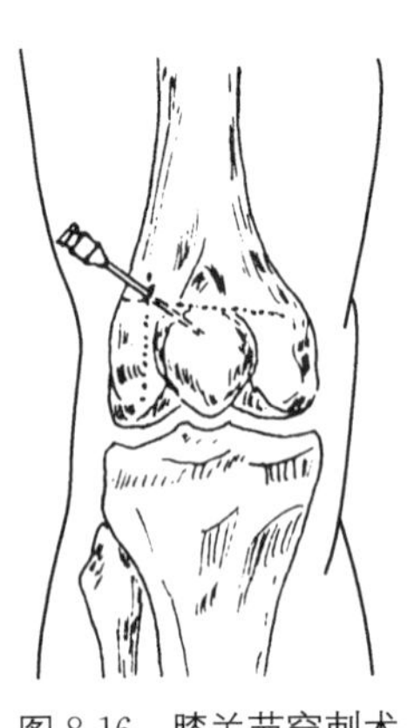

图 8-16　膝关节穿刺术

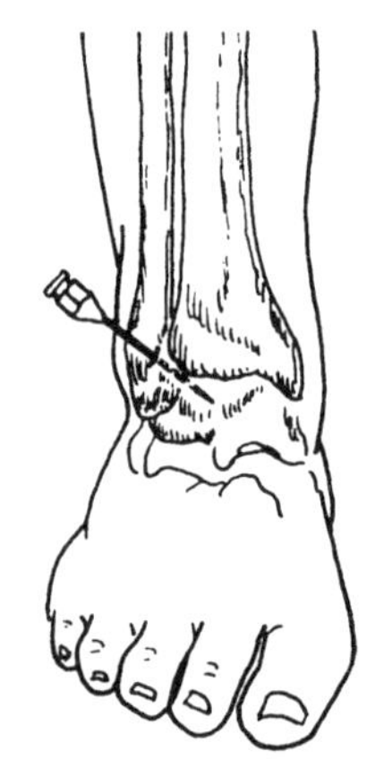

图 8-17　踝关节穿刺术

第 12 节　前列腺穿刺术

【适应证】

1. 对于不能确定疾病性质的前列腺肿块，需抽吸组织做细胞学检查者。

2. 前列腺局部需注射药物者。

【操作步骤】

穿刺途径通常有二种。

1. 经直肠穿刺法　术前两日起口服肠道杀菌药物，术前晚进流质饮食，穿刺前做清洁灌肠。取膝胸卧位，一般应在肛门周围阻滞麻醉下进行。1%洗必泰消毒会阴，助手用拉钩协助扩开肛门，消毒直肠内，伸入左示指，触及前列腺肿块或前列腺，再次消毒直肠黏膜，右手持干燥注射器连接 10cm 长的

9 号针头，斜向前列腺肿块进针，达肿块后边抽吸边退针(图 8-18)，或注入适当的药物。拔针后立即用干棉球按压针孔 5 分钟，防止出血。同时将抽出的组织物立即涂片推片送检。术后连续口服肠道杀菌药 3 天。

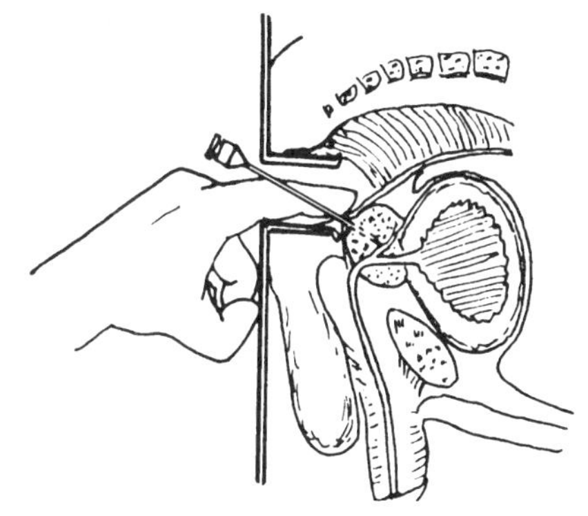

图 8-18　经直肠前列腺穿刺

2. 经会阴穿刺法　取膝胸卧位。用 0.1%洗必泰消毒会阴，左手示指伸入直肠，触及前列腺拟穿刺处，作为穿刺时的引导。1%普鲁卡因局部浸润麻醉，由会阴中线刺入，进针方向与直肠内指尖相对应(图 8-19)。采集方法与直肠内穿刺方法相同。

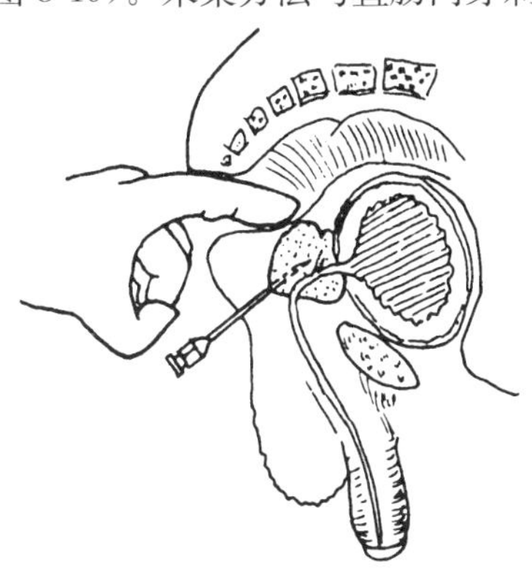

图 8-19　经会阴前列腺穿刺

需药物注射时，则可将预先备好的药物注入前列腺组织内。

第13节　盆腔脓肿穿刺术

【适应证】

1. 用于盆腔脓肿的诊断。

2. 作为盆腔脓肿的切开引流指导。

【操作步骤】

盆腔脓肿穿刺，有两种穿刺途径可供选择。

1. 经直肠穿刺法　一般取截石位，0.1%洗必泰消毒会阴部，拉钩扩开肛门，消毒直肠内，术者左示指进入直肠内，触及脓肿向肠腔内膨出处，再用连接9号针头10cm长的注射器，斜向膨出处刺入，直达脓腔(图8-20)。如拟同时切开引流，也可先行肛门周围阻滞麻醉，然后扩肛，左手示指伸入直肠内，右手持连接针头的注射器刺入脓肿，抽出脓液后以此针头为引导，行直肠内切开引流术。

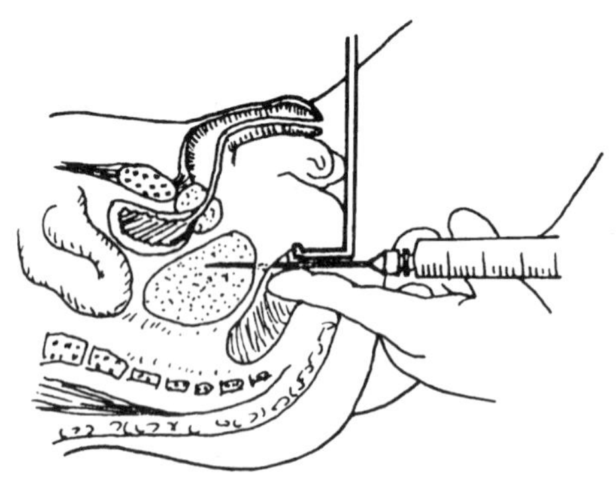

图8-20　经直肠盆腔脓肿穿刺术

2. 经阴道穿刺法　0.1%洗必泰会阴阴道内消毒，左手示、中指伸入阴道内，右手持连接10cm长9号针头的注射器，于阴道后穹隆膨出处进针，达脓腔后可有阻力突然消失感（图 8-21）。如需同时经阴道切开引流，则留置针头作为切开的引导。

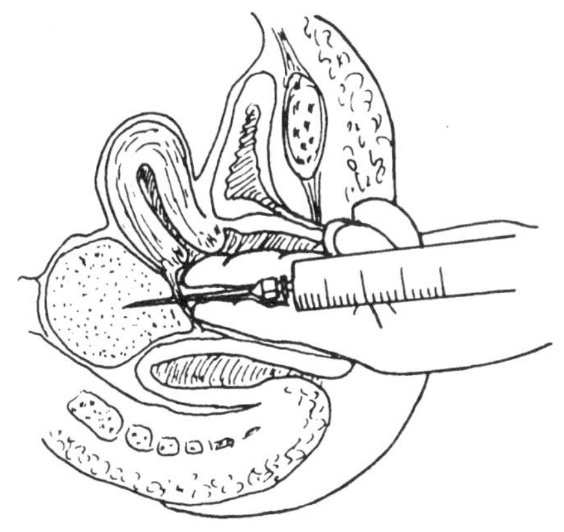

图 8-21 经阴道盆腔脓肿穿刺术

（李书成 张晋杰）

第9章

常见脓肿切开引流术

脓肿切开引流术，是治疗外科化脓性感染的最主要方法之一，外科医生必须牢记任何抗菌药的治疗都不能代替脓肿切开引流术巨大作用。脓肿切开引流的基本原则是：及时切开，宁早勿晚、引流彻底，保持通畅。

脓肿切开引流的主要步骤包括：麻醉、脓肿切开、排出脓液、填塞引流物、敷料包扎固定。

脓肿切开引流后应根据情况及时正确地换药，才能尽快使创口愈合。

第1节　浅表脓肿切开引流术

【适应证】

1. 一般部位的位于皮肤或皮下组织内的浅表脓肿扪及波动者。

2. 有些虽未形成脓肿，但局部张力较大或疼痛剧烈者，也应及早切开排出炎区渗出物，降低局部压力，减轻疼痛。

【操作步骤】

1. 消毒铺巾　取适当体位，碘酒、酒精消毒皮肤，铺无菌孔巾。

2. 麻醉　局部浸润麻醉或区域阻滞麻醉，注药时应注意勿将药物注入脓腔内，防止炎症扩散。

3. 切开引流　于波动最明显、位置最低处做切口，未形成波动者于肿胀最显著处做切口。左手拇、示指置于脓肿两侧，略加固定，切开皮肤、皮下组织直达脓腔，切口长度与脓肿大小相当，放出脓液，必要时轻轻挤压四周，以便尽量排尽脓液，然后根据脓腔大小适当放入凡士林纱条引流(图 9-1)。覆盖敷料包扎固定。

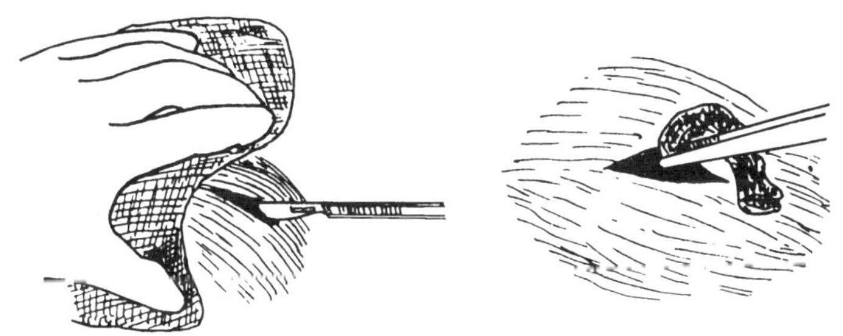

图 9-1　一般浅表脓肿切开引流术

第 2 节　深部脓肿切开引流术

【适应证】

1. 化脓性感染，如大腿、腰部、臀部等深处脓肿。

2. 注射或针刺致深部组织感染化脓。

【操作步骤】

1. 消毒铺巾　取适当体位，碘酒、酒精消毒皮肤，铺无菌孔巾。

2. 麻醉　局部浸润麻醉或区域阻滞麻醉。

3. 切开引流　先用连接 10cm 长 9 号针头的注射器试穿，证实已形成脓肿后，留置针头于病灶处，然后用刀切开皮肤、皮下组织，钝性分开肌肉纤维，手指探查分开纤维隔，排尽脓液(图 9-2)，填塞凡士林纱条，用以引流和止血。最后包扎固定。

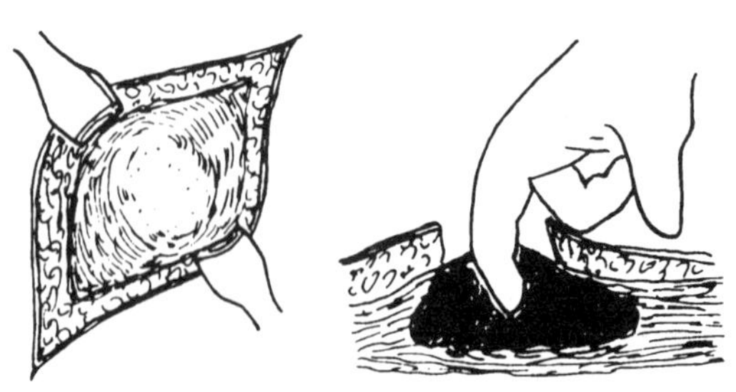

图 9-2　深部脓肿切开引流术

【注意事项】

1. 酌情清洁换药，注意换药技巧，保持口大底小的原则。

2. 如有多发深部脓肿，应考虑有否原发感染性疾病，并作相应处理。

第 3 节　痈切开引流术

【适应证】

1. 位于颈后、背部等处的痈，经用大量抗生素治疗无效者。

2. 早期痈切开引流，以防炎症继续沿皮下组织间隙扩散。

【操作步骤】

1. 消毒铺巾　取适当体位，一般颈后痈、背部痈取俯卧位。用碘酒、酒精消毒皮肤，铺无菌孔巾。

2. 麻醉　局部浸润麻醉或区域阻滞麻醉。

3. 切开引流　于病变区做“＋”、“＋＋”或“Y”形切口，长度要达痈的边缘，切至深筋膜浅面，然后自深筋膜浅面横行解剖、分离皮下炎性组织，形成皮瓣，使皮下组织外翻，并尽量剪除坏死组织，用过氧化氢液（双氧水）、生理盐水冲洗，填塞凡士林纱布压迫止血（图 9-3），覆盖厚纱布敷料，包扎固定。

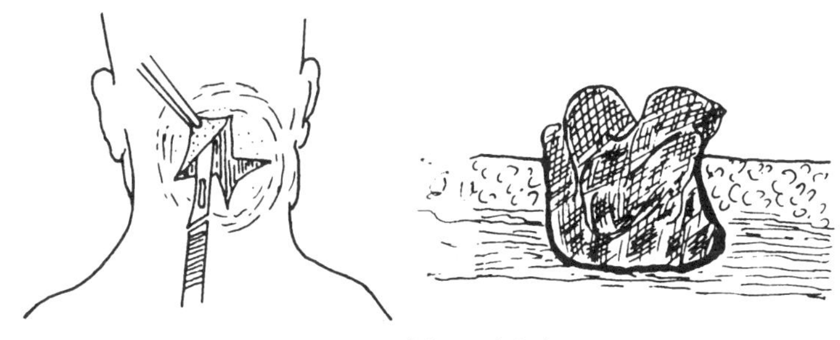

图 9-3　痈切开引流术

【注意事项】

1. 痈患者往往有糖尿病，需及时控制糖尿病，切口才能愈合。

2. 如果病变范围广泛，可考虑将全部病变组织自深筋膜浅面切除，创面经湿敷、清洁换药，待肉芽组织健康后植皮，以便尽早封闭创面。

第 4 节　甲沟炎切开引流术

【适应证】

1. 甲沟感染，形成脓肿者。

2. 甲沟感染，虽未形成脓肿，但局部肿胀明显者。

【操作步骤】

1. 消毒铺巾　取适当体位，一般取坐位，精神紧张者取平卧位，患侧肢体外展。用碘酒、酒精消毒皮肤，铺无菌孔巾。

2. 麻醉　指根神经阻滞麻醉。

3. 切开引流　于病变侧甲沟切开皮肤，潜行分离附着在甲根上的皮肤和脓肿壁，如甲下积脓，则剪除一部分指甲，然后于切口内填入小块凡士林纱条(图 9-4)；若为双侧甲沟炎，则双侧甲沟皮肤均需切开、分离、掀起形成皮瓣，填入凡士林纱条(图 9-5)，用无菌敷料包扎。

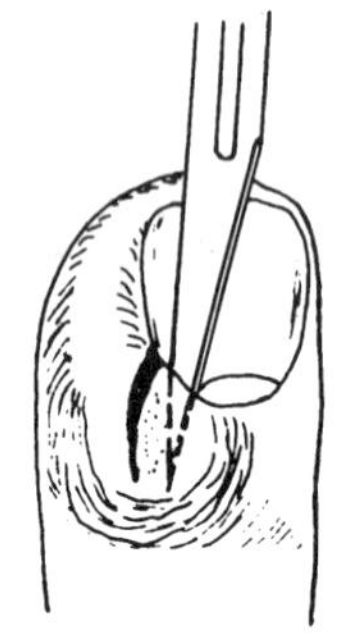

(1) 切开一侧甲沟处

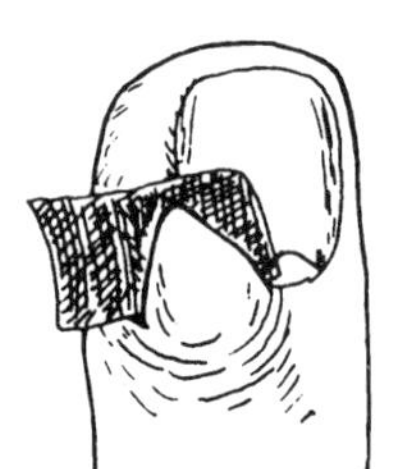

(2) 填入引流物

图 9-4　单侧甲沟炎切开引流

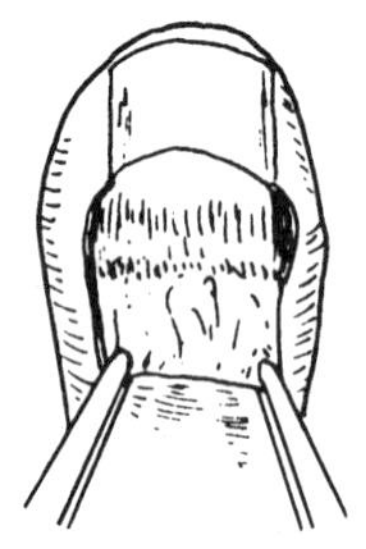

(1) 切开双侧甲沟处

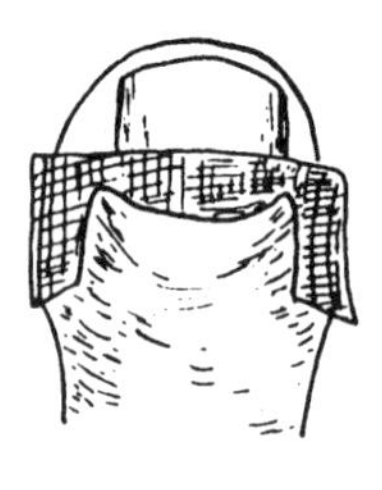

(2) 填入引流物

图 9-5　双侧甲沟炎切开引流

【注意事项】

1. 术后抬高患肢，以减轻水肿和疼痛。

2. 如有甲下广泛积脓，应行拔甲术，足趾甲沟炎多由于嵌甲造成，可行嵌甲根治术(参阅有关章节)。

第5节　脓性指头炎切开引流术

【适应证】

1. 手指末节指腹皮下软组织感染，已形成脓肿者。

2. 虽未形成脓肿，但局部肿胀明显，剧痛影响睡眠者，也应及早切开减压，解除疼痛，预防骨髓炎发生。

【操作步骤】

1. 消毒铺巾　取适当体位，用碘酒、酒精消毒皮肤，铺无菌孔巾。

2. 麻醉　指根部神经阻滞麻醉。

3. 切开引流　于患指末节侧面偏掌侧纵行切开，切口近端不应超过指间关节横纹处，用刀切开皮肤至脓腔，切断脓腔内所有纵行纤维索，血管钳分离，放出脓液或炎性组织液，切开时勿太靠近指骨，以免损伤指骨基底部的屈指深肌腱(图9-6)。用生理盐水冲洗脓腔，填入凡士林纱条引流。如脓腔较大，则需做对口引流。

需特别提及的是：禁止行鱼口状或任何指腹掌侧切口(图9-7)。

【注意事项】

1. 术后将患侧肢体抬高，利于静脉回流。

2. 勿作指头尖端的鱼口状切口，愈合后以免影响指端的感觉功能。

3. 引流条勿填塞过紧，以免影响引流。

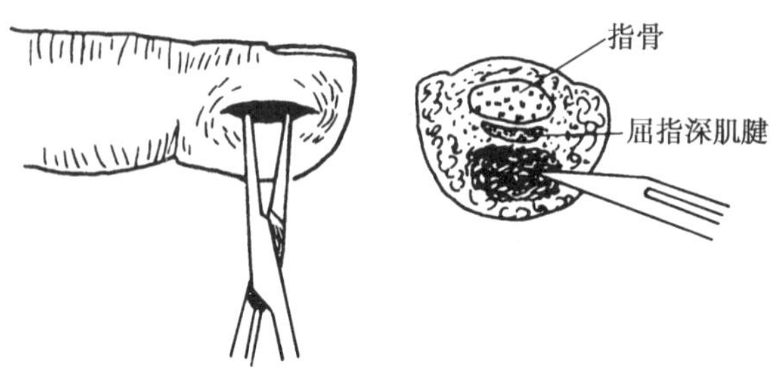

图 9-6 脓性指头炎切开引流术

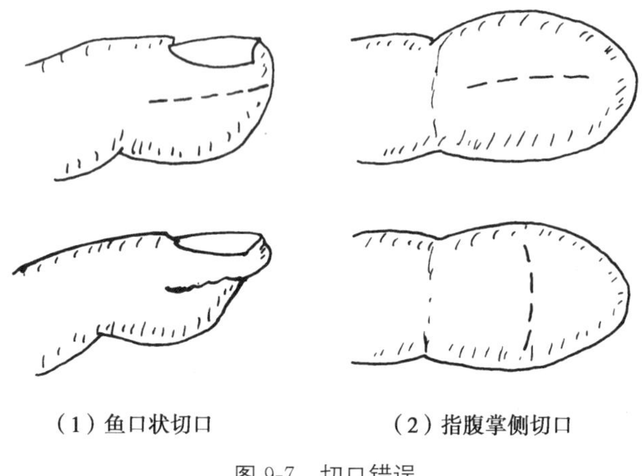

图 9-7 切口错误

第 6 节 化脓性腱鞘炎切开引流术

【适应证】

手指腱鞘内急性化脓性感染所致的患指明显肿胀、疼痛者。

【操作步骤】

1. 消毒铺巾 取适当体位，用碘酒、酒精消毒皮肤，铺无菌孔巾。

2. 麻醉　指根神经阻滞麻醉或腕部神经阻滞麻醉。

3. 切开引流　第 2、3、4 指化脓性腱鞘炎时，可于手指一侧做纵行切口；拇指、小指化脓性腱鞘炎时，可分别于拇指桡侧或小指尺侧做切口(图 9-8)。于肿胀最明显处切开皮肤、皮下组织，再仔细分离、切开肿胀的鞘，注意勿损伤血管、神经、肌腱，放出脓液或炎性渗出物，用生理盐水冲洗干净，于腱鞘外、皮下组织层放置橡皮条引流，注意不要放在腱鞘内，术后 24 小时拔除。必要时可于切口皮下放置二条细硅胶管，术后定时用青霉素或其他抗生素生理盐水冲洗(图 9-9)，冲洗 24～36 小时后，即应拔除硅胶管。

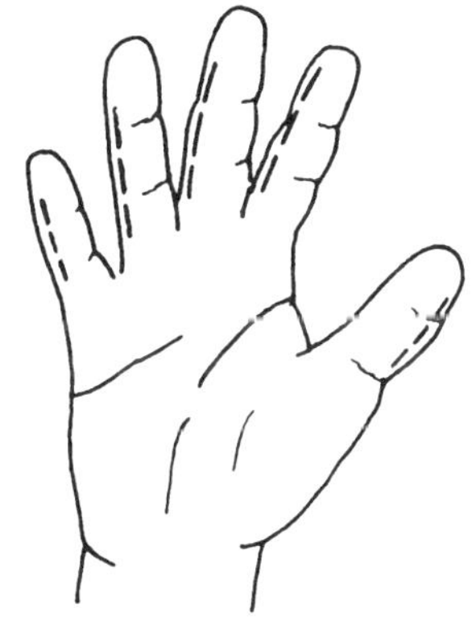

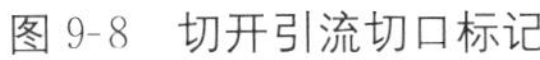

图 9-8　切开引流切口标记

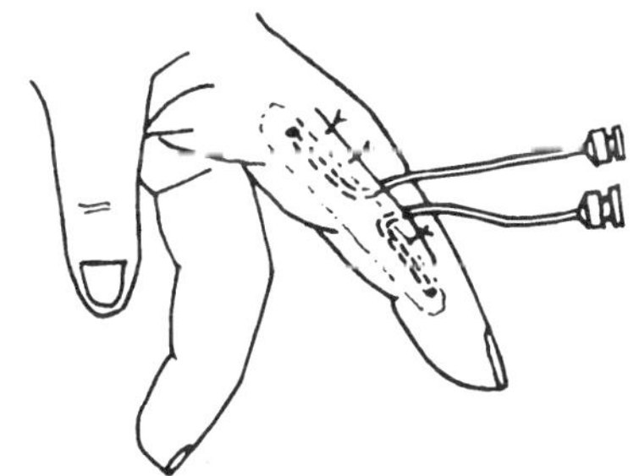

图 9-9　切开引流置管冲洗

【注意事项】

1. 注意术后应将患侧肢体抬高，可减轻水肿和疼痛。

2. 急性炎症控制后应尽早练习手指伸屈活动，以防肌腱粘连。

第7节　掌间隙感染切开引流术

【适应证】

掌中间隙或鱼际间隙化脓性感染，一经发现，即应及早切开引流。

【操作步骤】

1. 消毒铺巾　取适当体位。用碘酒、酒精消毒皮肤，铺无菌孔巾。

2. 麻醉　一般应采取腕部神经阻滞麻醉或局部浸润麻醉。

3. 切开引流　如为掌中间隙感染，在掌远侧横纹处第3、4掌骨间做横或纵切口；如为鱼际间隙感染，在大鱼际肿胀最明显处做斜切口，也可在拇、示指间指蹼背侧缘做切口(图9-10)。切开皮肤、皮下组织至脓腔，注意勿损伤血管、神经、肌腱。生理盐水冲洗脓腔，填塞凡士林纱条或等渗盐水纱条引流，无菌敷料包扎。术后应将患肢抬高，并将手固定在功能位置，即腕部稍背屈、尺屈，指关节半屈状，拇指屈向中线与中指相对(图9-11)。

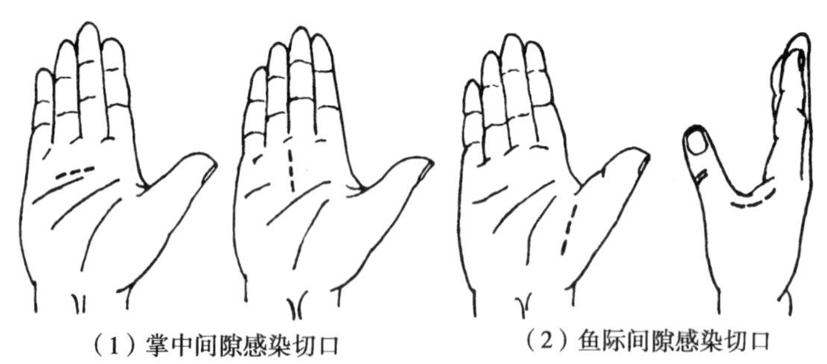
（1）掌中间隙感染切口　（2）鱼际间隙感染切口

图9-10　切开引流切口标记

【注意事项】

1. 等肿胀消退，应及早进行手指伸屈活动，防止肌腱

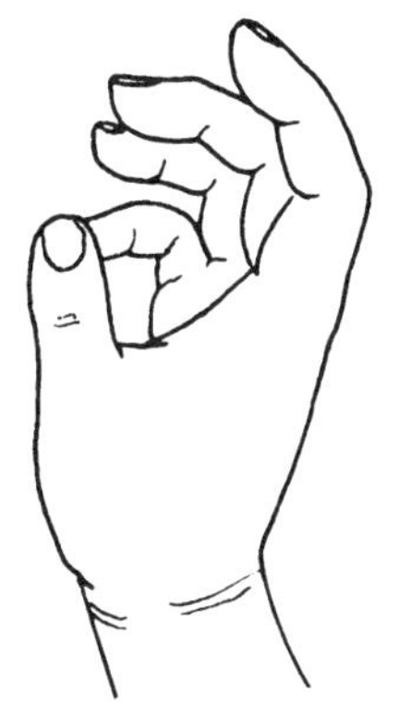

图 9-11　手的功能位

粘连。

2. 由于掌面组织坚韧致密，而手背组织相对疏松，故手背组织往往肿胀更明显，切不可误认为手背感染而于手背处切开引流。

第 8 节　颌下脓肿切开引流术

【适应证】

1. 颌下区急性感染形成脓肿者；

2. 虽未形成脓肿，但局部肿胀明显，甚至有引起呼吸困难或喉头水肿可能者。

【操作步骤】

1. 消毒铺巾　患者取仰卧位，头部尽量后仰，充分显露患处。用碘酒、酒精消毒皮肤，铺无菌孔巾。

2. 麻醉　局部浸润麻醉。

3. 切开引流　于切口肿胀最明显处、距下颌骨下缘 2cm，并与其平行做切口长约 2～4cm，切开皮肤和颈阔肌，用血管钳向舌下方向分离至脓腔，排出脓液(图 9-12)，填塞凡士林纱布引流，敷料包扎固定。

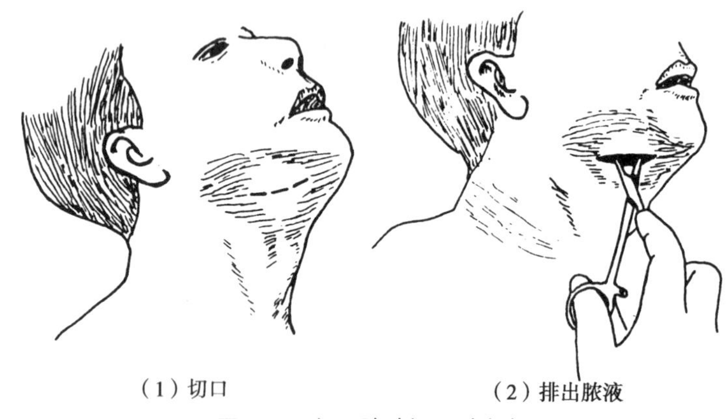

（1）切口　　（2）排出脓液

图 9-12　颌下脓肿切开引流术

【注意事项】

因颌下脓肿多继发于牙源性疾病，因此，术后急性炎症控制或创口愈合后，应将原发性病灶清除，以免颌下脓肿复发。

第 9 节　乳房脓肿切开引流术

【适应证】

1. 急性乳腺炎已形成脓肿者。

2. 乳房闭合性外伤继发感染，局部有明显红肿热痛者。

【操作步骤】

1. 消毒铺巾　患者取侧卧位或半侧半仰卧位。用碘酒、酒精消毒皮肤，铺无菌孔巾。

2. 麻醉　一般采用局部浸润麻醉，也可采用局部区域阻滞麻醉，注意勿将药液注入脓肿内。

3. 切开引流　在波动明显处或压痛、红肿最显著处做放射状切口，若为乳房基底或乳房后脓肿，可沿乳房下缘做弧形切口，不要切开乳晕，避免做与乳管方向垂直的切口，切口应足够大，但不应切开正常乳腺组织，切开皮肤直至脓腔，放出脓液，脓肿较大时，用手指伸入脓腔，分开纤维隔，使之充分引流(图 9-13)，最后创口内填塞凡士林纱布引流。覆盖敷料包扎。

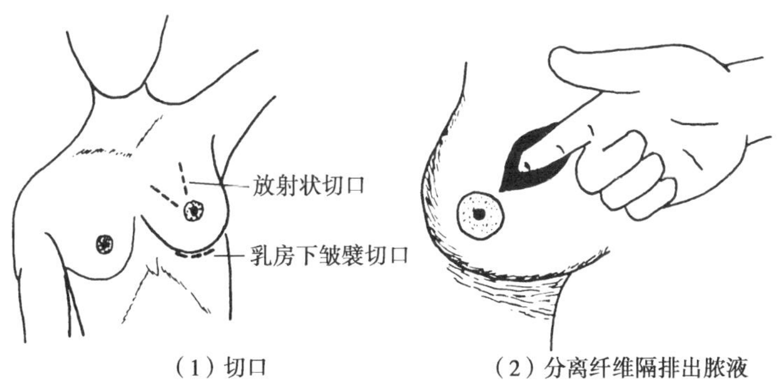

图 9-13　乳房脓肿切开引流术

【注意事项】

1. 注意换药技巧，保持引流通畅。

2. 术后如形成乳瘘，伤口内大量流出乳汁，致伤口长时间不愈者，应停止哺乳，可给予己烯雌酚 3mg/次，3 次/日，口服；也可口服中药停止哺乳。

3. 乳房脓肿切开引流后往往消耗较大，需加强营养。

第 10 节　髂窝脓肿切开引流术

【适应证】

髂窝脓肿经试验穿刺或 B 型超声波检查已确定诊断者，即应行切开引流术。

【操作步骤】

1. 消毒铺巾　取仰卧位，用碘酒、酒精消毒皮肤，铺无菌巾。

2. 麻醉　一般可于局部浸润麻醉下手术，必要时在硬脊膜外腔阻滞麻醉下进行。

3. 切开引流　于腹股沟韧带上方 2cm 处做 4～5cm 长的斜切口，切开皮肤、皮下组织及腹外斜肌腱膜，用血管钳钝性分开腹内斜肌和腹横肌，再小心地将腹膜向内推开，注意勿损伤腹膜或腹腔脏器，穿刺抽得脓液后，顺针道作一小切口，手指伸入脓腔内了解脓腔大小，分离间隔，尽量排净脓液，必要时再适当扩大切口，冲洗脓腔后，放入凡士林纱布或烟卷引流（图 9-14）。

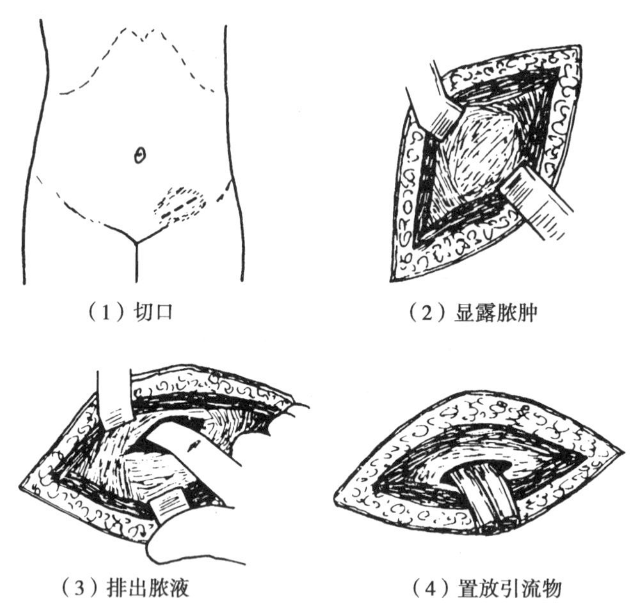

图 9-14　髂窝脓肿切开引流

【注意事项】

1. 患侧下肢应处于髋关节伸直位，防止屈曲畸形，必要时做皮肤牵引。

2. 牵引解除后，嘱患者早日下床活动。

第 11 节　盆腔脓肿切开引流术

【适应证】

1. 脏器穿孔、阑尾炎穿孔、腹腔内其他手术后感染形成盆腔脓肿，经抗生素治疗无效者。

2. 盆腔残余炎性包块可自行消散，不宜进行切开引流。

【操作步骤】

手术入路有经直肠、经阴道、经腹部三种。现将经直肠切开引流和经阴道切开引流方法介绍如下。

1. 经直肠切开引流术　先用温盐水清洁灌肠，排尽尿液，必要时留置导尿管。一般采取截石位，用 0.1%洗必泰消毒会阴部皮肤，铺巾。肛门周围区域阻滞麻醉(或低位蛛网膜下腔阻滞麻醉)。直肠指诊进一步了解脓肿位置，然后用双示指进行肛门扩张，使肛门松弛，拉钩扩开肛管，在直肠前壁突出处作穿刺，如抽出脓液，用尖刀刺入脓腔，然后用血管钳顶住蕈状导尿管头端插入脓腔内(图 9-15)，最后将此管用胶布固定于肛门周围皮肤上，以防滑脱。引流管末端连接引流瓶。

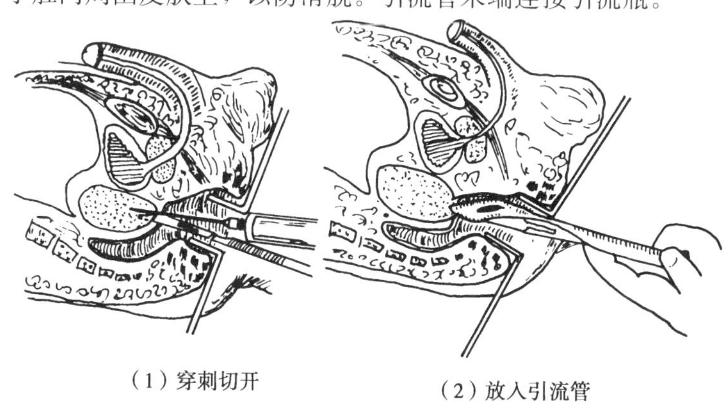

(1) 穿刺切开　　(2) 放入引流管

图 9-15　经直肠切开引流

术后取半坐位，以利引流，一般2～3天后拔除引流管。必要时肛门指诊在手指引导下再次插入。全身适当应用抗生素药物及甲硝唑。

2. 经阴道切开引流术　适用于已婚女性直肠子宫陷凹脓肿时。取截石位，0.1%洗必泰消毒会阴部皮肤及阴道黏膜，用连接10cm长9号针头的注射器，穿刺阴道后穹隆，若抽出脓液，取下注射器，留置针头并固定，然后用尖刀顺针头切开脓肿，用血管钳顶住蕈状尿管头端插入脓腔内(图9-16)。

术后处理同经直肠切开引流术。

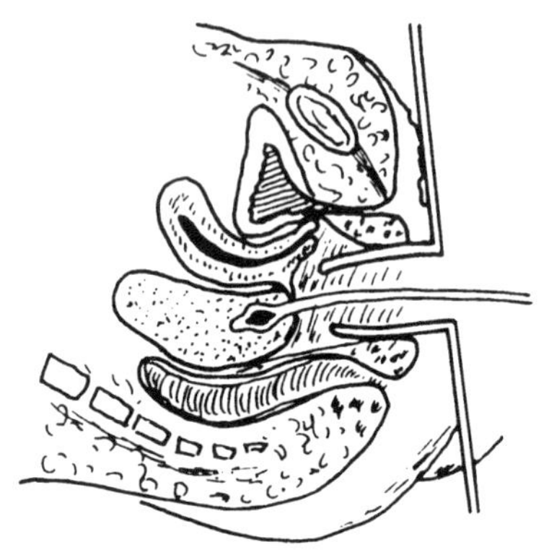

图9-16　经阴道切开引流

【注意事项】

1. 术后保持大便通畅，必要时可适当口服果导片调节。

2. 用1∶5000高锰酸钾液坐浴，每次10～15分钟，2次/日，大便前后分别增加坐浴一次。

第12节　肛门直肠周围脓肿切开引流术

【适应证】

各种肛门及直肠周围脓肿。

【操作步骤】

根据脓肿所处的位置不同(图 9-17)，手术切口及步骤也不相同。现将几种常用的肛门直肠周围脓肿切开引流方法介绍如下。

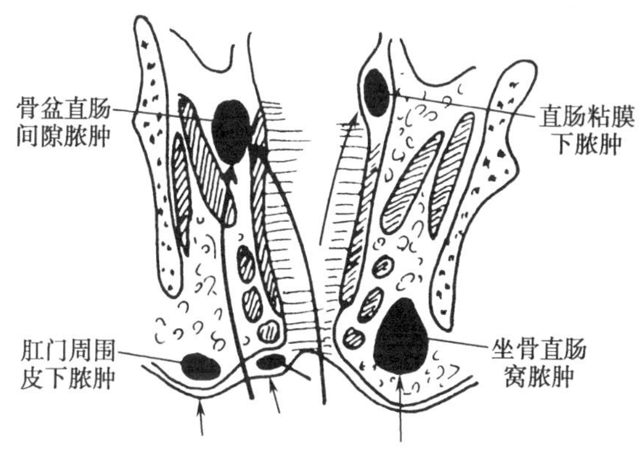

图 9-17 各种肛门直肠周围脓肿(箭头示引流切口入路)

1. 肛门周围皮下脓肿切开引流术　取截石位，也可取侧卧位。0.1%洗必泰局部皮肤消毒，铺无菌孔巾。局部浸润麻醉或区域阻滞麻醉，波动最明显处做放射状切口，长度与脓肿大小相当，切开皮肤、皮下组织至脓腔，放出脓液，脓腔较深时，用手指伸入脓腔内分离纤维隔，并仔细扪摸原发灶内口，往往内口在齿状线附近，如能扪及内口，可将内口至切口间组织切开，敞开引流，裂口内填入凡士林纱条(图 9-18)。术后两天换药，清洁创口后重新放入凡士林纱条，以后根据情况确定换药间隔时间。术后保持大便通畅，用 1∶5000 高锰酸钾液坐浴，每次 10～15 分钟，2 次/日，大便前后分别增加坐浴一次。

2. 直肠黏膜下脓肿切开引流术　术前一日进流质饮食。取膝胸卧位或截石位，0.1%洗必泰肛门会阴部消毒铺巾，一般不必麻醉，用二只拉钩或肛门镜扩开肛门，显露脓肿，于脓

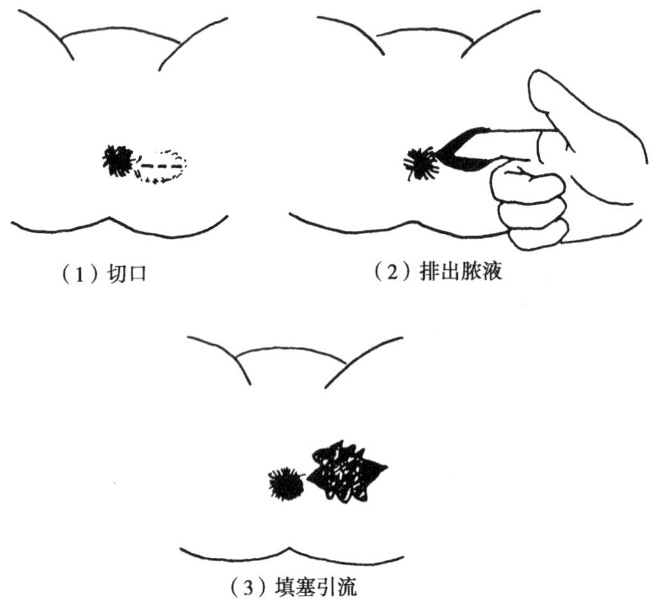

图 9-18　肛门周围皮下脓肿切开引流

肿隆起处用尖刀作一纵行小切口，再用血管钳钝性分离，扩大切口，放出脓液，并剪除周围边缘部分黏膜以利于引流，如无渗血，不必填引流物（图 9-19）。术后应保持大便通畅，用 1：5000高锰酸钾液坐浴，每次 10～15 分钟，2 次/日，大便

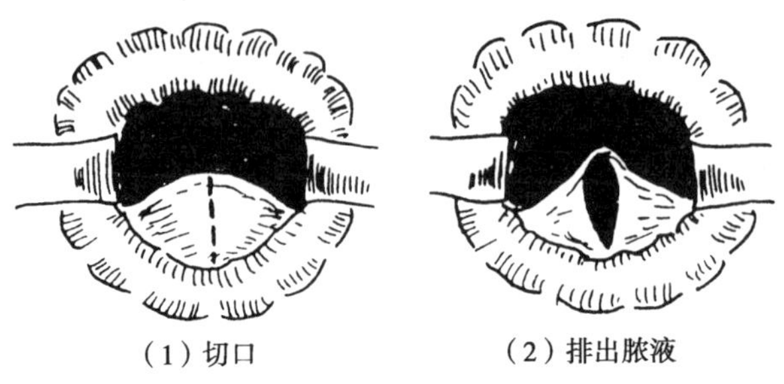

图 9-19　直肠黏膜下脓肿切开引流

前后分别增加坐浴一次。

3. 坐骨直肠窝脓肿切开引流术　取截石位，0.1%洗必泰肛门周围皮肤消毒，铺无菌孔巾。一般采用局部浸润麻醉，于波动明显处或肿胀最显著处距肛门 2～2.5cm，做前后方向稍弯曲的切口，长度与脓肿相当，切开皮肤、皮下组织，用血管钳钝性分离，进入脓腔，扩大脓腔切口，手指伸入脓腔探查，朝向肛门直肠方向分离(图 9-20)，排尽脓液，放入凡士林纱条引流。

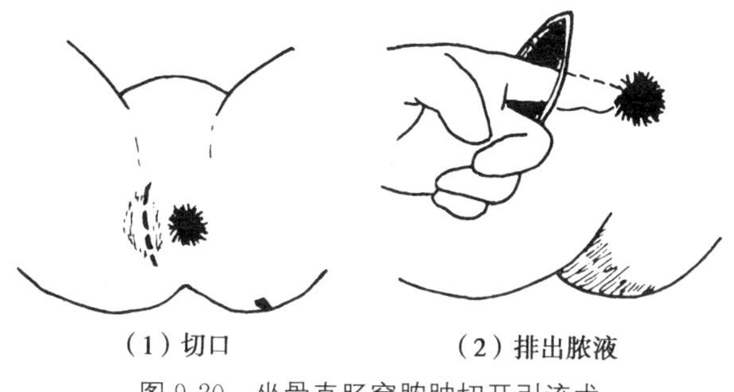

（1）切口　（2）排出脓液

图 9-20　坐骨直肠窝脓肿切开引流术

4. 骨盆直肠间隙脓肿切开引流术　术前一天进流质饮食。取截石位或膝胸卧位，0.1%洗必泰消毒肛门周围皮肤，铺无菌孔巾。一般采用肛门周围阻滞麻醉，也可采用鞍麻。有以下两种方法供选择：

（1）肛门外引流术：距肛门 3cm 肛门后外侧平行切口(图 9-21)，切口要足够大，切开皮肤、皮下组织后，止血钳向深部分离，分离方向与肛管直肠纵轴平行，逐渐接近脓肿，刺入脓腔使脓液流出。位于肛提肌以上脓肿，应顺纤维方向将肛提肌分开。其他步骤参阅坐骨直肠窝脓肿切开引流术。

（2）直肠内引流术：对于高位、肛提肌以上的脓肿，经肛门指诊证实脓肿已突向肠腔者，可行直肠内引流，其操作步骤与直肠黏膜下脓肿引流术基本相同，但脓腔内可填凡士林纱条并通过肛门外露(图 9-22)。

行直肠内引流者，术后 1～2 天扩开肛门观察直肠内伤口情况，必要时再重新放入适当凡士林纱条。

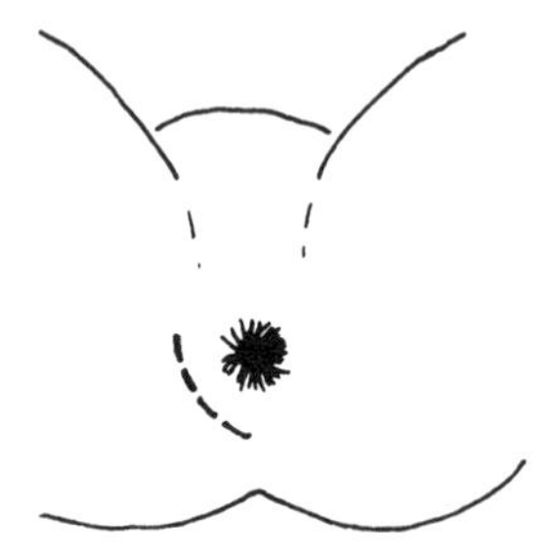

图 9-21　骨盆直肠间隙脓肿肛门外引流切口

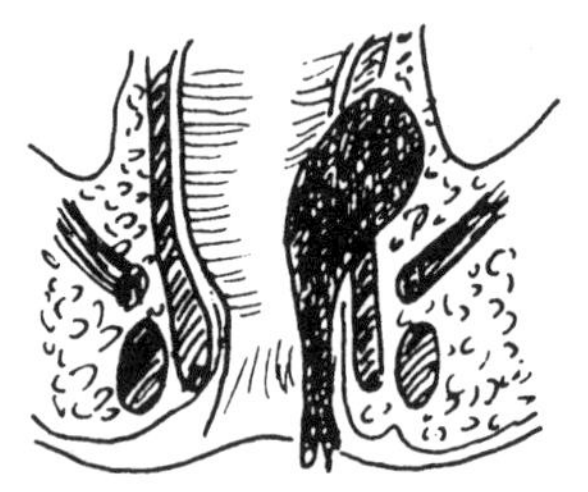

图 9-22　骨盆直肠间隙脓肿直肠内引流

【注意事项】

1. 术后 2 天开始换药，以后根据情况，确定换药间隔时间。

2. 术后保持大便通畅，必要时可适当口服果导片调节。

3. 直肠内引流者，注意妥善止血，防止直肠内出血发生。

4. 用 1∶5000 高锰酸钾液坐浴，每次 10～15 分钟，2 次/日，大便前后分别增加坐浴一次。

5. 肛门直肠脓肿切开引流术后往往形成慢性肛瘘，2～3 个月后，可进行肛瘘切开或切除术。

（邵洪锦　孟祥宝）

第10章

伤口换药术

伤口换药技术，是外科医师必须掌握的基本操作技术，同时也是其他各手术专业医师不可忽视的一部分。换药方法正确与否，可直接影响患者的伤口愈合和康复。因此，伤口换药是外科治疗的重要内容之一。

第1节　伤口换药概述

伤口换药，又称伤口更换敷料。伤口换药一词通俗易懂，延用已久，故目前大多数医院仍习惯采用伤口换药这一说法，简称换药。

伤口换药是一门最基本的外科操作技术，而有些医务人员错误地认为换药是一种简单、机械、没有什么技术的工作。因为每一位患者的伤口性质、局部情况、全身条件都是不相同的，若千篇一律地采用一个模式换药，势必使某些伤口延迟愈合或长期不愈，不但给患者增加了肉体痛苦，还加重了患者的经济负担。每一位真正训练有素的外科医师都非常注重换药这一基本技术操作。处置得当，伤口可很快愈合，反之伤口可长期不愈或变成慢性窦道。

【换药目的】

一般说来，伤口换药的主要目的有以下五个方面。

1. 了解和观察伤口愈合情况，以便酌情给予相应的治疗和处理。

2. 清洁伤口，去除异物、渗液或脓液，减少细菌的繁殖和分泌物对局部组织的刺激。

3. 伤口局部外用药物，促使炎症局限，或加速伤口肉芽生长及上皮组织扩展，促进伤口尽早愈合。

4. 包扎固定患部，使局部得到充分休息，减少患者痛苦。

5. 保持局部温度适宜，促进局部血液循环，改善局部环境，为伤口愈合创造有利条件。

【换药适应证】

1. 术后 3～4 天检查刀口局部愈合情况，观察伤口有无感染。

2. 手术后有刀口出血、渗血可能者，或外层敷料已被血液或渗液浸透者。

3. 位于肢体的伤口包扎后出现患肢浮肿、胀痛，皮肤颜色青紫，局部有受压情况者。

4. 伤口内安放引流物需要松动、部分拔除或全部拔出者。

5. 伤口已化脓感染，需要定时清除坏死组织、脓液和异物者。

6. 伤口局部敷料松脱、移位、错位，或包扎、固定失去应有的作用者。

7. 外科缝合伤口已愈合，需要拆除缝线者。

8. 需要定时局部外用药物治疗者。

9. 手术前创面准备，需要对其局部进行清洁、湿敷者。

10. 各种瘘管漏出物过多者。

11. 大、小便污染或鼻、眼、口部分泌物污染、浸湿附近伤口敷料者。

【伤口基本形态】

伤口，是指由于外科手术、暴力作用、物理性刺激、化学物质侵蚀、微生物感染等原因所致的人体浅表组织的损伤或缺损。由于致伤原因、受伤方式、损伤程度不同，伤口形态也不相同。一般说来，典型的伤口形态可分为创口、创底、创缘和创腔(图 10-1)。

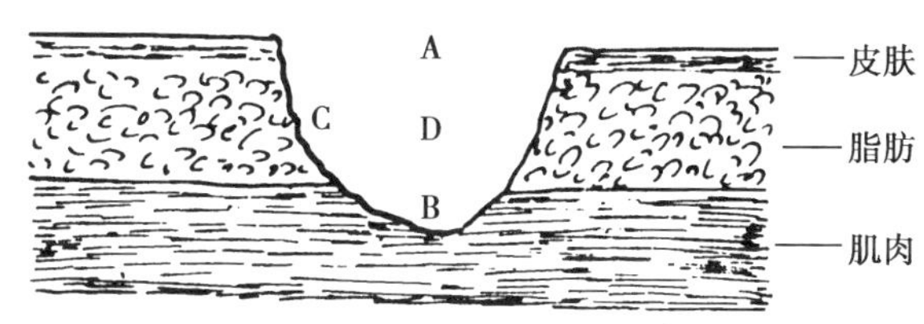

图 10-1　伤口的基本形态

A. 创口　B. 创底　C. 创壁　D. 创腔

临床上习惯将手术后缝合的伤口，称为缝合伤口或闭合性伤口，缝合伤口已不具备典型的伤口形态特征。将组织明显裂开或有深层组织缺损的伤口，称为凹陷性伤口，凹陷性伤口具有典型的伤口形态特征。

此外，临床上许多医师又习惯将损伤表浅的伤口，如皮肤擦伤、烧伤，称为创面；将长期不愈的皮肤凹陷性缺损创面，称之为溃疡。

还有一些伤口，创底达组织深部，长期不愈，形成一细长管道，其内有许多纤维组织增生，另一端为深在的盲端，临床习惯上称之为“窦道”。

另有一些伤口，一端开口于皮肤表面，另一端与体腔或脏器相通，临床习惯上将这类伤口，称为“瘘管”。

第 2 节　伤口换药的几个基本问题

【局部用药】

1. 正确的观念　伤口换药的主要意义在于，了解伤口愈合情况、清除分泌物、去除坏死组织、培养肉芽组织、促进上皮生长，最终达到创口愈合的目的。临床实践证明：一般说来，伤口局部外用药物并无必要，外用药对伤口不但无益，反而阻碍了伤口引流，使肉芽水肿，影响上皮组织长入，有碍伤口愈合。

因此，医生必须确立这样一种观点：伤口愈合是一种正常的生物作用，局部用药对于伤口愈合一般并无帮助，换药的目的在于创造良好的生物环境。

2. 错误的观念　不少人伤口换药时习惯外用一些药物，错误地认为伤口换药就是要在伤口内敷上某些药粉、药膏等药物，只有这样才是真正的伤口换药。具有这种观念的患者，主要是受民间医生治疗疮疡传统方法的影响，错误地认为，只有外敷药物，才能“拔毒”、“生肌”、“封口”，才叫名副其实的换药。一些初涉外科专业工作的医务人员也或多或少的具有这种不正确的观点。

必须明白：任何凹陷性伤口的愈合，都是基于后期纤维结缔组织的收缩，使伤口逐渐变小而愈合，并非伤口内“生肌”、“长肉”而愈合。

【伤口消毒】

1. 正确做法　在进行伤口换药时，需对伤口周围皮肤进行常规消毒，一般不应在伤口内使用消毒剂，因为这些消毒剂既然能杀灭细菌，同样也有破坏人体组织的作用。往往是消毒杀菌作用愈强，破坏人体组织的作用愈大，一旦和伤口内组织接触，将大大影响组织愈合；同时有些消毒剂如碘酒、酒精，具有较强的刺激性，如接触伤口内，可引起明显疼痛。伤口内需要擦拭或冲洗时，最好应用生理盐水棉球，必要时可用0.1%洗必泰、或0.1%新洁尔灭棉球擦洗，或0.1%洗必泰液、或0.1%新洁尔灭液冲洗。

2. 错误做法　伤口内应用刺激性较强的消毒剂，如碘酒、酒精等，还有的常规应用双氧水冲洗，这些都是不正确的做法。因为这些消毒剂可破坏伤口组织，影响肉芽组织生长，并可引起伤口疼痛。一期缝合的伤口处，也不应使用碘酒、酒精消毒，以免消毒液顺针孔进入组织内。双氧水仅可用于组织明显腐烂、或污染严重的伤口内使用。

【引流原则】

伤口换药的主要目的之一是清洁伤口，清除伤口分泌物，使伤口得到良好的引流。引流的方法是通过在伤口内安放某种引流物，使积聚在伤口内的分泌物导流于体外，或通过引流物本身的吸附作用达到引流目的。一般来说，引流时应遵循以下原则：

1. 引流通畅　要想使伤口得到良好的引流，必须使引流口足够大，引流物填塞松紧适当，填塞太松伤口易过早闭合；太紧影响创底肉芽组织生长和阻碍分泌物流出。

2. 引流彻底　有些脓肿为多房性，切开引流时一定要设法将脓腔内纤维隔彻底开通，避免潜在的多房脓腔存在，真正达到彻底引流的目的。否则，伤口经久不愈。

3. 引流物选择得当　任何引流物对人体组织都是一种刺激，根据伤口具体情况，选择适当的引流物，即达到引流的目的，又不致对组织产生太大的不良刺激。

4. 适时去除引流物　根据引流情况和渗液多少适时去除引流物。引流物去除过早，创口易出现积液、过早缩小、引流不畅或假性愈合；去除过晚，又影响肉芽组织生长而延迟伤口愈合。

【换药间隔时间】

提起伤口换药，有人错误地认为换药次数愈多愈好，间隔时间越短越好，以为这样创面才能保持清洁，伤口愈合也就更快，其实这种观点是不正确的。每次换药，都会不同程度的损伤肉芽组织上的毛细血管，影响肉芽组织的生长，即便是轻微的擦拭也是如此。企图通过勤换药，彻底冲洗伤口而达到伤口“无菌”是不可能的，相反会对伤口的愈合产生不良刺激。因此，应根据具体情况适时换药。一般可掌握以下原则：

1. 无菌手术后缝合切口不放引流者，可于术后3～4天更换第一次敷料，观察有无出血、血肿、感染等情况，根据具体情况，再确定下次换药时间，如无异常，一般可延至伤口拆线时更换下次敷料。如其后病员出现原因不明发热、刀口跳痛等情况，则随时再次换药，检查伤口有无异常。

2. 无菌手术缝合后切口放引流物者，可于术后24～48小时更换第一次敷料，根据情况决定引流物是否需要去除。需要继续引流者，可适当对引流物进行处理或调整，酌情确定下次换药时间。

3. 污染切口缝合后不放引流物者，可于术后2～3天更换第一次敷料，以观察切口有无感染、血肿等，并酌情确定下次换药时间。

4. 污染切口缝合后放引流物者，第一次更换敷料的时间同无菌手术缝合后安放引流物者。

5. 一般化脓性感染的伤口，往往需在伤口内安放引流物，最初可每日换药一次，脓液或分泌物减少后，可间日换药一次；肉芽组织生长良好、分泌物明显减少时，可再适当延长换药间隔时间。

6. 严重化脓性感染时，脓液或渗出物较多，可根据情况随时换药。

7. 不管何种伤口，一旦敷料松脱或移位，失去应有的作用，则应随时换药，有时可仅更换外层敷料，伤口内引流物或紧贴伤口的内层敷料不必揭除。

【伤口与抗菌药物】

伤口换药的同时，医生往往会想到全身应用抗菌药物问题，可从以下几方面考虑。

1. 无菌伤口　小型无菌手术缝合后伤口，一般不需全身应用抗菌药物，中、大型无菌手术可于术前1天至术后3天，预防性应用抗菌药物。

2. 感染性伤口　感染性伤口可有两种情况，全身应用抗菌药时应区别对待。

（1）急性期：伤口发生急性感染时，表现为伤口局部红、肿、热、痛，压痛明显，或有脓液自伤口溢出，此时应及时、正确、合理地全身应用抗生素，防止炎症进一步扩散，避免发生全身性化脓性感染。在血管丰富之组织发生伤口感染时尤其如此。在选择抗生素种类时，原则上要根据感染细菌的种类、抗生素的抗菌谱等因素综合考虑。有条件者应做细菌培养和细菌药物敏感试验，以便于正确选用抗菌药物。

（2）慢性期：有些伤口感染后期，虽经多次换药，仍迟迟不能愈合，局部肉芽组织灰暗、水肿，或伤口内分泌物减少，表示伤口感染已转为慢性炎症阶段，多为引流不畅、异物存留、局部营养不良等因素所致。特别是形成窦道、瘘管的病员，其伤口周围纤维结缔组织增生，局部血运不良，如果继续全身应用抗菌药物，往往不能收到满意的效果，且给患者造成经济上的浪费。

应该特别提及的是，目前抗菌药物的盲目滥用已成为普遍性问题。有些医生对于一般感染也习惯应用广谱的、价格昂贵的抗生素，实不应该。每个医生必须明白：任何抗菌药物的应用，都不能代替伤口局部的正确处理。

第3节　换药室的设置及配备

【换药室设置】

专门进行伤口换药的场所，叫做换药室。凡是综合性医院，无论是门诊还是病房，均应根据工作量大小，设立相应规格的换药室，其中包括无菌换药间和有菌换药间。条件不具备时，也可一间换药室内设无菌换药工作区和有菌换药工作区。

1. 门诊换药室　应设在靠近外科诊室的地方，以便患者和换药室工作人员随时与外科诊室人员取得联系。室内光线应充足、柔和，空气新鲜、温度适宜、不潮不燥，室内墙壁和房顶整洁、无灰尘，地面耐冲洗。换药室内需有一定的基本条件，如水源、水池、洗手装置，最好有感应洗手装置等。

2. 病房换药室　应设在有利于每个患者进出方便的地方，并能便于轮椅、推车进出方便。同样室内应光线充足、柔和，空气新鲜、温度适宜、不潮不燥，室内墙壁和房顶整洁、无灰尘，地面耐冲洗。换药室内更需有一定的基本条件，如水源、水池、洗手装置，最好有感应洗手装置等。

【器物配备】

1. 门诊换药室　按规定室内安装相应规格的紫外线消毒灯管，定时消毒空气，并安装换气设备。室内配备一定数量的桌、橱、柜，换药台、坐椅、搁腿架、污物桶，落地灯、电吹风，供工作人员使用的消毒液泡手桶，供患者使用的肢体浸泡桶、全身浸浴盆，盛放污器械的浸泡桶等。备有一定数量的换药器械及物品。

2. 病房换药室　除门诊换药室的要求外，还应增加换药车，必要时可进行床边换药。换药车上备有抽屉(放胶布、绷带、普通剪等)、吊瓶架(冲洗伤口用)。换药需要车上备有各种换药器械、药物及其他用品。

第4节　换药室工作制度及无菌技术操作原则

换药室最好由专门人员管理，按照一定的规章制度及无菌操作技术原则进行工作。

1. 换药室应保持清洁、卫生，无灰尘、无垃圾，不堆放杂物，不宜有风。清洁地面时宜用“湿扫法”或用湿拖布擦拭，定期打开窗户通风，定时进行紫外线空气消毒。严禁室内抽烟、随地吐痰、玩耍等。

2. 工作人员进入换药室前，必须穿好工作服，戴好口罩和工作帽。剪短指甲，用肥皂洗手，再用消毒液适当擦拭或浸泡双手，然后开始工作。

3. 每周清理无菌物品一次，如超过1周者，应重新消毒灭菌，怀疑有污染者应随时消毒灭菌。

4. 持物钳或长镊子应经常浸泡在消毒液内，此消毒液应定期更换。取用无菌物品，应用持物钳或长镊子，不得用手直接取用。持物钳或长镊子不得接触患者伤口或其他有菌物品，不宜夹取油质敷料。取出的持物钳尖端应始终保持向下，不可倒转。取放时不可触及瓶口，用毕立即放回瓶内，勿在空气中暴露过久。

5. 移开的无菌容器盖或瓶塞，应倒置在稳妥处，用后马上盖好，勿开启过久，不可用手触及无菌容器内面或瓶口边缘。由瓶内倒出无菌溶液时，应先缓慢倒出溶液少许，弃掉不用，再从原出口处倒出溶液，方可使用。

6. 用过的器械应放在污染器械桶内浸泡消毒，沾染脓血的器械需先经初步处理，再放入污染器械桶内浸泡消毒；特殊感染伤口用过的器械，需经特殊处理消毒。

7. 污敷料应放入污物桶内，不得随地抛弃。特殊感染的污敷料应焚烧，脓血应特殊处理，勿倒入污物桶内。

8. 多个病员换药时，按一定先后顺序进行，既先换无菌伤口，后换污染或感染伤口；先换简单伤口，后换复杂伤口；先换一般感染伤口，后换特殊感染伤口。同时须注意，每更换一个患者，操作前应重新洗手，并用消毒液擦拭或浸泡双手。

9. 医生当日有手术时，术前不宜为感染性伤口换药。

10. 缝合伤口第一次换药，最好由术者亲自参加。主管医师应按时观察伤口，了解伤口愈合情况和存在问题，以便做出相应的正确处理。

11. 操作者应有爱伤观念，动作要轻巧，尽量减轻病员痛苦，不使其产生恐惧心理。伤口较大或脓血较多者，不宜让病员目睹，以减少对病员的不良精神刺激。

第5节 常用物品及其用途

【一般物品及其用途】

1. 消毒药液 常用的有70%酒精、1%碘酒、0.1%洗必泰或0.1%新洁尔灭，用于消毒皮肤，一般可制成生理盐水棉球，用于蘸洗创面或创腔。

2. 纱布 又称为敷料，有干纱布和药液纱布两种。干纱布用于覆盖创面，起到保护伤口、吸附和引流渗液的作用，根据需要将纱布剪裁成适当大小再折叠成数层；药液纱布为浸有生理盐水、抗生素或酒精等药液的纱布，用于清洗创面、创面湿敷或创面湿裹。有时还可用凡士林制成油质纱布，覆盖于分泌物较少的创面上，以保护创面，有利于上皮生长，同时避免敷料与创面紧密粘连，有利于换药时敷料的解除。也可制成其他油质纱布，用于覆盖创面(见常见药物制剂及用途)。

3. 引流物 多为凡士林或其他药液制成的细长纱布条，用于伤口填塞引流。另外，还有橡皮条、橡胶引流管等各种引流物。这里还需要提示，有时候渗出物较多的创面，直接覆盖干纱布，干纱布本身既是起到敷料保护伤口的作用，又是一种引流物，起到吸附引流的作用。

4. 棉垫　用两层纱布，中间垫以脱脂棉花，四周折起做成。用于面积较大的创面覆盖和包扎固定，也可根据创面不同形状和大小，制成相应形状和大小的棉垫，如正方形、长方形、梯形等，称为特制棉垫。

5. 纸垫　用两层纱布，中间垫以医用高级卫生纸，四周折起做成。可代替棉垫，以降低棉制品消耗，但通气性不如棉垫好，主要用于伤口渗出物较多，需频繁更换敷料的伤口。

6. 绷带　根据宽窄不同，有宽绷带(约 8cm)和窄绷带(约 5cm)之分，用于包扎固定伤口。

7. 胶布　用于粘贴、固定敷料于身体上，通常预先裁割成 1cm 宽的长条备用。

8. 胸腹带　分别用于包扎固定胸部或腹部伤口。

9. 无菌治疗巾或孔巾　用于铺盖伤口周围，实施治疗操作用。

【引流物及其用途】

1. 橡皮引流条　多用破损手套剪割做成。橡皮条柔软，对组织刺激性小，清洗干净后，放入 0.1%洗必泰或 70%酒精中浸泡备用。使用时用生理盐水冲洗干净。橡皮条多于表浅脓肿切开后、脓性指头炎切开后、表浅肿瘤切除后使用，也常用于头皮、阴囊等部位手术切口皮下。

2. 纱布引流条　有干纱布引流条和药液纱布引流条。干纱布引流条用于伤口肉芽水肿时填塞创口。药液纱布引流条有凡士林纱布引流条、盐水纱布引流条或抗生素纱布引流条。制备时用绷带按需要剪裁，除去四边短线头，高压灭菌。

(1) 凡士林纱布条：根据需要将纱布制作成一定大小的纱布条，将适量的凡士林涂抹于纱布条上，不要太多，以免纱布条网眼被封闭，高压灭菌备用。通常纱布与凡士林重量之比以

1∶4为宜，然后高压灭菌备用。凡士林纱布条油腻，引流效果差，有时甚至阻碍引流，一般用于脓肿切开填塞脓腔，起到压迫止血作用。还可用于分泌物较少的浅表创面，利于保护肉芽组织和上皮生长。

（2）盐水纱布条或抗生素纱布条：根据需要将纱布制成一定大小的纱布条，然后高压灭菌，临用时将高压灭菌的纱布条用生理盐水或抗生素溶液浸湿即可，可用于各种感染的脓腔引流。也可用高渗盐水制成高渗盐水纱布条，用于肉芽组织水肿的创面。

关于纱布引流的效果，试验对比证明：盐水纱布吸附引流作用最强，干纱布次之，凡士林纱布引流作用最差。

3. 橡胶引流管　有乳胶管和硅胶管两种。乳胶管有刺激局部肉芽组织增生作用，硅胶管对人体组织刺激性较小。橡胶引流管多用于深部脓肿，使用时可于前端剪2～3个侧孔，通过引流管定时进行脓腔冲洗。也可连接负压引流瓶持续负压吸引。

【常用制剂及其用途】

1. 70%酒精　酒精可使细菌蛋白质凝固而起到杀菌作用，多用于消毒皮肤。70%的浓度杀菌力最强，80%酒精使细菌外膜及周围蛋白质过快凝固，阻碍酒精再渗透入细菌内部，反而降低了杀菌作用；浓度为60%时，不能及时凝固细菌外膜及周围蛋白质，杀菌作用相应降低。

2. 1%～2%碘酒　碘与细菌的蛋白质结合，发生氧化作用，使细菌迅速失去活力，起到快速杀菌作用，多用于消毒皮肤。其杀菌作用大小与浓度高低呈正比。对组织有刺激性和腐蚀性，因此多用浓度较低的溶液，不宜用于儿童和较稚嫩的皮肤组织。消毒时先涂擦皮肤，待其自然晾干后，再用70%酒精擦去，否则，长时间存留于皮肤上可刺激局部，而发生皮肤水疱。

3. 0.1%新洁尔灭　为一种有机季胺盐阳离子表面活性消

毒剂，破坏细菌细胞膜及细菌内部物质，具有较强的杀菌作用，多用于消毒皮肤，因为其对组织无刺激性，故也可广泛用于黏膜的消毒和伤口内冲洗。每1000ml液体中加入5g医用亚硝酸钠，可用于器械如刀片、剪刀、缝合针等锐利器械浸泡消毒，浸泡时间为30分钟以上。每周更换一次药液。

4. 0.1%洗必泰　为一种新型的阳离子表面活性消毒剂，杀菌原理同新洁尔灭，其杀菌作用比新洁尔灭大3倍，因此，具有强大的杀菌作用，可用于皮肤、黏膜的消毒，也可用来浸泡锐利器械，时间为30分钟。0.05%的浓度溶液可用于冲洗感染伤口。

5. 盐水　有生理盐水和高渗盐水两种。生理盐水有促进肉芽组织生长的作用，对组织无不良刺激。可用生理盐水制成生理盐水棉球，用于清洁创面、去除分泌物，也可制成生理盐水纱布，用于创面湿敷。解除伤口敷料时，若敷料与伤口粘贴较紧，也可用生理盐水湿润后再揭除，以减轻疼痛。高渗盐水浓度为3%～10%，具有较强的局部脱水作用，可用其制成高渗盐水纱布，用于水肿创面的湿敷，具有减轻肉芽水肿的作用。高渗盐水对组织有一定的刺激作用，不能用于新鲜伤口。

6. 3%双氧水　又称3%过氧化氢溶液，与组织接触后分解释放出氧，具有杀菌、除臭作用。双氧水多用于冲洗污染较重的外伤性伤口、严重感染化脓性伤口、腐败或恶臭伤口，尤其适用于厌氧菌感染伤口。双氧水对组织有一定烧灼性、不能用于眼部冲洗。使用双氧水时，应注意方法正确，即冲洗伤口后，立即氧化泛起大量泡沫，此时即刻应用生理盐水冲洗干净，以免局部产热烧伤组织，可反复如此2～3次。

7. 0.02%高锰酸钾溶液　高锰酸钾有缓慢释放氧的作用，可除臭、杀菌、防腐，多用于冲洗伤口、会阴和坐浴等，也常用于严重化脓性感染的伤口和创面湿敷。注意使用时应于临用前用蒸馏水配制。让患者带回家使用时，也可用温开水配制。

8. 2%龙胆紫　又称甲紫，具有杀菌和收敛作用，多用于表浅皮肤擦伤的消毒、涂抹，可促进结痂愈合，因无明显刺激性，也常用于黏膜溃疡。

9. 聚烯吡酮溶液(PVP-Ⅰ)　具有良好杀菌作用，为近年所推荐的消毒剂，用1%的溶液制成药液纱布，可用于感染创面的湿敷，包括绿脓杆菌感染创面、烧伤感染创面，还可用于慢性溃疡创面和癌性溃疡创面。

10. 10%硝酸银溶液　具有腐蚀和杀菌作用，用于腐蚀慢性窦道内不健康的肉芽组织，使其坏死、脱落，促进窦道愈合。用后需用生理盐水棉球擦洗干净，以防损伤伤口周围正常皮肤。

11. 抗生素溶液　常用者为庆大霉素溶液或卡那霉素溶液。一般于用时临时配制，最好根据创面脓液培养和细菌敏感试验选用配制抗生素溶液，制成药液纱布行创面湿敷。肉芽创面植皮前用抗生素液纱布湿敷，对于减少创面细菌数量，控制炎症，提高植皮成活率具有重要意义。

12. 凡士林纱布　具有创面引流，不使敷料与创面粘着、保护创面、降低换药时疼痛的作用，对于刚刚切开引流的脓肿填塞，还有压迫止血作用。凡士林纱布多用于伤口内填塞引流，肉芽水肿时不宜使用凡士林纱布填塞或创面覆盖。

13. 鱼肝油纱布　有加强局部组织营养、促进结缔组织生长、加速上皮组织扩展的作用。常用于填塞愈合缓慢的伤口。

14. 10%氧化锌软膏　以凡士林为基质配制而成，有保护组织及收敛作用，多用于肠瘘或胆瘘换药使用，用时涂于瘘口周围正常皮肤表面，以保护皮肤免受瘘口内流出物的侵蚀。还可作为皮肤湿疹的外用药使用。

15. 10%鱼石脂软膏　以凡士林为基质配制而成，有消炎退肿作用，多用于各种皮肤炎症、肿痛、疖肿早期，用时涂于患处。已形成脓肿或脓肿已破溃者不宜使用。

16. 磺胺嘧啶银　为我国烧伤领域广泛采用的烧伤创面外

用药，多用于Ⅱ度烧伤创面。使用时可用蒸馏水调成糊剂，涂于创面；也可配制成10%混悬液，涂刷创面；还可配制成1%～5%溶液，浸湿纱布制成药液纱布，然后将该纱布覆盖于烧伤创面上，任其暴露于空气中逐渐干燥，称为半暴露疗法。

第6节　伤口包扎固定

【材料及其使用】

1. 胶布　胶布是最常用的固定材料，主要用来固定伤口外层敷料。通常将胶布预先裁制成1cm宽的条状，用时根据需要截取一定长度。粘贴胶布时应待皮肤充分干燥后方可进行，否则粘贴不牢。天气寒冷时，胶布粘度下降，可用火微烤一下，以提高胶布的粘度，然后再粘贴。

需要提及的是，粘贴胶布既要达到规定牢固，又要使患者相对舒服，还要讲究美观。以下是常用部位的粘贴方法。

（1）面颈部：粘贴胶布时，注意根据器官活动情况，酌情决定粘贴方向(图10-2)，不应妨碍口、眼活动及颈部运动，同时注意粘贴美观。

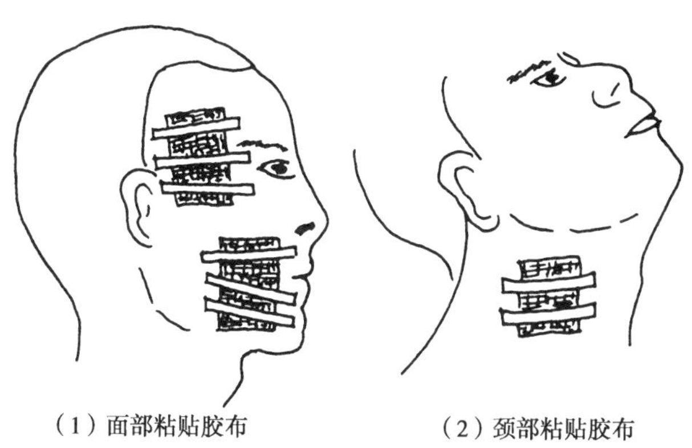

（1）面部粘贴胶布　　（2）颈部粘贴胶布

图10-2　面颈部胶布粘贴

（2）四肢及关节：粘胶布时，注意不应使胶布环绕肢体相互连接，以免环形束缚卡压，影响血液循环。关节部位粘贴胶布时应垂直肢体长轴方向粘贴，否则关节活动时将致胶布松脱；手指粘胶布时，应呈螺旋状缠绕(图 10-3)。

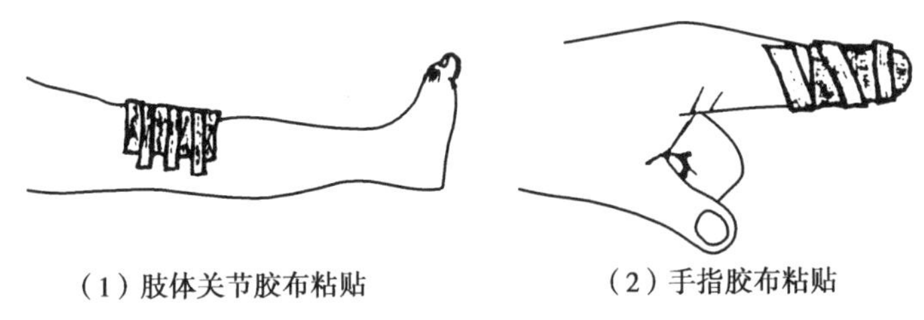

（1）肢体关节胶布粘贴　　（2）手指胶布粘贴

图 10-3　肢体及手指胶布粘贴

（3）阴茎：粘贴胶布时，胶布也应呈螺旋状缠绕，避免环周缠绕导致阴茎水肿(图 10-4)。

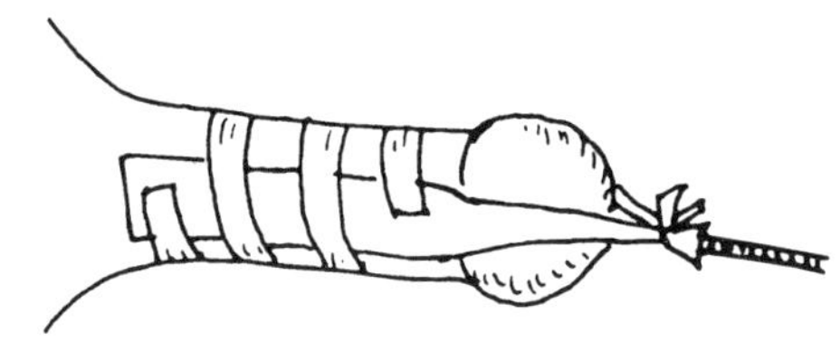

图 10-4　阴茎粘贴胶布

（4）躯干部：粘贴胶布时，胶布应与躯干长轴垂直，不应考虑敷料的形状与方向，以免躯干活动时牵拉致敷料松脱，腹股沟粘贴胶布时同样应注意与躯干长轴垂直(图 10-5)。

需要特别提及的是，粘贴胶布时应近乎自然的平贴于敷料周围皮肤上，或稍有拉力，不应向两侧牵拉太紧，而将皮肤“死死”粘住(图 10-6)。通常见到的粘贴胶布处皮肤起水疱，往往被误认为是“皮肤过敏”，其实大多数是胶布水平方向牵拉过紧，致皮肤表皮松解。

2. 绷带　绷带有宽窄之分，酌情选用，主要用于固定伤口外层敷料，有时用于绑扎固定夹板。使用时注意绷带的正确

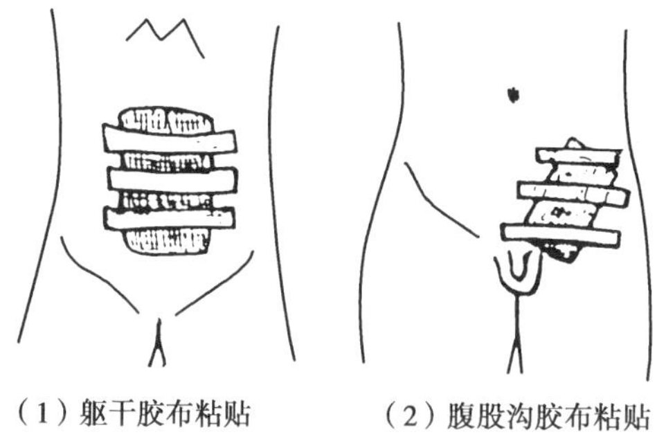
(1)躯干胶布粘贴　　(2)腹股沟胶布粘贴

图 10-5　躯干部粘贴胶布

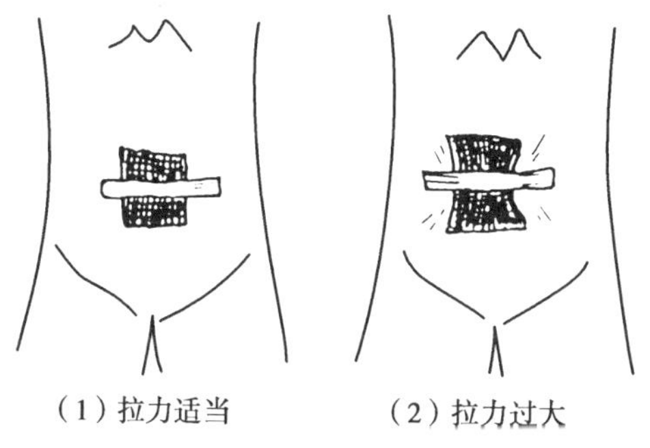
(1)拉力适当　　(2)拉力过大

图 10-6　胶布粘贴拉力

执法，缠绕时也需沿体表自然滚动(图 10-7)，方能得心应手。

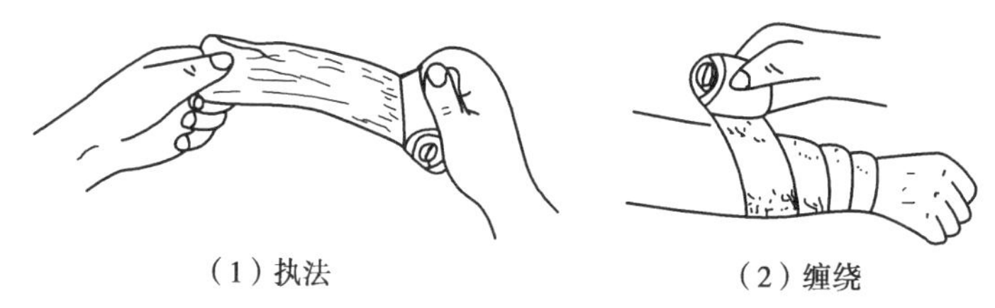
(1)执法　　(2)缠绕

图 10-7　绷带的执法和缠绕

3. 四头带　用于头、下颌、颊部、眼部、膝部包扎。通常可用一块长 60cm，宽 10cm 的白棉布代替，剪开两端即成(图 10-8)。

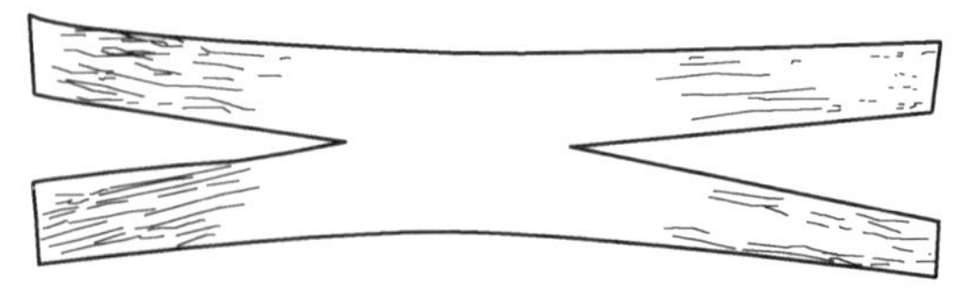
图 10-8　四头带

4. 腹带　用于腹部手术后患者的包扎固定，有防止刀口裂开的作用，包扎时不必反复移动患者，使用方便，能随时调节松紧度，包扎时带头交叉重叠处向下(图 10-9)。

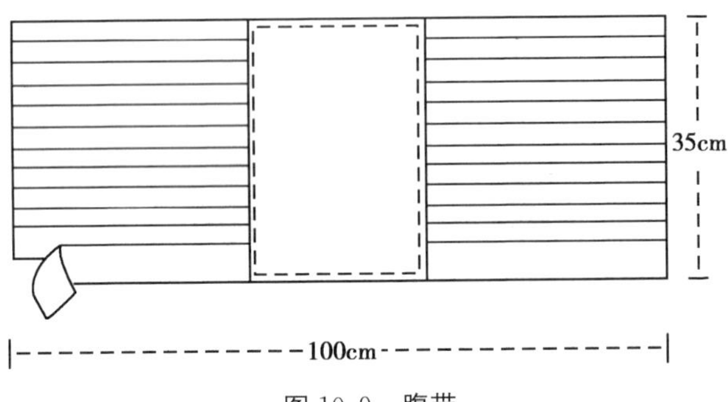

图 10-9　腹带

5. 胸带　用于胸部手术后患者的包扎，样式与腹带相似，不同之处是带头交叉重叠处向上，带身处缝有两根带子(图 10-10)，防止带身往下移位。

【常用包扎固定方法】

1. 头面部包扎固定方法　头面部包扎固定时，一般采用四头带或绷带包扎固定，包扎时应注意稳妥、贴实、防止滑脱，同时注意尽量避开眼、耳、口、鼻，以利于这些器官的功能发挥及分泌物的清除。

(1) 四头带包扎法：根据部位不同，将四头带中间部分置于伤口敷料处，适当加压系紧(图 10-11)。

(2) 绷带包扎法：根据患处位置不同，采用不同的缠绕方

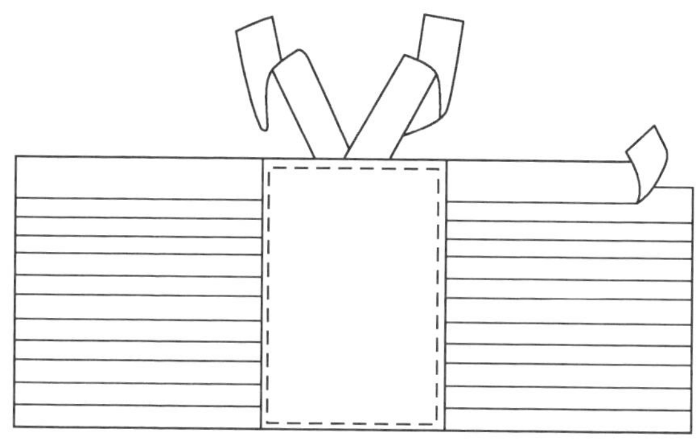

图 10-10　胸带

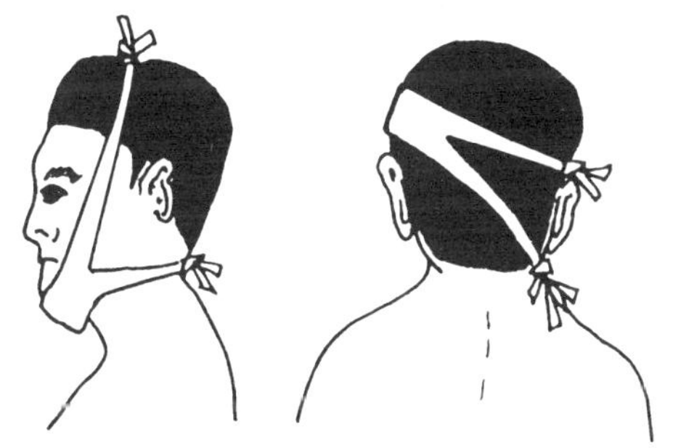

图 10-11　四头带包扎法

式(图 10-12)。

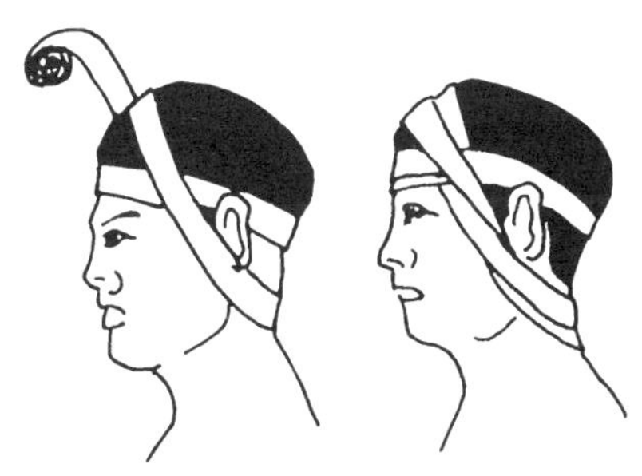

图 10-12　绷带包扎法

（3）弹力网固定法：为近几年一些医院普遍使用的一种头部固定用品，应用较为方便，仅仅戴在头上即可，但是，固定牢固性差，效果并不理想。

2. 躯干包扎固定法　躯干部伤口较大，如胸腹部大型手术后、年老体弱者，为预防刀口裂开，可用胸带或腹带包扎固定。如无胸带和腹带时也可用治疗巾代替。前胸上部及后背上部还可用绷带“8”字形包扎。

（1）胸带和腹带包扎法：根据胸带和腹带的设计特点；进行相应的包扎固定(图 10-13)。

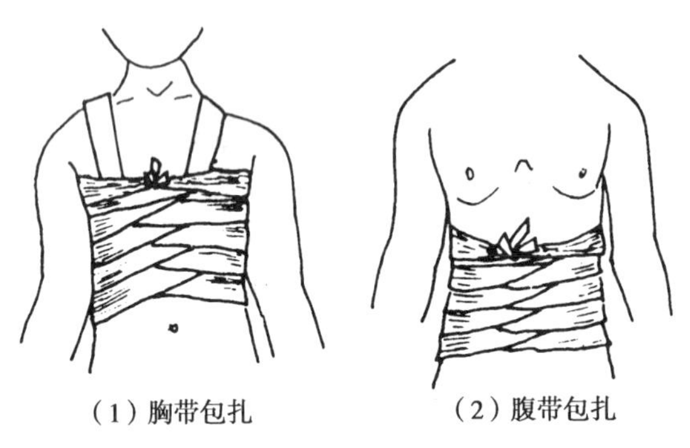

（1）胸带包扎　　（2）腹带包扎

图 10-13　胸带和腹带包扎法

（2）治疗巾包扎法：如无胸带和腹带，可就地取材，用治疗巾代替，将治疗巾折叠成宽窄及长短适宜的长方形，垫于患者躯干下面，然后抬起两端绕于躯干前面，交叉重叠，然后用数条宽胶布粘贴牢固(图 10-14)。

（3）绷带“8”字形包扎法：用宽绷带做“8”形缠绕，包扎固定上胸部或后背上部(图 10-15)。

3. 四肢包扎固定方法　四肢包扎固定时，多采用绷带缠绕，为防止绷带滑脱，包扎开始时应先环绕两圈固定绷带，然后再由肢体远端绕向近端，注意指(趾)端应露出，以便随时观察肢体血液循环。常用包扎方法如下。

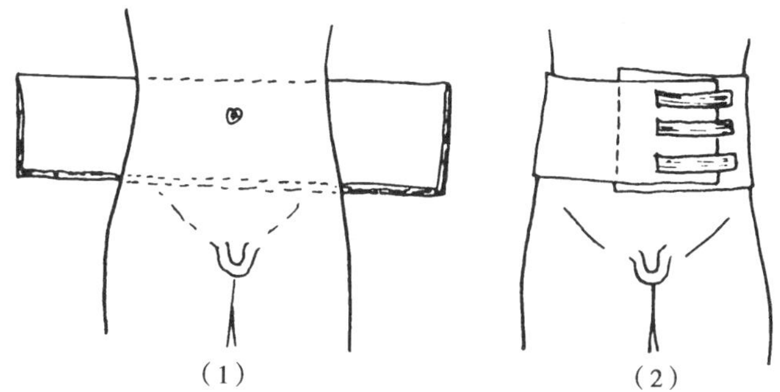

图 10-14　治疗巾包扎法

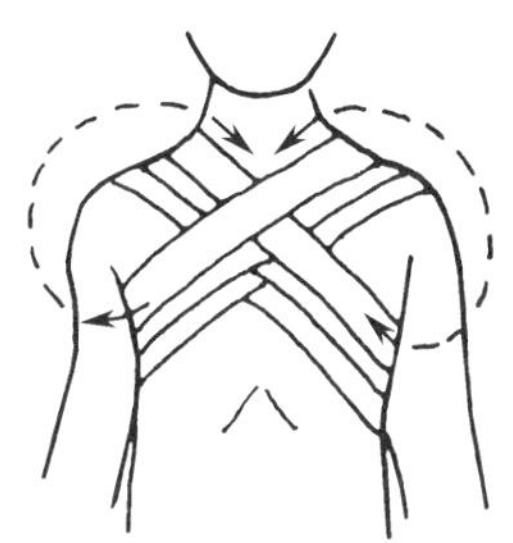

图 10-15　绷带“8”字形包扎法

（1）螺旋形缠绕包扎固定：一般用于小腿、大腿和前臂的包扎固定(图 10-16)。

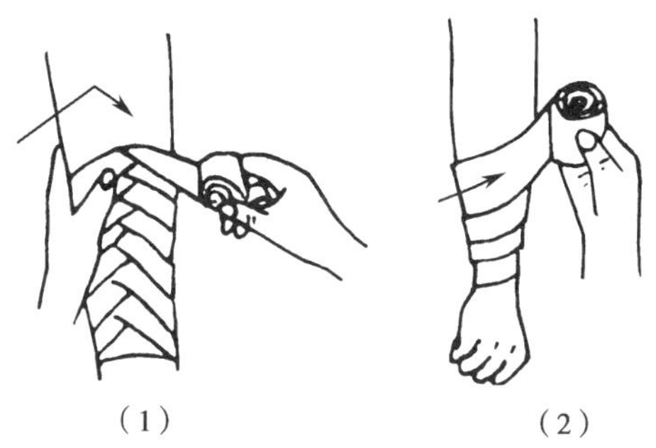

图 10-16　螺旋形缠绕包扎

（2）扇形缠绕包扎固定：一般用于膝、肘关节部位的包扎固定(图 10-17)。

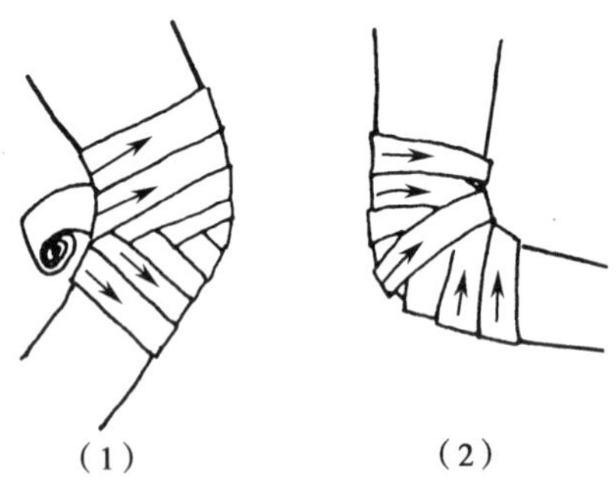

图 10-17　扇形缠绕包扎

（3）“8”字形缠绕包扎固定：一般用于手背、踝部的包扎固定(图 10-18)。

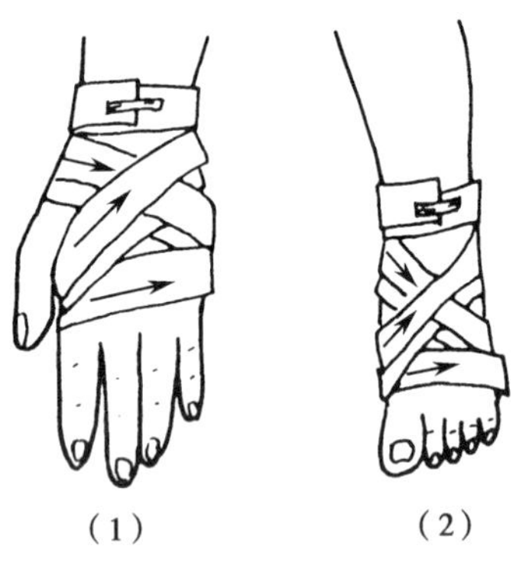

图 10-18　“8”字形缠绕包扎

（4）三角形纱布包裹：用于手指、足趾末端的包扎(图 10-19)。

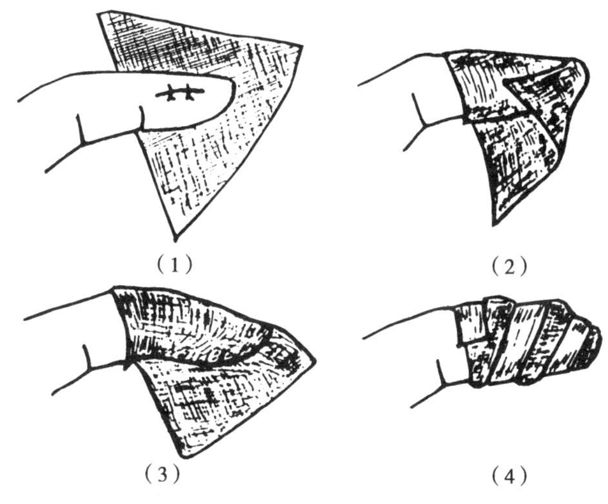

图 10-19　三角形纱布包裹

第 7 节　换药前准备

【患者的准备】

1. 换药时间　最好安排在患者进餐后或饮水后，并排空大小便。

2. 换药前谈话　使患者了解换药的目的和意义，消除患者的紧张心理，取得患者的合作。

3. 止痛剂　对较大伤口或敏感部位换药时，如有较大痛苦，可预先使用止痛剂，可给予度冷丁 50mg，换药前 30 分钟，肌肉注射。但是一般不应轻而易举地应用止痛剂，尤其应用度冷丁更应慎重，一般不应超过二次，以免成瘾。

4. 体位　按照伤口的部位，采取不同的体位，使伤口暴露充分，患者舒适，又便于工作人员操作。对于精神特别紧张者，应取卧位，以防发生晕厥和其他意外。

5. 其他　对于不能到换药室换药的患者，应备好换药用品到床边进行换药。对于正在输液、用氧的患者，告诉他们注意尽量不转动肢体或面部，以防牵动穿刺针或使鼻导管脱出。

【操作者的准备】

换药操作之前，操作人员要常规进行以下准备工作。尽管换药是一项相对简单的操作，但是也应做好必要的准备，才能顺利完成换药操作；衣帽整洁，减少污染，也会给患者一种严肃、认真的感觉。

1. 戴工作帽　无论任何时间、任何季节，操作者均应戴帽子，女同志应将头发掩于帽内，防止头发上的灰尘落入伤口内。

2. 戴口罩　佩戴口罩，并需将鼻孔严密遮挡，以免说话时飞沫飞溅污染伤口。

3. 穿工作服　穿工作服的目的是防止脓血、药液等污染工作人员衣服，不要求工作服无菌。

4. 手的清洗　首先剪短指甲，用肥皂水仔细清洗双手，如果将双手放在消毒液内浸泡 1～2 分钟则更好。每更换一个患者，均应重新进行清洗双手一次。对感染较重的伤口，或 HbsAg 阳性的患者，也可戴手套进行换药操作。

5. 了解伤口情况　换药前应对伤口情况有大体了解，以便心中有数，决定夹取物品种类和多少。

【器械物品的准备】

换药前针对每个患者情况，将所用器械或物品准备齐全，以免换药过程中将患者搁置一边，再去临时准备缺少的器械物品，而延误了换药时间。

1. 门诊换药物品准备　在门诊换药室换药时，应为每个患者准备一份所用器械及物品，其中包括 3 只换药碗、换药镊、血管钳、剪刀、探针、棉球、纱布、引流物等其他敷料，并备好常用药物制剂。有的医院给每位患者准备一个基本换药包，内含 2 只换药碗、2 只换药镊、1 把血管钳、1 把剪刀、若干纱布，临换药时，再根据具体情况，酌情添加其他用品。

2. 病房换药物品准备　如果在病房需到病床边换药，可将所需器械、物品置于换药车上，移送到床边进行换药。通常可为每个患者事先常规准备一个无菌换药包，其中包括换药碗(盘)3个(一个用于盛放无菌纱布、凡士林纱布等干敷料，另一个用于盛放酒精棉球、新洁尔灭棉球或其他湿敷料、引流物等，第三个用于盛放蘸洗伤口用过的棉球、引流物等污秽物品)、换药镊2把(有齿、无齿各一把)血管钳1把，剪刀1把，一定数量纱布敷料，根据伤口需要可再添加相应的手术刀、探针、刮匙、咬骨钳、引流物、药物制剂等。对较深的伤口，还应准备注射器、尿管等，以备冲洗伤口用。

3. 物品夹取顺序　夹取物品放入换药碗时，应按一定次序夹取，即先用者后取，后用者先取；先取干的，后取湿的；先取无刺激性的，后取有刺激性的。同时注意放入碗内的位置适当，尤其注意不可使盐水棉球、酒精棉球、碘酒棉球、引流物等物品挨靠在一起。以上物品夹取齐全后，再夹取镊子、剪刀、探针等操作时所用的器械。

第8节　换药操作步骤

【敷料的解除】

1. 去除胶布或绷带　揭除胶布时应由外向里，勿乱拉硬扯，以免牵动伤口引起疼痛，如胶布粘及毛发，可用剪刀将毛发及胶布一起剪除，如为绷带缠绕固定敷料时，可用剪刀一次性横断剪除。

2. 取下纱布敷料　如为感染伤口，一般可先用手取下覆盖伤口的外层敷料，再用换药镊取下紧贴伤口的内层敷料和伤口内引流物。如为缝合伤口，应用镊子夹住内层敷料的一端，顺伤口方向反折拉向另一端，以近乎平行的方向逐渐揭除纱布敷料，不可向上拉，也不可从伤口的一侧拉向另一侧（图10-20）。如为植皮区伤口，则按植皮区边缘的走行方向揭除。内层敷料与创面干结成痂时，可保留干结成痂部分，待其自然愈合脱落，而仅将未干结成痂的潮湿部分剪除。敷料被血液或脓液浸透与伤口紧密粘着时，可用生理盐水或0.1%洗必泰液浸湿后再揭去，以免引起伤口疼痛。手指伤口痛觉特别敏感，必要时将手指浸入生理盐水或0.5%利多卡因溶液内，使内层敷料充分湿润松动后，再解除敷料。取下的污物敷料应先放在弯盘内，待换药操作完毕后再统一处理，移送指定地点，不得随地丢弃。

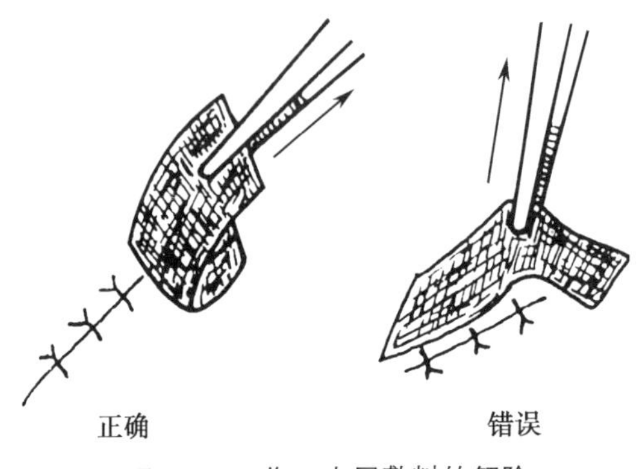

图10-20　伤口内层敷料的解除

【皮肤清洁消毒】

伤口内层敷料解除后，需进行伤口周围皮肤清洁消毒，非感染伤口与感染伤口局部清洁消毒擦拭顺序有所不同，应加以注意。

1. 无感染伤口的清洁消毒　皮肤缝合伤口清洁消毒时，一般用0.1%洗必泰棉球自伤口中心部开始擦拭，然后逐渐向外，消毒范围一般应达伤口外10cm以上。缝合伤口如有感染、化脓，则按感染性伤口局部清洁消毒。

2. 感染伤口的清洁消毒　感染性伤口属开放性伤口，多为脓肿切开引流术后、外伤后伤口感染或手术后切口感染，也可为慢性窦道、瘘管或皮肤的慢性溃疡等。一般先用 0.1%洗必泰或 70%酒精棉球清洁消毒伤口周围皮肤，顺序为自伤口周围 10cm 处开始，作圆圈状向心性擦拭，逐渐移向伤口边缘，如此进行擦洗 2～3 遍，或直至伤口周围皮肤擦拭清洁为止，注意消毒皮肤的棉球不得进入伤口内。

【伤口分泌物分析】

缝合伤口时，内层敷料解除后，如发现局部有渗液、分泌物，或直接为感染性伤口，则应根据分泌物颜色、性状、气味等加以分析，或进行细菌培养，以便决定下一步处理及指导临床用药。

1. 浆液　是由创面毛细淋巴管或血管渗出的液体，为淡黄色、澄明、无臭味、较稀薄的渗液，多见于烧伤创面的水疱或皮肤擦伤后的浆液性渗出。少量渗出时有保护创面作用，大量渗出时，应及时清除干净，防止创面感染。

2. 脓液　是由死亡破碎的白细胞和坏死组织组成的，为一种混合物。由于感染的细菌不同，脓液的性状、颜色、气味也不相同。

（1）金葡菌感染：脓液较稠厚，呈浅黄色或黄白色、无臭味。

（2）链球菌感染：脓液呈浅红色，有腥臭味、性状较稀薄，量较多，厌氧性链球菌感染，多数有恶臭味。

（3）肺炎球菌感染：初期较稀薄，继而变为稠厚，甚至呈乳酪状，一般无臭味。

（4）大肠杆菌感染：单纯大肠杆菌感染无臭味，但常和其他致病菌混合感染，脓液稠厚，有粪臭味。

（5）变形杆菌感染：脓液较稀薄，有特殊臭味。

（6）绿脓杆菌感染：脓液稀薄，量多，呈水样物，有特殊蓝绿色，有生姜气味或甜腥味。

3. 细菌培养　如有条件最好做脓液细菌培养及药物敏感试验，确切判定何种细菌感染及细菌对何种抗菌药物敏感，真正达到合理用药。采取脓液标本的方法为：解除伤口内层敷料后，不经任何清洁、消毒，将细菌培养无菌试管的橡胶塞及其内的无菌棉签取出，取出时注意勿使棉签触及管口及其他任何物品；用无菌棉签蘸取伤口内适量脓液；再将无菌试管口端移至点燃的酒精灯火焰上烧烤数秒钟；最后将已蘸取脓液的棉签放入试管内，塞紧橡胶塞，即可移送细菌室。

【伤口处理】

由于伤口分为清洁缝合伤口和感染伤口，故换药时伤口情况也不相同，处理方法方式各异。

1. 无感染伤口的处理　缝合伤口换药时，归纳起来有以下情况，可根据不同情况进行相应处理。

(1) 情况正常：无菌手术缝合后伤口或外伤清创缝合术后伤口，一般可于术后 3 天检视伤口，观察伤口愈合情况及有无异常。如伤口仅轻度水肿和压痛，无明显红肿、无渗出物，提示伤口情况基本正常。处理：可直接覆盖干纱布敷料，然后用胶布或绷带妥善包扎固定即可。

(2) 去除引流物：有些伤口术后放置引流物，一般应在术后 24～48 小时内去除，遇特殊情况可延至术后 72 小时去除。处理：如为橡皮条引流，拔除时可用镊子夹住橡皮条缓缓抽出，再用镊子夹一棉球在伤口区适当按压，使伤口内残留液体尽量排除；如为橡胶管负压吸引，应先解除负压，然后再拔除引流管。

(3) 伤口拆线：根据伤口部位、病员年龄、局部血供、张力大小等因素决定拆线时间。一般头、面、颈部术后 4～6 天拆线；下腹部 7 天拆线；胸、背、上腹部 8～10 天拆线；四肢 9～11 天拆线；手、足部 10～12 天拆线；足底部 13～15 天拆线；减张缝合 14～16 天拆线；新鲜创面植皮后 9～12 天拆线，皮瓣移植后7～10天。年老体弱、婴幼儿、营养不良者，需酌情延长拆线时间。如刀口有感染征象或缝线过紧对皮肤有切割作用，可提前间断或部分拆线。

（4）缝线反应：主要表现为针孔周围及缝线下组织轻度红肿，为组织对缝线的一种异物反应。处理：用浸有70%酒精纱布湿敷后，包扎固定即可，每日或间日换药。

（5）针孔脓疱：多因缝线反应进一步发展，形成小的针孔脓疱，必须为针孔明显红肿，或挤压时有脓性分泌物自针孔内溢出。处理：用棉球挤压针孔，使脓液溢出，如有较大脓疱可提前拆除该处缝线，若全部缝线针孔均有较大脓疱，可间断拆除缝线，然后用浸有70%酒精纱布湿敷包扎固定即可，每日或间日换药。

（6）血清肿：为伤口内血清样渗出物潴留，主要表现为伤口肿胀、轻度压痛，穿刺抽出淡黄色澄清液体。处理：拆除一针缝线，扩开少许伤口，放出积液，并放橡皮条引流，覆盖纱布敷料，适当加压包扎。渗出停止后，及时去除引流条。

（7）血肿：为伤口内不同程度的出血积聚于伤口内，一般可形成血凝块，表现为切口肿胀、轻度压痛，或伤口内有暗红色陈旧血性物流出。处理：拆除一针缝线，敞开伤口，用刮匙刮除血肿，或用棉球蘸除血凝块，然后放置橡皮条或凡士林纱条引流。此后酌情换药，适时去除引流条。如估计切口内血肿较少时，也可先不做特殊处理，让其自行吸收。

（8）脂肪液化坏死：多见于肥胖患者腹部手术后，表现为切口内有水样物溢出，或水样物中混有油珠，扪之伤口部有波动感或凹陷感，无明显压痛。处理：拆除一针缝线，敞开伤口，放凡士林纱条引流，此后适时换药。

（9）伤口感染：无菌手术缝合伤口或外伤后清创缝合伤口均有感染的可能，主要表现为伤口红肿、压痛，化脓时可扪及波动，或见脓液自切口内流出，也可见缝线将皮肤明显切割或刀口裂开。患者可伴有发热、刀口跳痛等症状。处理：及早拆除部分缝线或全部缝线，敞开伤口放出脓液，冲洗伤口内，放置适当引流物，此后按感染性伤口定时换药处理。

2. 感染伤口的处理　感染性伤口换药的目的，主要是清除坏死组织及脓液，改善局部环境，促进创面愈合。换药时需针对以下各种不同情况区别对待，特别是针对肉芽组织的情况，酌情采取相应的处理措施。

（1）脓液及坏死组织：可用生理盐水棉球擦净创口内脓液，脓液较多时也可用干棉球或干纱布吸附并擦净，然后再清除坏死组织。清除坏死组织之前，须对组织是否坏死予以正确辨认。皮肤坏死时最初为苍白色或皮革样变，逐渐变为暗紫色或黑色；肌肉坏死时呈紫红色或紫黑色，无出血，无收缩，无弹性；肌腱坏死时呈微黄色或灰白色，无光泽，无韧性或呈糜烂状；骨坏死时颜色暗褐、发灰，骨质糠脆，骨断端不出血。处理：应将各种坏死组织逐一剪除，直至断端新鲜或出血，然后生理盐水冲洗干净，填塞引流物，覆盖敷料，包扎固定。

（2）新鲜肉芽：多见于外伤后数天无明显感染的伤口，肉芽颜色鲜红，表面有细小颗粒突起，分泌物少，无水肿，触之易出血，周围皮肤轻度水肿，但无明显炎症。处理：用生理盐水棉球轻轻擦拭伤口内，拭净分泌物，放入凡士林纱条引流，然后再覆盖纱布敷料包扎；如伤口较深，放置凡士林纱条时注意使创腔填塞略松一些，创口填塞略紧些，以免创口过早闭合；有时还可于伤口底部放凡士林纱条，而创口处放干纱布，以便促进底部肉芽生长，抑制创口肉芽生长过快，而且干纱布可起到良好吸附引流的作用。如创面广泛，可准备进行创面植皮术。

（3）健康肉芽：多见于伤口感染后局部适当处理的伤口，肉芽颜色较红，质地硬无水肿，擦拭时可有出血，生长平衡，表面没有明显突出和凹陷，分泌物较少，伤口周围皮肤平坦，创缘不高出周围皮肤平面，创口边缘皮肤向创口内生长。处理：清除创面分泌物，填塞凡士林纱条引流，覆盖无菌纱布敷料。如肉芽有生长过快倾向，可适当加压包扎；如创面仍较广泛者，可准备进行植皮术。

（4）水肿性肉芽：多因伤口感染、病程较长、局部处理不当所致，表现为伤口内肉芽水肿，分泌物多，颜色淡红色或苍白，呈现“水汪汪”外观，伤口较深时分泌物更多，肉芽灰暗且表面光滑，无颗粒；伤口较浅时肉芽表层高出皮面，触之极软有移动，无出血。处理：肉芽水肿较轻时，可于创口内直接填塞干纱布，以吸附肉芽内水分，抑制肉芽生长；如肉芽水肿明显，可用3%～5%高渗盐水纱布填塞或湿敷，每日换药2次，即可达到清除肉芽水肿的目的，又可起到清洁引流作用。

（5）弛缓性肉芽：多见于损伤范围较广的感染性伤口、局部炎症未及时控制或局部血循环不良、全身营养状态不佳等情况，表现为肉芽紫暗、分泌物少，无光泽、无生机、表面颗粒不明显、触之不易出血，有时肉芽表面附有一层灰白性纤维素性膜，周围皮肤紫暗色。处理：可用40℃温热生理盐水行局部皮肤及伤口内湿敷，6小时一次，设法使局部保持一定温度，促进血液循环，控制局部炎症；对全身营养不良者，在加强伤口局部处理的同时，积极改善全身营养状态，调节饮食，或少量多次输血。

（6）溃疡性肉芽：见于小腿慢性溃疡、褥疮、烧伤后破溃、放射治疗后溃疡，主要表现为创面肉芽灰暗、无光泽，有时呈紫黑色坏死状，创面周围组织水肿，皮肤颜色灰暗、粗糙无弹性，创缘增生，触之坚韧，无上皮组织长入。处理：局部血循环不良者，应卧床休息，抬高患肢，局部湿热敷，注重改善局部营养，促进创面愈合；若创面经久不愈或创面皮肤缺损较广的顽固性溃疡，应积极改善全身和局部营养状况，待情况好转后酌情进行溃疡切除、创面植皮修复。

（7）恶性病伤口：某些皮肤癌、肉瘤等恶性病变晚期破溃，形成溃疡，应针对具体情况酌情处理。一般说来如有可能，尽量进行手术切除、创面植皮修复治疗。

【覆盖敷料】

创面处理完毕后，根据伤口具体情况，覆盖一定厚度的无菌纱布敷料或棉垫。估计渗液较多时，应多覆盖敷料，反之少覆盖敷料；冬季为了保暖可多覆盖敷料，夏季则宜少覆盖敷料。覆盖敷料后，可用胶布或绷带予以适当固定。上肢换药后，应将肘关节屈曲、配合托板，用绷带悬吊。对某些特殊部位，根据情况可用夹板或石膏托固定。

换药完毕后，如是住院患者，经治医生应将伤口情况、是否留置引流、下次换药时应注意事项记录在病历上。如果是门诊患者，交代有关注意事项，一并应约好下次换药时间。

【污物及污器械处理】

1. 污物处理　将从伤口取下的敷料和清洁、消毒伤口用过的棉球等污物随时放入弯盘内，待换药完毕后倒入污物桶，最后再统一送往指定地点。凡特殊感染伤口取下的敷料须装入塑料袋中，移至指定地点进行焚烧。未沾染脓血的表层敷料如需回收应放在5%来苏液内浸泡2小时，搅拌清洗，晾干后高压蒸气灭菌备用。

2. 污染器械处理　换药用过的污染器械的处理，可参阅本书第1章第4节。也可先将污器械放置于1∶400的“84消毒液”内浸泡1小时，然后在流水中刷洗、擦拭干净，晾干后再高压蒸气灭菌或消毒浸泡备用。

第9节　其他常用技术

为了促进伤口尽快愈合，除常规换药技术操作外，还应针对伤口不同情况选用其他几种处理方法。

【浸泡疗法】

浸泡疗法，是指将患处浸泡于药液中，更好地达到伤口引流、消炎的目的。对于内层敷料紧密粘连的伤口实行浸泡，还可起到松解敷料，减轻揭取敷料时伤口疼痛的作用。本方法非常适用于四肢严重感染的伤口，尤其适用于手足部位的感染伤口。

方法：根据伤口部位，选用搪瓷缸、泡手桶或特制的浸泡槽等容器。先用1∶200的“84消毒液”冲洗处理所用容器。用无菌生理盐水作为浸泡液，可加入适当抗生素；需用量较大时也可用1∶5000洗必泰液或1∶5000高锰酸钾溶液作为浸泡液。首先去除伤口敷料，将患肢浸入其中，如果伤口与内层敷料粘结较紧密，可去除外层敷料后直接放入药液。浸泡过程中，随时清除脓液、坏死组织，浸泡时间一般为20～30分钟，移出后用无菌干纱布擦拭干净，根据伤口情况再进行其他处理。感染特别严重的伤口，可每日浸泡一次，一般较为严重的感染伤口可2～3天浸泡一次。

【暴露疗法】

暴露疗法，是指换药时，采用一定时间的暴露，达到去除伤口周围皮肤潮湿、减轻肉芽水肿、控制细菌感染(特别是绿脓杆菌)的目的。主要适用于伤口周围皮肤受分泌物浸渍而发生潮湿、糜烂、湿疹样变，或伤口边缘皮肤泛白、创面肉芽组织水肿或绿脓杆菌感染的创面，也适用于烧伤创面。

方法：暴露时房间应保持清洁、干燥，将伤口敷料揭取后，生理盐水棉球擦净创面分泌物，让伤口自然暴露于空气中，使创面及周围皮肤水分自然蒸发。冬季应注意保暖，必要时可用一烤灯置于患处，也可用电吹风机微热风吹拂创面。可长时间暴露，使创面尽快干燥，减少细菌感染，待其痂下愈合。

【湿敷疗法】

湿敷疗法适用于创面肉芽水肿或严重感染的创面，也常用于植皮前的准备，可以起到减轻肉芽水肿、保持创面清洁、控制炎症发展的作用。

方法：一般伤口可用生理盐水，必要时加入适当的抗生素。创面肉芽水肿明显者可用3%～5%盐水湿敷。将无菌干纱布浸入药液中，然后取出纱布，拧去多余水分，以不滴水为度，将纱布直接敷在伤口上，纱布一般为16～20层。为了减少药液蒸发，可在湿纱布上面加盖一层相当大小的凡士林纱布。每6小时更换一次。

【湿纱布裹敷疗法】

湿纱布裹敷疗法，多用于感染严重的伤口或肉芽水肿的创面。所用药液一般为生理盐水加入适当抗生素，也可用70%酒精或2%～5%磺胺嘧啶银作为药液。

方法：用于伤口感染和肉芽水肿时，可用生理盐水加适量庆大霉素或丁胺卡那霉素，配制成混合液，然后将干纱布浸入药液内，取出后拧去多余水分，以不滴水为度，将10～20层药液纱布裹敷于创面，其上覆盖一层凡士林纱布，最后再覆盖适当干纱布敷料，适当加压包扎，每日更换一次。

70%酒精湿纱布多用于切口缝合后轻度感染，或切口缝合后红肿、缝线反应、针眼脓包者，可起到消毒、杀菌、促进蒸发、减轻局部水肿的作用。

2%～5%的磺胺嘧啶银是由磺胺嘧啶银、无菌蒸馏水配制而成的混悬液，为轻度烧伤创面首选外用药物，具有良好的防治感染作用，一般可用浸有磺胺嘧啶银液的2～3层纱布，贴敷于烧伤创面，再覆盖一定厚度的无菌干纱布敷料，适当加压包扎，3～4天换药一次，换药时如内层敷料干燥与创面粘连紧密，则不必揭除，直至痂下愈合，内层敷料便可自然脱落。

【伤口胶布拉拢技术】

对于一些伤口表浅、创面肉芽健康、分泌物少、周围皮肤正常且移动性好的病人，采用胶布拉拢技术，可加速伤口愈合。当伤口边缘被拉拢时，伤口张力减轻，可加速伤口收缩，从而有利于结缔组织及上皮组织生长加快，促进伤口愈合，多用于腹部、乳腺伤口或截肢后残端伤口等。

方法：剪制蝶形胶布，将蝶形胶布接触伤口的狭窄部分在酒精灯火焰上烤灼、灭菌。先将蝶形胶布的一端粘贴于伤口一侧皮肤上，适当拉另一端；同时将伤口另一端皮肤推向对侧，贴紧胶布(图 10-21)，最后覆盖适当敷料，妥善包扎固定。根据情况，也可先于伤口处覆盖少许无菌干纱布，然后再进行胶布拉拢。

2～3 天换药一次，必要时重新进行蝶形胶布拉拢粘贴。

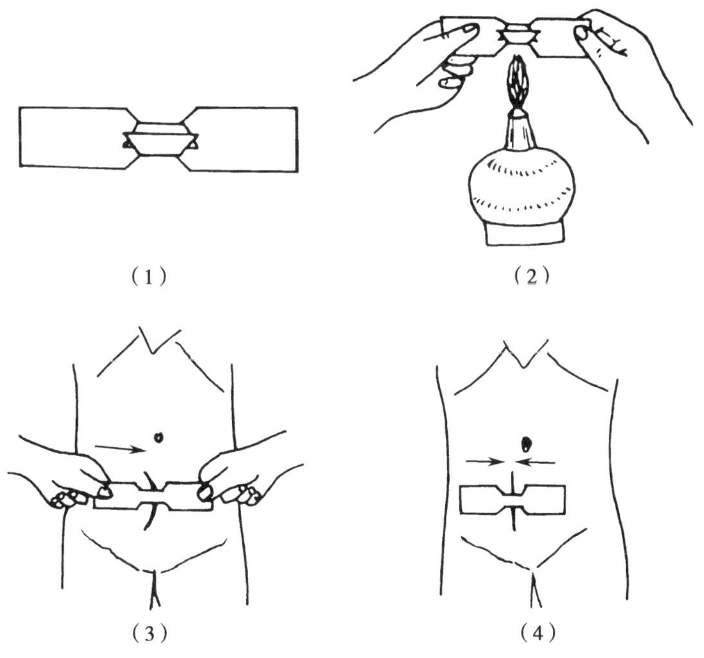

图 10-21　伤口胶布拉拢技术

第10节　几种特殊伤口的处理

在临床工作中经常会遇到一些使医生感到较为棘手特殊伤口，若按常规方法换药处理，往往不能收到良好的效果。若能对这些情况进行适当的特殊处理，可很快使病情好转，伤口尽早愈合。

【严重感染伤口】

伤口严重化脓性感染，对人体危害较大。特别是手、足等处的伤口化脓感染，炎症进一步扩散、组织器官坏死、缺损，愈合后瘢痕组织明显增生，可造成不同程度的功能障碍和畸形，因此遇此情况应采取有力措施，控制炎症。常见的严重化脓性感染有以下几种。

1. 手部严重化脓性感染　手是主要的劳动器官，正确处理手外伤感染具有非常重要的意义。手外伤严重感染多见于机器挤压伤、牲口咬伤、掌间隙感染、化脓性腱鞘炎等，往往伴有皮肤、肌肉、肌腱、骨骼等多种组织的化脓性感染。局部损伤范围广泛、周围组织水肿明显、伤口分泌物多、皮肤浸渍、泛白，伤口周围皮肤表皮松脱，可有外伤性手指残缺，有的伤及深部组织，可见肌肉、肌腱外露或坏死，并常见骨质外露或形成骨髓炎，可散发污秽臭味。患者可有发热，血白细胞计数增多等，并可影响饮食、睡眠等。

处理：可采用浸泡疗法，配合湿敷等综合治疗。将生理盐水(可加入适当抗生素)倒入泡手桶内(没有泡手桶可用塑料桶或脸盆代替)，将患手置于其中，浸泡约20～30分钟，引流出伤口内脓液，使坏死组织松解、分离，然后用剪刀将坏死皮肤、肌肉、肌腱等组织一一剪除，如有死骨用咬骨钳咬除，冲洗后用干纱布擦拭干净，使创面变清洁。重新配制新鲜生理盐水抗生素混合液，将纱布浸湿、拧干，取16～20层药液纱布敷于伤口处，其上覆盖适量凡士林纱布，防止水分过分蒸发，最后再放适量纱布敷料或纱垫，加压包扎。每6小时一次，如此换药，可使伤口很快变得清洁。待炎症基本控制后，改为普通常规换药。

2. 足部严重化脓性感染　足部严重化脓性感染多见于复杂挤压伤、重物砸伤等。局部肿胀明显，伤口流出大量脓液、味臭，周围皮肤组织糜烂、浸渍、泛白，或见伤口内肌肉、肌腱等多种组织损伤坏死，足活动受限，同侧腘窝或腹股沟淋巴结可肿大、有压痛。患者可有发热、血白细胞计数增多等。

处理：首次换药可采用浸泡疗法，将患足放入盛有生理盐水抗生素混合液的盆内，浸泡20～30分钟后，将患足移出盆外，用剪刀将坏死组织一一剪除，使创面尽量清洁，再用生理盐水冲洗干净，创面贴附凡士林纱布，覆盖适当厚度的纱布敷料，用绷带加压包扎。如果足部化脓感染特别严重，也可采用局部湿敷疗法，每6小时更换一次，至伤口较为清洁后，改为常规普通换药。

需要注意的是，足部化脓性感染伤口换药后，一定要强调卧床休息和抬高患肢，以促进静脉回流，减轻足端水肿。

3. 会阴严重化脓性感染　轻微的局部外伤，即可引起会阴部严重化脓性感染，这是由于会阴部组织疏松，炎症易于扩散的缘故，肛门周围脓肿时，感染可波及阴囊、股内侧、臀部。主要表现为会阴部或肛门周围红肿、压痛、皮肤破溃，甚者出现大面积皮下组织坏死、脱落，脓液腥臭。

处理：首先采用坐浴疗法，用温开水配制1∶5000高锰酸钾溶液，倒入盆内，臀部浸入盆中，坐浴10～20分钟，脱离浴盆后，患者卧于换药台上，充分显露伤口，用剪刀剪除坏死组织，生理盐水冲洗伤口，拭净伤口内分泌物，酌情填塞生理盐水纱布或凡士林纱布引流。覆盖大块纱垫或纱布敷料，适当固定。

根据渗出情况，需及时更换外层敷料。如为肛门周围脓肿，急性期过后形成慢性肛瘘，应择期进行瘘管切开或瘘管切除手术。

【慢性体表溃疡】

慢性体表溃疡是由于各种原因所致的皮肤缺损，病变虽然表浅，但往往久治不愈。慢性溃疡常见以下两种情况。

1. 小腿溃疡　多继发于长期下肢静脉曲张患者，患者小腿部可见表浅曲张静脉，踝部水肿明显，并有局部皮肤溃疡，面积大小不等，周围皮肤粗糙、营养不良、颜色紫暗、皮肤温度低，创面肉芽污秽，触之不易出血。

处理：卧床休息，抬高患肢，局部用温热盐水行湿热敷，以改善肢体营养状况。积极、正确进行伤口换药，促进上皮长入，加速溃疡愈合。如此处理一定时间，伤口仍不能愈合者，则应酌情采取手术治疗。深静脉回流正常者，可行高位大隐静脉结扎，以减少静脉逆流，同时行曲张静脉剥脱术。术后抬高患肢，加强溃疡面换药。为了缩短病程，待创面肉芽组织转为健康肉芽组织后，可行创面植皮术。肉芽组织情况很难改善时，可将不健康的肉芽全部刮除，待长出健康肉芽后，再行创面植皮术。

2. 褥疮　多见于长期卧床、截瘫、全身情况衰竭的患者。往往发生于骶尾部、大转子、髂前上嵴、足跟、内外踝、头枕部等骨骼突起处。形成原因为局部组织长时间受压、缺血、缺氧，造成皮肤及皮下组织坏死脱落，而形成慢性溃疡。局部表现为发病初期皮肤发红，继之形成水疱，一步发展，皮肤变为紫暗色并坏死脱落，可深达筋膜、肌肉或骨骼，形成溃疡，创面渗出物较多，周围皮下可形成潜在腔隙，可伴发热等全身症状，感染严重者可出现败血症。

处理：首先加强护理，定时为患者翻身，防止局部进一步受压、缺血坏死，同时注意改善患者全身营养状况，纠正低蛋白血症、贫血等。加强局部换药，清除坏死组织，设法改善溃疡周围组织血液循环。如多次换药创面不能闭合者，待局部炎症基本控制，创面肉芽转为健康后行植皮术或彻底清除局部坏死组织，行局部皮瓣转移术。

【慢性窦道】

窦道是指深部组织借外口通向体表的病理性盲管。窦道形成的原因多为局部伤口感染、异物存留(缝线、死骨等)、脓肿切开后引流不畅，也可见于特异性感染(结核破溃)。窦道管壁通常有较厚的纤维瘢痕组织增生，管腔内充满不健康肉芽组织，窦道外口可有突出的暗红色肉芽组织，并有少量分泌物溢出。有时窦道外口也可暂时性闭合，但间断一段时间后，窦道内有慢性炎症反应，分泌物积聚，局部又可出现红肿、破溃等急性炎症症状。如此反复发作，经久不愈。

1. 腹壁窦道　多为腹部手术后切口感染所致，局部常有红、肿、痛，有少量分泌物溢出并常有残留线结自窦道内排出，排出线结后，红、肿、痛症状有所减轻，如此反复发作。

处理：换药时可用镊子或血管钳逐一取出残留线结，但有时往往不易取净，费时费力。较有效的处理方法为扩大切开窦道，彻底引流，用刮匙搔刮，将坏死组织及不健康肉芽组织、线结、异物等彻底清除。病程超过1个月仍无愈合倾向者，应行窦道切除术，以窦道外口为中心，做梭形切口，沿窦道周围正常组织切入，彻底切除窦道及其周围瘢痕组织，如需缝合切口，缝合时注意勿留死腔，必要时放负压引流管。术后10～14天拆线。

2. 其他窦道　多为深部脓肿切开引流不畅所致，可见于臀部脓肿切开引流后，或脓肿自行破溃长期不愈，也可见于外伤后异物存留致伤口感染而长期不愈。

处理：一般需行窦口扩大切开引流术，使创腔口大底小，注意换药时应使填塞的引流物松紧合适，掌握“口宜实，底宜虚”的原则，先让创腔自创底部逐渐缩小，最后再使创口愈合。

3. 结核性窦道　结核性窦道多见于结核性淋巴结炎化脓破溃所致，伤口长期不愈，窦口肉芽组织水肿，颜色灰暗，常有稀薄分泌物或干酪样物自窦口排出。

处理：一般可用刮匙刮除窦道内不健康的肉芽组织，坚持清洁换药，直至伤口愈合。如病变范围局限，可以病变为中心做梭形切口，彻底切除病变组织，然后缝合切口。进行局部处理的同时，应加强全身营养，服用抗结核药物。

【慢性瘘管】

1. 肛门瘘管　多由肛门周围脓肿破溃或切开引流不畅演变而来。患者常述肛门周围瘘口有分泌物溢出，瘘口可以暂时闭合，但此后不久又急性发作，如此反复发作，长期不愈。有时瘘口处为一红色肉芽组织，假性闭合时瘘口仅为一小的凹陷。直肠指诊，肠腔内可扪及硬结或与外口相连的硬条索状肿物，按压时瘘口可有少量分泌物溢出。

处理：位置较低的肛瘘一般可行瘘管切开术，常在换药室进行。局部浸润麻醉后，自瘘管外口插入有槽探针，至直肠内口穿出，于有槽探针上面切开瘘管，再切除切口两侧适量皮肤及皮下组织，敞开引流，此后酌情换药或进行肛门坐浴，伤口便可很快愈合。瘘管周围有大量瘢痕组织增生时，应行瘘管切除术。高位肛门瘘管应避免行瘘管一次性切开，以防肛门括约肌全部切断致肛门失禁，可行瘘管挂线疗法。

2. 耳前瘘管　是由于发育异常而引起的一种疾病，常于儿童或青少年期出现症状。主要表现为患者耳前皮肤有一小凹陷，合并感染时可见局部红肿、压痛、破溃后有脓性分泌物流出，探针探查伸向外耳道方向。可有反复发作病史。

处理：急性发作期，应于局部波动最明显处切开引流。注意保持创口清洁，及时换药待炎症基本控制、周围皮肤组织恢复正常后，可行耳前瘘管切除术。

第11节 伤口延迟愈合的原因及其处理

伤口延迟愈合的原因较多，有全身性因素，也有局部因素，或二者兼有。因此，伤口长期不愈时，要针对具体情况进行具体分析，找出伤口不愈的原因并对症处理。

【引流不畅】

引流不畅是伤口不愈的最常见原因，主要因为创腔较大，创口较小，呈烧瓶状改变，使脓液及脓腔内坏死组织不能充分引流，创口内无健康肉芽组织生长，使伤口长期不愈、有的可形成一细长的盲端管道，即窦道。最常见的部位为臀部脓肿切开引流后或其他深部脓肿切开引流后，也可见于外伤后(特别是刺伤)局部感染等。

处理：扩大切开创口，充分敞开引流，使创腔口大底小。创腔较深时，注意引流物的选择，可于创腔底部松散填塞凡士林纱布，而创面上部及创口填塞干纱布引流，如此填塞即起到吸附引流作用，又有利于创底部肉芽组织生长，同时抑制创腔上部及创口肉芽组织生长过快而致创口过早缩小，防止窦道形成。

【异物存留】

各种外伤和手术后刀口感染，伤口长久不愈，大部分原因为伤口内异物存留。常见于腹部手术后切口感染、缝线残留，也常见于四肢软组织损伤后铁片、木屑、鱼刺、泥沙等物存留。偶有手术将碎纱布条、橡皮条之类的东西遗留于伤口内者。异物存留是造成窦道的主要原因之一。

处理：手术后切口感染缝线残留所致的长期不愈，换药时可用血管钳插入伤口底部试行夹出缝线线结；也可用刮匙连同伤口内不健康的肉芽组织一起刮除。伤口仍不愈合者，说明深层仍有缝线不能排出，则可扩大切开伤口，直视下将所有炎症累及的缝线全部清除，并去除不健康的肉芽组织，通过换药让伤口慢慢愈合。形成慢性窦道者，也可将窦道及异物彻底切除，然后敞开清洁换药；如周围组织软化，也可彻底切除窦道周围瘢痕组织，既时缝合切口。外伤后铁片、木屑、鱼刺、泥沙等异物存留时，可扩大创口，直视下将异物取出；也可用血管钳插入伤口内，凭感觉寻及异物后取出，创口内放引流物，适时清洁换药，伤口即可慢慢愈合。

【慢性骨髓炎】

慢性骨髓炎，亦是伤口长期不愈的原因之。自体骨虽不属于外来异物，但如失去活性变为死骨，机体也将产生排异反应，致伤口长期不愈。最常见于手部挤压伤或动物咬伤后慢性骨髓炎。实践证明，许多骨髓炎早期X线摄片往往无阳性改变，而换药时直视可见病变处骨膜脱落、骨质松脱、颜色紫暗；晚期X线摄片可见骨质疏松或游离骨片等改变。

处理：经血管钳、探针探查或直视下有骨质坏死时，应将死骨彻底清除，直至骨断端有新鲜出血为止，此后逐渐培养创口肉芽，待肉芽充满创口后，可望上皮长入，伤口愈合。上皮长入困难者，可行植皮术。

【坏死组织存留】

伤口内如有坏死肌腱、肌肉、脂肪组织存留，也将明显影响伤口愈合。

处理：首先应正确区别辨认何为坏死组织，然后将坏死组织彻底清除，以利肉芽组织生长。

【局部血运不良】

伤口周围局部血运不良将明显影响伤口愈合，已被大量临床实践证实。血运不良则局部组织得不到足够营养，伤口愈合必将延迟，表现为肉芽紫暗，触之无出血，分泌物较少。最常见于下肢静脉曲张，瘢痕性溃疡或烧伤后残余创面等。

处理：下肢静脉曲张时改变局部血运的最佳方法为卧床休息，抬高患肢，以利静脉回流，减轻局部瘀血、缺氧。必要时应行大隐静脉高位结扎加曲张静脉分段剥脱，阻止静脉血逆流和瘀血。

各种原因所致的瘢痕性溃疡或烧伤后残余创面长期不愈者，可施行局部湿敷，以改善局部微循环，促进肉芽组织生长和上皮长入。上皮长入困难时，可将肉芽组织刮除，施行游离植皮术。

【伤口性质特殊】

有些伤口如恶性肿瘤破溃、结核性脓肿破溃等未及时识别，处理方法错误，也可为伤口长期不愈的原因。

处理：疑为特殊伤口时，应做活组织检查或分泌物涂片检查，明确诊断以便采取相应的治疗方法。

【换药技术不当】

由于换药技术不当，也可致伤口长期不愈，常见原因有：消毒液使用不当，如伤口误用碘酒、石炭酸，可严重损伤伤口内肉芽，抑制创缘上皮长入，如肉芽水肿高出皮肤的肉芽未及时刮除或削平，也影响上皮长入；换药间隔时间太长或换药次数过频；引流物选择或填充不当等。

处理：针对不同原因酌情处理，例如避免刺激性大的消毒液进入伤口内；肉芽水肿创面及时用高渗盐水湿敷；高出皮肤面的肉芽要进行刮除或削平，适当调整换药间隔时间；选择适当的引流物。

【蛋白质缺乏】

蛋白质是伤口愈合的基本物质，蛋白质缺乏时，不但失去组织愈合的基本条件，而且常因血管内渗透压降低，水分渗入组织间隙，使局部组织水肿而影响伤口愈合。

处理：当蛋白质缺乏时，应及时补充足够蛋白质，可以通过口服，也可以通过静脉补给。口服补给蛋白质最合乎生理要求，而且经济实惠，正常人每日每公斤体重需要进食 2～3g，即可满足每天生理需要，但当蛋白质缺乏时，则要适当增加蛋白质进食量。如同时应用某些激素，可间接促进蛋白质合成，最常用者为苯丙酸诺龙 25mg，肌肉注射，每周 1～2 次。

【维生素缺乏】

维生素 C 缺乏时，成纤维细胞合成受阻，因而影响伤口愈合。外科患者的血浆中维生素 C 含量一般偏低，因此，补充维生素 C 很有必要，以促进伤口愈合。维生素 A 和 B 缺乏时，也对伤口愈合产生不良影响。维生素 A 是维持上皮组织正常功能状态必需物质，并促进上皮的生长，使创口加速愈合；维生素 B 参与蛋白质和脂肪的代谢，并参与许多酶的合成及转移。

处理：维生素缺乏时，临床上一般可通过口服补给。有的也可通过静脉补给。

【糖尿病】

临床实践证明，糖尿病未控制的患者，伤口很难愈合，这是由于糖尿病时，周围组织循环不良，影响伤口愈合，或白细胞功能不良炎症不能有效控制的结果。实践还证明，糖尿病已控制的患者，伤口愈合基本正常。

处理：糖尿病患者伤口长期不愈时，应求助内科医生设法控制糖尿病，因为控制糖尿病对于促进伤口愈合是相当重要的。

第 12 节　换药中意外情况及其防治

换药过程中有时出现一些意外情况，最常见的为伤口急性大量出血和患者或陪人晕厥。

【伤口出血】

1. 临床表现　换药时，有的患者可发生伤口急性大量出血，主要原因为伤口靠近大血管，操作时动作粗暴，损伤血管而致大量出血。也可因炎性侵蚀，血管壁变得脆弱，稍加压擦拭即致血管破裂引起急性大量出血。

2. 预防　靠近大血管部位的伤口，如颈部、髂窝部伤口换药操作时，应特别小心，动作稳、准、轻、快，做到心中有数，切忌动作粗暴、深浅无度。对于存在潜在出血危险者，更应予以特别注意。

3. 处理　伤口内突然大量出血，往往因周围炎性组织包绕，血管断端收缩不良而难以自行停止。又因血管周围组织水肿脆弱，缝线结扎止血易切割组织，不易奏效，因此，伤口突然大出血时，首选止血措施应为局部压迫，以求血管栓塞而停止出血。若为肢体出血，可行加压包扎止血。如此压迫止血，一般均能奏效。

【晕厥】

1. 临床表现　晕厥（又称昏厥），是换药过程中常见的意外情况。表现为突然发生的短暂的意识丧失，是由于神经反射致暂时性脑缺血所引起，常见于精神紧张、恐惧、体质虚弱的患者，也常见于患者陪护人员。发作时头晕、眼黑、面色苍白、出冷汗，继而不能维持姿势张力而昏倒，脉搏速弱、血压下降，持续数秒至数分钟。有些人错误地将晕厥称作为休克，是极不正确的，休克是各种原因所致的机体微循环机能障碍和组织血液灌注不足。

2. 预防　为了防止换药过程中出现晕厥，应于饱餐后或大量饮水后换药；换药时应安排患者于合适体位；复杂伤口或脓血、坏死组织脱落较多的伤口，最好不让患者直视伤口或脓血及坏死组织，减少恶性视觉刺激。

3. 处理　患者或陪护人员出现头晕、眼黑、面色苍白等最初症状时，即刻置患者于头低足高位，解开衣领、衣扣，保持呼吸道通畅，并给少量饮水，很快即可恢复正常。出现神志不清、脉搏细弱者，可立即静脉注射50％葡萄糖40ml。

（李书成　邵明庆）

第11章

清创缝合术

第1节　基本知识概述

【损伤及处理原则】

本章主要介绍浅表部位的损伤及处理。主要有以下几种类型。

1. 皮肤擦伤　是外力沿着身体表面近乎于平行的切线运动，造成的皮肤浅层损伤。主要表现为局部皮肤擦痕，少量浆液性渗出或血液渗出。处理原则：较为简单，仅需局部清洗，外涂龙胆紫药水即可。

2. 刺伤　是指尖锐器物如尖刀、铁钉、铁棍、木刺、竹刺等直接刺入人体造成的损伤，有时可伴有异物存留。主要表现为伤口较小，但伤道较深，出血可多可少，伤口内积存血肿，易造成异物存留、化脓性感染或厌氧菌感染等，处理不当极易形成慢性窦道。处理原则：酌情扩大切开、取出异物、清洗缝合、安放引流等。

3. 切割伤　用带刃的锐器如刀、玻璃等切割人体组织造成的损伤，可伤及血管、神经、肌腱等较深层的组织。主要表现为伤口呈线形或唇状裂开，边缘较整齐，深浅不定，出血较多。处理原则：酌情进行伤口边缘组织切除、组织缝合修复、闭合伤口、安放引流等。

4. 裂伤　为钝器切线运动作用于人体，使皮肤全层组织撕裂，也可深及皮下各层组织。主要表现为伤口边缘不规则，伴有组织碾挫、挤压，易发生感染、组织坏死等。处理原则：酌情切除失活组织、清洗缝合、安放引流等。

5. 撕脱伤　为外力作用于人体，将大片皮肤从深层组织撕脱，称为撕脱伤，最常见于高速旋转的外力致头皮或手的皮肤撕脱损伤。主要表现为一定范围的全层皮肤自皮下组织层或骨膜下撕裂，伤口出血较多，往往伴有休克。处理原则：酌情进行清洗、撕脱皮肤如有生机原位覆盖、间断缝合固定、安放引流等。如有皮肤缺损，可利用皮肤移植、皮瓣移植技术闭合创面。

6. 咬伤　各种动物咬伤，包括虫类蜇伤、牲畜咬伤、人咬伤等，损伤范围及深浅程度不一，容易招致感染。处理原则：酌情进行伤口扩创、切除失活组织、伤口简单缝合或敞开、安放引流物等。

【清创缝合术】

根据伤口情况，通过手术的方法，使污染伤口变为清洁伤口，从而促使伤口一期愈合，这种措施，称为清创缝合术。一般说来，清创缝合术主要步骤包括：清洗消毒伤口周围皮肤、去除伤口内异物、清理失活组织、重建修复被损伤组织、消灭死腔、闭合伤口、酌情安放引流物。正确的清创缝合术是防止伤口感染、缩短疗程、最大程度恢复功能和外形的根本保证。

除此之外，其他一些损伤，如火焰烧伤、化学烧伤、电烧伤、动物咬伤等，也需进行相应的清创处理。

【清创缝合术的重要性】

无论哪一级综合医院，一般均能进行清创缝合。即使是最基层的乡镇卫生院、卫生室和诊所的有关医生，也应掌握清创缝合术的基本知识和技术操作。因为大多数开放性损伤，一般应遵循就地处理、就地治疗、避免长途转院、及早预防伤口感染的原则。

清创缝合术，是一种较为简单的技术操作，如能及时进行，可有效防止创口感染，达到一期愈合。手术质量高低、方法正确与否，可与直接影响组织愈合、功能和外形的恢复。若能恰当处理，一般可获得较理想的效果。而不负责任的草率处理，往往造成伤口感染、瘢痕增生、肢体畸形、功能障碍和外貌丑陋等，可使患者遗憾终身。

因此，每一个外科医师，都应该熟练掌握有关清创缝合术的基本知识和操作技术，恰到好处地处理好每一位患者。然而有些外科人员，并没有严肃认真对待这项工作，认为清创缝合是不足挂齿的小手术，习惯将此类患者交由实习医师或刚毕业的低年资医师处理，往往处理方法不妥，操作不规范，影响治疗效果，给患者带来不应有的损失，甚至遗留下一定的肉体痛苦或心理上的创伤，应引以为戒。

【术前准备】

损伤清创缝合前，应进行适当的术前准备，特别是伤情较复杂时更应如此。如果患者伴有内脏或其他严重损伤，并威胁到生命时，处理原则为：救命第一，治伤第二。术前准备主要包括以下几方面。

1. 查体　患者来院后不要只片面看到浅表外伤的局部情况，而急于行清创缝合术，应先进行体格检查，即要察看伤口局部，又要结合病史和检查全身情况，如患者的血压、脉搏、呼吸等生命体征，注意是否有颅脑、心肺损伤及腹腔内有无复合伤等。如果存在这些情况，抢救生命则是当务之急。避免只顾处理局部而忽略了全身情况，使病情迅速恶化。当然，较简单的、小范围的损伤，不一定进行全面细致的体格检查，可先进行清创缝合后，再酌情进行其他检查。

2. 纠正休克　已陷入休克的患者，首先简单控制伤口出血或加压包扎，立即给予纠正休克治疗，迅速开通静脉给予输液、输血，使血压恢复正常或接近正常后再进行清创缝合术。如果休克是由伤口出血造成，可在输液、输血的同时，进行止血、清创等其他处理。

3. 麻醉选择　一般伤口可选择局部浸润麻醉，手指或足趾损伤可选用神经阻滞麻醉，伤情复杂，伴有神经、血管损伤、手术时间较长者，则采用全麻或其他相应麻醉。此时应与麻醉人员及时联系，共同协商确定麻醉方法。

4. 术区准备　一般外伤清创缝合前都应对受伤部位进行适当准备，四肢损伤时及时将患肢暂时抬高，利于静脉回流，减少出血。初步清洗伤口周围污物、泥沙，剃除局部毛发，修剪指(趾)甲。需要皮肤移植时，供皮区应用毛刷蘸肥皂水彻底刷洗，使局部皮肤清洁。

5. 器械及物品准备　体表损伤多种多样，术前要备好各种器械及物品(材料、药品等)，除必要的清创缝合器械包外，根据情况需要再备相应的器械及材料，如大血管损伤时应备吻合血管用的精细器械；骨折时备内固定器材、夹板或石膏绷带，四肢严重损伤时应备驱血带、橡皮止血带等，手外伤伴有骨折时应备咬骨钳、克氏针、螺丝钉等物品。

【术后处理】

各种体表软组织损伤清创缝合术后处理，可遵循以下原则进行，以便使患者达到顺利康复的目的。

1. 体位　四肢损伤时，最好使受伤部位处于高于心脏的位置，有利于静脉回流，减轻水肿和疼痛。

2. 应用抗生素　对于复杂外伤或污染较重的伤口，应用大剂量抗生素，预防感染，有时术前、术中即开始应用，以保证伤口内所渗出的血液中含有足够浓度的抗生素。

3. 局部制动　对于某些受伤肢体或合并重要血管、神经、肌腱、骨骼损伤者，应采取必要的外固定制动，防止修复组织的撕裂。

4. 止痛镇静剂　伤口明显疼痛者，应适当予以止痛或镇静剂治疗。

5. 伤口换药　术后酌情及时换药，一般未置引流物的缝合伤口可于术后3天第一次换药，检查伤口；置放引流物的缝合伤口，可于术后24～48小时第一次换药，以便及时去除引流物，以后根据情况适时换药。

第2节　一般外伤清创缝术

一般外伤，是指除特定部位如头部、面部、手等以外部位的损伤，尽管损伤部位各不相同，但清创缝合基本步骤相似，现将一般外伤清创缝合术基本过程介绍如下。

【术前准备】

1. 简单查体　进行简单体格检查，即要察看伤口局部，又要结合病史检查全身情况，注意检查患者面色、神志、脉搏、呼吸等生命体征，是否有复合伤存在。伤口是否仍在出血，如有应立即予以控制。

2. 麻醉选择　一般可选择局部浸润麻醉，伤情复杂，伴有神经、血管损伤、手术时间较长者，可与麻醉人员联系，共同协商确定麻醉方法。

3. 术区准备　初步清洗伤口周围污物、泥沙，剃除局部毛发，修剪指(趾)甲。需要皮肤移植时，供皮区应用毛刷蘸肥皂水彻底刷洗，使局部皮肤清洁。

4. 输液　出血较多应适当予以输液或输血。

【操作步骤】

1. 清洁皮肤　清水刷洗干净伤口周围皮肤，去除伤口周围泥沙、草叶、污垢等异物，可大大减少伤口局部细菌数量，是清创缝合术必不可少的步骤。先用无菌纱布覆盖伤口，软毛刷蘸肥皂水轻轻刷洗伤口周围，然后用清水冲洗。油污不易除掉时，可用汽油进行擦洗。刷洗时勿让清水进入伤口内，范围距伤口 30cm 以上，反复刷洗 2～3 遍后，用无菌干纱布擦拭干净。

2. 冲洗伤口　移去覆盖伤口的纱布，用大量生理盐水冲洗伤口内部(图 11-1)；并用镊子或止血钳夹持棉球轻轻擦拭伤口内，去除伤口异物、血块等，然后再用干纱布将伤口周围皮肤擦拭干净。

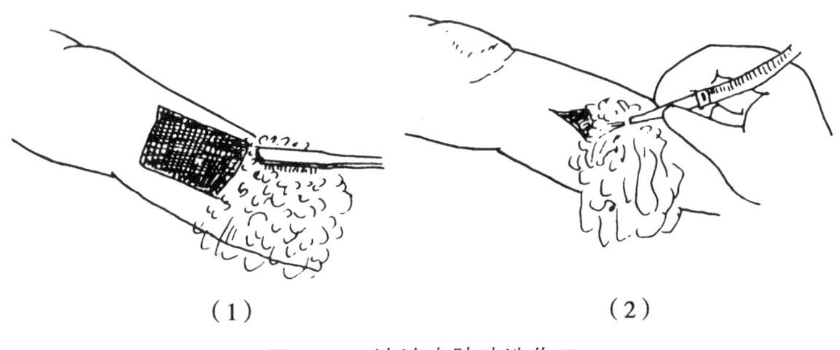

图 11-1　清洁皮肤冲洗伤口

3. 消毒铺巾　用1%碘酒-70%酒精或0.1%洗必泰消毒伤口周围皮肤达创缘外 20cm，消毒时注意勿使消毒液进入伤口内，以免加重伤口内组织损伤。消毒完毕后，术区铺盖无菌巾。

4. 麻醉　局部浸润麻醉或区域阻滞麻醉，伤情复杂者应先进行全麻或硬脊膜外麻醉。

5. 清理伤口　仔细检查伤口，去除一切异物。了解有无骨骼、重要血管、神经、肌腱等损伤。然后用剪刀、手术刀等锐利器械切除严重污染和失活的组织。先沿伤口边缘切除不整齐的皮肤创缘 1～2mm（图 11-2），再切除其他失活组织。肌肉失活的特征是组织水肿、无弹性、色紫暗、无光泽，切开时断面不流血。基本游离的脂肪团块、筋膜组织极易坏死，也应彻底切除。与软组织相连的骨片应保存，完全游离的骨片，原则上应予以清除，但游离的大骨片宜将表面污染层凿除后，再放回骨缺损处。

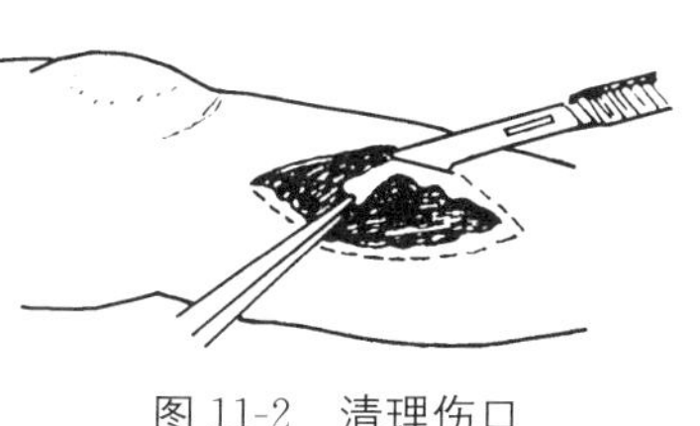

图 11-2　清理伤口

清创时应按一定顺序和解剖层次，由浅入深分区进行，切忌东一刀、西一刀，深一剪、浅一剪地盲目行事。神经、肌腱、关节囊、韧带清创时应持慎重态度，切除太多会影响功能，除明显坏死者必须切除外，其余宜保留观察。

6. 再次冲洗伤口　清创完毕后，再次用无菌生理盐水冲洗伤口 2 遍，彻底去除组织碎屑、残渣。污染较严重的伤口，可先用 0.1％洗必泰溶液冲洗创面或用 0.1％洗必泰液纱布湿敷创面数分钟，然后再用生理盐水冲洗。受伤时间较长时，可先用 3％双氧水冲洗伤口，再立即用无菌生理盐水冲洗，以减少厌氧菌感染的机会。

7. 重新铺盖无菌巾　更换手套，重新铺盖无菌巾，并更换已用过的手术器械。

8. 缝合修复　一般仅伤及皮肤和皮下组织的伤口，如无皮肤缺损，可用细丝线按解剖层次分层缝合，皮下脂肪较薄时，也可将皮肤、皮下组织一次缝合（图 11-3）。皮肤少量缺损、缝合后皮肤张力较大时，可在切口一侧或双侧做减张切口，使原伤口

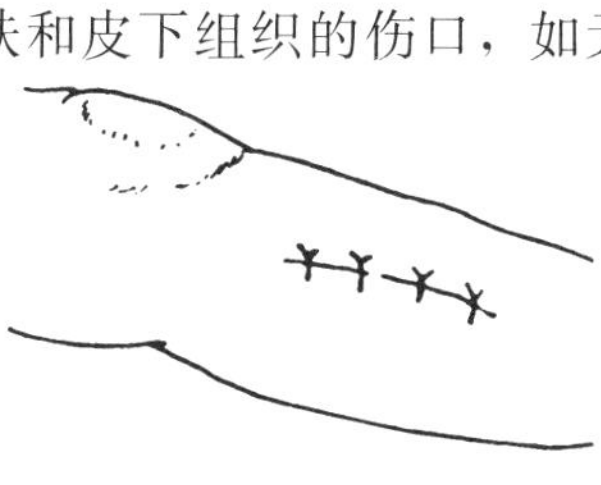

图 11-3　缝合伤口

得到良好对合(图 11-4)，减张切口可缝合也可以不缝合，由其自然愈合。如皮肤缺损较多，则可应用游离皮肤移植修复(图 11-5)，如骨质、肌腱、关节、重要神经、血管裸露时，应进行适当的皮瓣移植修复(参阅第 13 章)。

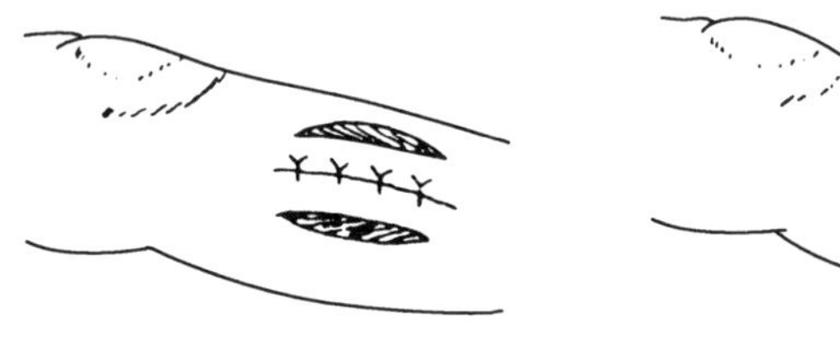

图 11-4　减张切口

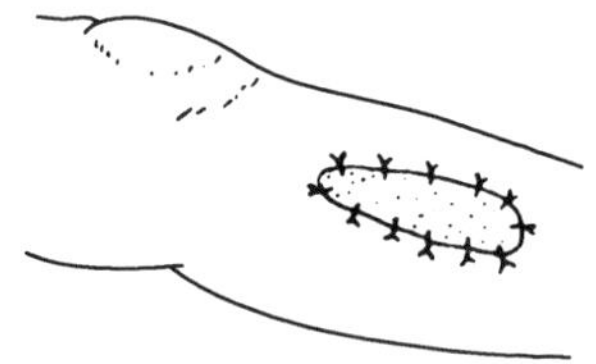

图 11-5　游离皮肤移植

如有多种组织损伤，应按以下顺序进行修复，即先后修复骨关节、血管、神经、肌腱等组织。

骨关节损伤：根据骨折部位、骨折类型、有无移位等情况，先予以复位，再酌情选择应用不锈钢针、螺丝钉、钢丝、钢板等固定器材进行可靠的内固定术(图 11-6)。关节开放损伤时，用无菌生理盐水仔细冲洗关节腔，再缝合撕裂的关节囊

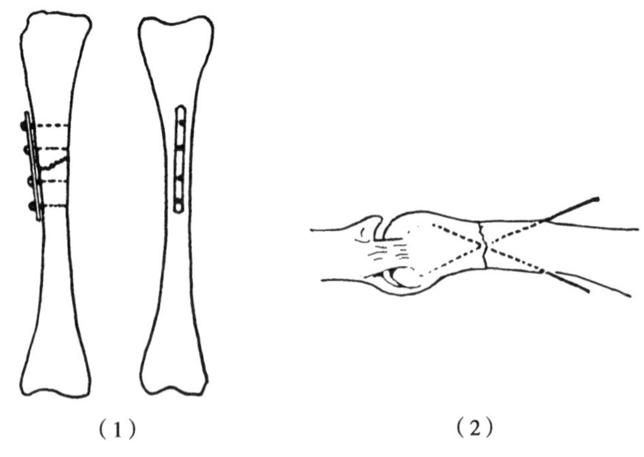

图 11-6　骨折内固定

以封闭关节腔。

血管损伤：血管损伤不至于造成肢体远端血循环障碍者可予以结扎；损伤后估计影响肢体远端血运或有可能致肢体坏死者，则应针对不同情况进行相应处理，部分损伤时行血管修补术(图4-29)，血管断裂者行血管吻合术(图4-30)。肢体血循环障碍，主要表现为伤肢远段皮肤温度低，颜色苍白或青紫，并感肿胀、麻木、缺血性疼痛，脉搏减弱或消失。

神经损伤：重要神经干完全断裂后，自行恢复困难，往往需手术缝合，首先应根据临床表现，确定有无重要神经损伤。临床上较易损伤的神经有：①桡神经损伤，典型表现为腕下垂，手背桡侧麻木，掌指关节不能伸直，拇指不能外展及背伸(图11-7)，但桡骨头以下的低位损伤不出现腕下垂。②正中神经损伤，典型表现为桡侧三个半手指感觉障碍，不能屈曲，称为猿手(图11-8)。③尺神经损伤，典型表现为第四、五掌指节过伸而指间关节不能伸直，称爪形手(图11-9)。④腓总神经损伤，典型表现为胫前肌及腓骨长、短肌瘫痪，而呈足下垂(图11-10)。重要神经断裂如受伤时间短、伤口清洁、无神经失活应争取一期缝合。如受伤时间较长、伤口污染较重，则宜将神经两断端用黑丝线缝吊在一起，待伤口愈合2～3周，最迟不超过3个月，再作二期神经缝合；缺损太多时，可作自体神经移植。

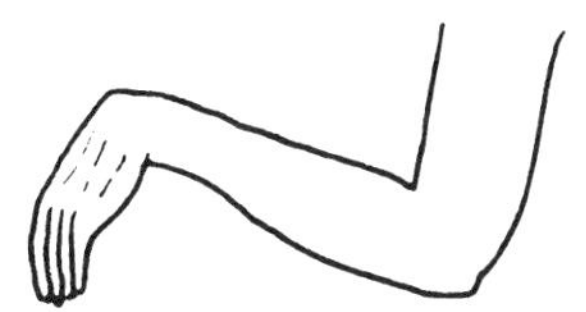

图11-7　桡神经损伤

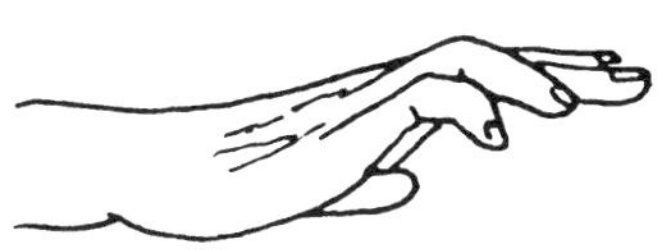

图11-8　正中神经损伤

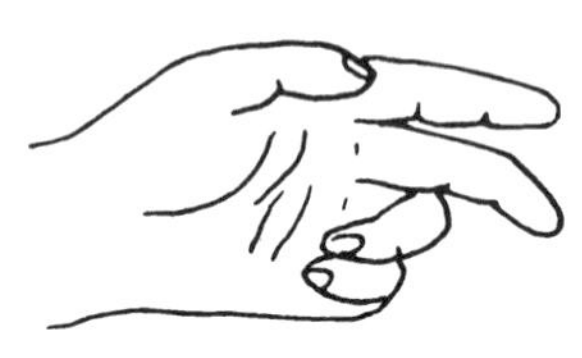

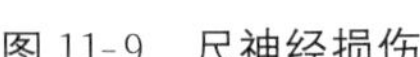

图 11-9　尺神经损伤

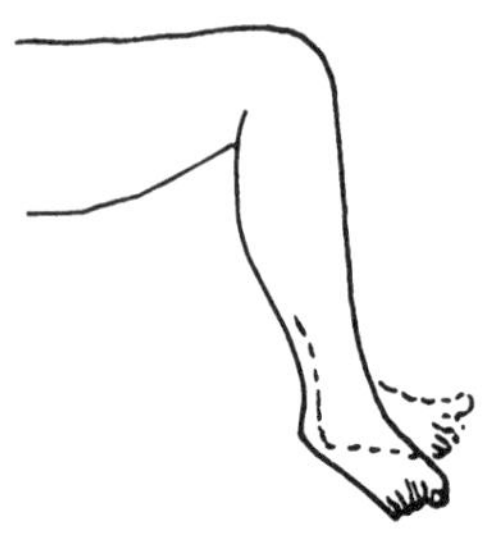

图 11-10　腓总神经损伤

肌腱损伤：肌腱完全断裂，该肌腱的运动功能即完全消失，因此原则上力争早期缝合修复，因为早期缝合修复局部粘连较轻，术后功能恢复较好。多根肌腱损伤时，全部修复困难或估计效果不佳，宜将功能重要的肌腱优先修复处理。根据肌腱大小、粗细，选择适当的缝合方法。

9. 引流　伤口表浅、止血完好、缝合后没有死腔者，一般不必放置引流物。术后有形成血肿或血清肿可能时，则应放置适当引流物，可酌情选用橡皮条或橡胶管负压引流。关节腔内一般不作腔内引流，若污染严重时，或伤口超过 12 小时者，可作腔外引流。安放引流物时须注意位置合适，防止过深或过浅。

10. 包扎固定　伤口皮肤缝合完毕后，即应覆盖敷料，妥善包扎固定。如进行了血管、神经、肌腱的缝合修复，尚应用夹板或石膏进行肢体外固定，以使缝合的组织处于松弛状态。

【术后处理】

1. 体位　伤处位置抬高，有利于静脉回流，减轻水肿和疼痛。

2. 应用抗生素　对于复杂外伤或污染较重的伤口，可酌情应用抗生素，预防感染，有时术前即开始应用，以保证伤口内渗出的血液中有足够浓度的抗生素。

3. 局部制动　对于某些受伤肢体或合并重要血管、神经、肌腱损伤者，应采取必要的外固定制动，防止修复组织的撕裂。

4. 止痛镇静剂　伤口明显疼痛者，应予以止痛或镇静剂治疗。

5. 伤口换药　一般未置引流物的缝合伤口可于术后 3 天第一次换药，置放引流物的缝合伤口，可于术后 24～48 小时第一次换药，以后酌情换药。

【注意事项】

1. 高质量地进行清创缝合术，对患者伤口愈合、功能和外貌形态恢复具有重要意义，作为负责任的首诊医师万万不可轻视。

2. 必须彻底清除伤口内异物，如泥土、木屑、玻璃、棉纤维、化学纤维、爆炸物等，否则伤口极易感染。异物存留也是导致慢性窦道的一个最常见原因。

3. 适当切除失活组织，可以有效防止感染，达到伤口愈合后瘢痕最小。但也应避免切除过多正常组织，以免缝合后张力过大影响伤口愈合。如切割伤口边缘整齐也可不切除裂口创缘组织，生理盐水或含抗生素生理盐水彻底冲洗干净即可直接缝合。

4. 对复杂损伤，切勿过分注意局部处理，而忽视全身情况，以免病员陷入危险境地，疑有内脏损伤时尤应注意，防止顾此失彼，失去抢救生命的机会。术前术中要不断观察患者呼吸、血压、脉搏变化情况，发现情况及时处理。

5. 合理应用引流是清创缝合术不可忽视的步骤，创口较大者尤其如此。表浅损伤于皮下放置橡皮条引流即可，深在或估计有较多渗出者，最好安放负压吸引装置，以便及时引流出渗液，防止伤口感染。

第 3 节　头皮外伤清创缝合术

头皮组织共有 5 层，依次为皮肤、皮下组织、帽状腱膜、腱膜下疏松结缔组织和骨膜（图 11-11）。其中前三层紧密相连，宛如一层，很难分离，所以头皮撕脱伤时，多在帽状腱膜下分离。因皮下组织层致密而坚韧，其内有许多短的纤维间隔，内含脂肪小叶，缺少弹性，故头皮损伤时，即使裂口很小，也可有较多的出血，这是由于大量纤维组织间隔，牵拉血管不易闭缩，致伤口出血不易自行停止的缘故。正因为皮下组织层内血循环丰富，所以当头皮撕脱时尽管只有较少的蒂部与本体相连，但是进行原位缝合后，仍可通过相连的部分供血，有可能使被撕脱的头皮成活。由于头皮血运丰富，头皮损伤 24 小时后仍可行清创缝合术，争取达到一期愈合。

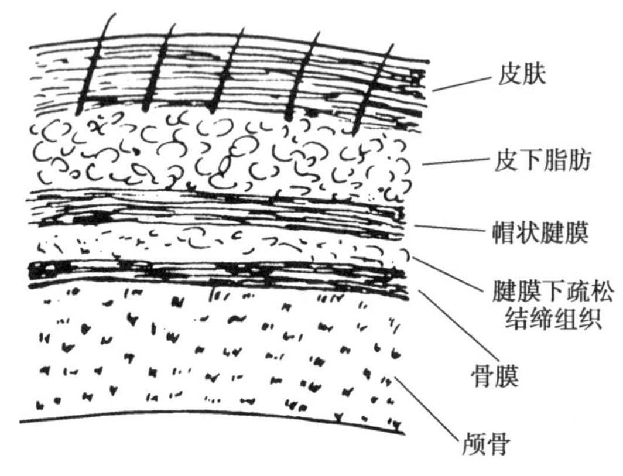

图 11-11　头皮与颅骨的解剖图

【术前准备】

1. 剃除头发，简单清洗局部及周围血迹。

2. 大面积头皮撕脱者，往往失血较多，患者有不同程度的休克，可先给予输液、输血，纠正休克，待情况好转后再行手术治疗。若出血不止，应立即采取相应的紧急止血措施，或一边抢救休克，一边进行清创缝合术。

3. 头皮撕脱伤拟行头皮回植者，需将撕脱的头皮剃去头发，用肥皂水及清水刷洗干净，然后用生理盐水冲洗，浸泡于含有抗生素的生理盐水中 10 分钟后取出备用。

4. 一般可选用局部浸润麻醉，必要时可用头皮阻滞麻醉。

【手术要点】

1. 清创时创口边缘切除一般不应超过 2mm，切除时为减少毛囊损伤和破坏，应按毛发方向切入(图 11-12)，皮肤创缘较齐者，可不作皮肤创缘切除。

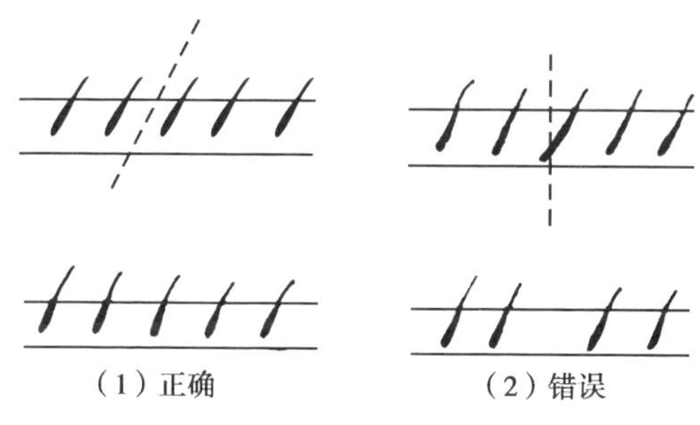

图 11-12　头皮的切入方向

2. 头皮小面积缺损时，可在帽状腱膜下作潜行分离，增加头皮的移动性，再拉拢缝合(图 11-13)。头皮缺损较大时，应用局部皮瓣修复(图 11-14)或近距皮瓣移植修复

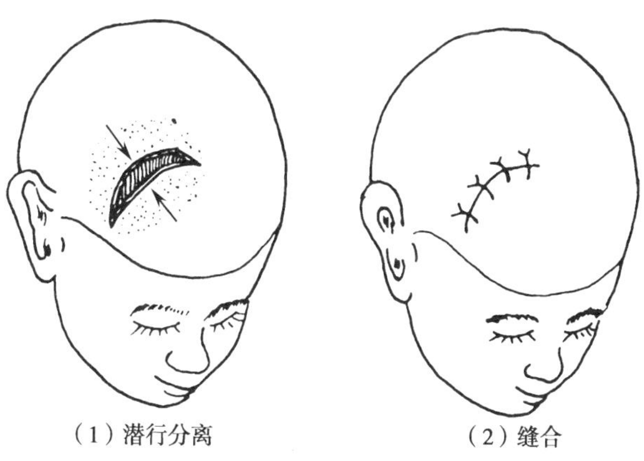

图 11-13　直接拉拢缝合

（图 11-15）。皮肤缺损过多时也可用皮片移植修复，留线尾打包加压包扎。

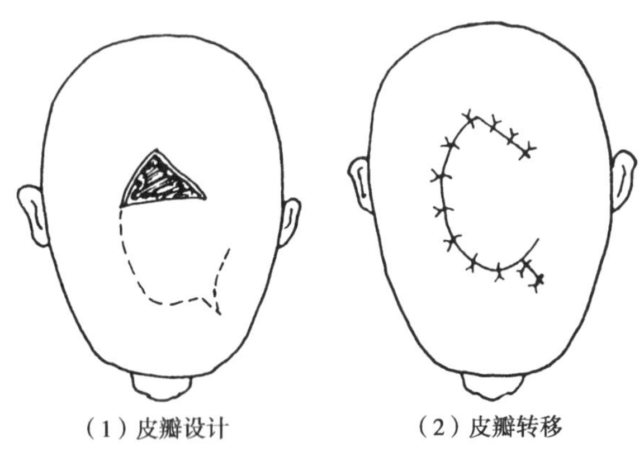

（1）皮瓣设计　　（2）皮瓣转移

图 11-14　局部皮瓣移植修复

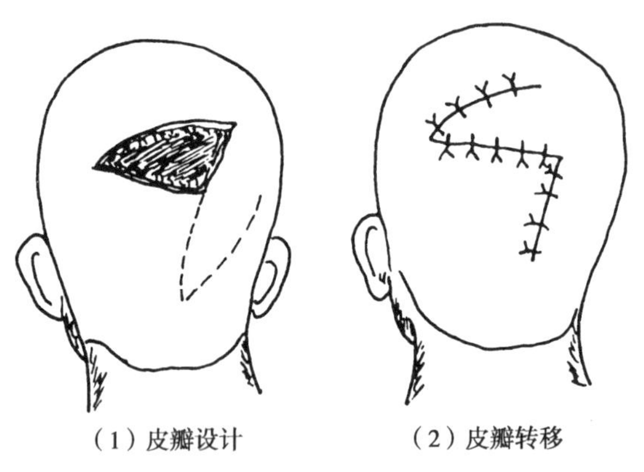

（1）皮瓣设计　　（2）皮瓣转移

图 11-15　近距皮瓣移植修复

3. 较大面积皮肤撕脱时，如尚有一部分与本体相连，清创后给予原位缝合，仍然可以全部成活或部分成活，这是由于头皮动脉自周围向颅顶汇集，血管间有丰富的吻合支，相连部分仍可供应撕脱头皮的营养。缝合完毕后，可适当放置橡皮条引流。

4. 头皮完全撕脱时，如有骨膜保留，可采用头皮回植技术，即将经抗生素盐水浸泡的离体头皮，用剪刀修剪成中厚皮片，再按撕脱缺损的形状，进行原位回植，周边间断缝合固定，保留线尾，回植皮片上适当散在戳孔，以利于排出皮片下积液，最后于植皮区打包加压包扎。如有条件，最好进行显微外科血管吻合术，将两侧颞血管解剖、游离，然后进行吻合，成活后可保留头发正常生长。

【术后处理】

1. 术后取半卧位，抬高头部，以利血液回流。

2. 放置橡皮引流条者术后 24 小时拔除。此后适时换药，如发现头皮部分坏死，则及时清除，待肉芽创面清洁、新鲜后再行游离植皮，以尽早封闭创面。

3. 术后酌情应用抗生素，预防感染。

4. 破伤风抗毒素 1500 单位，肌肉注射。

【注意事项】

1. 术后需观察是否有颅内损伤症状出现，以便及早发现及早处理。

2. 头皮外伤清创时尽量保留头皮，即使较严重的头皮撕裂缝合后也能成活。须切除少量创缘皮肤时，注意顺毛根方向切入，以减少毛囊损伤。

3. 由于头皮血运丰富，损伤 24～48 小时后仍可进行清创术，争取达到一期愈合。

4. 大面积头皮完全撕脱时，如有必要可转有条件的医疗单位行吻合血管的游离头皮移植术。无条件转院者如创面基底有完整骨膜覆盖，可行离体头皮回植。先将撕脱头皮用剪刀修剪成中厚皮片，按原位置覆盖头部，边缘间断缝合固定，保留线尾，打包加压包扎，移植皮片即可成活。

第 4 节　面部外伤清创缝合术

面部外伤，临床常见。面部是人体裸露部位，易遭受损伤，损伤后对于人的容貌及生理功能均有较大影响。面部血运丰富，组织再生能力与抗感染能力较强，因此面部外伤 48 小时后，如无明显感染，仍可进行清创缝合术。

【术前准备】

1. 局部检查　注意有无面部表情异常，有无下颌关节张闭口运动障碍，如有复杂颌面部骨折，应请有关专科医师协助处理。

2. 邻近发际处的面部损伤，应剃除部分毛发。

3. 一般可选用局部浸润麻醉。

【操作要点】

1. 单纯软组织损伤　仔细检查伤口，清除异物，适当剪除少量裂口边缘受损组织。细丝线间断缝合各层组织，注意解剖对位缝合。皮肤缝合结扎时，勿结扎过紧，以免对皮肤组织切割。

2. 深部组织损伤　颊部贯通伤无组织缺损时，将失活组织切除后，直接将穿通处黏膜、肌肉、皮肤分层缝合。面颊部皮肤缺损时可作游离皮肤移植或皮瓣移植修复。颊部全层组织缺损时，清创后将创缘皮肤与口腔黏膜相对缝合，先消灭创缘创面(图 11-16)，所遗留的洞穿缺损，二期再作整形修复治疗。

3. 皮肤缺损　如皮肤缺损较少，可皮下潜行分离伤口创缘皮肤，然后直接拉拢缝合(图 11-17)；耳前皮肤缺损时可用耳后皮瓣移植修复，供瓣区再用中厚皮片移植修复(图11-18)。下颌角处皮肤缺损可用颈侧部皮瓣移植修复，供瓣区直接拉拢缝合(图 11-19)。

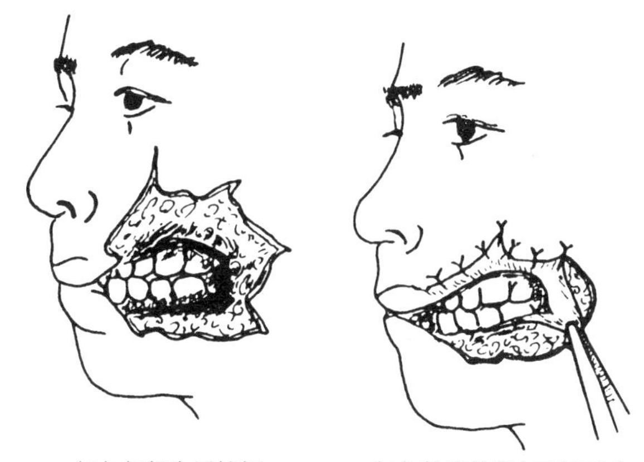

（1）颊部全层缺损　　（2）粘膜外翻与皮肤缝合

图 11-16　颊部全层缺损缝合

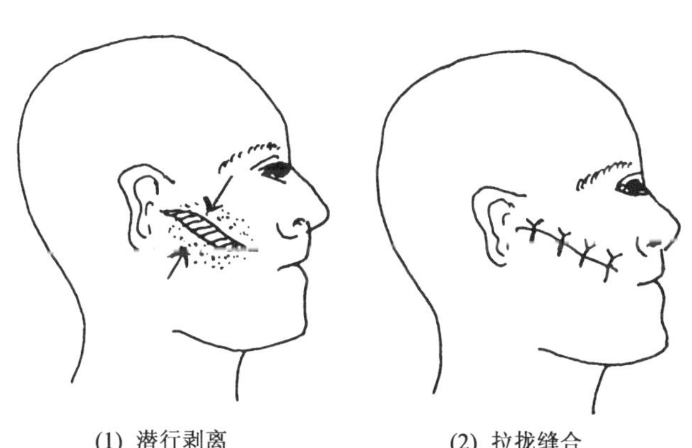

(1) 潜行剥离　　(2) 拉拢缝合

图 11-17　直接拉拢缝合

4. 安放引流物　如有出血或渗血可能者，需安放引流物，一般于切口内植入橡皮条为宜。缝合完毕后伤口距离眼、口、鼻较远者，可覆盖敷料加压包扎；距离较近者，为防止分泌物浸渍污染，可将伤口暴露。

【术后处理】

1. 保持局部清洁，防止眼、鼻、口分泌物污染伤口。

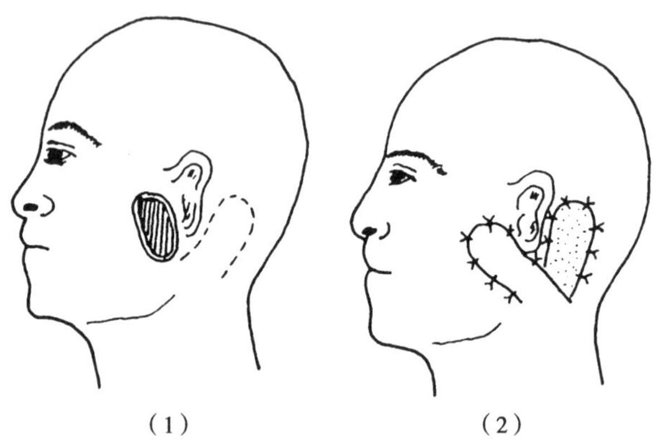

图 11-18 耳后皮瓣移植修复

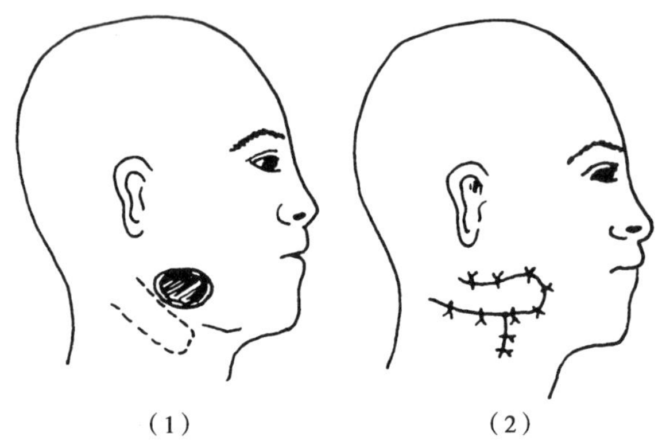

图 11-19 颈侧皮瓣移植修复

2. 适当应用抗生素，防治感染。

3. 肌肉注射破伤风抗毒素 1500 单位。

4. 尽早拆除缝线，以防缝线瘢痕形成，一般可于术后 4 天间断拆线，术后 5 天全部拆线。

【注意事项】

1. 面部损伤对人的容貌影响较大，清理伤口时尽量保全受伤组织，不要求切除“间生”组织。间生组织是指挫伤而经过处理仍可成活的受损组织。面神经裸露者更要妥善保护。腮腺区损伤时，应进行适当缝合，妥善保护腮腺导管。

2. 组织缝合时尽量达到解剖对位，肌肉、皮下组织要分层缝合，否则将出现高低不平、瘢痕粘连等。皮肤缝合精细并无张力，防止术后缝线切割瘢痕，针距不要过密，以免皮缘缺血坏死。注意针距均匀，一般为 3～4mm；边距宽窄一致，一般为 2～3mm。眼睑、鼻、唇、耳等处缝合时，更要做到精益求精。

3. 根据伤口渗出多少，酌情拔除引流物，及时清洁换药，可最大程度地减少伤口感染。

第 5 节　手外伤清创缝合术

手外伤，极为常见。手是主要的劳动器官，可以完成各种复杂而又精细的动作。手指具有极为丰富的神经末梢，触觉最敏感，并有实物感，可以用手摸索物体形态、软硬度等，盲人即用它来识物认字，故称为“第二副眼睛”。手外伤时如何尽量保存手的完整性，对手的功能恢复具有重要意义。

【术前准备】

1. 局部检查　初步检查手损伤情况，了解手指伸屈功能，有无肌腱、神经、骨骼损伤等，以便制定手术方案。

2. 剪短患侧指甲。

3. 一般可选用局部浸润麻醉，手指可选用指神经阻滞麻醉。

【操作要点】

1. 消毒铺巾　患肢放在特制小桌或支撑板上，外展 70～90度，用肥皂水刷洗伤口周围皮肤，皮肤消毒后，铺盖无菌巾、单(图 11-20)。如需在其他部位切取皮片或远距皮瓣移植，也需对供区皮肤消毒，铺盖无菌巾、单。

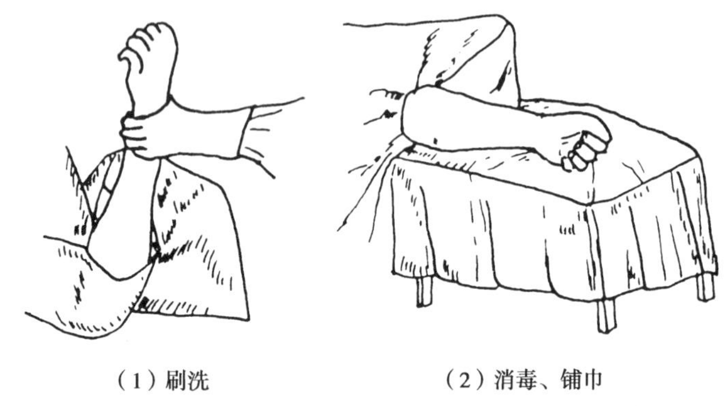

（1）刷洗　　（2）消毒、铺巾

图 11-20　手的刷洗、消毒、铺巾

2. 清理伤口　手外伤较复杂时，宜在止血带下进行手术，以减少出血保持术野清晰。常规按一定顺序清理伤口内失活组织。

3. 组织修复　骨折时正确对位，酌情应用螺丝钉或克氏针作内固定(图 11-21)；肌腱损伤者，如伤口污染不严重，争取一期缝合；神经损伤时如无缺损短缩，亦应一期缝合修复(组织缝合方法详见第 4 章)。

4. 伤口闭合　手外伤时如何采取正确的闭合伤口的方法，对手的功能恢复将产生非常重要的影响。因此皮肤伤口的闭合要根据不同情况，采取不同的措施。

创口直接缝合：无皮肤缺损时，可将创口皮肤边缘直接拉拢缝合(图 11-22)，必要时伤口内放橡皮条引流。

“Z”成形缝合：有些伤口跨越掌侧关节，为了预防愈合后直线瘢痕挛缩畸形，影响关节功能，可行“Z”成形缝合术(图 11-23)。

皮片移植：皮肤缺损较多不易拉拢缝合时，可于股部切取大张中厚皮片移植修复皮肤缺损处，周边缝合固定，预留线尾

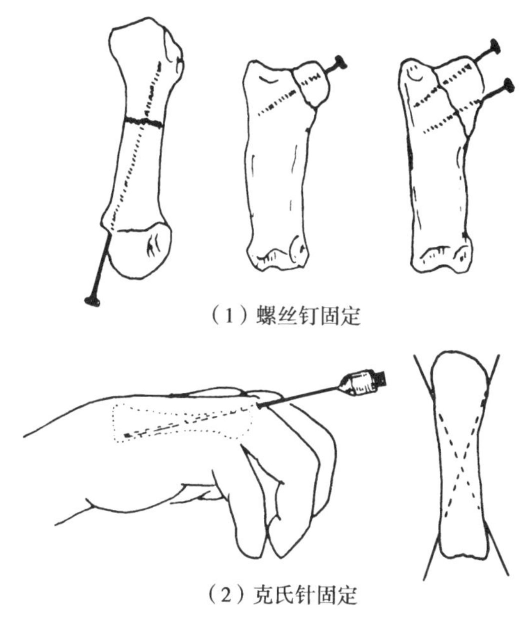
（1）螺丝钉固定

（2）克氏针固定

图 11-21　骨折内固定

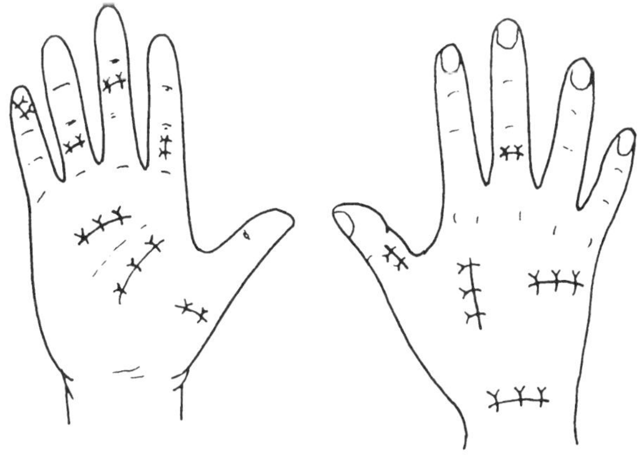
图 11-22　创口直接拉拢缝合

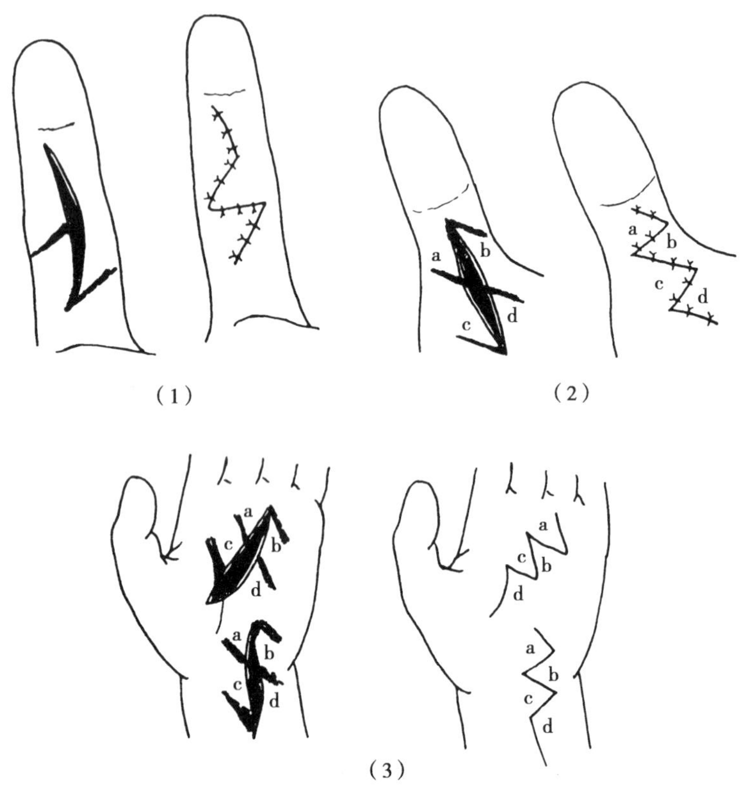

图 11-23　各种“Z”成形

打包加压用，并应于移植的皮片处戳口引流，堆积纱布打包加压包扎(图 11-24)。如为大面积皮肤撕脱，可将撕脱的皮肤切下，修剪成中厚皮片，覆盖原处间断缝合固定，预留线尾打包加压用，堆积纱布打包加压包扎(图 11-25)。

皮瓣移植：主要适用于较大范围的皮肤缺损，且裸露骨骼、关节、肌腱或主要神经者，为了达到一期修复，保持术后良好的功能，可根不同部位、不同创口的具体情况，应用各皮瓣移植修复(图 11-26)。

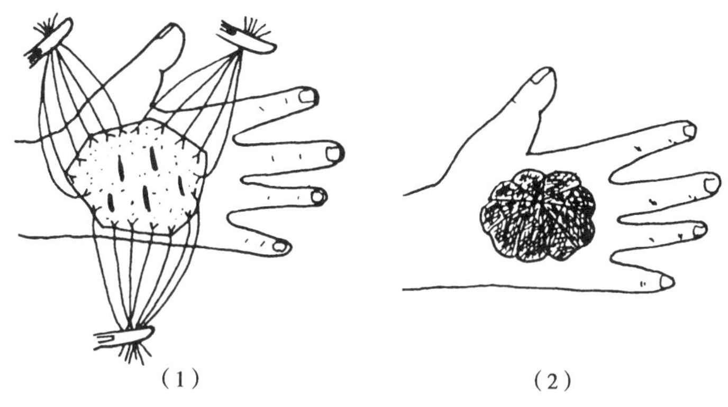

图 11-24　皮肤移植修复

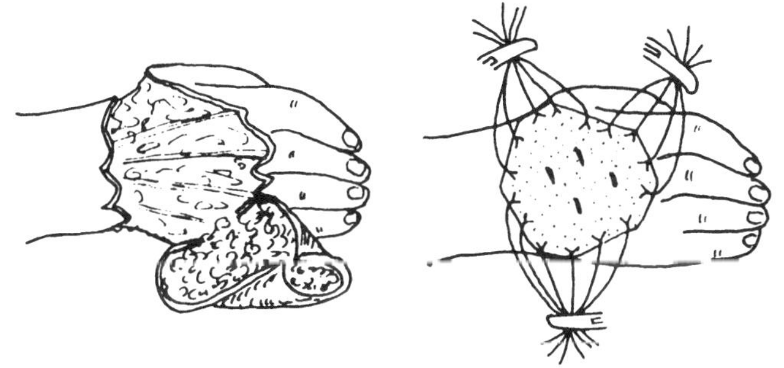

图 11-25　修剪成中厚皮片并回植原处修复

【术后处理】

1. 抬高患肢，以利血液回流，减轻水肿或疼痛。

2. 适当应用抗生素，预防感染。

3. 施行血管、神经、肌腱、骨折内固定修复者，应给予一定的外固定制动。

4. 酌情清洁换药，根据伤口渗出引流情况，术后 24～48 小时拔除引流物。

5. 适当应用镇静止痛剂。

6. 应用远距皮瓣修复时，一般于术后 2～3 周断蒂，并作

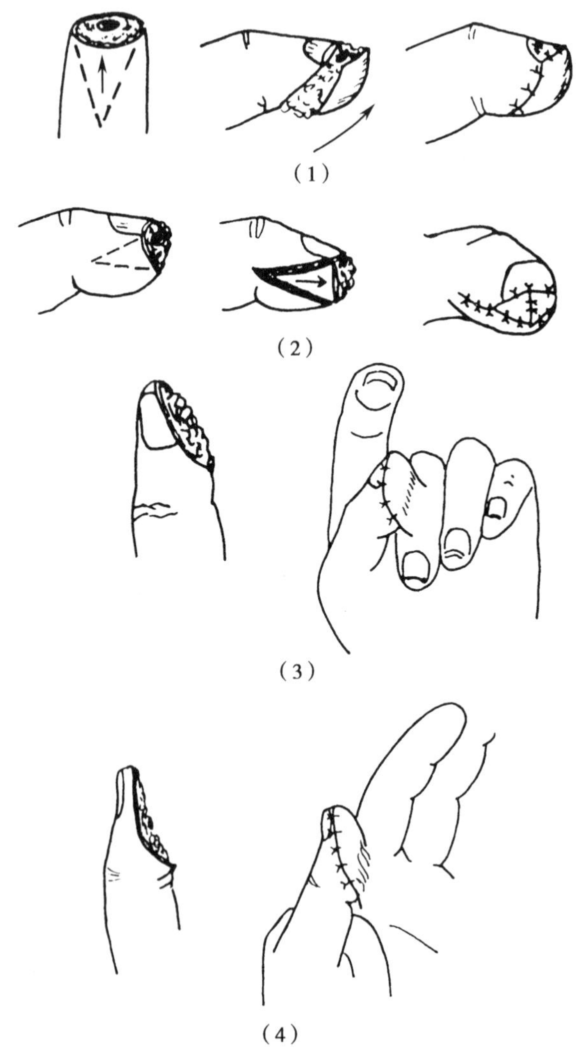
(1)
(2)
(3)
(4)

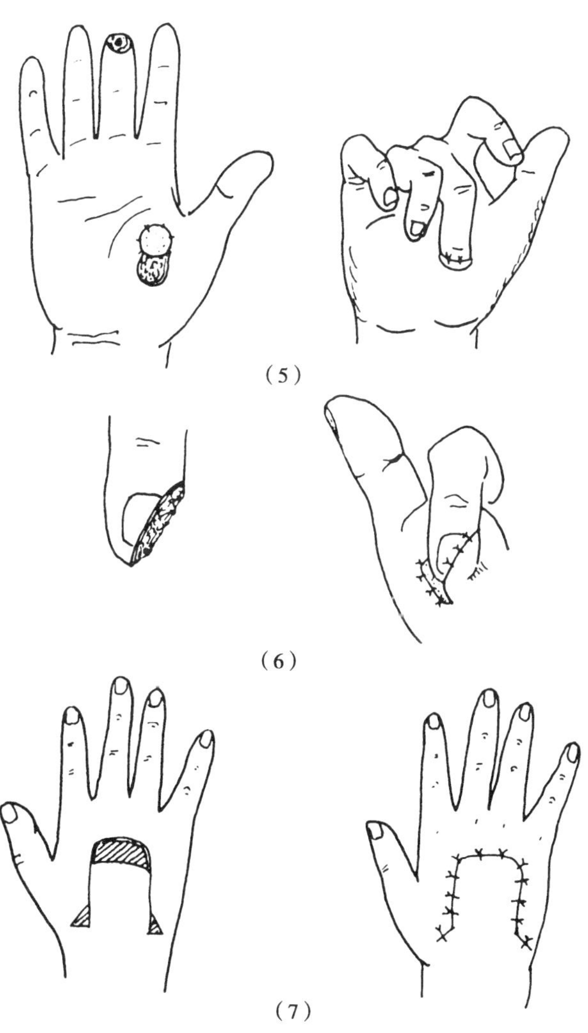

（5）

（6）

（7）

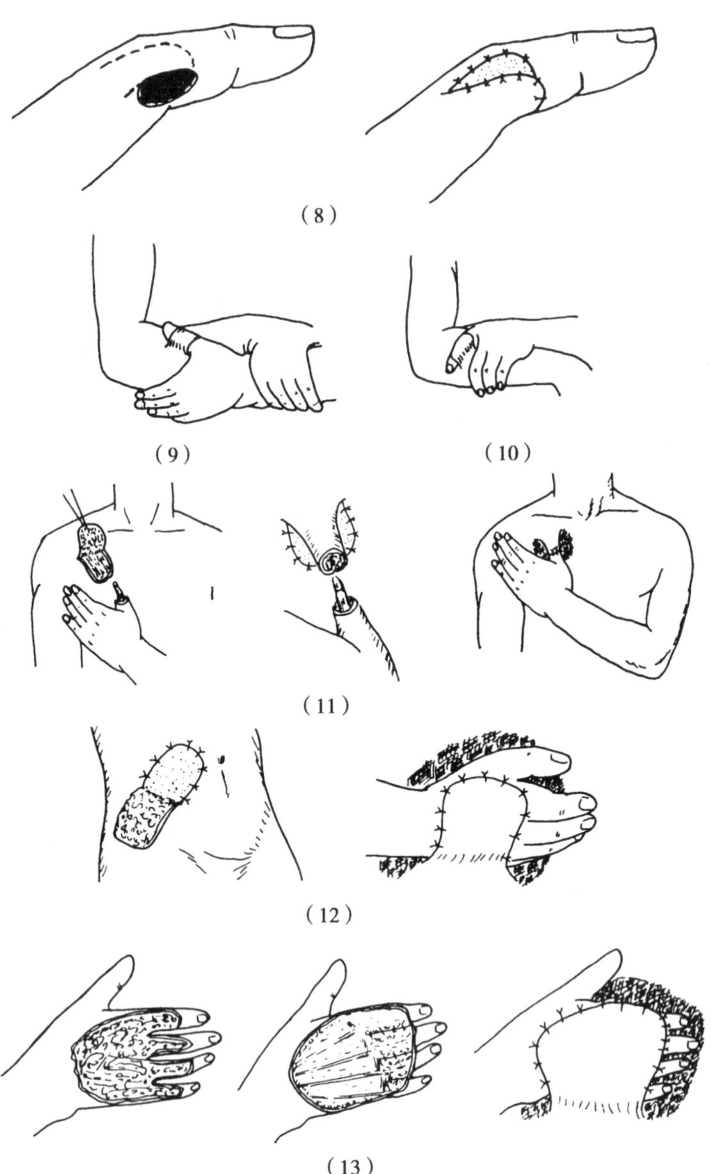

图 11-26　各种皮瓣移植修复

局部修整缝合。

【注意事项】

1. 认真做好清创，注重组织解剖修复，做到无创技术操作，爱惜每一块细小组织，防止感染，是保全手功能的关键环节。清理伤口时应尽可能多地保护受伤组织，最大程度地保留手指长度，这是一条重要原则。

2. 皮肤缺损伴有肌腱裸露者，运用皮瓣移植技术设法覆盖裸露的肌腱，是防止肌腱感染、坏死或瘢痕粘连的关键，必要时可请整形专科医师协助处理。如合并复杂骨折，最好请骨科医师协助治疗。

3. 创口愈合后加强功能锻炼，以期最大程度地恢复功能。植皮术后需予以必要的制动，尤其夜间制动更有必要，因为夜间睡眠时手指是处于屈曲状态的。

4. 术后手指或手掌瘢痕挛缩粘连影响功能时，应尽早行瘢痕松解整形或植皮术。儿童外伤后发生瘢痕挛缩时尤应及早手术，以免影响手的骨骼和肌腱发育。

第6节　烧烫伤清创术

烧伤烫伤清创术，是指对烧烫伤局部创面的处理。一般说来，烧烫伤位于体表，通常可分为小面积烧烫伤、大面积烧烫伤，处理方法不完全相同。

【小面积烧烫伤的清创】

小面积烧伤时，紧急处理时可将受伤部位立即浸入冷水中浸泡，或用自来水冲洗，起到局部降温，收缩毛细血管，减轻渗出肿胀和疼痛的作用，还可达到局部清洁的目的。生理盐水冲洗创面，剪除破溃的水疱，然后根据情况采取包扎或外用药暴露疗法。包扎时先覆盖一层凡士林纱布，再覆盖 2～3cm 厚度的纱布敷料，适当加压包扎，1～2 天换药 1 次，注意抬高患肢，适当制动。如采用外用药暴露疗法，则可于创面处涂磺胺嘧啶银混悬剂，然后用红外线烤灯照射，促使创面水分蒸发、干燥、成痂，并保持房间适宜温度。如为Ⅱ度或Ⅲ度烧烫伤，可酌情进行坏死皮肤组织切除，然后进行皮肤移植。

一般来说，包扎疗法有利于创面渗液引流，便于护理，减少污染和感染机会，但费时费物。暴露疗法开始几天由于创面渗出较多，不利于引流。因此，最好开始几天采用包扎处理，创面渗出停止后再采取外用药暴露疗法。

【大面积烧伤的清创】

大面积烧伤时，先仔细对患者情况进行评估，确定有无休克，如有休克，应先进行补液，纠正休克或休克好转后进行清创。大面积烧烫烧的局部处理原则为：简单清创，尽量保持创面干燥。当患者烧烫烧面积广泛时，大量体液外渗，有效循环血量锐减，均有不同程度的休克存在，如果彻底清创，将对创面是严重的不良刺激，可明显加重患者休克程度。清创时轻轻去除创面异物、污物、杂草等，生理盐冲洗干净创面，新鲜水疱暂时保留，破溃水疱剪除腐皮。由于创面广泛不便进行包扎处理，一般采用暴露疗法，置患者于清洁病室内，室温保持在28～30℃，如室温达不到此标准，可安装空调，将患者安放于铺有无菌单和纱布垫的床上，直接暴露在温暖、干燥、清洁的空气中，创面处涂磺胺嘧啶银混悬剂，待干燥结痂，减少细菌繁殖，力争痂下愈合。基层医院也可采用床罩烤灯装置或支被架配合烤灯装置(图 11-27)。

如为Ⅲ度烧伤，病情稳定后应尽早分期切痂植皮，注意每次切痂面积不宜超过 10%，术前做好输血准备。

【环周烧伤的处理】

肢体或躯干环周烧伤往往影响循环，进一步加重损伤，可进行局部切开减压，手指烧伤时也应于指侧面切开减压。

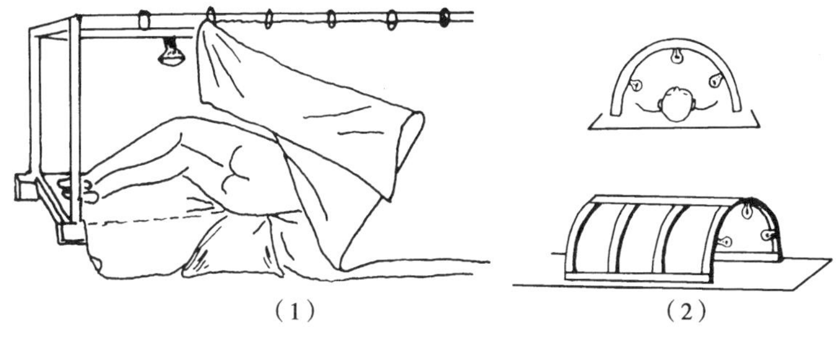

图 11-27　支被架烤灯装置

第 7 节　化学性烧伤的处理

化学性烧伤，是指人体接触某些化学性物质，如强酸、强碱或磷等致组织损伤，称为化学性烧伤。多数化学物质可使组织脱水和蛋白变质，有的产生高热烧灼组织，有的化学物质可从伤处组织细胞吸收水分，并与蛋白质结合。化学烧伤病理生理、病程经过与热力烧伤基本相似。

【急救处理】

1. 酸烧伤　硫酸烧伤时，皮肤颜色较深，逐渐转为棕褐色或黑色焦痂，扪之较硬；石炭酸烧伤时，创面开始时呈白色，以后逐渐转成灰黄色或青灰色；氟氢酸烧伤时，创面开始时呈现红斑或水疱，以后逐渐伤处组织坏死，继续扩展加深，疼痛较剧，可形成溃疡。处理：硫酸烧伤时，急救用大量清水冲洗患处，至少 20 分钟以上；石炭酸烧伤用水冲洗后，需再用酒精消除残存的石炭酸，以减少其吸收；氟氢酸烧伤后先用大量清水冲洗，随即用含钙或镁的制剂，使与残存的氟氢酸化合成氟化钙或氟化镁，减少组织损伤。

2. 碱烧伤　高浓度强碱如氢氧化钠、氢氧化钾等，可使组织细胞脱水，与组织蛋白结合，形成可溶性碱性蛋白盐，并可使脂肪皂化，伤后创面粘滑，有的有小水疱，坏死组织脱落后，创底较深、边缘潜凿，疼痛剧烈。生石灰和电石烧伤，有碱性和热力两种致伤因素。处理：用大量清水冲洗或浸浴较长时间，尽量洗出侵入组织的碱，然后使创面干燥；生石灰和电石烧伤时，急救首先掸去伤处颗粒、粉沫，随即大量清水浸浴或流水冲洗，以减轻热力损伤程度。

3. 磷烧伤　磷颗粒在体表自燃造成烧伤，燃烧时可起白烟，并有蓝绿色光焰，伤处灼痛剧烈，烧伤创面迅速成为焦痂。处理：磷烧伤时，立即将燃烧的部位浸入水中，或用水持续冲洗，随后用1%硫酸铜冲洗和湿敷，使与磷化合成黑色磷化铜和磷酸铜，再用水冲洗干净。

【后续处理】

因化学烧伤病理生理、病程经过与热力烧伤基本相同，故治疗方法可参阅热力烧伤。

【注意事项】

1. 化学烧伤多见于工业烧伤，酸碱烧伤最多见，往往组织损伤较重。现场急救对于减轻组织损伤显得尤为重要。最有效的办法为立即用清水持续冲洗烧伤部位，一般应持续30分钟以上。

2. 酸烧伤不要利用碱性溶液中和，碱烧伤也不要用酸性溶液中和，以免发生综合反应，产生热量加重局部损伤。

第8节　电烧伤的处理

电烧伤一般是指电流接触人体组织在其传导受阻处产生热力，造成局部组织蛋白凝固、炭化、血栓形成等损伤。触电部位称为“入口”，传出部位称为“出口”。入口处皮肤常为焦黄或炭化，有的形成裂口或洞穴，损伤可能深达肌肉、肌腱或骨骼。出口处损伤程度较轻，或不明显。电烧伤深部损伤范围远远超过皮肤入口处，早期难以确定，伤后 24 小时入口处周围开始肿胀发红，范围逐渐扩大，局部皮肤或肢端坏死。伤后1～2周组织坏死范围可基本确定。电烧伤后容易并发感染，出现湿性坏疽、脓毒血症等。坏死组织脱落后，深部血管外露，可发生严重出血。一般可进行以下局部处理。

1. 常规治疗　抬高患肢，伤处一般采用暴露疗法，保持清洁干燥，每日用 0.5％碘酒涂擦消毒皮肤 2～3 次。伤后3～5日，可行第一次手术，切除表面坏死组织或焦痂。如损伤较深，无明显感染，可较彻底地切除失活组织，然后创面覆盖凡士林纱布，厚层敷料包扎。隔 2～3 日再次手术探查，进一步清除坏死组织，直至可以缝合伤口或创面植皮。肢体肌肉广泛坏死时，多以肌束为范围，有时需行高位截肢。

2. 切开减压　伤后发生严重肢体肿胀、阻碍局部血循环者，应切开皮肤、筋膜减压(见第 14 章第 8 节)。

3. 充分引流　已感染的伤口应切开伤口，充分引流，可予以湿敷，酌情及时换药，逐日剪除坏死组织和焦及痂，直至伤口愈合或肉芽组织新鲜后植皮修复。

4. 对症处理　电烧伤有局部出血危险，应在床边准备止血带和手术包，以备出血时使用。一旦出血，应缝合结扎出血处血管。

第 9 节　火器伤清创术

火器伤，是指人体受到子弹、弹片的作用后而发生的损伤。火器伤即有一般外力损伤的特点，也有热力烧伤的病理改变，伤口较小，但伤道周围损伤较广泛，常为贯通伤，可伴有血管、神经、内脏等重要组织损伤。有时为盲管伤，易发生异物存留和并发感染。

【初期处理】

1. 认真检查伤道，是否伴有重要血管、神经、内脏等损伤，以便决定适当的处理方法。

2. 彻底清创、切除伤道及其周围失活组织。清创后原则上不作一期缝合，使伤口保持开放，用浸有抗生素的纱布疏松充填伤口，包扎固定。

【后续治疗】

初期处理 4～5 天后检查伤口，如无明显水肿、感染，可行延期缝合；伤道较深者，需放置适当的引流物。如初期处理后发生伤口轻度感染，肉芽仍较健康、血供良好、肉芽底部不硬、创缘对合无张力者，可将肉芽及深层组织一并切除，造成新的创面，再进行拉拢缝合(图 11-28)。

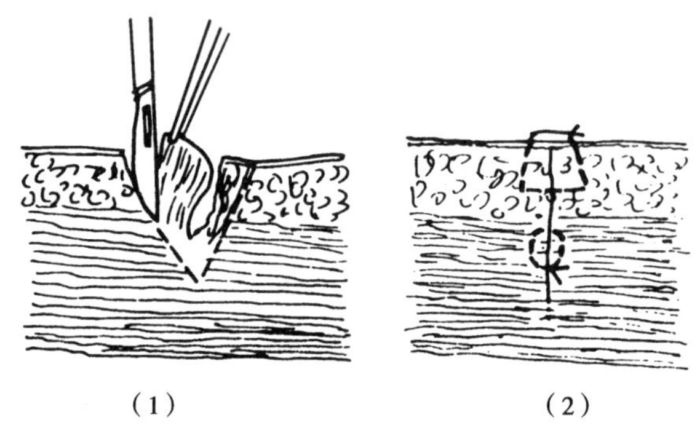

(1)　　(2)

图 11-28　切除肉芽及深层组织后缝合

第 10 节　动物咬伤清创术

动物咬伤，目前最为常见的为狗咬伤、牲口咬伤、蛇咬伤、蜂类蜇伤等。致伤原因不同，处理也不相同。

【狗咬伤】

一般狗咬伤后，伤口形状不规则，深浅不一，易发生感染；若为疯狗咬伤，除有一般狗咬伤后的特点外，还有发生狂犬病的可能。

处理：立即用生理盐水反复冲洗伤口，洗净沾污的唾液。若伤口仅为齿痕者，局部可涂以碘酒、不包扎。若伤口较深，则应遵循外科处理原则进行清创处理，彻底切除被咬伤的组织，敞开引流暂不缝合伤口；也可将多处伤口按一定形状统一划区切除，清创后皮肤缺损较多时，进行邮票皮片移植(图11-29)或皮瓣移植(图 11-30)。若怀疑或确定为疯狗咬伤，伤口彻底清理后不作一期缝合，并在伤口周围注射狂犬病免疫血清，同时按规定注射狂犬疫苗。

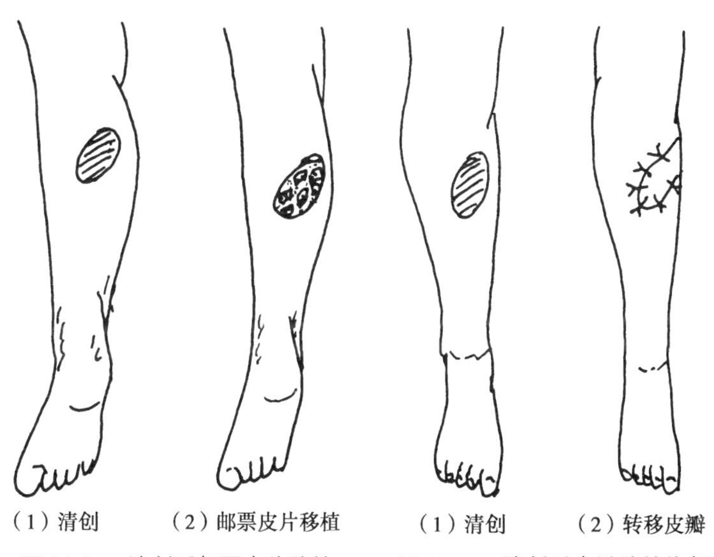

图 11-29　清创后邮票皮片移植　　图 11-30　清创后皮瓣移植修复

【牲口咬伤】

最常见为驴咬伤，驴性倔强，俗有“驴咬对口，死咬不放”之说。牲口咬伤后，伤口大而不规则，组织撕裂严重，易发生感染。

处理：按照外科清创缝合原则进行伤口局部处理。皮肤组织缺损时，可利用周围正常皮肤转移皮瓣修复。血管、神经、肌腱损伤时，给予相应的皮瓣移植修复。

【蛇咬伤】

蛇类分布较广，被毒蛇咬伤后，蛇的毒素注入人体，可引起神经、血液中毒，严重者可引起死亡。

处理：①立即绑扎肢体，在咬伤近侧 5～10cm 处用止血带或绷带绑扎，达到阻滞静脉和淋巴回流的目的，然后挤压伤口周围，排出毒液。同时服用有效蛇药，半小时后解除绑扎。②局部用冷水或冰袋湿敷降温，可减少毒素吸收。③清洗、消毒局部皮肤，以伤口为中心做“＋”形切开，使毒液流出，切口一般不做缝合(图 11-31)，敞开换药即可。

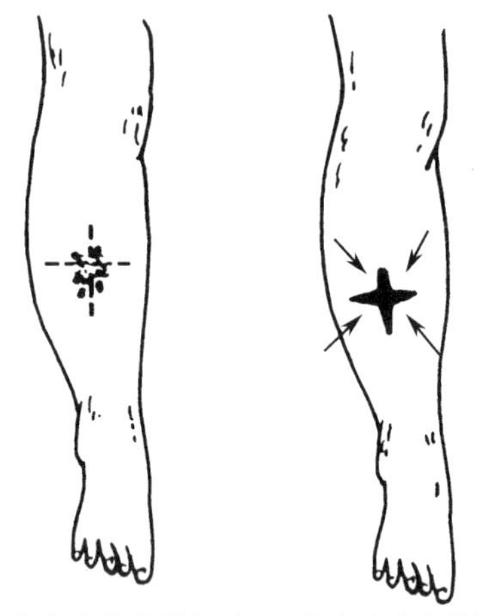

（1）“+”字形切开　（2）向中心挤压

图 11-31　切开挤压引流

【蜇伤】

一般是指被黄蜂、蜜蜂、蜈蚣、毛虫、蝎、蛭等咬伤，现将常见的损伤表现及处理介绍如下。

1. 黄蜂蜇伤　黄蜂蜇伤后局部皮肤明显红肿、疼痛，并出现头痛、头晕、恶心等，严重者可出现喉头水肿和过敏性休克。处理：毒刺存留时立即用镊仔细将其取出。因毒液为碱性，可就地取材选用食醋清洗局部皮肤，也可用新鲜马齿苋挤汁涂敷。过敏性休克时按过敏性休克处理，可酌情选用肾上腺素、地塞米松等药物注射。

2. 蜜蜂蜇伤　一般表现为局部皮肤红肿、疼痛，数小时消退。如被群蜂多部位蜇伤，伤后症状、处理原则与黄蜂蜇伤基本相似。但是因蜜蜂的毒液为酸性，局部皮肤可用肥皂水清洗，也可用5%的碳酸氢钠液清洗。

3. 蜈蚣蜇伤　局部皮肤红肿、疼痛、渗血，严重者出现头痛、恶心、呕吐等，偶尔出现过敏性休克。处理：局部皮肤用肥皂水或5%碳酸氢钠液清洗，出现全身症状者可对症处理。

4. 毛虫蜇伤　毛虫体表的毛接触人体或刺入皮肤后引起局部刺痒或灼痛，也可引起皮疹。处理：先用胶布仔细粘去遗留体表的毛，然后局部用肥皂水或5%碳酸氢钠液清洗，如有全身症状则可对症处理。

5. 蝎蜇伤　蝎尾有尖锐的钩和毒腺，蜇人时蝎尾毒液注入人体，毒液含神经毒素和溶血素，蜇伤后局部皮肤疼痛、红肿、水疱、出血、麻木等，剧毒蝎蜇伤后疼痛可漫及整个肢体，头痛、头晕、畏光、流泪、恶心、呕吐，严重者还可出现肺、胃肠出血、抽风等。处理：迅速拔除毒刺，蜇伤近心端环扎止血带或其他代用品，阻断静脉回流，减少毒液吸收，每隔20分钟放松阻断带一分钟。局部皮肤用清水反复冲洗，然后用生理盐水和0.1%洗必泰液冲洗。用小刀以蜇痕为中心“+”形切开皮肤，挤压局部尽量使毒液流出，并用5%碳酸氢钠液清洗伤口。也可用拔罐法吸除毒液。出现其他严重症状时对症处理。

6. 蛭咬伤　蛭的前吸盘有口，叮人吸血时分泌有抗凝作用的蛭素，使伤口出血较多。处理：发现蛭叮咬皮肤后，不能用力拉扯，以免蛭的前吸盘残留体内造成皮肤溃疡，可用食醋或酒精点滴蛭体，使其自行退出。伤口流血不止者，消毒伤口后，敷料加压包扎即可。

第 11 节　清创缝合术常见失误

清创缝合术，虽属最普通的外科常见手术，但在各级医疗单位可能存在不同程度的不正确处理或失误，主要有以下几种。

【皮肤清洗不当】

为了尽量减少感染机会，去除伤口周围泥土、油污、异物是非常重要的。主要方法是用软毛刷蘸肥皂水，反复刷洗伤口周围皮肤，必要时可用汽油刷洗油污。这是最简单有效减少局部细菌数量的方法，然而也是最容易被省略或忽视的步骤。不少医疗单位，特别是基层医院尤其如此。头面损伤时，更应注意加强局部皮肤的刷洗，因毛发内藏有许多污垢，含有大量细菌，若剪除毛发面积太小，不能有效清除伤口周围皮肤上的细菌，同时影响手术操作。

【消毒铺巾不当】

消毒铺巾不当，主要表现在两个方面：一是消毒铺巾范围太小，不能保证术区有效的消毒范围；正确的做法是应使伤口周围消毒铺巾达到 15cm 以上。二是消毒时消毒液进入伤口内，对组织造成损伤，有些人甚至用碘酒故意涂擦伤口，使伤口内组织遭到腐蚀，严重影响伤口愈合；正确的做法是消毒液如碘酒、酒精、双氧水等禁止进入伤口。

【伤口清理不当】

较严重损伤时，伤口内往往存在较多的失活组织，如清除不彻底，必将导致感染化脓，这是伤口感染的主要原因之一。因此强调清创时应按解剖层次及一定移动方向逐一进行，防止遗留坏死组织于伤口内。有的甚至连伤口内泥土、杂草、异物等也未清除干净，就更容易引起伤口感染。

然而一味追求“彻底清创”不顾一切地切除较多的正常组织，致使伤口闭合困难，这也是不正确之举，尤其在面部、手部损伤清创缝合时更应注意，防止正常组织被切除过多。

【无菌技术操作不当】

体表损伤多为污染性伤口，如何使污染性伤口变为清洁伤口，除按规范的步骤进行清创外，还应注意严格的无菌操作技术原则。简单的伤口清创缝合时，手术人员可不穿手术衣，但应穿短袖手术衣、刷洗手臂，并用消毒液浸泡、戴无菌手套操作。复杂的外伤清创缝合时，术者应穿着无菌手术衣进行操作。

另有一些无菌操作不严格现象，表现在伤口周围消毒铺巾后，不能按要求铺盖无菌巾，有的仅用几块无菌纱布覆盖伤口周围代替无菌巾，并不能达到无菌目的。有的甚至不加任何铺盖物，直接进行清创缝合术。正确的作法应是无论伤口大小，均应在伤口周围消毒铺巾后，按要求正确铺盖无菌巾，使手术操作区保持相对无菌。清理完毕后，伤口周围所铺盖的无菌巾往往已较潮湿或沾满血迹，也应于缝合前再重新铺盖无菌巾。

在清理过程中使用的剪刀、镊子、血管钳应被认为已“不干净”，缝合皮肤时，如仍用这些已“不干净”的器械进行操作，就可能增加伤口感染的机会。正确的做法应是用无菌生理盐水进行反复冲洗后再使用，或重新更换这些已“不干净”的器械。

【皮肤缝合技术欠佳】

开放性损伤时，伤口位于体表，且多见于面部及四肢裸露部位，伤口愈合后如何使外形美观平整，是医生应予以特别注意的问题。经常遇到不少患者对伤口愈合后遗留的瘢痕存有报怨情绪，此类情况多数与医生的缝合技术不佳有关，主要表现在：①缝合针及缝合材料选择不当，如使用大号皮针和粗丝线缝合面部伤口则极不恰当。②针距不均匀、过疏或过密，亦可见于边距过宽过窄，均可使皮肤愈合后外形不佳。③缝线结扎过紧，易对皮肤造成切割，拆线后遗留“十”字形小。

【麻醉效果不完善】

任何手术必须在良好的麻醉下才能顺利进行，如果麻醉不完善，手术在患者呻吟痛苦中进行，势必出现肢体抖动，加重出血，同时影响手术者的情绪。医生情绪不安定时，直接影响手术质量。使患者在良好的麻醉下接受手术，并使手术者心情平静，是保证清创缝合术顺利进行的必要条件。这就要求术前选择合适的麻醉方法，并设法达到满意的麻醉效果。

【止血或引流不当】

伤口内积血形成血肿是术后伤口感染的常见原因。术中止血不彻底，往往造成伤口内出血，加之缝合时留有死腔，又未放引流物，便可造成伤口内积血。因此为了防止伤口积血，应在清创同时妥善止血，并酌情适当安放引流物。

【伤口未敞开】

有些伤口清创后不应一期缝合，如火器伤、毒蛇咬伤等。正确的做法是，此类伤口应予以敞开，不应缝合，术后酌情清洁换药，直至伤口愈合。

【包扎制动不妥】

清创术后敷料包扎固定，即可达到保护伤口、防止污染、吸收伤口渗出液的目的，也可起到一定的压迫作用，防止和减轻深部组织渗血和肢体水肿。然而，如果术后不讲究包扎技巧，就有可能导致伤口感染、疼痛、伤口愈合不良等。通常伤口缝合完毕后，先放一层凡士林纱布，以防止敷料与伤口粘结在一起，然后再覆盖一定数量的无菌干纱布，注意低凹处覆盖纱布多些，以使压力均匀。覆盖面积以超出伤口边缘 5cm 以上为宜。最后用胶布固定绷带加压包扎。

清创术后制动，是为了给组织愈合创造条件，尤其当神经、肌腱吻合或皮肤移植后，更应给予适当的局部固定，常用材料为石膏或夹板，并设法使伤处保持在一定位置。一般在神经、血管、肌腱吻合后，固定肢体关节于屈曲位或关节过度背伸位，以免吻合处被牵拉。固定时防止束绑压力过大，避免局部或肢体远端肿胀、坏死等并发症。在符合要求的包扎固定前提下，尽量减少包扎固定范围，缩短包扎固定时间，同时注意便于术后检视伤口及局部治疗。还应尽可能注意做到使其轻便、牢固、舒适。

（熊素岚　孟祥宝）

第 12 章

游离皮肤移植术

游离皮肤移植术，是外科常用的、最基本的组织移植技术操作。所谓游离皮肤移植，是指通过手术将部分皮肤完全与身体(供区)分离，再移植到身体另一处(受区)，重新建立血液循环，使皮肤继续保持活力，以达到修复创面、恢复功能或外形的目的。一般说来，被切取的皮肤称为皮片。所有体表较大面积的皮肤缺损，如外伤、深度烧伤、皮肤肿瘤切除后、慢性皮肤溃疡切除后等皮肤缺损创面，都可考虑用游离皮肤移植修复。

第 1 节　皮片的分类

按皮肤切取的厚度不同，通常将皮片分为刃厚皮片、中厚皮片、全厚皮片(图 12-1)。近些年来，又出现了含真皮下血管网皮片(图 12-2)。

【刃厚皮片】

切取的皮片厚度成人为 0.2～0.25mm，被切取的组织包括皮肤的表层及少量真皮乳突层。刃厚皮片较薄，移植后易成活，但成活后不耐摩擦，抗感染能力较差，且易挛缩，色素沉

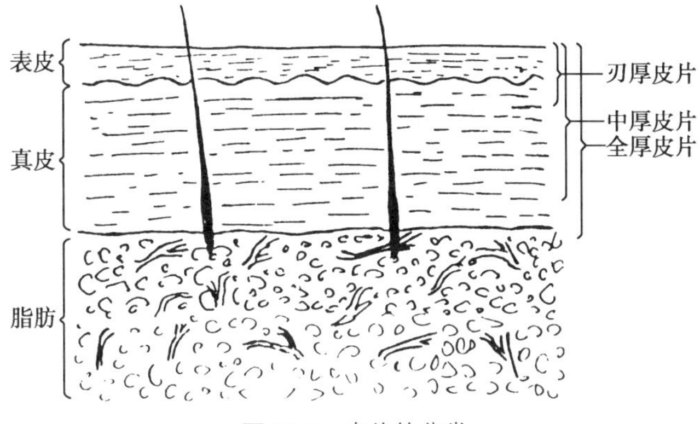

图 12-1　皮片的分类

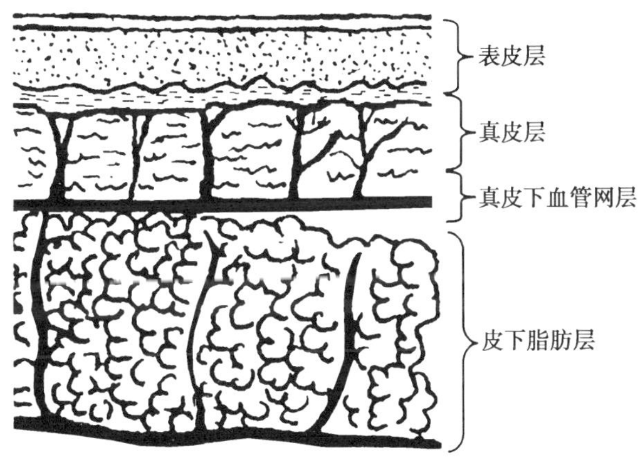

图 12-2　真皮下血管网皮片

着也较明显。主要用于感染肉芽创面，如外伤感染肉芽创面、慢性溃疡创面、烧伤后肉芽创面等。由于皮片成活后缺点较多，故临床较少采用。

【中厚皮片】

切取的皮片厚度成人为 0.3～0.75mm，含表皮及真皮的一部分。临床上又习惯将中厚皮片分为薄中厚皮片，约占皮肤厚度的 1/3；中厚皮片，约占皮肤厚度的 1/2；厚中厚皮片，约占皮肤厚度的 2/3。中厚皮片含有较多的皮肤弹力纤维，具有全层皮肤的特点，移植后较易成活，成活后耐摩擦，不易挛缩，抗感染能力较强，皮肤颜色改变较轻。主要用于新鲜创伤所致的皮肤缺损、关节部位瘢痕挛缩切除后和三度烧伤早期切痂植皮，也常用于较健康的肉芽创面。由于中厚皮片具有很多优点，故是最常采用的皮片移植。

【全厚皮片】

全厚皮片是游离皮肤移植中最厚的皮片，被切取的组织包括皮肤的全层。全厚皮片移植要求受区生长条件及技术操作水平较高，肉芽创面不易成活，污染创面也较难成活，但皮片成活后性能最好，耐受摩擦，不易挛缩，皮肤颜色改变轻微。主要用于较小面积的无菌创面和某些重要的功能部位如关节、面部和手的无菌整形手术。

【真皮下血管网皮片】

真皮下血管网皮片，即真皮下还保留真皮下血管网，并保留脂肪组织约 1～2mm，以免伤及血管网。

【不同部位皮肤的厚度】

全身部位不同皮肤厚度也不相同，成人与儿童、男性与女性均有区别。以成人为例，根据笔者临床观察，除手掌、足底外，皮肤由厚到薄的顺序为：头部、背部、臀部、股外侧、股内侧、腹部、前胸部、锁骨上区、小腿、前臂伸侧、上臂外侧、前臂屈侧、上臂内侧、眼睑。切取中厚皮片最常用部位为股内外侧、背部、头皮；切取全厚皮片最常用的部位为锁骨上区、耳后区、上臂内侧、腹部、胸部。

第 2 节　皮肤移植适应证

皮肤移植主要应用于外伤、感染所致的皮肤缺损创面，也常用于皮肤病变广泛切除后遗留的皮肤缺损的修复。

【外伤性皮肤缺损】

新鲜外伤清创后皮肤缺损时，如创面较清洁可切取整张或网状中厚皮片移植到皮肤缺损区，一期封闭创面，以免伤口感染。

【烧伤创面】

三度烧伤切痂后创面或溶痂后的肉芽创面，可酌情应用邮票、大张、网状或点中厚皮片移植修复。

【感染创面】

各种原因所致的大面积感染创面，如外伤、皮肤感染坏疽创面等，可采用点状、邮票或网状中厚皮片移植修复。

【慢性皮肤溃疡】

各种皮肤溃疡创面，如小腿溃疡、褥疮等经特殊处理、待肉芽组织健康、创面清洁后，可行游离皮肤移植修复。也可将溃疡全部切除，再行游离皮肤移植修复，一般可用邮票、整张或网状中厚皮片移植。

【挛缩畸形】

影响关节功能的各种挛缩畸形，可先将瘢痕松解或切除，再切取整张中厚皮片或全厚皮片移植修复。手掌、足底负重部位宜用整张全厚皮片移植。

【良性病变术后皮肤缺损】

大面积黑痣、黑毛痣、毛细血管瘤、神经纤维瘤等切除术后皮肤缺损，其创面可用相应大小的整张中厚皮片移植修复，位于面部的病变切除后可用全厚皮片或含有真皮下血管网的皮片移植修复。

【恶性病变术后皮肤缺损】

皮肤恶性肿瘤，如皮肤癌扩大切除后的较大创面，为了一期封闭创面，可采用大张中厚皮片移植修复。

第3节 皮片的切取

【供区选择】

选择供区时，应尽量选择与受区皮肤色泽相近、质地相似、且较隐蔽，同时有利于皮片切取的部位。通常情况下，可选择股部、腹部、胸部、背部、上臂和头部等处(图 12-3)。以下是选择供区的一般原则。

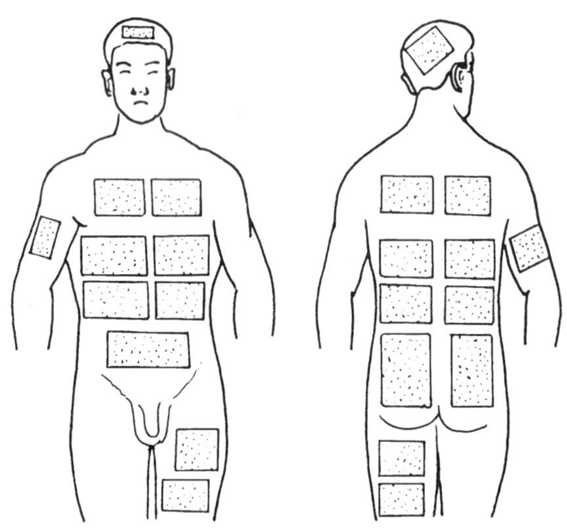

图 12-3 皮片供区常用部位

1. 大面积皮肤缺损 最常见于大面积烧伤时，供区有限，宜选择头皮为供区，因为头部皮肤较厚、毛囊较多、血运丰富，切取皮片后供区愈合较快，7～10 天后可重复供皮。因此有人将头皮称为“皮库”。

2. 一般部位皮肤缺损 如外伤、感染等所致的皮肤缺损，可酌情选择供区，基本原则为：一般选择股外侧，要求下肢美观者可选择背部。

3. 面部皮肤缺损　面部讲究容貌美观，皮肤缺损时宜选择耳后、锁骨上或上臂内侧，因为愈接近面部区域的皮肤，成活后颜色改变愈轻，外形恢复越好。

4. 肉芽创面或污染创面　肉芽创面或污染创面植皮时，为减少供区污染，则宜远离受区，并且手术时宜先切取皮片，供区包扎完毕后再处理受区创面和植皮，以避免发生交叉感染。

5. 需多次手术取皮　需多次手术取皮者，应通盘考虑，确定取皮的先后次序，以利于皮肤的合理利用，避免后期手术缺乏合适的供区。

注意：皮肤有急慢性炎症、皮肤病、瘢痕等部位，或已有轻度烧伤的部位，不应作为皮肤移植的供区。

【供区准备】

供区准备：手术前一天，供区应剃去毛发，用肥皂水反复擦洗干净，再以70%酒精涂擦。大腿为供区时，应准备整个大腿，但不剃阴毛。头皮为供区时，宜用发剪剪除头发，不宜剃刮，以免损伤头皮。手术时，再重新清洁，用酒精消毒皮肤，消毒时不宜用碘酒，以免降低皮片活力。

【麻醉】

切取皮肤时应在麻醉下进行。如取皮面积较广，且受皮区创面处理也较复杂时，可选用全身麻醉；如取皮面积较小，可用局部浸润麻醉；也可根据手术范围大小，选用硬脊膜外麻醉。

取皮时一般常切取矩形皮片，故浸润麻醉时，宜采用二点对角扇形注射法(图12-4)。用切皮机取皮时，禁止在取皮区针刺注射麻药，以免针孔溢液，影响胶水或取皮胶纸的粘着。

【切取皮片】

通常用滚轴刀或切皮机取皮，小面积取皮时，也可用剃须刀取皮。

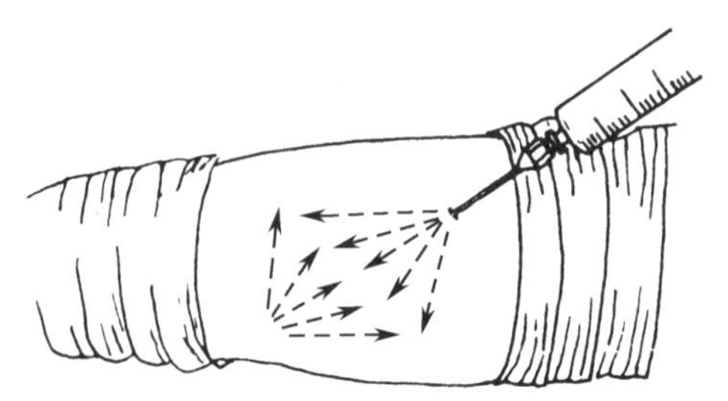

图 12-4　二点对角扇形注射麻药

1. 滚轴刀取皮　适用于切取各种厚度的小面积皮片。安装锋利刀片，调节好刀片与滚轴间的距离，以此确定切取皮片的厚度。切取皮片时，术者左手持一块木板压住供区皮肤，同时助手拿一块木板置于供区另一端，使木板之间的皮肤紧张而平坦。也可用术者和助手的两手绷紧皮肤。于供区皮肤及刀片上涂少许石蜡油，术者右手持取皮刀，在两木板之间，刀片与皮肤呈 15～20 度角，并适当按压刀片作拉锯式移动动作，随切取观察皮片厚度随将木板后退(图 12-5)。做拉锯式动作时，腕部及前臂应保持在相对固定位置，使之成“一体”，做到前后平直、稳步向左移动，注意用力要均匀、始终使刀在一平面移动，缓缓向前推进，切忌刀片两端上下起伏或忽轻忽重跳行。同时注意，切取时向下按压刀片的力量应均匀一致，必要时也应根据皮片厚度随时作相应调整，否则，切取的皮片厚薄不一。

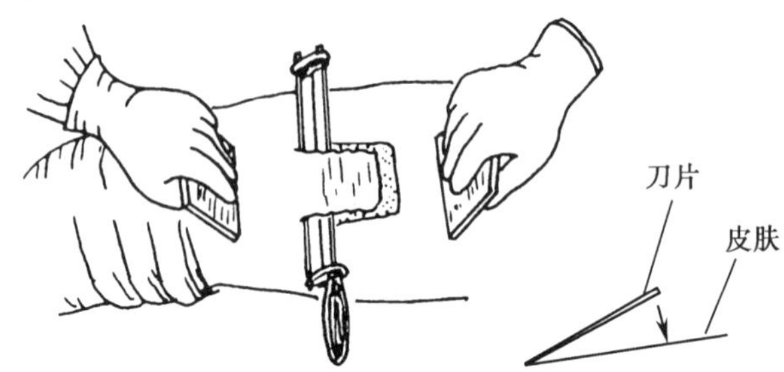

图 12-5　滚轴刀取皮

2. 剃须刀取皮　适用于切取较薄、面积较小的皮片。一般可用安全剃须刀片，用直血管钳夹住，切取时刀片上涂少量无菌石蜡油以润滑之。助手用木板压紧取皮区一端皮肤，术者左手持木板压紧另一端皮肤，使取皮区皮肤保持平坦、紧张，术者右手持刀使刀与皮肤呈 30 度角开始切入皮内，然后改用 10～15 度角，做拉锯式动作，逐渐向前移动(图 12-6)。切取过程中，需用力均匀，避免上下浮动，否则切取过深易进入皮下组织，或过浅将皮片切断。

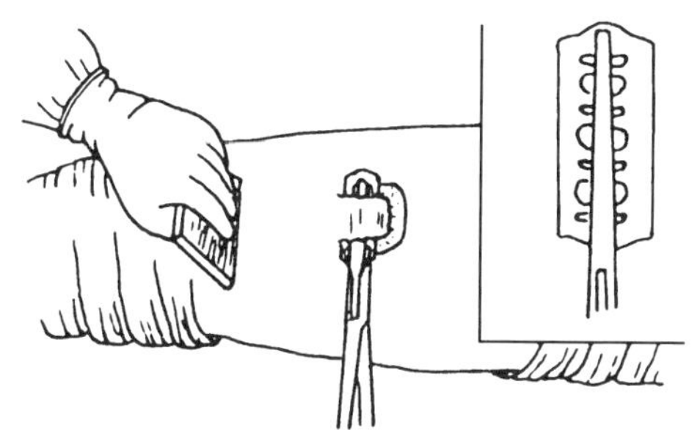

图 12-6　剃须刀取皮

3. 切皮机取皮　适用于切取大张中厚皮片。将取皮专用刀片安装于切皮机上，调节好所需要的取皮厚度。于切皮机鼓面上贴上取皮双面胶纸(图 12-7)；如无取皮双面胶纸，也可于切皮机鼓面上和供区皮肤上分别均匀地涂刷一层取皮胶水，一般可用粘补自行车内胎胶水(图 12-8)，须等待片刻，待胶水干燥后方可开始切皮切取，切取时左手握切皮机轴，右手持刀架把手，将鼓面前缘对准供区相应位置，垂直地轻轻压下，等待约 20～30 秒钟后，取皮双面胶纸(或取皮胶水)即与皮肤充分粘着，此时使鼓面前缘向前用力、同时向上翘，即可将皮肤粘起；随之将刀架落下，刀刃接近翘起的皮肤，平直方向拉动刀架，即可将皮片切下(图 12-9)。边切皮肤边转动鼓面。注意转动时应使鼓面始终向下压、向前推、向上翘，以便皮肤与鼓面粘紧、提起。切割过程中如发现皮片厚度不符合要求，要随时重新调节刻度，以纠正之。

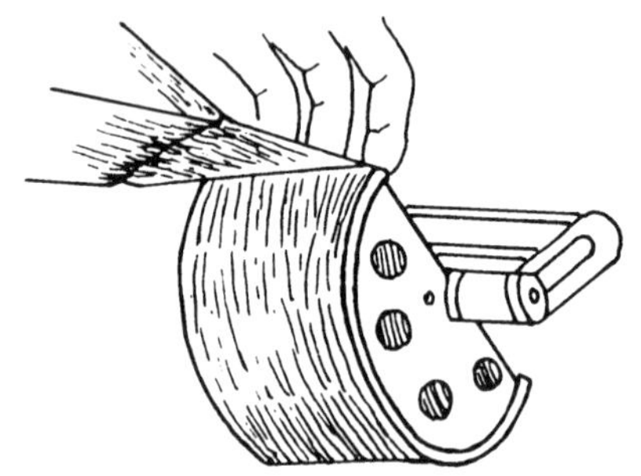

图 12-7　粘贴取皮胶纸

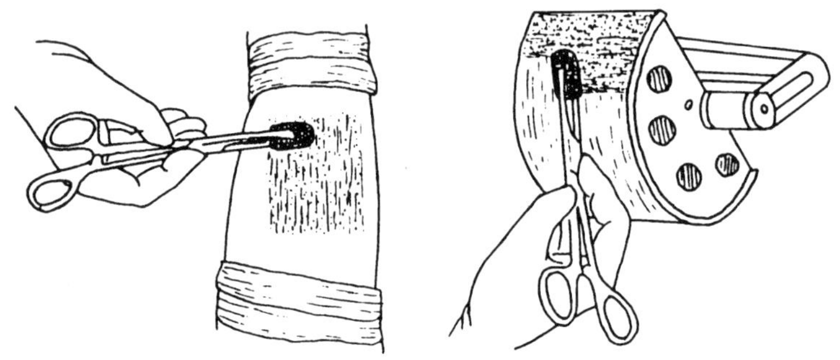

图 12-8　刷涂胶水

注意事项：①初学者应正确执拿取皮机，切不可让刀架自由滚动，否则一旦滑落，有可能自伤。②所使用的刀片必须锋利。③铺无菌巾时，供区手术野应较宽大，有利于操作。④在取皮区注入局部麻药时，进针点必须从取皮区以外刺入，以免针孔中渗出液体，影响胶水的粘合力。⑤在胸壁等不平整处取皮时，应在凹陷部皮下注入生理盐水，以清除凹陷，便于切取皮片。⑥开始切取时的操作相当重要，如开始不正确，将使取皮无法进行下去，初学者应仔细摸索“起刀”的经验和体会。

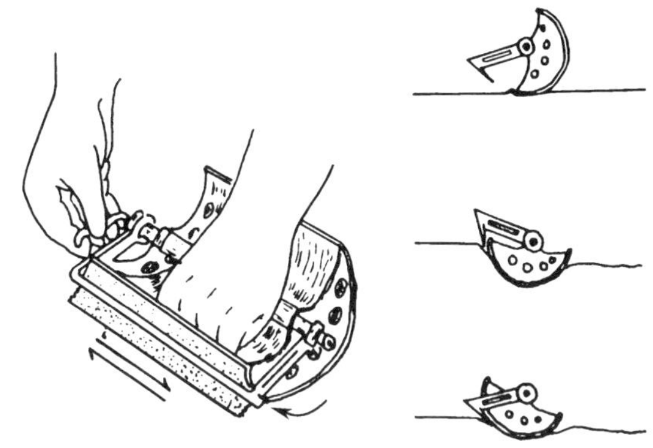

图 12-9　切皮机取皮

⑦开始切取时应小幅度做拉锯动作，稳、轻、快，当切开满意后，可改用较大幅度的拉锯动作和较快速度前进。⑧自切皮机上取下皮片时，先用一层生理盐水纱布覆盖，然后由一端将皮片卷入纱布中，以防枯叠与干燥。

4. 手术刀取皮　适用于全厚皮片切取。全厚皮片切取部位多选择下腹、上臂内侧、锁骨上区、耳后作为供区。预先用玻璃纸、塑料纸或无菌丁布描绘出皮肤缺损的形状和大小，以此再于供区描画相应大小的图形。将所描画的取皮区皮肤与皮下脂肪于深筋浅面切下，然后再剪除全部脂肪，修剪使之成为全厚皮片(图 12-10)。供区潜行分离后拉拢缝合。

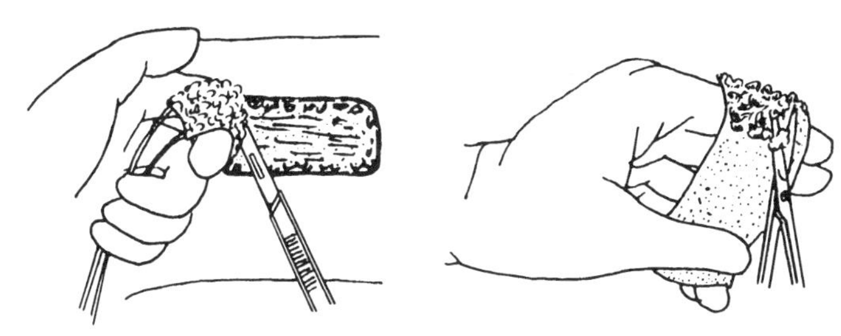

图 12-10　手术刀取皮

5. 离体皮肤切取法　外伤后已离体的皮肤组织，如皮肤撕伤无碾挫且有正常存活能力者，可切取成中厚皮片，回植在原皮肤缺损区。方法为将撕脱的组织及皮下脂肪用生理盐水冲洗干净，然后将脂肪朝外，紧贴在切皮机的鼓面上，不需涂胶水，调整刻度适当，转动取皮刀架，削去脂肪及部分真皮层，即可获得大张的中厚皮片(图 12-11)。

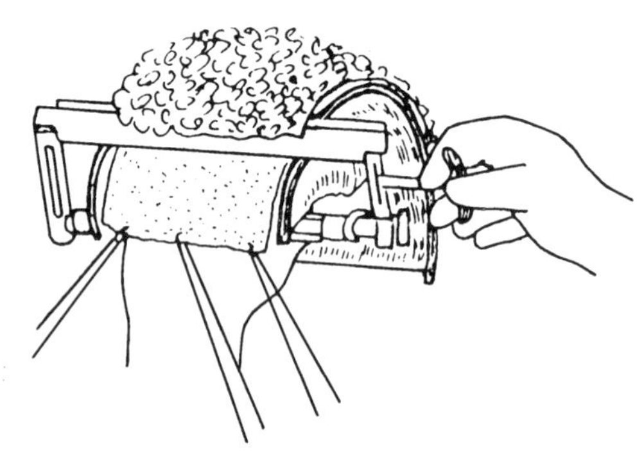

图 12-11　离体皮片切取

【供区创面处理】

供皮区渗血较多时(往往见于切取较厚皮片)，可先用温热生理盐水纱垫或干纱垫压迫止血，然后再用一层凡士林纱布覆盖创面，外加干纱布及棉垫，予以加压包扎，纱布和棉垫的厚度一般不少于 3cm，其边缘应超过供区创缘 5cm。

术后如无异常，3～4 天后解除供区敷料，保留凡士林纱布，保持干燥任其愈合后自然脱落。如天气炎热，也可于术后 2 天解除供区外层敷料，保留凡士林纱布，暴露于空气中，1～2 天后即可干燥，任其愈合后自然脱落。

切皮较厚的供区，创面愈合后还要用弹力绷带持续加压包扎 3 个月以上，防止瘢痕增生。注意压力不宜太大。全厚皮片切取处拉拢缝合，无菌敷料包扎，7～9 天拆线。

第4节 受区术前准备及术中处理

一般说来，创面可分为两大类，即感染创面和非感染创面。前者多为外伤后感染、烧伤脱痂后肉芽创面或慢性皮肤溃疡创面；后者多为无菌或污染创面，如无菌手术或新鲜外伤清创后创面。皮肤移植用于前者时，目的以封闭创面为主，用于后者时，目的以修复整形为主，有时封闭创面、修复整形二者兼顾。

【受区术前准备】

1. 感染创面　感染创面植皮时，术前数日应用生理盐水湿敷，脓液多者用生理盐水加抗生素溶液湿敷，水肿的肉芽创面用3%～5%高渗盐水湿敷，每日2～3次，直至创面较为清洁干净，至分泌物非常少时为止，此时肉芽致密、坚实，呈鲜红色，且边缘已开始有上皮长入，即可进行游离皮肤移植。

2. 非感染创面　非感染创面植皮时，应根据具体情况区别对待，无菌手术后创面不需准备，仅需彻底止血后即可进行植皮；外伤后污染创面需进行常规清创后再进行植皮。瘢痕组织部位进行手术时，应于术前2～3日开始做皮肤准备，特别是四肢部位瘢痕挛缩畸形患者，应于术前3日用1∶5000高锰酸钾浸泡，每日两次，手术晨再以1∶1000洗必泰液浸泡5分钟，擦干后用消毒巾包扎。

【受区术中处理】

外伤所致的新鲜创面经彻底清创后，即可直接进行中厚或全厚游离皮肤移植术。受区为肉芽创面的，一般需经一定的术中处理后方可进行植皮，对于坚实、致密、红润、分泌物极少的健康肉芽创面，先用干纱布适当擦拭肉芽表面，然后再用生理盐水抗生素纱布湿敷10～20分钟后即可进行薄、中、厚或一般中厚皮肤移植术。对于过度增生或水肿的肉芽创面，手术时可用刀柄将其刮除，直至露出基底纤维板浅面为止(图 12-12)，注意如此处理四肢较大创面时，往往出血较多，可在止血带下进行。刮除肉芽时，勿穿破或刮除基底纤维板，以免露出脂肪影响皮片成活，因为脂肪组织抗感染能力差，易出现感染、坏死、液化。

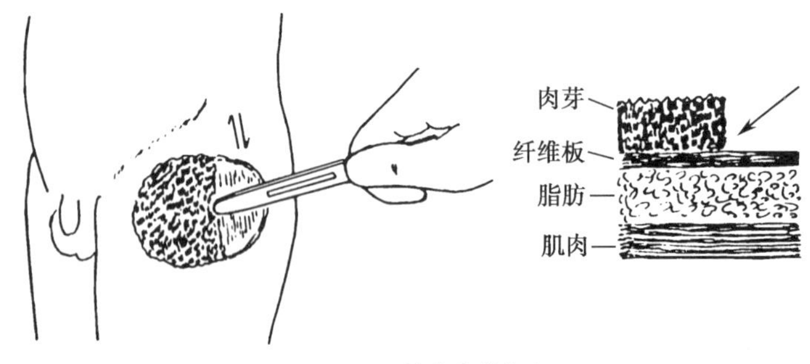

图 12-12　刮除肉芽组织

第 5 节　皮肤移植操作

由于创面皮肤缺损部位、面积大小或其他情况不同，加之供皮区条件、皮源多少不同，因而植皮方法、方式也不相同。现将最常用的几种植皮：方法介绍如下。

【点状植皮】

先将切取的大张皮片剪成 0.3～0.5cm 的条状，然后再剪成小块状。为了剪割方便，可将大张皮片皮面粘附于较稠厚的凡士林纱布上进行剪割。将剪割成小块状的皮片再逐个贴附在受区创面上，每个小块皮片的间距以 0.5～1cm 为宜。皮片贴附完毕后，其上复盖整张凡士林纱布，起到固定皮片的作用，然后再铺盖 2～3cm 厚无菌纱布敷料及纱垫，适当加压包扎(图 12-13)。

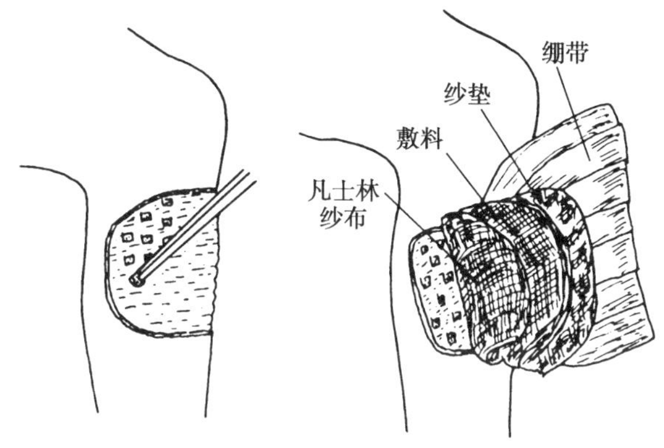

图 12-13　点状植皮

点状植皮术用于创面较大，皮源较少的肉芽创面上。其操作简单，要求受皮区条件较低，尤其在抢救大面积烧伤时有其一定实用价值。较局限的小面积肉芽创面也可用针挑法切取点状皮片(图 9-14)，然后移植贴附于创面上。皮片成活后，可以扩展数倍或十数倍，但术后瘢痕增生较明显，功能欠佳。

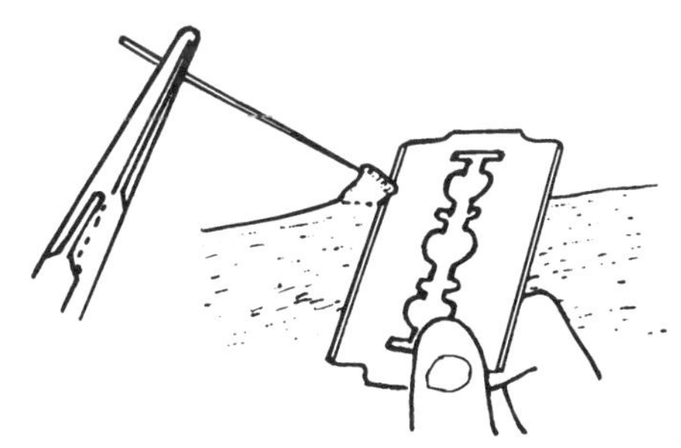
图 12-14　针挑法切取点状皮片

【邮票植皮】

先将切取的皮片剪割成宽约 1cm 左右的条状，然后再剪割成正方形，将皮片剪割成约 1cm×1cm 大小，移植于创面上。为便于剪割，可将大张皮片粘附在稠厚的凡士林纱布上，然后进行剪割。移植时将皮片贴附于创面上，皮片之间的距离约0.5～1cm，其余操作同点状植皮(图12-15)。

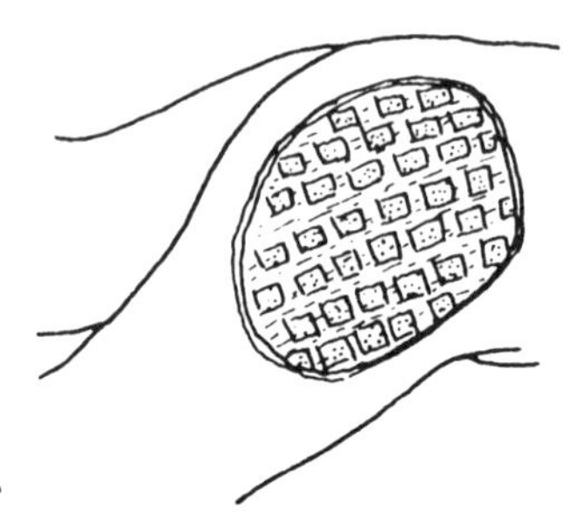

图12-15　邮票植皮

邮票植皮术常用于修复面积较大的感染创面上，如外伤后肉芽创面、烧伤后肉芽创面等，不宜用于关节部位。操作简单、要求受区条件也较低，临床上较常使用。邮票植皮也较节约皮源。术后外形差，功能恢复尚可。

【大张植皮】

将切取的大张皮片适当裁割或拼接后整张移植于受区创面上。将切取的中厚皮片覆盖受区创面，先行数针定位缝合，注意防止张力过松或过紧，再将皮片创缘作间断缝合。为了利于引流，可于皮片上戳适当小口(图12-16)，最后用含抗生素的生理盐水冲洗皮片下，以冲洗干净遗留于皮片下的血块；创面覆盖一大块凡士林纱布，然后覆盖2～3cm厚的纱布和纱布垫适当加压包扎。肢体植皮包扎时，应外露肢端，以便观察血液循环。不便于加压包扎的部位，可行打包加压包扎，将缝合固定皮片的缝线保留线尾(图12-17)在植皮区贴附一层大于植皮区的干纱布，将碎纱布堆积其上使呈半球状，再把干纱布四周向上反折包裹纱布团，最后将相对的缝线相互结扎(图12-18)，于打包的周围绕置凡士林纱布条及无菌纱布，绷带适当加压缠绕。如此处理，局部即有充分的压力，又有固定皮片的作用，利于皮片成活。

大张植皮术适用于较新鲜的创面，主要用于修复手、足关节、面部等重要部位皮肤缺损，也适用于其他小面积皮肤缺损。术后皮肤颜色接近正常，功能恢复也较好。

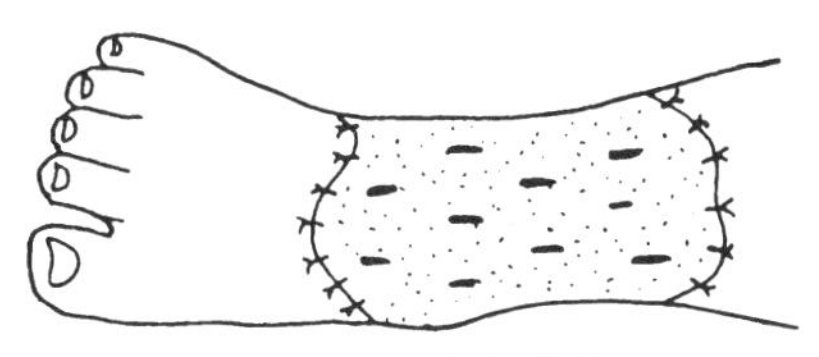

图 12-16　大张植皮

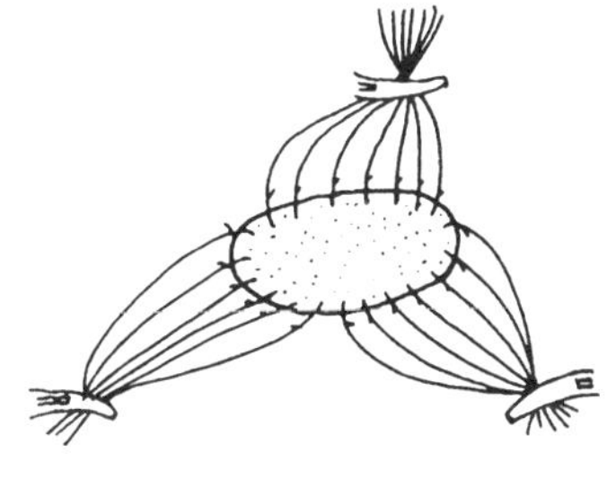

图 12-17　保留线尾

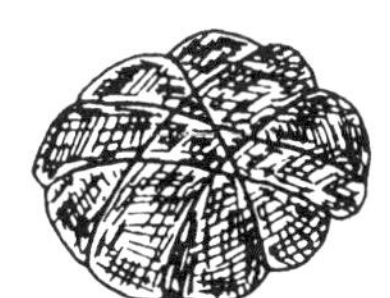

图 12-18　打包加压包扎

【网状植皮】

将整张皮片切割成网状，可用较小的皮片覆盖较大的创面。先在大张皮片上用刀戳许多纵向、互相嵌插的切口，在皮片边缘也要切开，将皮片拉成网状，如此增大皮片面积，然后再将皮片缝合固定在受区(图 12-19)，其余操作同大张植皮术。

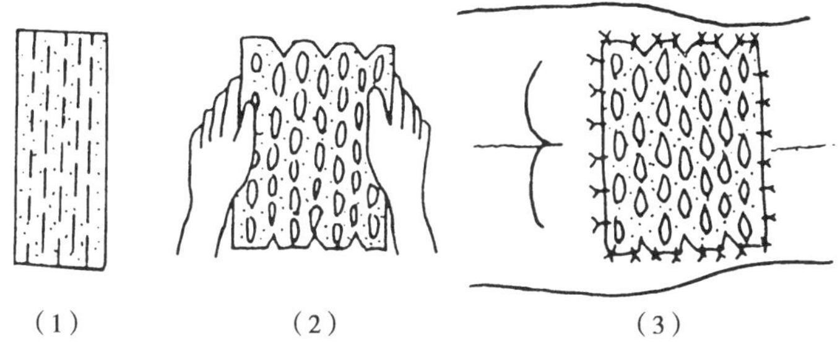

图 12-19　网状植皮

网状植皮术多用于修复较大的新鲜创面，由于网眼的存在，扩大了皮片边缘长度，有利于上皮向网眼内生长，增加了皮片的伸展面积。术后外形差，功能恢复尚可。

【包模植皮】

对一些不适于加压包扎的穴腔创面，如眼窝、阴道处进行植皮，通常采用包模植皮术。先用干纱布卷成与穴腔相应大小的模具，将皮片肉面朝外包绕在纱布卷上，用细丝线将皮片创缘缝合，注意勿缝住纱布模具(图 12-20)。然后将裹有皮片的模具填入穴腔，外盖纱布敷料妥善包扎固定。皮片成活后有一定的挛缩，需进行一定的抗挛缩治疗，一般可酌情制作模具，坚持长期放入穴腔内扩张。

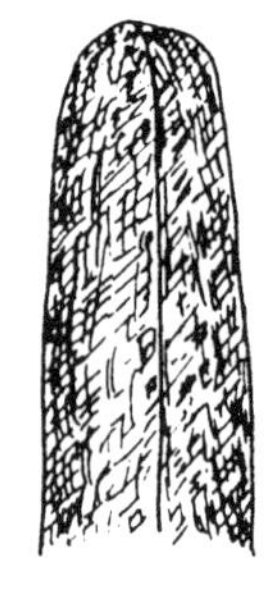
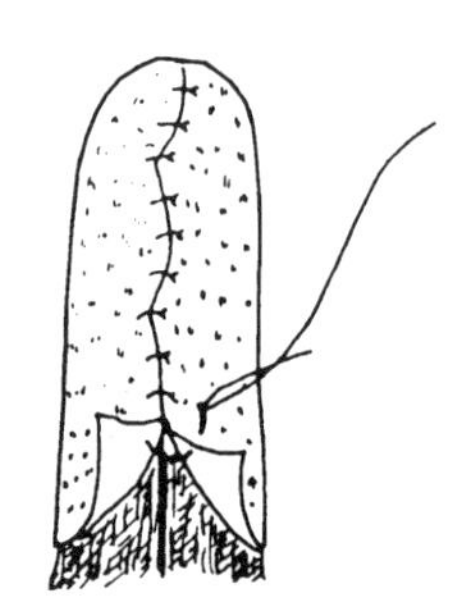

图 12-20　包膜植皮

【自体微粒皮移植异体皮覆盖】

自体微粒皮移植异体皮覆盖是新近发展起来的一门技术，主要用于大面积烧伤的抢救。大面积手术时，患者所剩的正常皮肤很少，由于大量烧伤创面急剧渗出，血浆样液体快速丢失，患者可能很快进入低血溶量性休克，尽管及时补液也不能取得理想效果，为了阻止创面丢失液体，并且患者也面临严重感染的危险。为了阻止体液丢失、预防感染，需尽快封闭创面。

由于自体皮很少，不能覆盖大量的烧伤创面，因此可于3～7 天内进行自体微粒皮移植异体皮覆盖。基本方法为：切除烧伤坏死的皮肤，裸露创面，然后切取患者适量自体皮肤(一般取自头皮)，用剪刀反复剪切，剪成碎末状(大约为1mm×1mm×1mm)，然后将碎末均匀地洒在大张异体皮的肉面上，再将异体皮覆盖于切痂后的烧伤创面上，简单缝合固定。最后加压包扎。

移植后自体皮微粒及异体皮同时成活，微粒皮成活后逐渐扩展；异体皮成活后覆盖创面，暂时阻止创面渗出。约3～4周后微粒皮已生长、扩展、覆盖创面，异体皮自然溶解脱落。

【植皮成活的相关因素】

植皮成活程度与各种因素有关，既有局部因素，也有全身因素，还有技术方面的原因，这些因素主要包括如下诸方面。

1. 受区因素　受区为新鲜外伤创面、或感染创面肉芽新鲜密实，皮肤移植易于成活；反之，如外伤创面不新鲜、感染创面肉芽灰暗、糟烂、水肿则不易成活。

2. 植皮方法　邮票植皮法最易成活，大张植皮法较难成活。

3. 皮片厚薄　切取的皮片越薄，皮肤移植后越易成活；反之，切取的皮片越厚，皮肤移植后成活难度越大。

4. 止血程度　受区创面止血越彻底，局部越无出血、渗血，皮肤移植成活越好。

5. 局部压力　皮肤移植后需给予一定的加压包扎，适当的压力包扎是皮片移植成活的保证，包扎过紧或过松，均不利于皮片成活。

6. 局部制动　皮片移植后局部适当制动，抬高受区，可减少出血或渗血，有利于皮片成活。

7. 全身营养　患者全身营养状况较好者，皮肤移植后容易成活，反之，皮肤移植后不易成活。

8. 年龄大小　年迈老年患者皮肤移植较难成活，儿童、青年、中年人皮肤移植后易成活。

第6节　皮肤移植术后处理

【体位】

四肢植皮术后应抬高患肢受区，促进血液回流，并做适当的体位固定；头部植皮时应防止受压；面部植皮时应尽量不说话，防止皮片移动，进食时防止局部污染。

【止痛】

术后酌情给予止痛药，防止因疼痛致躁动不安，以免引起继发皮片下出血、渗血、积血。

【局部处理】

新鲜创面植皮，术后 7～8 天更换敷料，拆除打包线，如皮片下积血、积液，应刺破或切开排液，然后继续加压包扎，每 2～3 天换药一次，术后 2 周拆线。肉芽创面植皮时，术后 3～4 天换药，检查创面，清除分泌物，每 1～2 天换药一次，并继续加压包扎。

【加压包扎】

下肢植皮创面愈合 2～3 周后，需应用弹力绷带适当加压包扎，然后逐步下地练习行走。

【应用抗生素】

皮肤移植应酌情应用抗生素，预防感染，一般应于术前 1 天预防应用，术后继续应用 3～5 天。

第 7 节 植皮成活的要点

【充分的术前准备】

充分的术前准备是植皮成活的一个重要条件，包括全身和局部准备。术前尽量纠正贫血、低蛋白血症、慢性衰竭、营养不良等情况。糖尿病患者应先控制血糖后再行植皮术，肉芽创面术前要及时湿敷、清洗、引流等，加强换药措施。

【良好的取皮技术】

术者应熟练掌握切皮机或切皮刀的使用方法和技巧，切取适当厚度的合乎需要的理想皮片，即符合创面处外形和功能需要，又易于成活。

【创面彻底止血】

创面应彻底、妥善止血，防止血肿形成，血肿形成可分离皮片和受区，使皮片直接失去了营养作用，因为皮片移植后最初 24 小时内是从受区创面直接吸取营养的，即血浆营养期。如此期皮片下形成血肿，断绝营养，皮片即将坏死(图 12-21)。

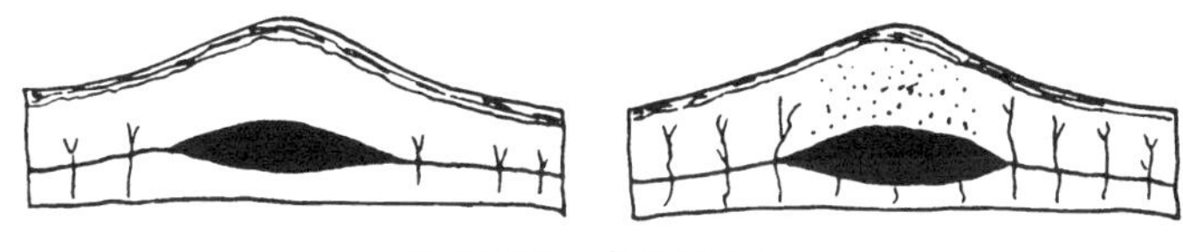

图 12-21　皮片下血肿

【适当加压包扎】

受皮区应予以妥善适当包扎固定，防止皮片移位并给予适当的压力，以利于皮片和受区创面之间的紧密接触；包扎固定过松易使皮片松动移位，影响皮片成活(图 12-22)；包扎过紧，压力过大又会使皮片受压过度缺乏营养而坏死(图 12-23)。

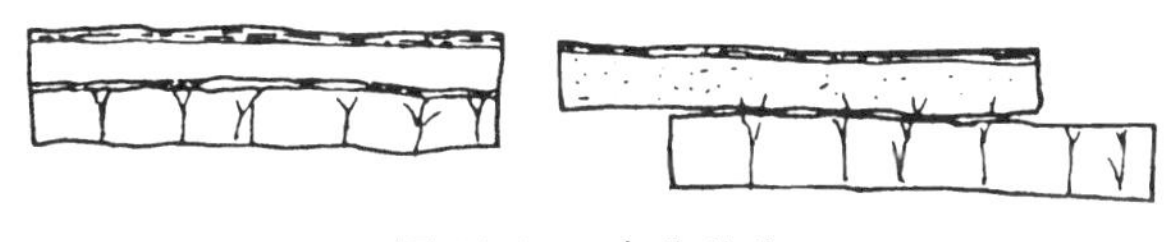

图 12-22　皮片移位

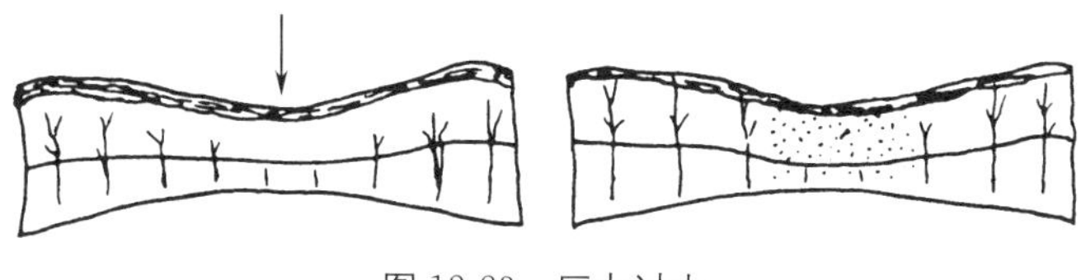

图 12-23　压力过大

【酌情制动】

为了减少皮片移位，术后皮肤受区需给予一定的制动，一般可给予夹板固定，必要时也可用石膏托固定。

(陈召伟　李　霞)

第13章

皮瓣移植术

皮瓣移植术，也是经常实行的基本操作技术，用于修复皮肤缺损创面。皮瓣，是指包括皮肤及其附着的皮下脂肪层在内的组织块。将皮瓣从一处转移到另一处，以修复组织缺损，称为皮瓣移植术。皮瓣移植过程中，须有一处或二皮肤与原处相连，此处称为皮瓣蒂部，以此保证皮瓣移植后暂时的血液供应和静脉回流(图 13-1)；有的皮瓣皮肤处并不相连，仅以皮下组织或筋膜为蒂，称为皮下蒂皮瓣。现将常用皮瓣移植术的适应证、分类及其手术操作步骤介绍如下。

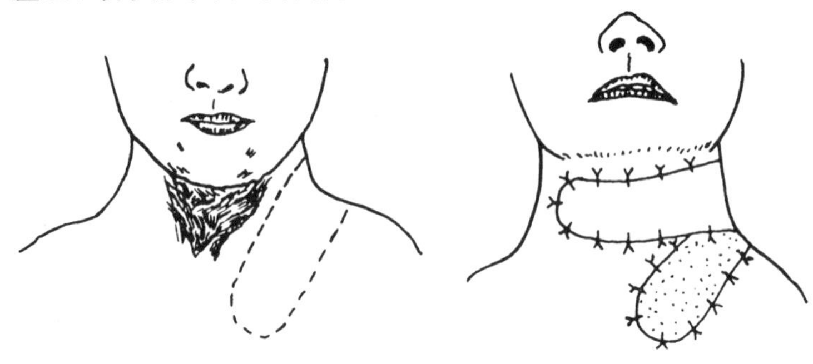

(1) 单蒂皮瓣移植

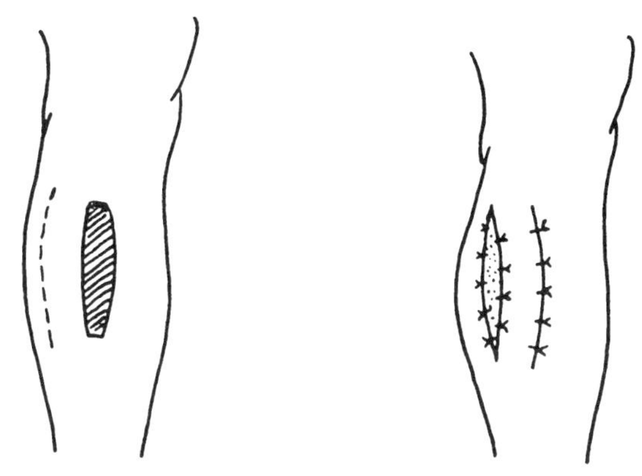

（2）双蒂皮瓣移植

图 13-1 皮瓣移植

第 1 节 皮瓣移植的适应证

皮瓣含有一定量的皮下脂肪组织，除了可用于修复皮肤缺损外，还有保护深层组织的功能，术后移植皮瓣挛缩程度远较游离皮肤移植术后挛缩程度为小，且能耐受摩擦及负重，抗感染能力也较强，皮肤颜色改变较少。其主要适应证有以下几方面。

【修复重要部位皮肤缺损】

各种新鲜外伤致皮肤缺损，使肌腱、骨骼、关节、大血管、神经干等重要组织裸露时；各种瘢痕切除或松解后使肌腱、骨骼、关节、大血管、神经干裸露者。因为这些重要组织裸露时，如单纯应用游离皮肤移植很难成活，或成活后功能恢复也不理想。

【器官再造】

各种器官缺损如手指、鼻、唇、眼睑、阴茎、阴道、尿道等器官的修复，都是以皮瓣移植为基础，再配合其他组织移植来完成的。

【面部修复】

面部皮肤缺损时，由于美容的需要，不宜进行皮片移植者，可进行邻位皮瓣移植修复。

【修复头皮及眉毛缺损】

头皮及眉毛缺损时，需要进行毛发移植，若单纯行全厚皮片移植修复，被移植的皮肤往往有暂时性缺血过程，毛囊有可能变性坏死，新长出的毛发往往稀疏，而皮瓣移植则安全可靠。

【修复慢性创面】

各种慢性创面，如褥疮、放射性溃疡等长期不愈，将病变切除后，用皮瓣移植技术即可修复缺损，又可改善局部血运，较单纯游离皮肤移植成活率高，成活后功能恢复亦佳。

第2节　皮瓣移植的分类

皮瓣移植，一般分为两大系列。一是普通型皮瓣，即设计皮瓣时，不考虑重要血管的分布走行，只是根据缺损情况任意设计皮瓣，故又称随意皮瓣；二是轴型皮瓣，即将一条知名血管设计在皮瓣蒂内，然后移植到受区。

临床上最常应用的为随意型皮瓣，其本身又有不同的分类方法。一般说来，临床上习惯按皮瓣移植的距离远近、蒂的类型，将皮瓣移植分为局部皮瓣、近距皮瓣、远距皮瓣、皮下蒂皮、L形皮瓣等。

【局部皮瓣】

局部皮瓣，是指利用创面一侧或两侧边缘皮肤形成皮瓣，然后移植到皮肤缺损区。根据创面周围情况不同，可有以下几种方式。

1. 旋转皮瓣　局部设计、形成的皮瓣，经过一定的旋转，移植到皮肤缺损区(图13-2)。

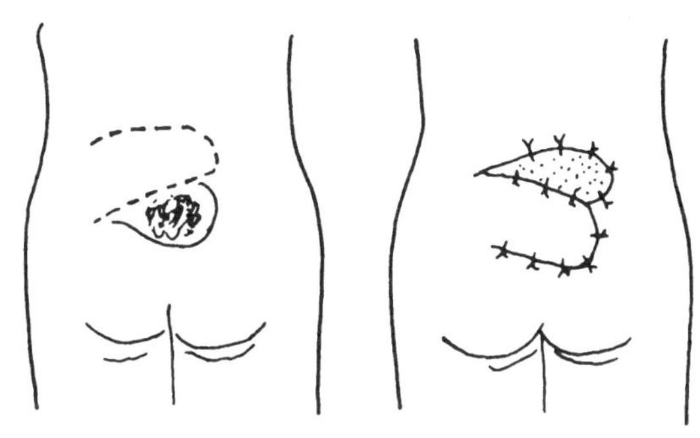

图 13-2　旋转皮瓣

2. 推进皮瓣　局部设计、形成的皮瓣，进行一定的推进，使皮瓣到达皮肤缺损区(图 13-3)。

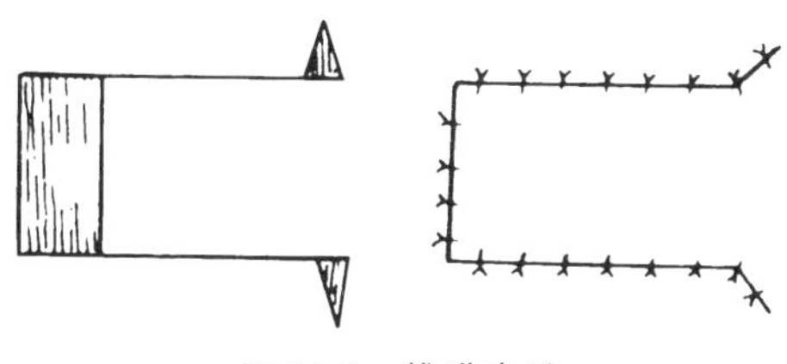

图 13-3　推进皮瓣

3. 易位皮瓣　一般为设计、形成两个皮瓣，然后进行皮瓣位置互相易位(图 13-4)。

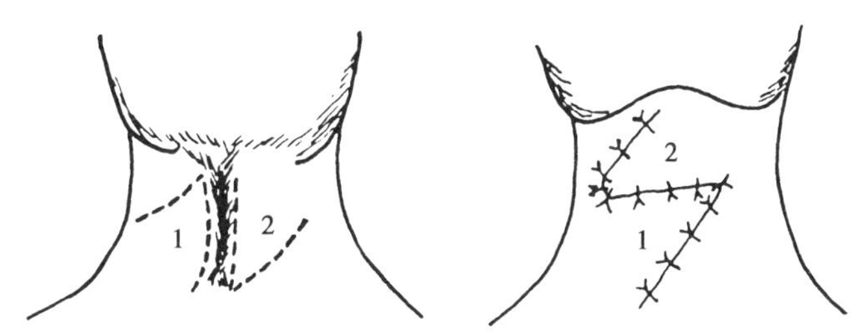

图 13-4　易位皮瓣

【近距皮瓣】

近距皮瓣，是指设计、形成的皮瓣，与创面有一段健康皮肤间隔(图 13-5)。

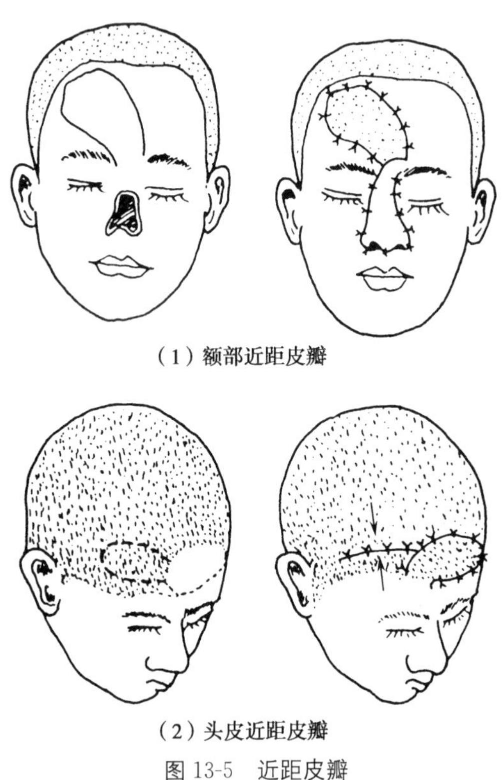

（1）额部近距皮瓣

（2）头皮近距皮瓣

图 13-5　近距皮瓣

【远距皮瓣】

远距皮瓣，是指皮瓣与创面之间有较远的距离(图 13-6)。远距皮瓣需进行二期手术断蒂修整。

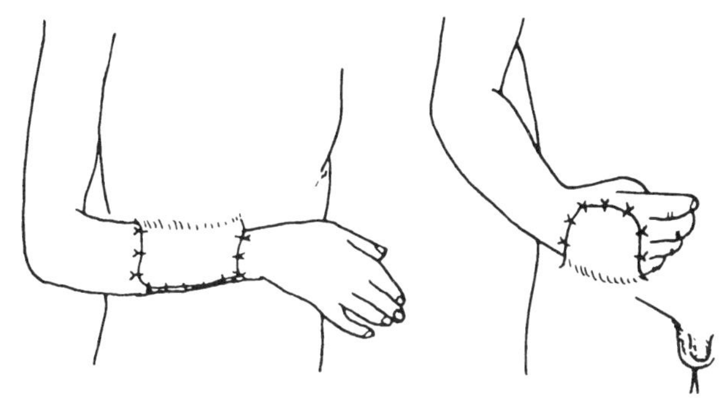

图 13-6　远距皮瓣

第3节　皮瓣移植技术操作

【皮瓣设计】

设计皮瓣时应根据缺损部位大小、形状、创面基底条件、周围皮肤条件等情况综合判断、分析。设计选择皮瓣的原则有：①选择皮肤质地颜色与创面相似的部位为供区，一般规律是，愈靠近创面区，皮瓣移植后质地及颜色改变愈少。②以局部皮瓣、近距皮瓣为首选，因其操作简单、安全，不需断蒂。③面积大小、长宽比例适宜，一般说来，皮瓣设计的面积应较原缺损创面大 10％～20％；长宽比例一般不宜超过 2∶1，而面颈部及头皮血循环丰富，长宽比例可增至 2.5∶1～3∶1。

设计确定面积大小和形状时，可用布片或玻璃纸按缺损面积大小和形状，剪下缺损的相应布样或纸样，并较实际缺损大 10％～20％，置于供区描画出图形。设计局部旋转皮瓣时，应先正确确定旋转中心，即轴心线，根据轴心线进行设计(图 13-7)。

【皮瓣形成】

按供区描画的皮瓣图形，用锐利刀切开皮肤及其皮下组织，并进行皮瓣的剥离，一般说来，营养皮瓣的主要血管在皮

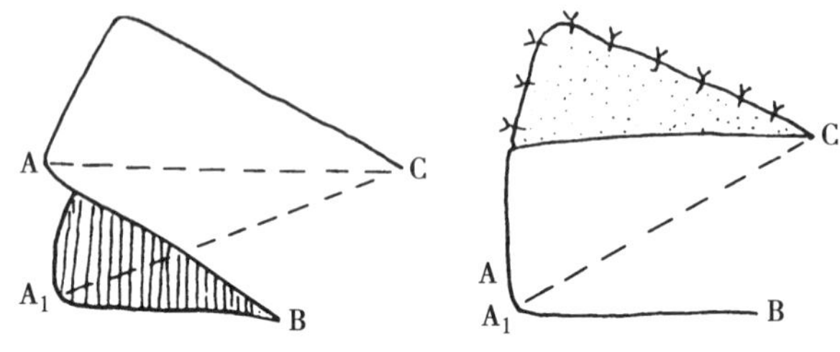

图 13-7 皮瓣的设计

瓣深层组织中。局部较小的皮瓣形成时，可于皮下脂肪层或深筋膜浅面进行剥离，大型皮瓣形成时，为保证充分的血液循环供应则应于深筋膜深面进行剥离(图 13-8)，剥离形成皮瓣时尽量保护肉眼可见的血管分支。

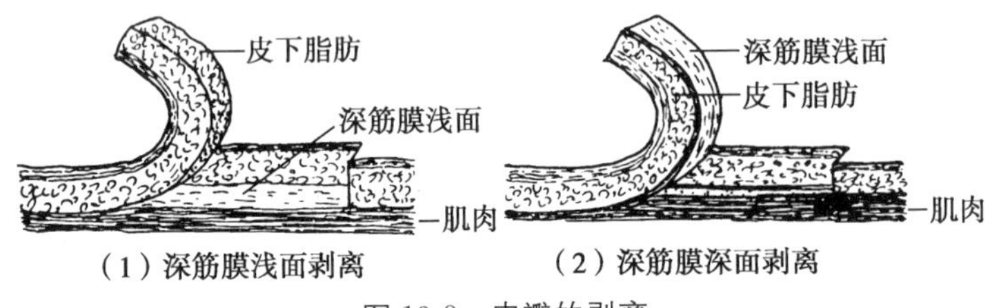

图 13-8 皮瓣的剥离

【皮瓣移植】

皮瓣剥离形成后，即可进行旋转、推进、易位或远距移植至受区创面，然后用细丝线将皮瓣与受区创面边缘间断缝合、固定(图 13-9)。缝合时特别注意，不应使蒂部过度扭曲或张力过大，如张力过大，必要时再将蒂部适当延长或做其他调正。缝合固定完毕后，用生理盐水冲洗皮瓣下，以免皮瓣下积血存留。必要时放置橡皮条引流。

【包扎固定】

最后用无菌敷料将皮瓣适当包扎。包扎时注意局部应予以适当暴露，便于观察皮瓣血运，并避免压迫皮瓣蒂部。必要时可给予石膏或夹板固定，以免皮瓣撕裂。

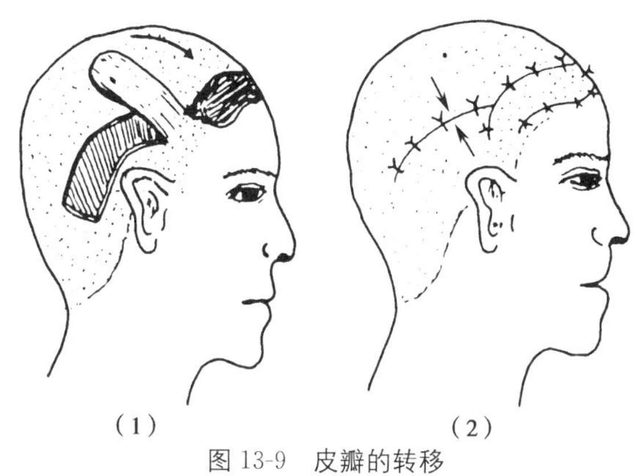

图 13-9 皮瓣的转移

【供区处理】

皮瓣移植后，如果供区遗留皮肤缺损较小，周围皮肤又有一定的移动性，即可于皮下脂肪层进行潜行分离，拉拢缝合；如果供瓣区遗留皮肤缺损较大，不宜进行拉拢缝合，则可于皮肤缺损区再行中厚皮片移植修复，包扎时注意移植皮瓣处不应加压包扎，以防止有碍皮瓣血液循环供应。

【注意事项】

旋转皮瓣时，往往在蒂部一侧有代多余皮肤，俗称“猫耳”，术中不要去除修整，以免修整后影响皮瓣血循环，可待皮瓣成活后再加以修整。推进皮瓣时，可于蒂部两侧分别切除一小块三角组织，便于缝合后平整。易位皮瓣一般用于组织错位或条索状瘢痕松解整形手术，皮瓣易位缝合后注意保持边缘平整。

第 4 节 皮瓣移植术后处理

【血运观察】

手术后翌日可解开敷料，检查皮瓣有无颜色改变和皮瓣下血肿形成，如有颜色改变，说明有血循环障碍，应及时查明原因并予以纠正。常见原因为蒂部受压、肢体体位不当、皮瓣下积血、包扎过紧等，应针对不同原因酌情处理。术后注意局部保温，有助于改善皮瓣血液循环。皮瓣血循环欠佳时，可行皮瓣局部轻轻按摩，以促进静脉回流。

【皮瓣断蒂】

手术后 10～15 日，可将缝线拆除。如果是远距皮瓣，可于手术后 2～3 周进行断蒂试验，先用肠钳或橡皮条夹住皮瓣的蒂部，暂时阻断蒂部血液循环，检查皮瓣远端有无血运障碍，其方法是：完全阻断皮瓣蒂部血流后用手指轻压皮瓣的远端，在手指抬起以后，如果皮瓣远端的白色迅速恢复正常，表示皮瓣与创面之间已有健全的血液循环，即可进行断蒂手术；反之，如果皮瓣的颜色迟迟不能恢复，则表示皮瓣与创面之间的血运尚未很好建立。此时，应除去皮瓣夹，等待 1 周以后再作测验，测验结果如果良好，方可进行断蒂，必要时也可先作部分断蒂，分期完成。

【皮瓣修整】

皮瓣移植成活后，其外形往往臃肿、肥厚、影响美观，可再行脂肪去除修整术。皮瓣脂肪去除修整术一般于术后 6 个月进行，通常局麻下手术，方法为切开移植皮瓣的一侧或两侧边缘，切除多余的脂肪组织，注意所剩脂肪厚薄适当，以保证皮瓣的血运，然后将皮瓣修整后原位缝合（图 13-10）。必要时也可将脂肪去除修整术分二期进行，以保证去脂后的皮瓣血运。

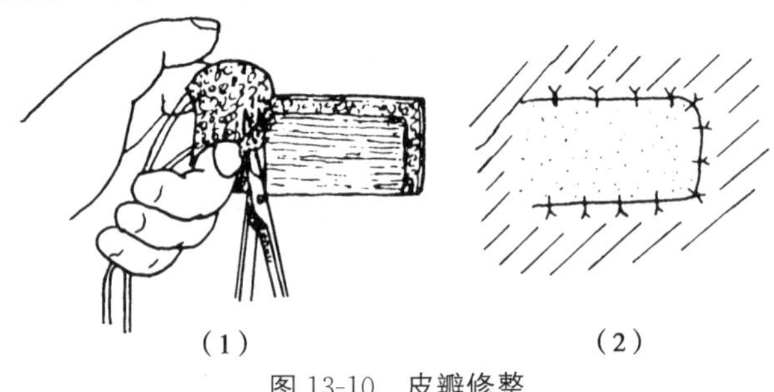

图 13-10　皮瓣修整

（邵景祥　王琳琳）

第 14 章

常用急救技术

在外科临床工作中，经常遇到一些危急情况，若能及时采取正确的抢救措施，往往能迅速控制病情，减少患者痛苦，甚至挽回患者生命。现将最常用的急救技术介绍如下。

第 1 节 人工呼吸术

【适应证】

1. 患者呼吸已停止，但心脏还在跳动。

2. 心跳停止不久，但须与心脏按摩配合进行人工呼吸。

3. 触电、溺水、急性中毒、塌方窒息、缢死等原因所致急性呼吸衰竭。

【术前准备】

1. 迅速置患者于空气新鲜、通风良好的硬板床或地面上，头稍后仰。

2. 解开衣扣、裤带。

3. 迅速清除口腔内异物、义齿，并设法(用舌钳)将舌提出口外，以防后坠阻塞喉部。

【操作步骤】

1. 口对口人工呼吸法　原理为空气由术者口经患者口直接进入肺内，然后利用患者肺脏的自动回缩，再将气体排出。方法：①将患者置于仰卧位，托起颈部，使头后仰；②术者用右手将患者下颌推向前，使气管变直；③术者用手捏住患者鼻孔，深吸气后用口对准患者的口吹气，直到患者胸廓扩张后停止吹气，再利用肺脏自动回缩，将气体排出(图 14-1)。如此连续进行，每分钟以 16 次为宜。如果患者伴有心跳停止，应同时行胸外心脏按摩术，每做一次人工呼吸后，再按压胸骨下端 5 次(参阅心脏按摩术)。

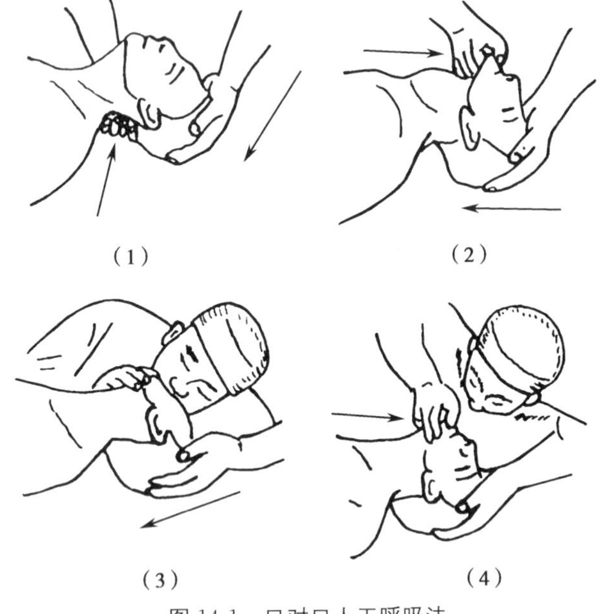

图 14-1　口对口人工呼吸法

2. 仰卧压胸法　原理是将术者的体重有规律地、间断地压在患者胸部前下方的肋弓上，以达到推动膈肌的目的。随着压力的间断解除，利用胸廓自然扩张的特点，从而达到呼吸的目的。方法：①患者仰卧，背部垫枕，使患者肩及头部略低，头偏向一侧；②术者两腿分开如骑马式，跪在患者两侧，两掌分别置于患者胸廓前下方肋弓上；③术者向下、向前，肘部弯曲，使上身与患者上身近乎平行，借助两掌的支撑，使重力自前下方向后上方持续 2 秒钟，上身直起，两手松开，则胸廓自动扩张；④过 2 秒钟后，重复上述动作，每分钟以 16 次为宜(图 14-2)。

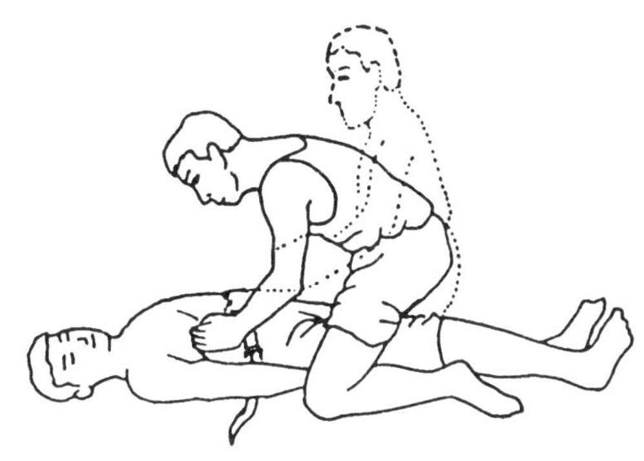

图 14-2　仰卧压胸人工呼吸法

3. 俯卧压胸人工呼吸法　原理与仰卧压胸法相似。方法：①先将患者置于俯卧位，并使其一手伸出至头前，另一手屈曲垫于面部，头部偏向一侧；②操作者跨跪于患者两大腿外侧，两手掌分别放于患者下背部，手指自然放于肋骨上，小指置于肋骨最低处，操作者两手伸直，身体徐徐向前摆动，体重逐渐加压于患者，至操作者两肩与掌垂直为止，保持此姿势 2 秒钟；③再将身体摆回原姿势，使压力放松(图 14-3)。过 2 秒钟后，重复上述动作，以每分钟 12～16 次为宜。

【注意事项】

1. 实践证明，三种人工呼吸方法，以口对口人工呼吸法效果最好，且更适用于呼吸心跳均停止者，在进行人工呼吸的同时，可以进行胸外心脏按摩。口对口人工呼吸不足之处容易

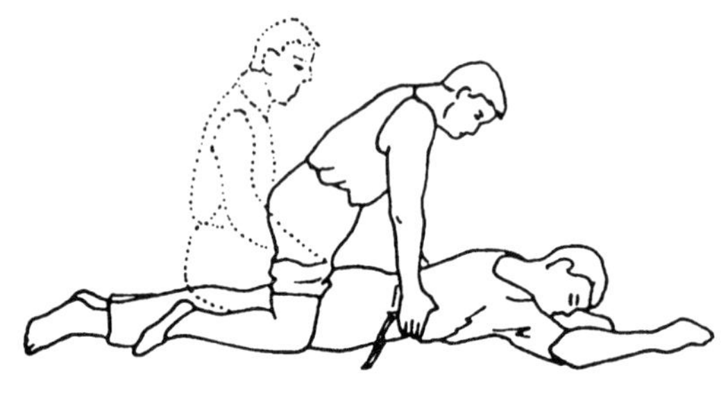

图 14-3 俯卧压胸人工呼吸法

导致胃内胀气，如出现明显胃内胀气，可给予插胃管减压。

2. 口对口人工呼吸法吹气时，应将患者口、鼻闭合严密，否则口鼻漏气，吹入的气体不能充分进入患者肺内，达不到气体交换的目的。

3. 仰卧压胸人工呼吸时，不要用力过猛，以免造成肋骨骨折。用于老年患者时尤其如此，因老年人骨质松脆，容易发生骨折。注意这种人工方法不宜用于淹溺及胸部创伤患者。

4. 俯卧压胸人工呼吸法，主要用于溺水、且无心跳停止者。溺水患者如出现呼吸心跳同时停止，应简单倒水后，立即置患者于仰卧位，迅速进行口对口人工呼吸及心脏按摩。注意千万不要因倒水耽误过多时间，以免延误人工呼吸，失去抢救生命的宝贵机会。

5. 人工呼吸过程中，应随时清除患者口腔或呼吸道内分泌物，以免分泌物阻塞气道，影响通气。

6. 人工呼吸的同时，可适当应用呼吸兴奋剂，一般常用洛贝林，成人剂量 3～6mg/次，小儿剂量 0.15～0.2mg/(公斤体重·次)，静脉注射；或尼可刹米成人剂量 0.375g/次，静脉注射。并可酌情给予其他抢救药物。

7. 当患者自主呼吸恢复后，可停止人工呼吸，但应密切观察病情变化，如呼吸又出现停止，可再次进行人工呼吸。

8. 必要时可进行气管切开或气管插管，以便于呼吸道内分泌物清除或正压给氧。

第2节　心脏按摩术

【适应证】

各种原因所致的心跳骤停。

【术前准备】

1. 患者仰卧于硬板床或地面上。

2. 解开衣扣、裤带。

3. 同时做好人工呼吸准备。

【操作步骤】

1. 经综合判断心跳骤停之后，立即置患者于硬板床上或地面上，开通气道，托起颈部，使头后仰，气管变直，清除口腔分泌物。首先确定正确的按压部，正确的按压部位是患者胸骨下端(图 14-4)，而并非是患者的心前区。

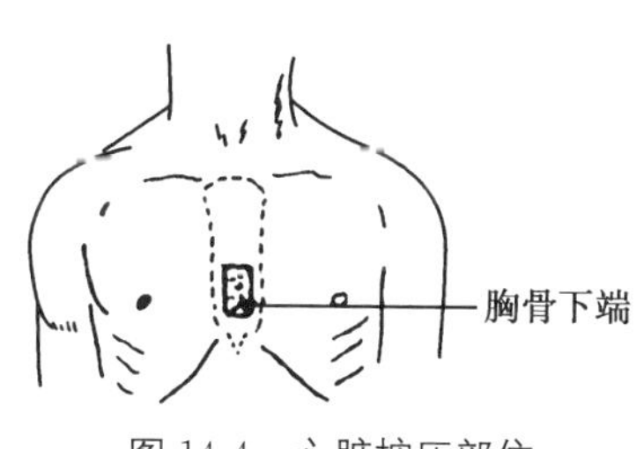

图 14-4　心脏按压部位

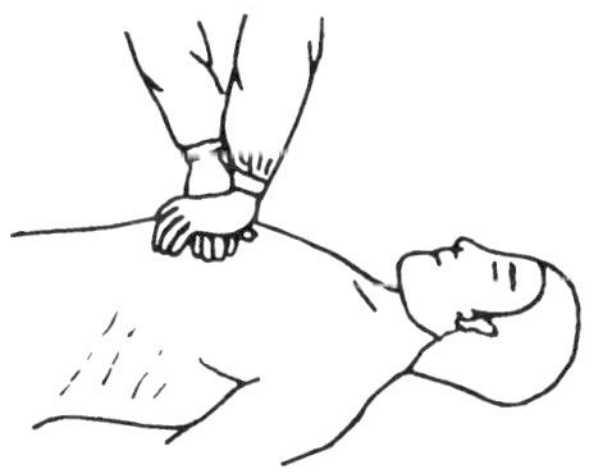

图 14-5　按压方式

2. 术者一手掌放于患者胸骨下端，另一手压在这一手的手背上，两手的手指交叉，并离开胸壁(图 14-5)。按压时要双臂伸直，垂直向下用力，不可左右摆动，依靠上身体重加压，使胸骨向后移位，移位深度成人 4～5cm，5～13 岁 3cm，幼儿 2cm。加压后立即松手，如此反复、平稳、不间断进行(图 14-6)，每分钟按压 60～80 次，并同时配合做人工呼吸，每按压心脏 5 次，进行人工呼吸 1 次(图 14-7)。

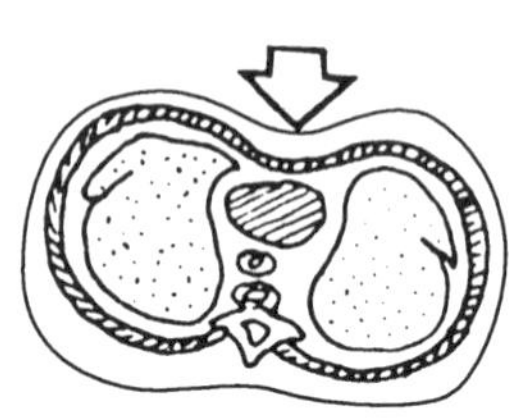

图 14-6　垂直向下用力

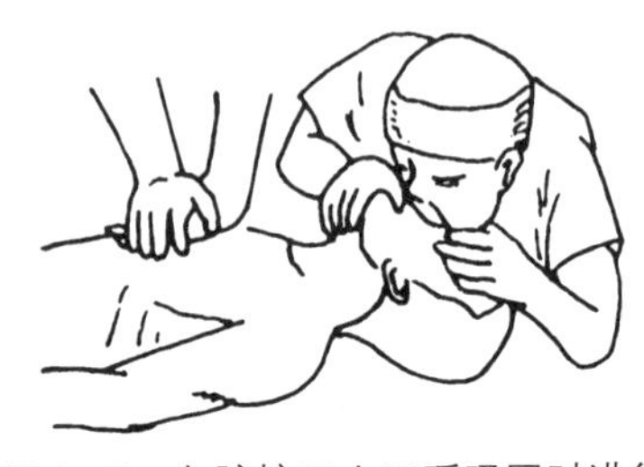

图 14-7　心脏按压人工呼吸同时进行

【注意事项】

1. 按压时应正确掌握按压部位，防止剑突折断致肝脏损伤，也不可左右摇摆，以免引起肋骨骨折。

2. 一般应由两名医生同时进行心脏按压和人工呼吸，协调操作。

3. 按压有效指征是：瞳孔由大变小，面色转红，颈动脉出现搏动。考虑停止心脏按压的指征是：已连续进行 30 分钟心脏按压，面色仍紫绀，瞳孔散大，无颈动脉搏动。

4. 如有条件可进行气管插管，简易人工呼吸器辅助呼吸，及时用吸引器吸除呼吸道分泌物。如自主呼吸恢复，面罩给氧，并给其他心肺复苏治疗。为防止咬伤口内置入牙垫。

第3节　心内注射

【适应证】

1. 各种原因所导致的心跳突然停止。

2. 心跳突然停止、临时静脉注射药物困难者。

【操作准备】

1. 将患者仰卧放平或就地置于地面上。

2. 解开衣扣、裤带等，裸露胸部。

3. 同时做好人工呼吸及心脏按摩准备。

4. 如患者亲属在场，简单通报病情及拟采取的措施，征得亲属同意。

【操作步骤】

1. 确定进针点　首先确定注射进针点，通常采用胸骨左缘第4、5肋间，距正中线2.5～5.0cm处为进针点(图14-8)，此处相当于右心室的部位。

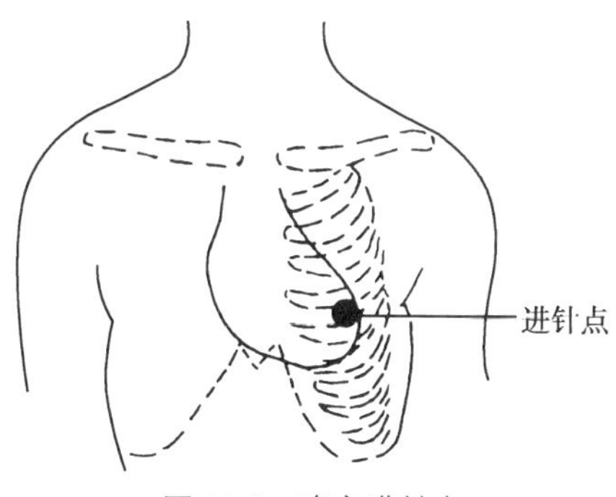

图14-8　确定进针点

2. 注射　操作者右手持抽入药液的注射器，左手拇、示指扶住针头稍偏向内侧方向进针，直达心室腔，回抽注射器针栓，有暗红色血液抽出时，表明已到达心室腔内，即可将药液注入。通常心内注射的药物有肾上腺素1mg、阿托品0.5mg。

【后续处理】

1. 心内注射后，应密切配合有效的口对口人工呼吸和胸外心脏按摩。

2. 应用其他必要的呼吸循环兴奋药物。

【注意事项】

1. 心内注射成人一般应选用5～7cm长的注射针头，胸壁较厚者需选用更长一些的注射针头。

2. 进针部位、方向必须准确，针头刺入心脏后，要保持稳定，不可上下移动和左右摇摆，以免过多损伤心脏。

3. 心内注射效果如何，目前仍有争议。心内注射前如家属在场，应向其简单说明情况，征得同意后再进行心内注射。

4. 需要提及的是，千万不要因为心内注射浪费过多时间，以免耽误心脏按摩和人工呼吸，失去抢救生命的宝贵机会。

第4节　气管切开术

【适应证】

1. 各种原因引起的喉部梗阻致严重呼吸困难，即将危及生命或已危及生命者，如喉外伤、喉异物、呼吸道烧伤、破伤风频繁抽风等。

2. 重度昏迷失去咳痰能力，呼吸道分泌物存留部分堵塞气管者。

【术前准备】

1. 简单清洁局部皮肤。

2. 在最短时间内准备或消毒必需的特殊器械、药品，包括合适型号的气管套管、尖刀、吸引器、吸痿管(一般用细尿管代替)等。尤其注意气管套管的型号选用要适当，一般小儿选用口径4～6mm，12～18岁及成人女性选用口径7～8mm，成人男性选用口径9～10mm(图14-9)。

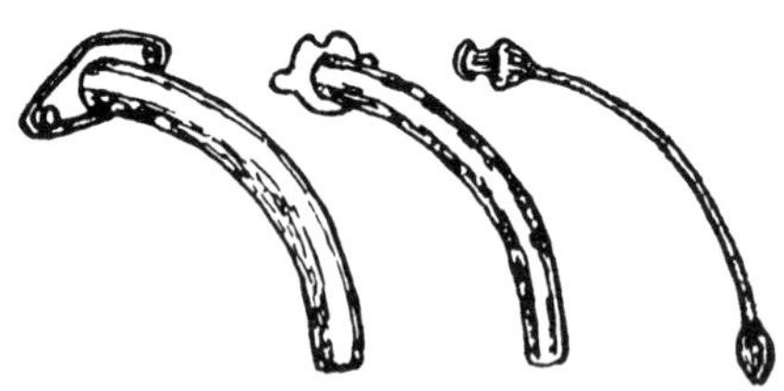

图14-9　气管套管

【操作步骤】

1. 取仰卧位，肩下垫小枕，头部由一助手扶持并后仰固定(图14-10)，通过喉中线使颌正中部对准胸骨切迹正中，不可偏向一侧(图14-11)。用碘酒、酒精消毒皮肤，铺无菌巾。

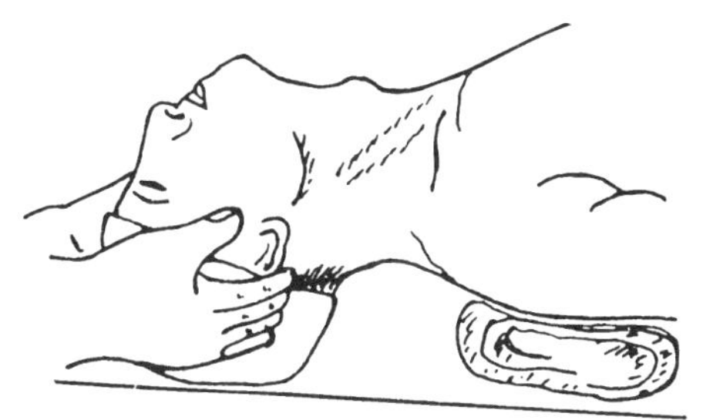

图 14-10　固定头部

2. 自甲状软骨至胸骨上缘中点作各层组织浸润麻醉。术者左拇、示指固定喉头及环状软骨，右手持刀作纵切口，上起自环状软骨下缘，下至胸骨上缘(图 14-12)，切开皮肤、皮下组织和颈阔肌，拉钩拉开切口，显露舌骨下肌群，并向两侧钝性分离，暴露气管前壁及甲状腺峡部(图 14-13)。

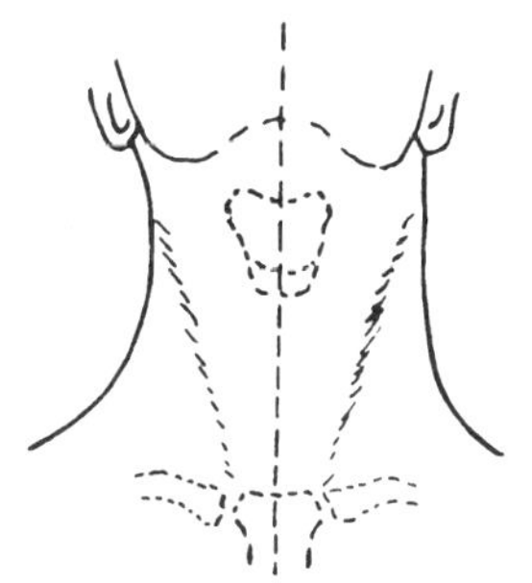

图 14-11　颌正中部对准胸骨切迹

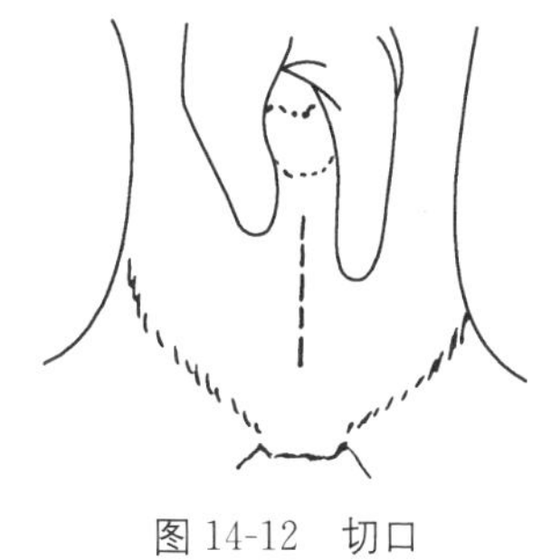

图 14-12　切口

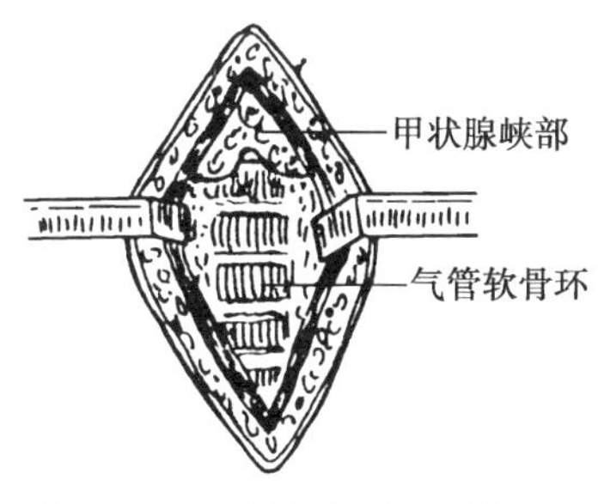

图 14-13　显露气管及甲状腺峡部

3. 必要时切断甲状腺峡部(图 14-14)，用尖刀在第 3 至第 4 气管环范围内，由下向上，自内向外挑开切断 2 个气管环

(图 14-15)。切开后会有一阵剧咳，立即用止血钳撑开气管前壁切口，吸净分泌物和血液。

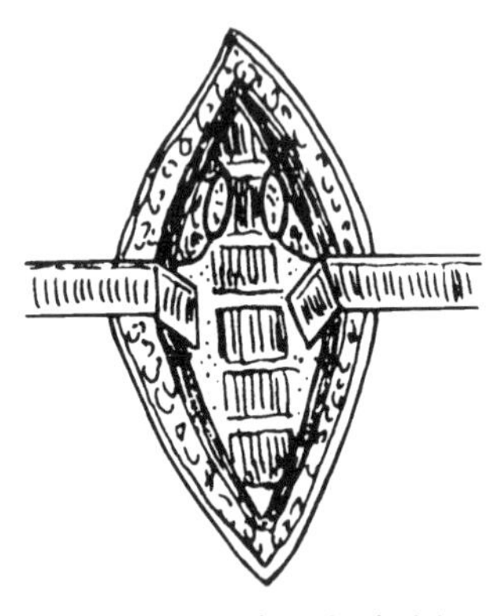
图 14-14　切断甲状腺峡部

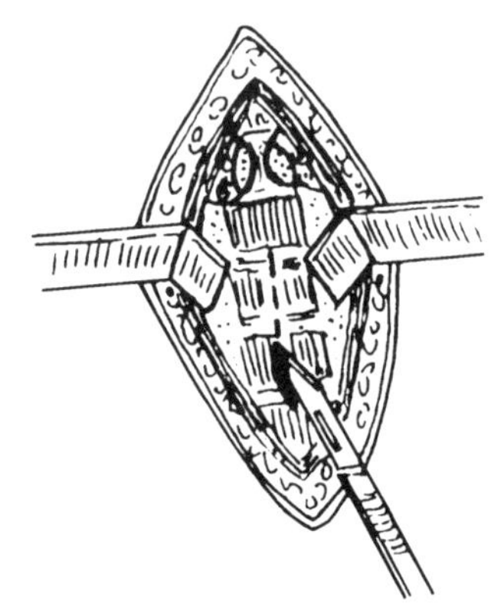
图 14-15　切开 3～4 软骨环

4. 为便于气管套管插入，气管切口两侧各剪除少许气管壁(图 14-16)，右手持套管，管口向下，沿气管长轴经气管切口向下方轻轻插入，依套管弯度徐徐向下移动，至全部插入，然后在皮肤切口上端缝合 1 或 2 针(下端不缝)，套管周围用凡士林细纱条轻轻填塞，将系带板带子绕过颈后结扎牢固(图 14-17)。

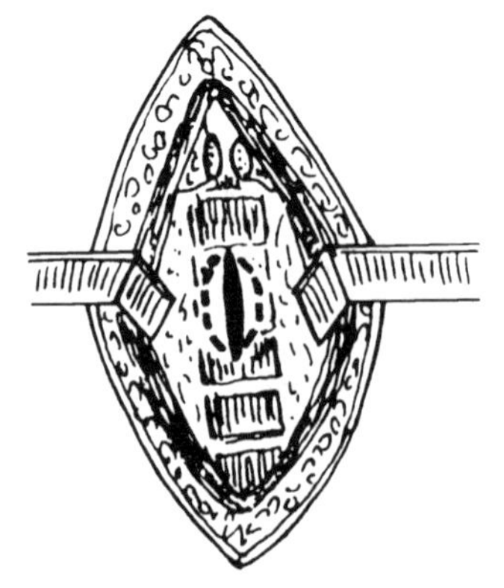
图 14-16　剪除少许气管壁

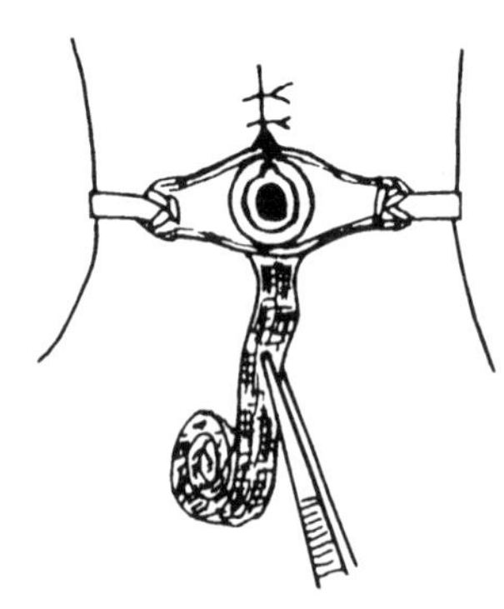
图 14-17　插入并固定气管套管

【术后处理】

1. 专人护理，保持气管套管通畅，随时用吸引管吸出气管内分泌物。如套管分泌物黏稠，可适当滴入生理盐水稀释后吸出。

2. 保持室温 20 度，室内经常洒水，保持一定湿度。

3. 每 4～5 小时取出内管，清洗、消毒 1 次。套管周围纱条可于 48 小时后去除。

4. 经常检查套管系带松紧度，防止脱落，床边常备同型号消毒内管、氧气筒、吸引器、细导尿管等器物。

5. 进一步治疗原发疾病。

6. 病情允许时去除套管。方法为先堵套管管口 1/2，练习用呼吸道自然呼吸，逐渐将管口全部堵塞，24 小时后如呼吸道通畅，便可去除套管。用蝶形胶布拉紧切口两侧皮肤，盖敷料，每日换药一次，至切口全部愈合。

第 5 节　环甲膜穿刺术

【适应证】

患者突然发生急性部分性喉梗阻引起明显呼吸困难或完全性喉梗阻出现严重紫绀缺氧，情况十分危急而又来不及行环甲膜切开或气管切开时，可先行环甲筋膜穿刺术，以暂时缓解危急情况，改善缺氧症状，赢得抢救机会，挽救患者生命。

【操作步骤】

1. 患者取仰卧位，肩下垫枕，头部后仰(图 14-18)。环甲筋膜位置表浅，位于环状软骨和甲状软骨之间，在甲状软骨和环状软骨间隙正中定为穿刺点，予以标记。用碘酒、酒精消毒皮肤、铺无菌巾。十分危急时，也可不进行消毒铺巾和铺无菌巾。

2. 术者立于患者右侧，左手拇、示指固定环状软骨和局部皮肤，必要时对局部皮肤可注射少量麻药，右手持 15 号粗针头于穿刺点垂直刺入(图 14-19)，即有气体自穿刺针内喷出，此时便可将穿刺针予以暂时固定，并将氧气管置于穿刺针孔处进行氧气吸入。穿刺时注意防止误伤其他器官。

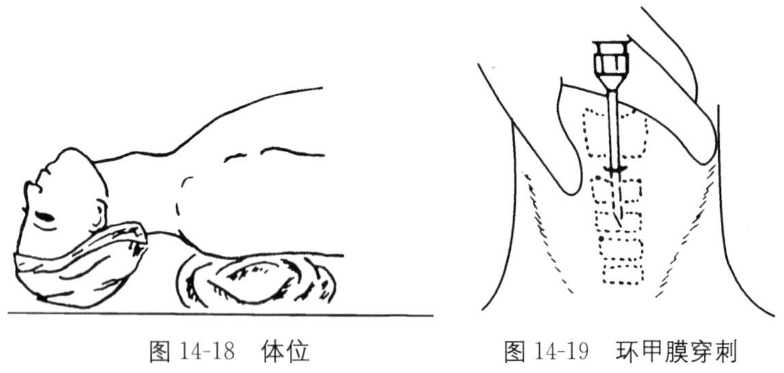

图 14-18　体位　　　　图 14-19　环甲膜穿刺

【术后处理】

环甲膜穿刺仅能暂时缓解危急情况；一旦条件具备，应行常规气管切开术，并积极寻找并去除喉梗阻原因。

第 6 节　环甲膜切开术

【适应证】

在患者突然出现喉梗阻呼吸困难危及生命，条件又不允许做常规气管切开时，可作环甲筋膜切开术，以暂时解除呼吸困难，赢得抢救机会，挽救患者生命。

【操作步骤】

1. 平卧位，肩部垫高，头部后仰，碘酒、酒精消毒皮肤，铺无菌巾。

2. 先摸清甲状软骨，男性患者自喉结下摸到甲状软骨下缘，即可触及与环状软骨的间隙(图 14-20)，拇、中指固定，局部浸润麻醉后，用刀横行切开皮肤皮下组织 2～3cm(图 14-21)，左示指伸入切口内，摸清环甲筋膜及环状软骨上缘，用刀沿手指上缘切开环甲筋膜(图 14-22)，再用血管钳或手术刀柄适当扩大切口，插入合适的气管套管(图 14-23)如无气管套管，也可插入粗细适当的较硬的橡胶管代替。最后将切口适当缝合，气管套管妥善固定。

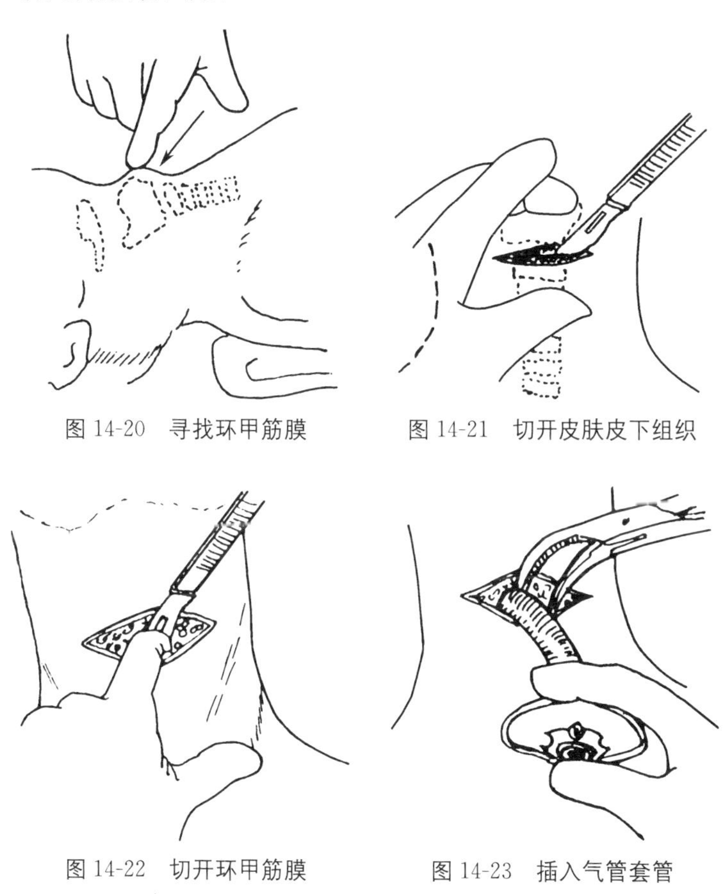

图 14-20 寻找环甲筋膜

图 14-21 切开皮肤皮下组织

图 14-22 切开环甲筋膜

图 14-23 插入气管套管

【术后处理】

1. 加强护理，保持气管套管通畅，随时吸除气管套管内分泌物。

2. 术后48小时内改行常规气管切开术，并缝合环甲筋膜，以防止放置过久声门下水肿、环状软骨坏死。

3. 积极处理原发病灶。

4. 其他同气管切开术。

第7节 临时止血术

【适应证】

1. 动脉出血，血色鲜红，有血柱，出血量大，随心脏搏动喷射。

2. 静脉出血，血色暗红，均匀急速地向外涌出。

3. 弥漫性渗血，为毛细血管丰富的部位出血，无血柱喷射，也无急速涌出。

【止血方法】

1. 动脉出血止血法 动脉出血时可用止血带临时止血或指压临时止血法。

(1) 止血带止血法：较大动脉出血时，可选用橡皮止血带或绷带、布条类物，束绑于出血处的近端，每隔45～60分钟放松一次，以防远端肢体坏死。为了防止长时间绑扎肢体损伤皮肤，可于绑扎之前用柔软物品作垫(图14-24)。

(2) 指压止血法：用拇指或其余四指将出血处近端血管压在附近骨路上，达到临时止血的目的。身体各部位压迫点如下(图14-25)。

2. 静脉出血止血法 首先抬高患肢，减轻静脉充血，伤口近端的衣服如果过紧应予以解除。伤口处覆盖厚层纱布垫，然后加压包扎。压迫的敷料如果渗湿，不要取掉，可在上面再加一些敷料或纱布垫，然后用绷带用力加压缠绕。

3. 弥漫性渗血止血法 毛细血管出血时；主要采取压迫止

（1）　（2）　（3）

（4）

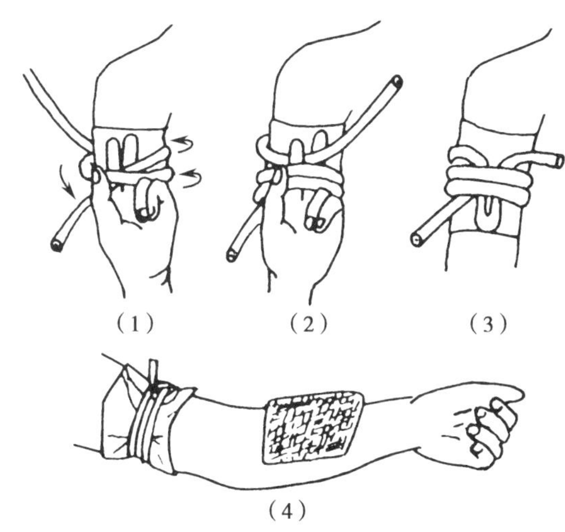

图 14-24　橡皮带止血

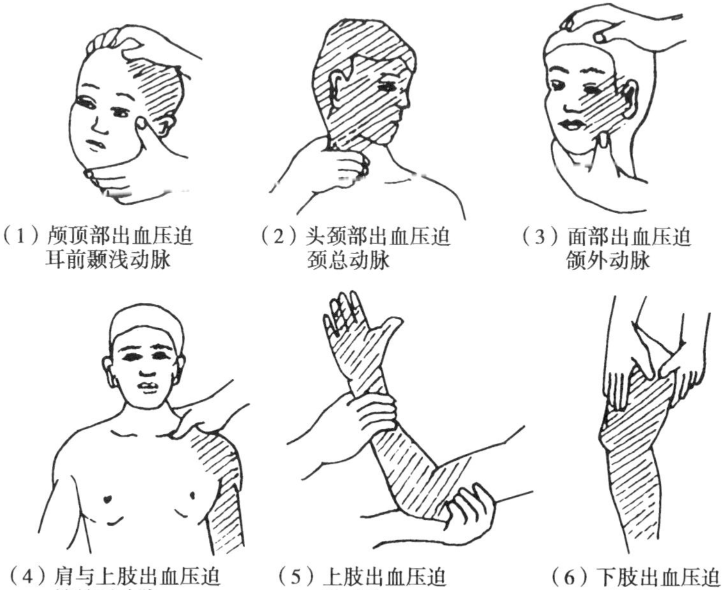

（1）颅顶部出血压迫耳前颞浅动脉

（2）头颈部出血压迫颈总动脉

（3）面部出血压迫颌外动脉

（4）肩与上肢出血压迫锁骨下动脉

（5）上肢出血压迫肱动脉

（6）下肢出血压迫股动脉

图 14-25　各部位出血压迫点

血，首先抬高患肢，用无菌纱条填塞于伤口处，再加盖厚层纱布或纱布垫，绷带加压包扎即可。

第 8 节　切开减压术

【适应证】

1. 四肢或躯干部大面积深度烧伤时，皮肤坏死失去弹性，皮下组织水肿压迫而致循环障碍或妨碍呼吸者。

2. 各种原因如外伤、感染等，引起骨、筋膜室内压力增高，形成骨筋膜室综合征者。

【操作步骤】

1. 烧伤焦痂切开减压　一般可不用麻醉。肢体或躯干烧伤时，于一侧或两侧作切口(图 14-26)，手指烧伤切开减压时，于手指的一侧切开(图 14-27)，切口长度依焦痂长短而定，切开皮肤至皮下组织，必要时达深筋膜。切口内放凡士林纱布，覆盖敷料，加压包扎。

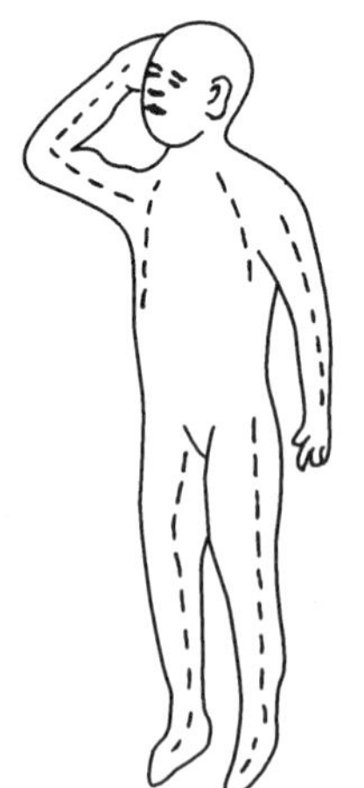

图 14-26　肢体与躯干切开减压

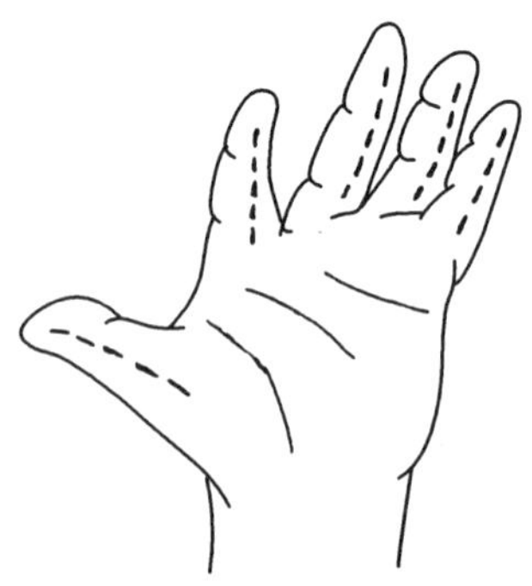

图 14-27　手部切开减压

2. 骨筋膜室综合征切开减压　手术越早越好，在肢体疼痛高峰时或高峰前行减压术，神经功能可望完全恢复，而疼痛缓解后再行减压术为时已晚，因为神经功能已经严重受损。减压应充分彻底，在肿胀和压痛最明显处做纵向皮肤切口（图 14-28），切开皮肤、皮下组织，显露相应的骨筋膜区域，纵向完全切开筋膜（图 14-29），同时切开膨胀的肌膜。如已有肌肉坏死须彻底清除已经坏死的肌肉组织，同时清除间隔内的张力性血肿，以免招致感染。由于压力解除，小血管扩张可致创面渗血或出血，宜用纱布条填塞，然后用敷料加压包扎，3 天后分次取出填塞物。

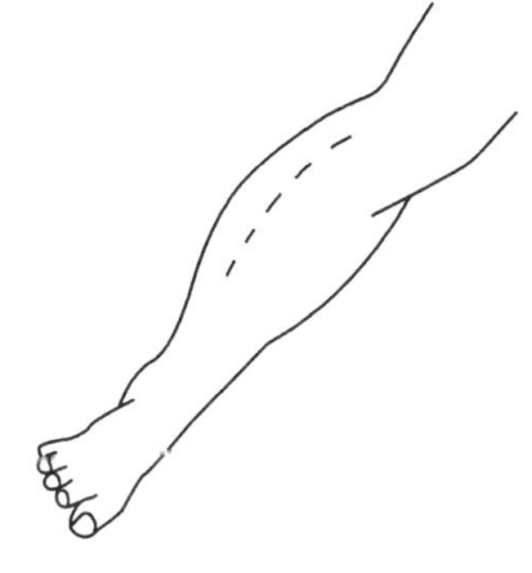

图 14-28　皮肤切口

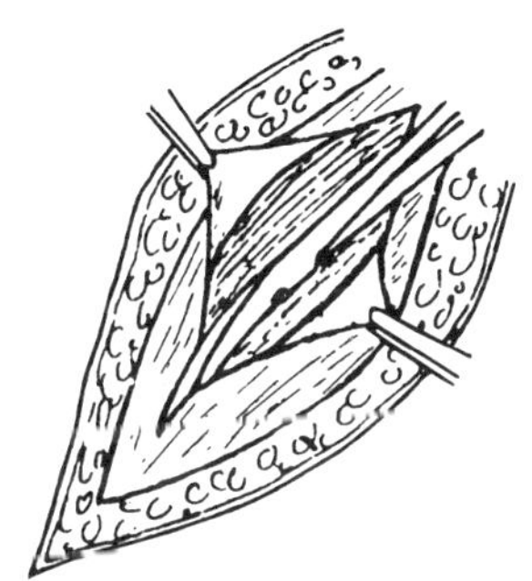

图 14-29　切开筋膜

【术后处理】

1. 术后加强护理。

2. 敷料浸透后应及时更换外层敷料，创口换药时要严格执行无菌操作原则。

3. 给予抗生素预防和控制感染。

4. 输血等支持治疗。

5. 据原发病情，积极采取其他相应措施。

第 9 节　颈外动脉结扎术

【适应证】

1. 鼻、咽、口腔及颌面部大量出血，用其他方法不能止血者，可结扎出血侧颈外动脉。

2. 上述部位进行巨大肿瘤或恶性肿瘤广泛切除术，估计术中出血量多，用其他止血方法不易止血者，可先行手术侧颈外动脉结扎术。

【操作步骤】

1. 体位　患者取仰卧位，肩部垫高，头偏向对侧并稍后仰。

2. 消毒铺巾　碘酒、酒精消毒颜面下 1/3 及颈部皮肤，于颈部两侧各放一团成球状的无菌巾，铺无菌巾。

3. 麻醉　一般采用局部浸润麻醉。

4. 切开解剖　于下颌角下方 2.5～3cm 处平行颈部皮纹作 4～5cm 长斜切口(图 14-30)，切开皮肤及颈阔肌，显露胸锁乳突肌及耳大神经(图 14-31)，将胸锁乳突肌向后拉开，即可见到颈内静脉(图 14-32)，颈内静脉的侧支如妨碍操作可予结扎。此时可见颈外动脉向前方发出的甲状腺上动脉及舌动脉，予以仔细分离解剖颈外动脉(图 14-33)。

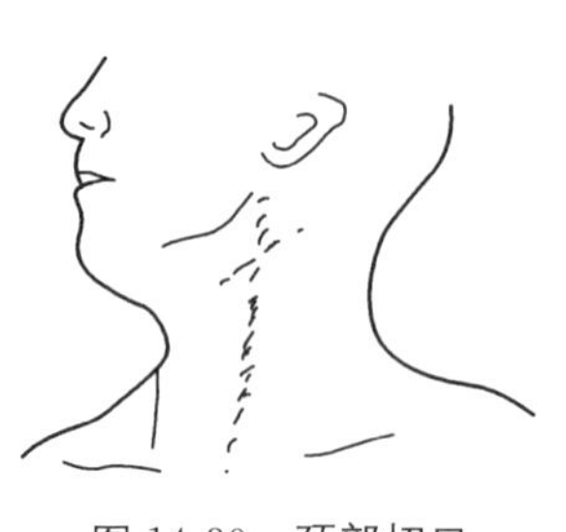

图 14-30　颈部切口

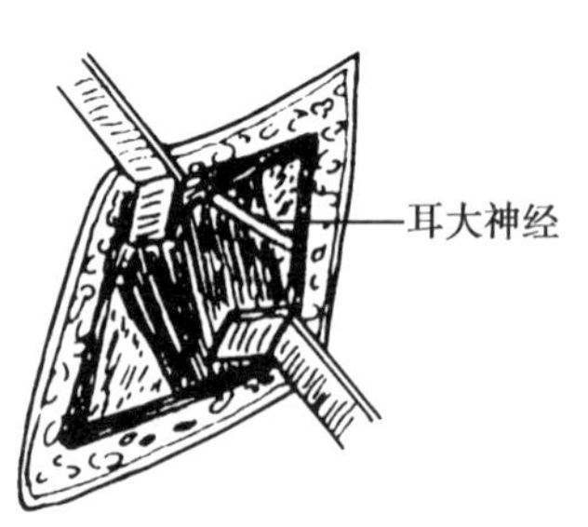

图 14-31　显露胸锁乳突肌及耳大神经

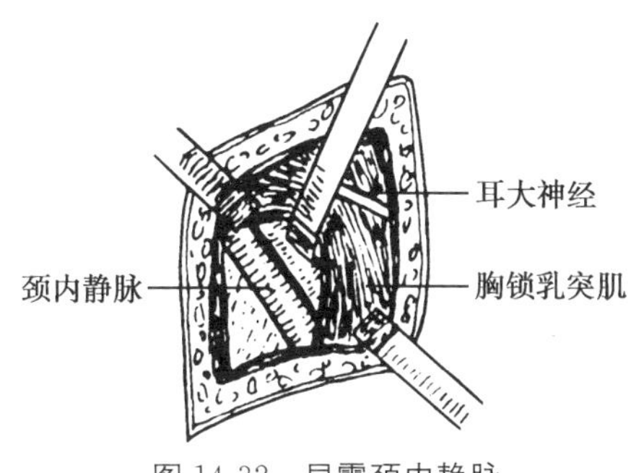

图 14-32　显露颈内静脉

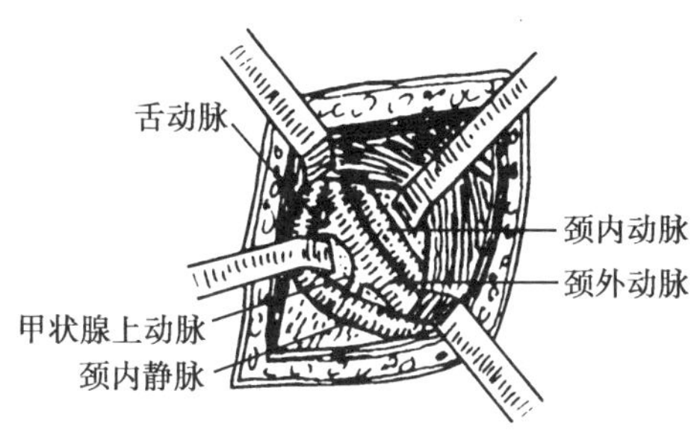

图 14-33　显露颈外动脉

5. 结扎　向前拉开颈内静脉，于甲状腺上动脉及舌动脉之间钝性分离颈外动脉，用弯止血钳引过两根中号丝线，双重结扎颈外动脉(图 14-34)。依次缝合筋膜、颈阔肌、皮下组织及皮肤，敷料包扎固定。

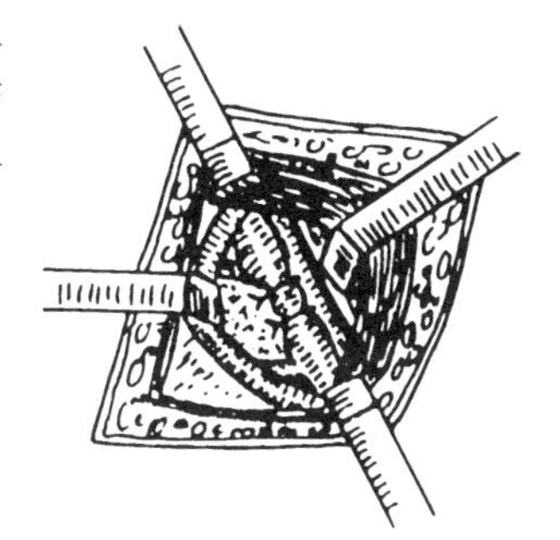
图 14-34　结扎颈外动脉

【术后处理】

1. 避免颈部过度活动。

2. 术后 5～7 天拆线。

3. 积极治疗原发疾病。

【注意事项】

1. 防止误扎颈内动脉，如结扎颈内动脉，部分患者可出现偏瘫或脑软化症，甚至死亡。因此，术中注意颈内动脉的解剖特点：颈内动脉在颈部没有分支，并位于颈外动脉的后内方；而颈外动脉则有甲状腺上动脉及舌动脉分支。

2. 防止损伤颈内静脉、迷走神经，细致地解剖和分离组织，轻巧地进行操作，是防止重要神经、血管损伤的保证。

第 10 节　开放性气胸的紧急处理

【概念】

开放性气胸时，胸膜腔与外界相通，空气自由出入，胸膜腔内负压消失，伤侧肺萎缩，吸气时气体进入胸腔，纵隔向健侧移位；呼气时空气由伤口排出，纵隔又移向伤侧，使肺内气体交换和静脉血回流受到严重影响，患者可很快出现呼吸循环衰竭。故如发生开放性气胸应予以紧急处理，使开放性气胸变为闭合性气胸。

【急救处理】

1. 小的伤口可用无菌纱布或纱布垫覆盖，然后用宽胶布加压粘贴固定(图 14-35)。

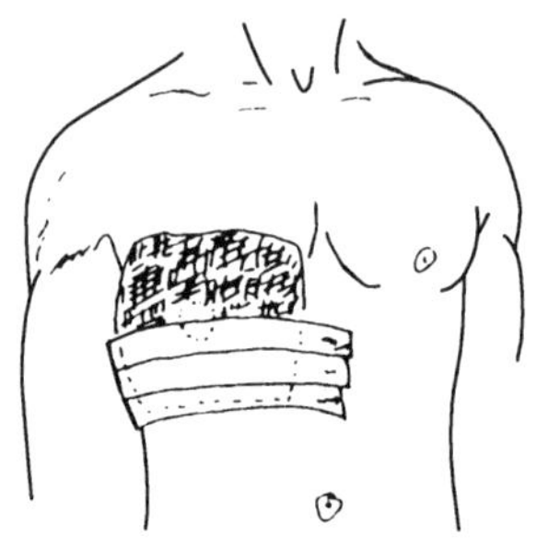
图 14-35　加压包扎

2. 如伤口较大或胸壁缺损较多，或疑有肋间血管出血时，可用葫芦形纱布填塞压迫，先用一块双层凡士林纱布经伤口填塞胸腔内，再在其中心部位填塞纱布(图 14-36)，然后外加敷料，胶布粘贴加压固定。

如有条件，迅速准备进行后续处理；如无条件，可转送上级医院治疗。

【后续处理】

1. 清创缝合　条件允许时，迅速进行清创缝合处理，如无肺损伤及无大量气胸，可行胸壁伤口清创缝合术，必要时同时行胸腔闭式引流。术后给抗生素，并及时观察病情变化。

2. 胸腔闭式引流　如有轻度肺损伤漏气，可经锁骨中线外侧第2肋间行胸腔闭式引流术；如有胸腔积血，可于腋后线第7、8肋间做胸腔闭式引流术。

3. 剖胸探查　如有胸腔内脏损伤或持续出血，应作剖胸探查，针对不同情况做相应处理。

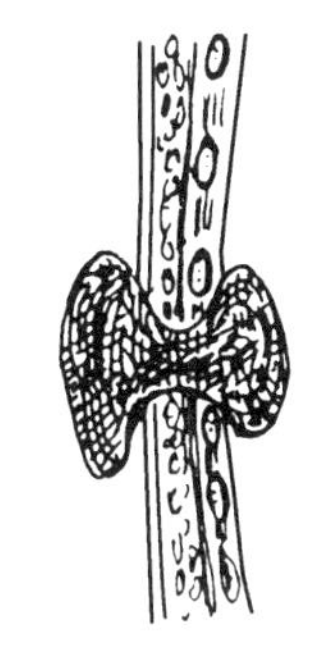

图14-36　葫芦形纱布填塞压迫

第11节　开放性腹部损伤的紧急处理

【概念】

开放性腹部损伤，往往合并肠管、肠系膜、大网膜等内脏损伤，需先进行适当的紧急处理，以减少污染和感染机会。

【急救处理】

1. 如伤口较小，无内脏脱出，可用0.1%洗必泰棉球擦拭伤口周围后，覆盖无菌敷料加压包扎，严密观察治疗。

2. 如发现伤口有肠管或大网膜部分脱出，不应将脱出的内脏放回腹腔，可用无菌敷料覆盖脱出物，再用绷带包扎固定，然后积极进行术前准备。如自伤口脱出内脏较多，估计情况复杂，本单位又无条件进行剖腹探查时，可用一无菌换药碗将脱出物盖住，然后包扎固定(图14-37)，并尽快转送有条件的医院进行治疗。

【后续处理】

1. 开放性腹部损伤紧急处理后，根据情况再进行后续治疗，可行剖腹探查术，以便进行相应处理。

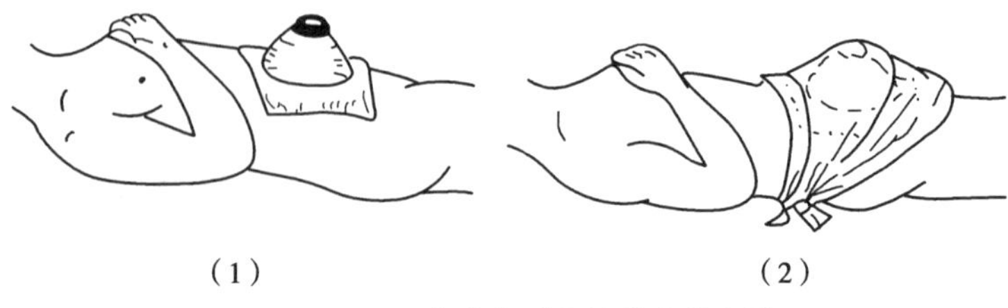

（1）　　　　　　（2）

图 14-37　无菌碗临时保护脱出的内脏

2. 腹部开放性损伤难以判断是否有内脏损伤时，经适当观察后如无好转，便可酌情考虑行剖腹探查术。

第 12 节　开放性颅脑损伤的紧急处理

【概念】

随着工农业生产及运输业的发展，城乡工伤及交通事故频繁发生，颅脑损伤也逐渐增多。开放性颅脑损伤是指头皮、颅骨和硬脑膜同时受到损伤，或深达脑组织，并与外界相通。当颅底骨折时，形成脑脊液漏，称为内开放性颅脑损伤，如脑脊液自外耳道流出，称为脑脊液耳漏；脑脊液自鼻腔流出，称为脑脊液鼻漏。

开放性颅脑损伤急救处理正确与否，对于下一步治疗效果将产生直接影响。虽然开放性颅脑损伤最终应由专科医师处理，但首诊医生也应该掌握基本的急救处理原则及措施。

【急救处理】

1. 开放性颅脑损伤时可先用无菌纱布覆盖伤口，轻轻包扎，以减少污染，然后迅速转送专科医疗单位救治。

局部伤口一般不应加压包扎，特别是遇有复杂性凹陷性颅骨骨折时尤应如此，以防止进一步压迫脑组织，加重损伤。

2. 开放性颅脑损伤如有脑组织脱出伤口外或有复杂性凹

陷骨折，紧急处理时不可将脑组织送入颅内，更不可将脑组织切除，可先用无菌纱布覆盖脑组织，再于伤口周围用无菌纱布或纱布垫垫高，将脑组织予以保护，也可用无菌纱布或无菌巾做一纱布保护圈，套在脱出的脑组织周围，然后予以适当包扎(图 14-38)。如不便如此处理，也可用一无菌换药碗盖在伤口上，然后用三角巾包扎固定(图 14-39)，以暂时减少污染。

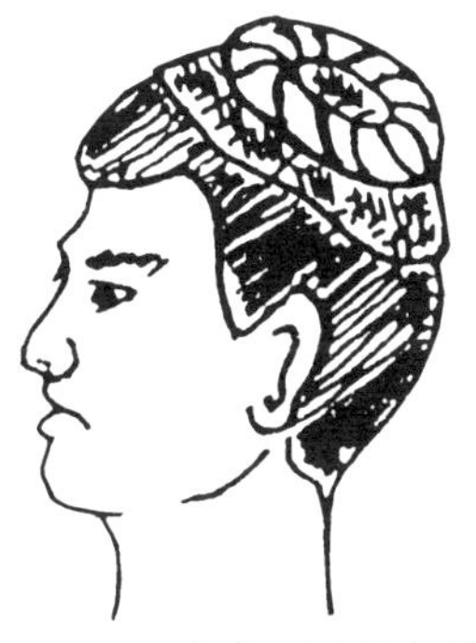
图 14-38　保护圈妥善包扎

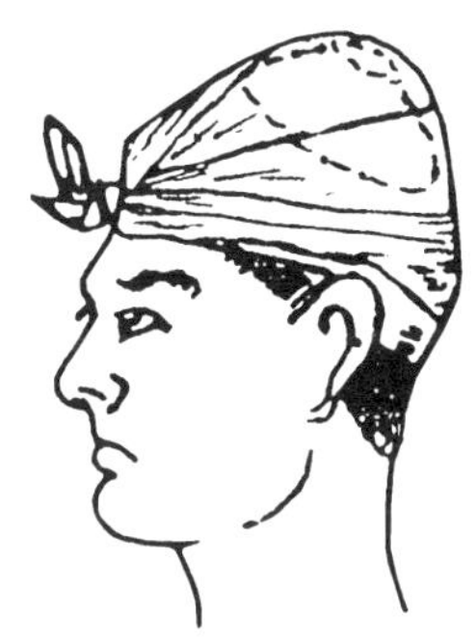
图 14-39　无菌碗保护三角巾包扎

3. 内开放性颅脑损伤的处理　让患者静卧休息，耳鼻流脑脊液或出血时，应让其自然流淌，不要填塞外耳道和鼻孔，也不应该予以冲洗，以免引起颅内感染，同时全身应用易通过血脑屏障的抗菌药物(如磺胺类药物)，并酌情应用甘露醇药物，以降低颅内压。

【后续处理】

1. 对于开放性颅脑损伤急救处理后，为安全起见，一般应转送到具有专科医师的医疗单位进一步治疗。

2. 内开放性颅脑损伤，如有明显脑压增高症状，或脑脊液耳漏、鼻漏长时间流淌不止者，也应转交专业医师处理。

第 13 节　骨折的紧急处理

【概念】

外伤骨折患者，在现场可有剧烈疼痛，为了减轻疼痛、防止休克、预防感染、便于转院，需进行一定的紧急处理。

【紧急处理】

1. 疑有骨折，应按骨折处理，力求不必要的搬动，防止闭合性骨折刺破皮肤变为开放性骨折，或进一步损伤血管、神经。

2. 如骨折端已露出伤口外，不可使之复位，以污染伤口深处，可用无菌纱布间覆盖、包扎即可。

3. 简单固定，尽快转院，固定材料可用专用夹板，将骨折处临时固定，不必进行骨折复位(图 14-40)，如无专用夹板，也可就地取材，用木板、扁担等固定(图 14-41)。脊柱骨折时，应将患者固定与木板上(图 14-42)。必要时也可用健侧肢体固定(图 14-43)。

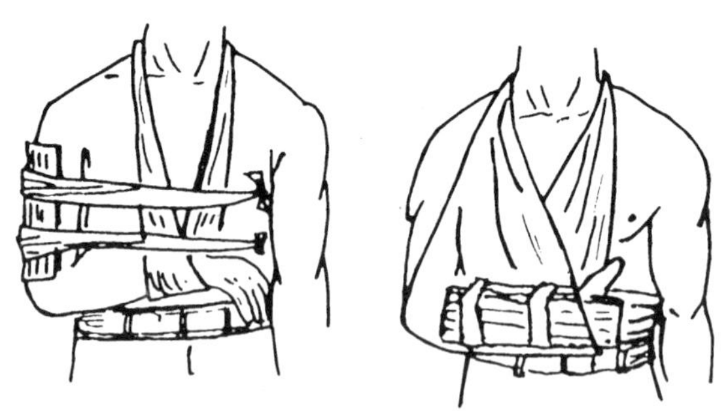

图 14-40　夹板固定

【后续处理】

紧急处理后，立即组织转送有条件的医院进一步处理，注意转运途中应保持平稳，尽量减轻疼痛，避免加重损伤。

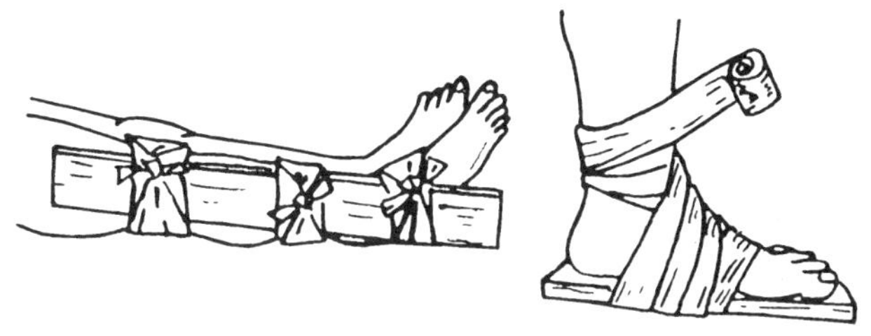

图 14-41　木板固定

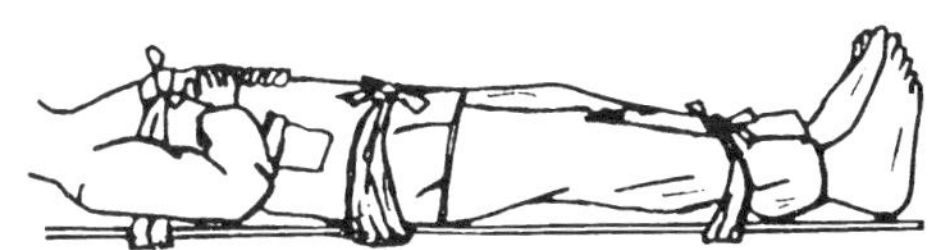

图 14-42　脊柱骨折木板固定

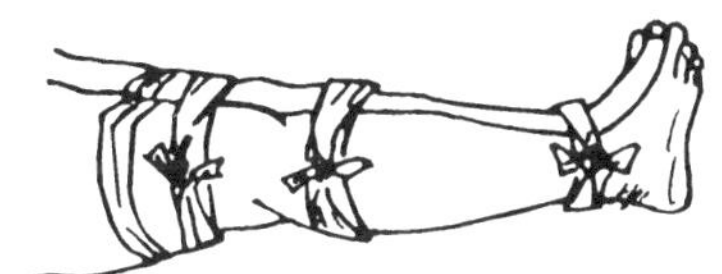

图 14-43　健侧肢体固定

（蒋　红　熊素岚）

第15章

常用小手术

外科小手术，是治疗小伤小病的常用方法，无论是大、中、小任何一级医院，还是乡镇、厂矿企业各基层医疗单位，都要经常进行各种各样的此类手术。小手术所治疗的伤病绝大多数位于体表，是一些比较简单、安全性较大的小型技术操作，大多数常用小手术往往在门诊手术室完成，术后不需住院治疗。有些手术通常由一名医生即可独立操作。多数可在局部麻醉下施行，术者本人完成麻醉，不需求助专业麻醉医师。

第1节　伤口拆线术

【适应证】

1. 感染伤口　缝合后一般于术后3天更换伤口敷料，检视伤口愈合情况，如伤口有明显红肿、压痛，局部张力增高等感染征兆时，则应及早间断拆线或拆除有关部位的缝线。

2. 无感染伤口　一般可根据手术部位不同，酌情决定拆线时间。以下是常见部位手术拆线时间。

头、颈、面部伤口 4～5 天拆线；

胸、腹、背、臀部伤口 7～10 天拆线；

双上肢伤口 9～10 天拆线；

双下肢伤口 9～11 天拆线；

手、足背伤口 10～12 天拆线；

足底部伤口 10～15 天拆线；

减张切口 14～16 天拆线；

腹壁伤口裂开再次全层缝合伤口 15～18 天拆线。

【术前准备】

1. 告诉患者拆线过程非常简单，痛苦微小或基本上没痛苦，解除患者心理紧张。

2. 小儿患者位于颜面部的多针精细缝合伤口，可于时间短暂的全麻下进行，如氯胺酮麻醉，以免患者哭闹造成误伤。必须注意，全麻应在适当的场所由麻醉医师施行。

【操作步骤】

1. 一般部位用酒精棉球消毒铺巾，颜面部、会阴部、黏膜、婴幼儿皮肤用 0.1%洗必泰棉球消毒铺巾。先洗干净伤口血迹，并浸湿缝线线头，使线头不粘在皮肤上。

2. 操作者左手持血管钳或镊子，夹住线头，轻轻向上提起，露出少许皮内缝线，用线剪剪断一侧，向对侧拉出(图 15-1)。全部拆完后，用消毒液棉球再擦拭一遍，盖无菌敷料，包扎固定。

如伤口缝线针孔明显红肿说明有线孔炎的情况，可用 10～12层 70%酒精纱布裹敷，再用凡士林纱布覆盖，以减缓酒精挥发。最后用绷带适当加压包扎。以后每日换药一次。

【术后处理】

术后如无特殊情况，一般不必特殊处理，局部敷料酌情保留适当时间即可解除。

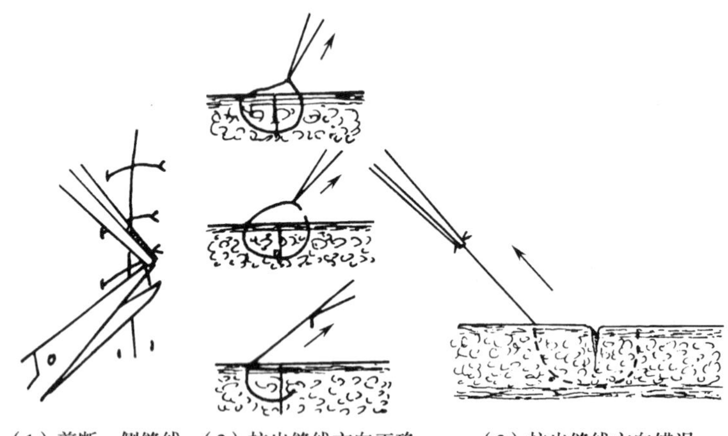

（1）剪断一侧缝线　（2）拉出缝线方向正确　（3）拉出缝线方向错误

图 15-1　拆除缝线

第 2 节　鸡眼切除术

【适应证】

1. 经非手术治疗无效的顽固性足底鸡眼。

2. 疼痛明显、影响活动者。

3. 局部无感染者。

【术前准备】

1. 术前 10 天局部不用任何药物治疗。

2. 清洗局部皮肤。

【操作步骤】

1. 消毒铺巾　患者俯卧位，足掌向上。1%碘酒-70%酒精消毒皮肤，铺无菌孔巾。

2. 麻醉　于鸡眼周围和基底局部浸润麻醉。

3. 切除鸡眼　以鸡眼为中心做梭形切口，切口边缘距鸡眼最近 0.3cm，切开皮肤、皮下组织，组织钳夹住鸡眼，边牵拉边切除，直达深筋膜，切除一圆锥形组织块。顽固性鸡眼往往有骨性隆起，还可凿除一部分骨质(图 15-2)。

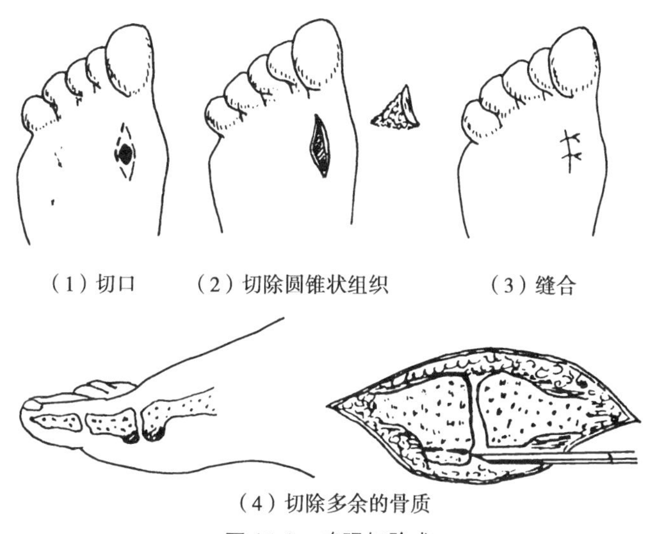

（1）切口　（2）切除圆锥状组织　（3）缝合

（4）切除多余的骨质

图 15-2　鸡眼切除术

4. 缝合切口　间断缝合皮肤切口，注意不可遗留死腔。局部覆盖敷料，包扎固定。

【术后处理】

1. 术后绝对卧床休息。

2. 适当应用止痛剂。

3. 术后 10～12 天拆线。

第 3 节　皮脂腺囊肿切除术

【适应证】

1. 各部位皮脂腺囊肿(粉瘤)。

2. 局部无红、肿、疼痛等感染症状者。

【术前准备】

1. 清洁皮肤、剃除毛发。

2. 合并感染者控制感染后再进行手术。

【操作步骤】

1. 消毒铺巾　患者取舒适、有利于肿物暴露的体位。1%碘酒、70%酒精局部消毒铺巾，黏膜或黏膜附近可用0.1%洗必泰擦洗三遍消毒，铺无菌巾。

2. 麻醉　成人患者一般可采用局部浸润麻醉。

3. 切除囊肿　沿皮纹方向，以肿物为中心做梭形切口，切除皮肤的宽度以缝合后皮肤平整为宜。切开皮肤，露出囊壁，紧贴囊壁外面进行分离，注意不可切破囊壁，使囊壁逐渐与周围组织分离，直至囊肿完整摘除(图 15-3)。

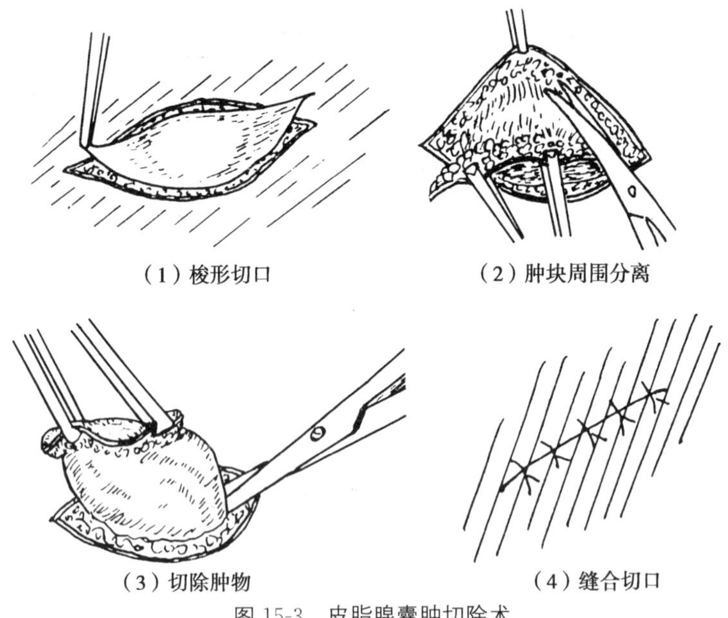

图 15-3　皮脂腺囊肿切除术

4. 缝合切口　间断缝合皮肤切口，缝合时可带少许基底部组织，以减少死腔。大的囊肿可于皮下放橡皮条引流。

切口盖无菌敷料，适当加压包扎。

【术后处理】

1. 切口内置橡皮引流条者术后24～48小时拔除。

2. 若缝合张力较大，局部又无感染征象时，可适当延长拆线时间。

3. 一般不必应用抗生素治疗。

第4节　脂肪瘤切除术

【适应证】

1. 各部位皮下脂肪瘤。

2. 多发的脂肪瘤，可选择影响美观或局部疼痛者进行切除。

【术前准备】

1. 清洁局部皮肤。

2. 毛发区应适当剃除毛发。

【操作步骤】

1. 消毒铺巾　取适当体位，用2%碘酒、70%酒精消毒皮肤，铺无菌巾。

2. 麻醉　一般采用局部浸润麻醉。

3. 切除肿块　于肿块处按皮纹方向做切口，其长度与肿瘤直径相当。逐层切开皮肤、皮下组织，显露肿块，用血管钳或示指沿肿块包膜外分离，也可用组织钳将肿块夹住，继续分离肿块四周，直至肿块完整切除(图15-4)。

4. 缝合切口　分层缝合皮下组织及皮肤，切口较浅时可将皮下组织与皮肤一起缝合，如切口较大较深时，切口内应放置橡皮条引流。

局部覆盖敷料，适当加压包扎。

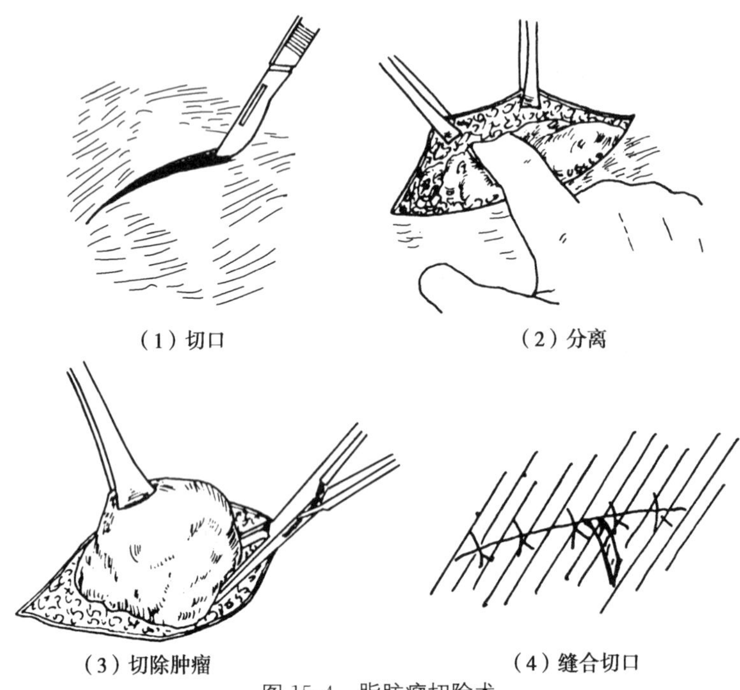

图 15-4　脂肪瘤切除术

【术后处理】

1. 切口放置橡皮条引流者术后 24～36 小时拔除。

2. 将切除肿块送病理室做病理检查。

3. 术后一般不必应用抗生素，如手术损伤较大，操作时间较长，可酌情应用抗生素，预防感染。

第 5 节　腋臭切除术

【适应证】

1. 成人重度腋臭症经非手术疗法无效者。

2. 青少年腋臭症，需待发育基本成熟后方可进行手术，否则随年龄增长，腋臭有可能复发。

【术前准备】

1. 剃净腋毛。

2. 肥皂水清洗局部皮肤。

【操作步骤】

1. 消毒铺巾　患者取平卧位，术侧上肢外展，肩背部适当垫高，以便充分显露腋部，利于手术操作。碘酒、酒精消毒皮肤，铺无菌巾。

2. 麻醉　局部皮下浸润麻醉。

3. 切除方法　腋臭切除有多种方法，现介绍如下二种手术方法。

（1）梭形皮肤切除法：沿腋毛边缘做梭形切口，用组织钳夹住拟切除皮肤的一端，用刀于皮下浅层水平切割分离，切除梭形区域皮肤及皮下浅层脂肪组织，注意切割勿过深，以免伤及深部腋血管和神经，创面严密止血后，细丝线间断缝合皮肤切口(图 15-5)。如皮肤缝合张力过大，可于切口两侧边缘皮下潜行分离，拉拢两侧切口边缘皮肤，无张力下缝合。

局部覆盖敷料，妥善包扎固定。

（2）切除剥离法：从美学角度考虑，多用切除剥离法。首先于腋窝腋毛最集中处，顺腋皱褶设计一梭形切除区，周围沿腋毛边缘设计皮下剥离区(图 15-6)。切除中部皮肤全层，剥离周围皮下至标记线，翻转皮瓣，用剪刀紧贴皮下浅层剪除皮瓣上的全部脂肪，以破坏毛囊及汗腺，创面止血后皮缘拉拢缝合。

皮瓣下用生理盐水冲洗，覆盖敷料，腋窝置团状纱布，横“8”绷带缠绕，妥善加压包扎。

【术后处理】

1. 术后注意休息。

2. 适当应用抗生素，预防感染。

3. 梭形切除腋窝皮肤者，术后 8～9 天拆线，切除剥离法术后 10～12 天拆线。

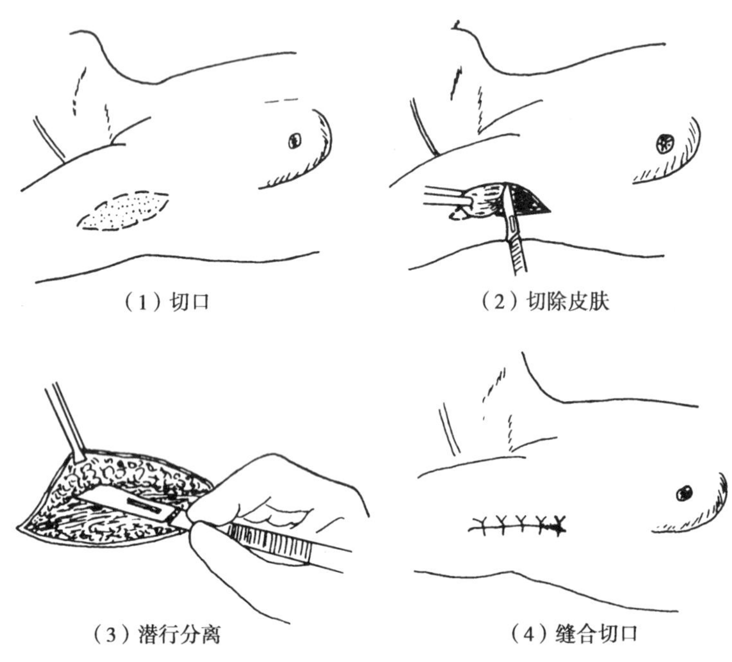

图 15-5　腋臭切除术(梭形皮肤切除法)

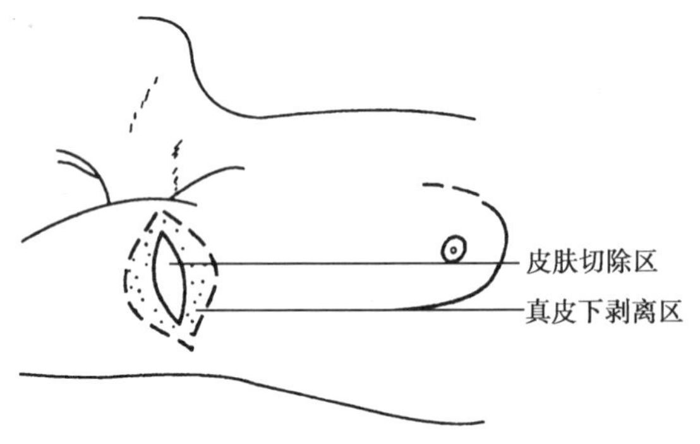

图 15-6　皮肤切除真皮下剥离腋臭切口设计

4. 切口完全愈合后，逐渐练习上肢外展及上举活动，注意活动幅度不宜太大，以防刀口裂开。

第6节　副耳切除术

【适应证】

1. 影响美观的副耳发育畸形。

2. 如有耳前瘘管，应无急性感染。

【术前准备】

1. 清洗局部皮肤。

2. 一般不需剔除发际。

【操作步骤】

1. 消毒铺巾　取侧卧位，患侧面部向上，酒精消毒皮肤，铺无菌巾。

2. 麻醉　局部浸润麻醉。

3. 切除　围绕副耳做梭形切口，切开皮肤、皮下组织，连同其内的软骨一并切除(图 15-7)。

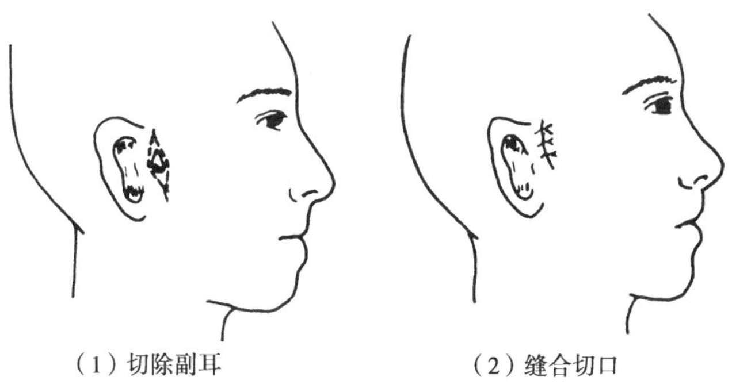

（1）切除副耳　　（2）缝合切口

图 15-7　副耳切除

4. 缝合切口　细丝线间断缝合皮肤切口，必要时切口内放橡皮条引流。

局部覆盖敷料，包扎固定。

【术后处理】

1. 术后 3 天伤口换药。

2. 一般手术后 5～6 天伤口拆线。

第 7 节　耳前瘘管切除术

【适应证】

1. 反复发生感染的耳前瘘管非急性炎症期。

2. 如合并副耳，可一并切除。

【术前准备】

1. 局部有炎症感染时，应待急性炎症控制后再行手术。

2. 术前用探针探查瘘管深度，再从瘘口处注入甲紫，以显示瘘管的走行方向与途径。

【操作步骤】

1. 消毒铺巾　取适当体位，酒精局部皮肤消毒，包头法铺无菌巾。

2. 麻醉　局部区域阻滞麻醉。

3. 切除瘘管　插入探针，沿瘘管口周围做梭形切口，按插入探针方向，解剖剥离瘘管周围软组织，直至切除全部瘘管，然后缝合皮下组织、皮肤(图 15-8)。如瘘管深达耳软骨时，应连同部分软骨一并切除，但应注意勿穿通外耳道。

4. 缝合切口　冲洗创腔，彻底止血，分层缝合，消除死腔，间断缝合皮肤切口，必要时放橡皮条引流。

局部覆盖敷料，妥善加压包扎。

【术后处理】

1. 适当应用抗生素防治感染。

2. 置放橡皮条引流者，术后 24～36 小时拔除。酌情切口清洁换药。

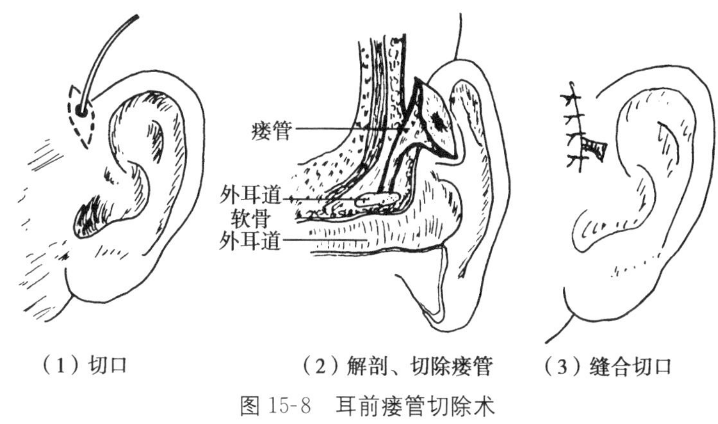

图 15-8　耳前瘘管切除术

第8节　拔　甲　术

【适应证】

1. 外伤致甲下积血或指(趾)与甲床分离。

2. 甲沟炎引起弥漫性甲下积脓。

3. 指(趾)甲癣经药物及其他局部治疗无效者。

【术前准备】

1. 局部感染者清洁换药。

2. 清洗干净局部皮肤。

【操作步骤】

1. 消毒铺巾　患者取坐位或平卧位，手置于托手架上。用1%碘酒、70%酒精消毒皮肤，铺无菌孔巾。

2. 麻醉　采用指(趾)根神经阻滞麻醉。切记不应采用局部浸润麻醉，因为局部浸润麻醉注射麻药可有剧痛。

3. 拔除指甲　患指神经阻滞麻醉生效后，术者左手固定患指，先用11号尖刀片在指甲根部将甲根与其上的皮肤分离，再于指甲前缘将刀平行插入甲与甲床之间，进行分离，此时注意紧贴甲下插入，勿损伤甲床，将全部指甲与甲床分离后，用直血管钳夹住指甲前部，将整块指甲平行拔出；如果指甲宽大，难以拔除，亦可先用剪刀将指甲剪成左右两部分，再分别将甲体拔除(图 15-9)。

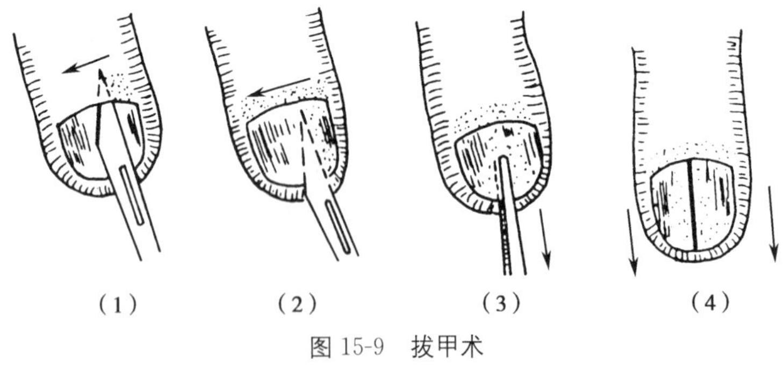

图 15-9　拔甲术

最后甲床处覆盖凡士林纱条，用敷料加压包扎。

【术后处理】

1. 抬高患肢；拔除趾甲后，应注意少行走。

2. 适当应用止痛药。

3. 术后 3 天换药，换药前用生理盐水浸泡 10～15 分钟，充分湿润后，取下凡士林纱条，清洗干净，重新覆盖凡士林纱条，用敷料包扎。

第 9 节　嵌甲根治术

【适应证】

1. 趾甲嵌入性生长致甲旁软组织损伤、疼痛或反复感染者。

2. 甲沟炎经一般拔甲处理后，新生甲重新嵌入、疼痛者。

【术前准备】

1. 清洗皮肤、剪短指甲。

2. 局部红肿炎症明显者，应待急性炎症控制后再行手术治疗。

【操作步骤】

1. 消毒铺巾　患者平卧位，上肢外展，1%碘酒、70%酒精消毒皮肤，铺无菌孔巾。

2. 麻醉　采用趾根神经阻滞麻醉。

3. 拔除嵌甲　足趾根部神经阻滞麻醉生效后，在趾甲底角处作一斜形切口，于甲侧缘趾甲的1/4～1/3处插入剪刀，纵行剪开，再用11号尖刀片插入拟切除的甲与甲床间分离，用直血管钳夹住拟切除部分，平行拔出，再用尖刀彻底刮除甲床、甲根及肉芽组织(图15-10)。

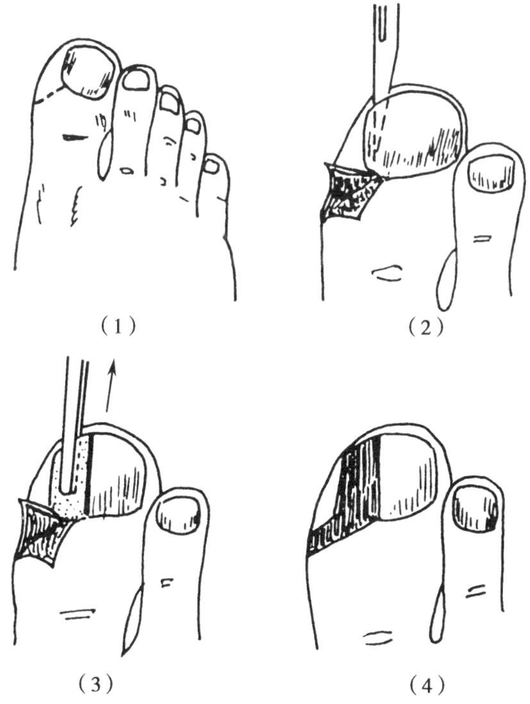

图15-10　嵌甲根治术

创面覆盖凡士林纱条，敷料妥善加压包扎。

【术后处理】

同拔甲术后处理。

第10节　腱鞘囊肿切除术

【适应证】

1. 腱鞘囊肿引起疼痛或功能障碍者。

2. 腱鞘囊肿经抽吸、封闭注射及其他方法治疗失败者。

【术前准备】

1. 清洗局部皮肤，修剪指(趾)甲。

2. 手术前1个月停止其他治疗方法。

【操作步骤】

以腕部腱鞘囊肿切除术为例。

1. 消毒铺巾　取易于暴露、便于手术操作的体位，1%碘酒、70%酒精分别消毒病变处及供皮区皮肤，铺无菌巾。

2. 麻醉　采用局部浸润麻醉，于皮肤、皮下组织内进行浸润注射麻药。

3. 切除囊肿　首先于局部沿关节皮纹方向做一与囊肿等长的切口，通常关节处做横切口或“S”形切口。切开皮肤、皮下组织、腕背韧带，显露囊肿壁，牵开切口，用血管钳于囊壁周围钝性分离，直至囊肿基底部，必要时连同部分筋膜及骨膜一并切除，为防止复发，特别注意要将囊壁全部切除。注意尽量不切破囊壁，一旦切破囊壁，内容物流出，即难于切除干净。如不慎将囊壁切破，可将破溃处用血管钳夹闭，于囊壁外继续解剖剥离；若破溃的囊壁不易夹闭，即可将所有遗留的囊壁一一剪除干净。操作中注意勿损伤血管、神经、肌腱等重要组织。

4. 缝合切口　妥善止血，细丝线间断缝合腕背韧带和皮肤切口(图 15-11)。切口较大较深时，可放橡皮条引流。

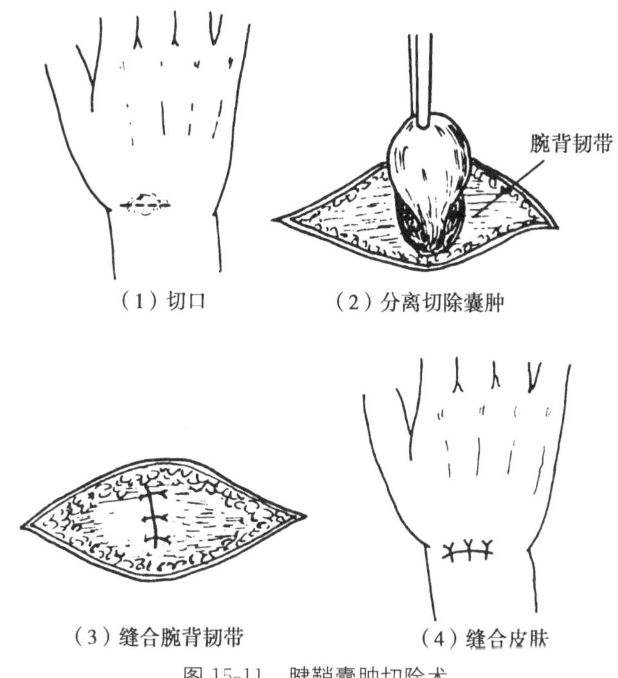

图 15-11　腱鞘囊肿切除术

局部覆盖敷料，妥善加压包扎。

【术后处理】

1. 术后抬高患肢，可适当悬吊。
2. 放橡皮引流条者术后 24 小时拔除。
3. 早期功能活动，防止肌腱粘连。

第 11 节　腘窝囊肿切除术

【适应证】

1. 腘窝囊肿伴有局部酸痛、患肢沉重感等自觉症状者。
2. 腘窝囊肿较大，影响美观者。

【术前准备】

1. 手术前1个月停止局部抽吸封闭注射等其他治疗。

2. 清洗局部皮肤。

【操作步骤】

1. 消毒铺巾　取俯卧位，1%碘酒-70%酒精分别消毒术区皮肤，铺无菌巾。

2. 麻醉　一般采用局部浸润麻醉。

3. 切除囊肿　在腘窝囊肿处表面做“S”形切口或横切口，切开皮肤、皮下组织，血管钳分离显露囊肿，沿囊肿壁游离，如囊肿来自腱鞘，应适当切除基底部部分腱鞘，完整切除囊肿。注意勿损伤血管、神经；如囊肿与关节腔相通，可将囊肿底部切断，并将残余囊壁四边敞开，与周围组织缝合固定，勿将基底结扎或缝闭。

4. 缝合切口：妥善止血，间断缝合皮肤切口(图15-12)，必要时放橡皮条引流。

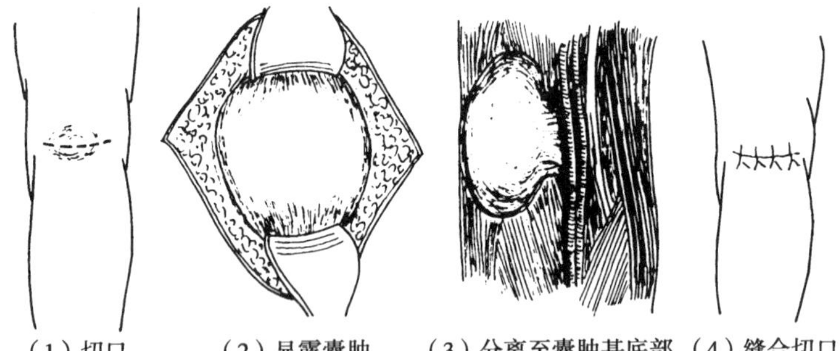

（1）切口　（2）显露囊肿　（3）分离至囊肿基底部　（4）缝合切口

图15-12　腘窝囊肿切除术

局部覆盖敷料，绷带缠绕适当加压包扎固定。

【术后处理】

1. 术后卧床休息，伸直膝关节，抬高患肢。

2. 适当应用抗生素，预防感染治疗。

3. 置放橡皮条引流者术后24～48小时拔除。

4. 术后10天左右拆除缝线，拆线后及早进行下肢活动，防止肌腱粘连。

第12节　多指或多趾切除术

【适应证】

1. 无关节的分叉状先天性多指或多趾畸形，年龄在1岁以上者。

2. 有关节的先天性多指或多趾畸形，年龄在6个月以上者。

【术前准备】

1. 多指(趾)根部关节不分明者，应行手指X光摄片，以明确解剖关系。

2. 年幼不合作者在全麻下手术，应按全麻前准备。年长儿合作者可在局麻下进行手术。

【操作步骤】

以手部多指切除为例。

1. 消毒铺巾　患者平卧位，1%碘酒(6岁以下小儿不用碘酒)、70%酒精皮肤消毒，铺无菌巾。

2. 麻醉　年长儿童局部浸润麻醉，年幼儿应在全身麻醉下手术。

3. 切除多指　麻醉成功后，于多指根部做梭形切口，切开皮肤、皮下组织，妥善止血，钝性分离至多指骨根部，如有关节相连，则于关节处离断，如无关节则用咬骨钳于其分叉处截断，平整断面。

4. 缝合切口　仔细止血后，全层缝合皮下组织及皮肤(图15-13)。

局部覆盖敷料，妥善包扎固定。

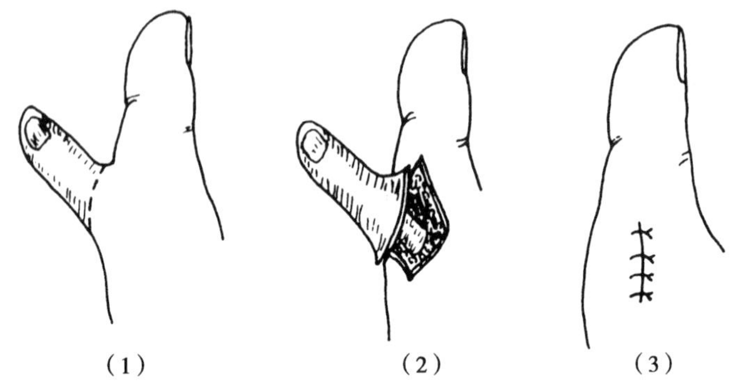

图 15-13　多指切除术

【术后处理】

1. 酌情应用抗生素预防感染。

2. 抬高患肢以减轻水肿及疼痛。

3. 适当应用止痛剂。

4. 术后 7～10 天拆线。

第 13 节　并指或并趾分离术

【适应证】

1. 先天性并指畸形，年龄在 3 岁以上者。

2. 轻度并趾畸形，一般可不予以手术治疗。

【术前准备】

1. 清洗局部皮肤，剪短指(趾)甲，如需进行皮肤移植，供皮区皮肤亦需进行皮肤准备。

2. 一般年幼儿不合作应在全麻下手术，应按全麻前准备。年长儿及成年人可在局麻下手术治疗。

3. 儿童患者或需进行皮肤移植者，一般应住院手术。

【操作步骤】

1. 消毒铺巾　患者平卧位，患手置于托手架上，前臂上段或上臂中段束止血带，以减少出血，保持术野清晰。70％酒精消毒皮肤，铺无菌巾。

2. 分离并指　在并指的指背与指掌侧，用甲紫标记锯齿状切口线，注意在指蹼处分别设计两个三角形皮瓣。麻醉成功后，依切口标记线于掌面、背面分别切开皮肤，解剖分离双侧皮瓣；指蹼处掌面和背面各形成一个三角形皮瓣。

3. 缝合修复　如果分离开的手指皮肤足够，可将指背、掌面皮肤锯齿状切缘互相交叉缝合，并使指蹼处两个三角瓣互相嵌叉重建指蹼(图 15-14)。若皮肤紧张，缺损较宽，可进行

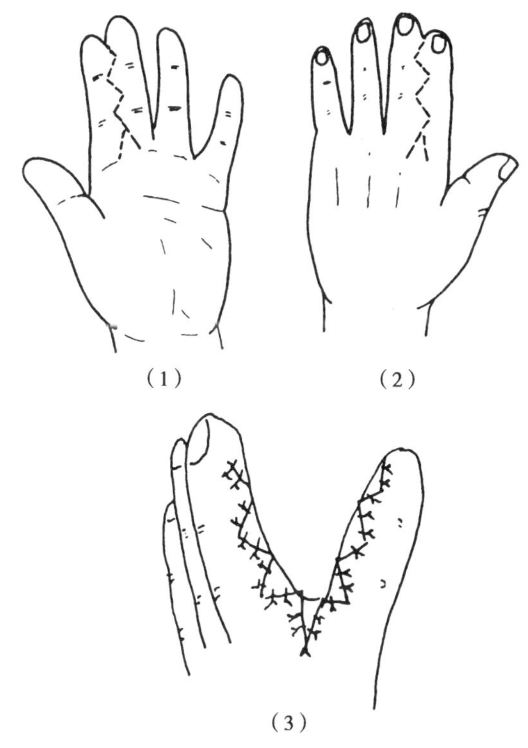

图 15-14　并指切开缝合

皮肤移植术，根据情况切取中厚皮片或全厚皮片，进行一侧缝合一侧植皮或双侧植皮(图 15-15)。

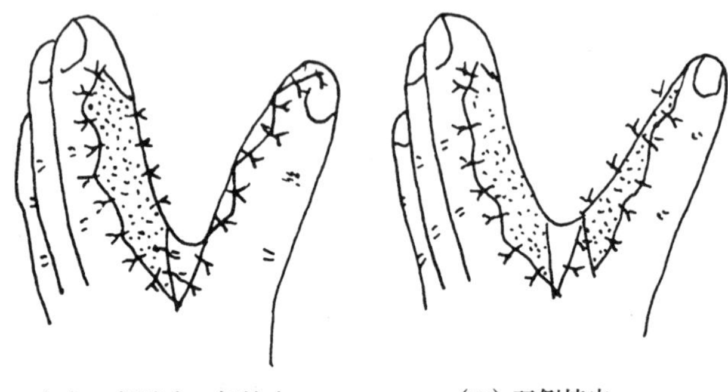

（1）一侧缝合一侧植皮　　（2）双侧植皮

图 15-15　并指切开植皮

将两指分开加压包扎，固定于轻度屈曲姿势。

【术后处理】

1. 抬高患肢，利于静脉回流，减轻肿胀。

2. 适当应用抗生素预防感染。

3. 酌情应用止痛剂。

4. 未植皮者术后 7～10 天拆线。植皮者可于术后 9～12 天拆线，拆线后继续加压包扎，防止指蹼粘连。

第 14 节　手指狭窄性腱鞘炎松解术

【适应证】

1. 手指狭窄性腱鞘炎，经非手术治疗无效、伴手指疼痛、功能障碍者。

2. 狭窄性腱鞘炎典型表现为“扳机指”，具有典型的病理改变及“扳机”现象(图 15-16)。

【术前准备】

1. 清洗局部皮肤、剪短指甲。

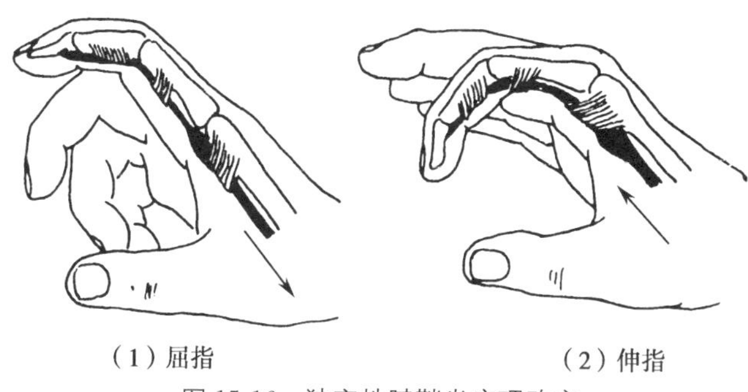

图 15-16 狭窄性腱鞘炎病理改变

2. 前 2 周局部停止封闭注射等其他治疗。

【操作步骤】

1. 消毒铺巾　患者取适当体位，将手置于托手架上。1%碘酒、70%酒精消毒皮肤，铺无菌巾。

2. 麻醉　于掌侧掌指关节处局部浸润麻醉，麻醉前此处往往可以扪及高粱粒大小的结节。

3. 切开腱鞘　于相应的掌指关节掌面横纹增厚的结节处做横切口 1.5cm，切开皮肤、皮下组织，显露狭窄的腱鞘，轻轻牵开两侧神经血管，于腱鞘侧面纵行切开狭窄的腱鞘，令患者活动手指，至肌腱能够正常滑动为止(图 15-17)。

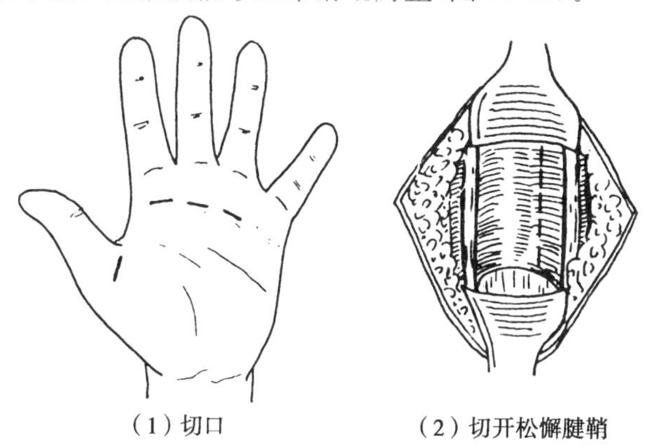

图 15-17 狭窄性腱鞘炎切开松解术

4. 缝合切口　间断缝合皮肤切口1～2针。

局部覆盖敷料，妥善加压包扎。

如果腱鞘明显增厚，估计术后有可能重新愈合粘连、狭窄者，可行部分腱鞘切除术(图15-18)。

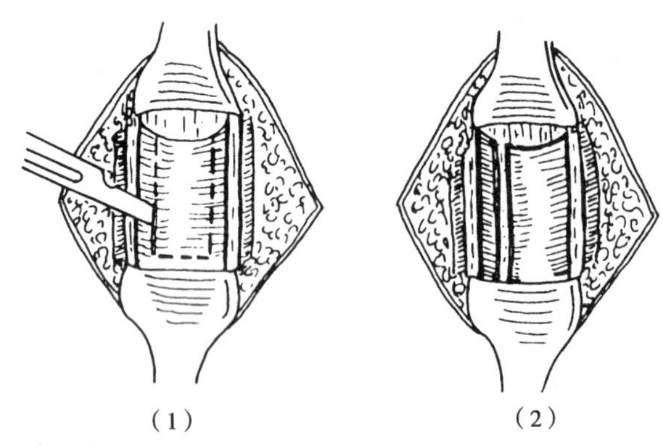

(1)　(2)

图15-18　切除部分狭窄的腱鞘

如果腱鞘局部增厚不明显，也可挑割疗法。于局麻后用弧形尖刀直接刺入皮下，探及腱鞘，再刺入腱鞘，然后逐渐挑割、切开腱鞘，直至完全松解(图15-19)，此时令患者屈伸手指，可感觉活动自如。一般切口长约0.5cm，不必缝合。

【术后处理】

1. 抬高患肢，可减轻肿胀和疼痛。

2. 应用抗生素，预防感染。

3. 适当应用止痛剂。

4. 术后2天开始练习轻度手指伸屈活动，以防肌腱粘连。

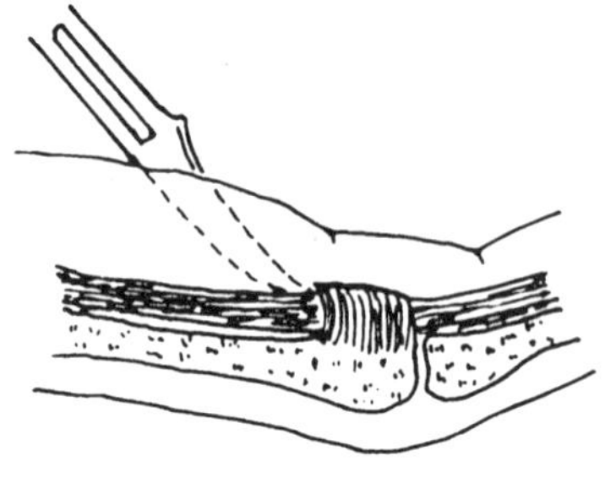

图15-19　狭窄性腱鞘炎挑割疗法

第15节　桡骨茎突狭窄性腱鞘炎松解术

【适应证】

1. 桡骨茎突狭窄性腱鞘炎经保守治疗长期不愈者。

2. 本症是由于拇短伸肌、拇长展肌的共同腱鞘增厚、狭窄而致的拇指功能障碍(图15-20)，注意不得将其误认为是拇指狭窄性腱鞘炎。

【术前准备】

1. 清洗局部皮肤，剪短指甲。

2. 术前2周停止局部封闭注射及其他局部治疗。

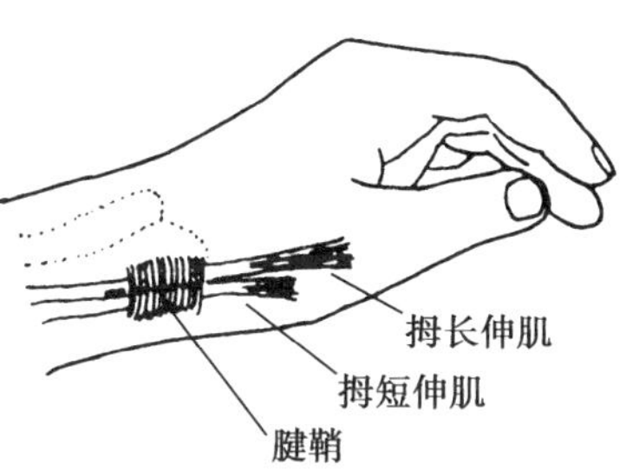

图15-20　桡骨茎突狭窄性腱鞘炎病理改变

【操作步骤】

1. 消毒铺巾　取适当体位，患肢外展90度。碘酒、酒精消毒皮肤，铺无菌巾。

2. 麻醉　局部浸润麻醉。

3. 切开松解　于桡骨茎突处作2～3cm长的纵行切口，切开皮肤、皮下组织、深筋膜，即可见伸肌支持带及拇短伸肌、拇长展肌处增厚的腱鞘，此时注意勿损伤恰好通过切口的头静脉及桡神经皮支，将增厚的腱鞘连同伸肌支持带一并切开(图15-21)，注意不要把伸肌支持带误认为是腱鞘，而仅仅切开伸肌支持带。

4. 缝合切口　间断缝合皮肤切口，必要时可放橡皮条引流。

覆盖敷料，包扎固定。

【术后处理】

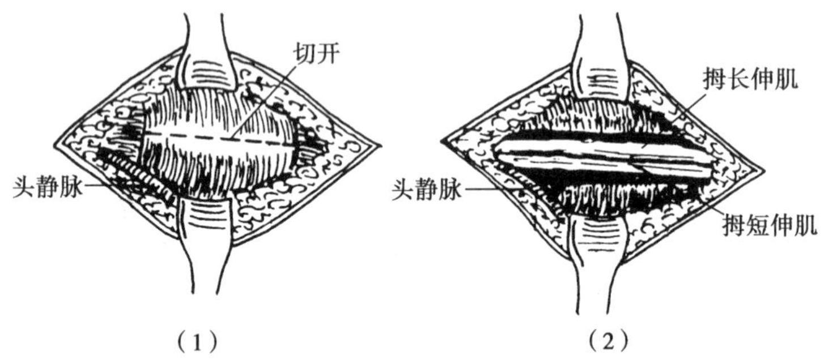

图 15-21　桡骨茎突狭窄性腱鞘炎切开松解术

1. 抬高患肢，注意休息。

2. 适当应用抗生素及止痛剂。

3. 术后 3～4 天开始练习活动，以防肌腱粘连。

第 16 节　乳腺纤维瘤切除术

【适应证】

1. 诊断明确的乳腺纤维瘤。

2. 多发性乳腺纤维瘤可选择较大者进行手术切除。

【术前准备】

1. 剃除同侧腋毛，清洗局部皮肤。

2. 肿瘤较小时，患者取平卧位，扪及肿瘤后，用甲紫标记肿瘤所在，并画出放射状切口线，以便术中寻找肿瘤。

【操作步骤】

1. 消毒铺巾　患者取仰卧位，病侧上肢外展 90 度，同侧肩部垫高。用碘酒、酒精消毒皮肤，铺无菌巾。

2. 麻醉　采用局部浸润麻醉或区域阻滞麻醉。

3. 切除肿瘤　于肿瘤表面皮肤作放射状切口，切开皮肤皮下组织，至乳腺组织浅面。注意切口不宜过小，以免操作困难。切开、分离乳腺组织，直至显露出肿瘤包膜，用组织钳提起瘤体，弯剪刀于包膜外逐渐分离，直至将肿瘤完全分离摘除。若肿瘤无明显包膜或包膜外不易剥离时，则可于肿瘤周围连同部分正常乳腺组织扩大切除或作楔形切除。腺体组织中的小血管应逐一妥善结扎止血，不宜单纯钳夹止血，以防术后出血。

4. 缝合切口　间断缝合乳腺组织、皮下组织及皮肤。若腔隙较大，必要时自切口底部放橡皮条引流(图 15-22)。

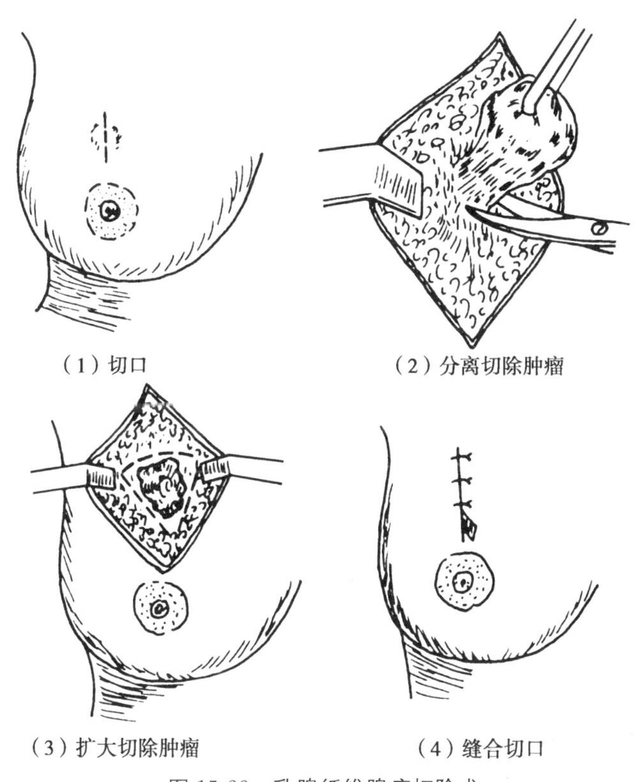

图 15-22　乳腺纤维腺瘤切除术

局部覆盖敷料，妥善包扎固定。

【术后处理】

1. 适当应用抗生素，预防感染。

2. 放橡皮条引流者，术后 24～36 小时拔除。

3. 切下的肿瘤标本及时送病理室进行病理检查。

第 17 节　乳腺导管瘤切除术

【适应证】

1. 乳腺导管瘤乳头经常血性溢液，细胞学检查未查到恶变细胞者。

2. 排除乳腺癌者。

【术前准备】

1. 剃除同侧腋毛，清洗局部皮肤。

2. 仔细扪摸乳晕周围，若能扪到肿块，用甲紫做出标记，以便术中参考。

【操作步骤】

1. 消毒铺巾　平卧位，病侧上肢外展 90 度，同侧肩部垫高，1%碘酒、70%酒精消毒皮肤，铺无菌巾。

2. 麻醉　一般可用区域阻滞麻醉。

3. 切除肿瘤　沿乳晕顺序轻压，常可在乳头处溢出少许血性液体，用缝合针的末端顺溢液孔插入，徐徐探索推进，至稍有阻力，固定不移，然后在针体较表浅处作皮肤放射状切口，同时切开乳头组织，以针做引导，勿切开腺管，在乳晕下游离出乳腺导管，用 3-0 丝线结扎。因乳管内乳头状瘤往往是多发性的，或有分支，故可连其周围正常组织做适当范围扩大切除(图 15-23)。

4. 缝合切口　细丝线间断缝合乳腺、乳头组织及皮肤切口，并注意尽量修复乳头外形。

局部覆盖敷料，妥善包扎固定。

【术后处理】

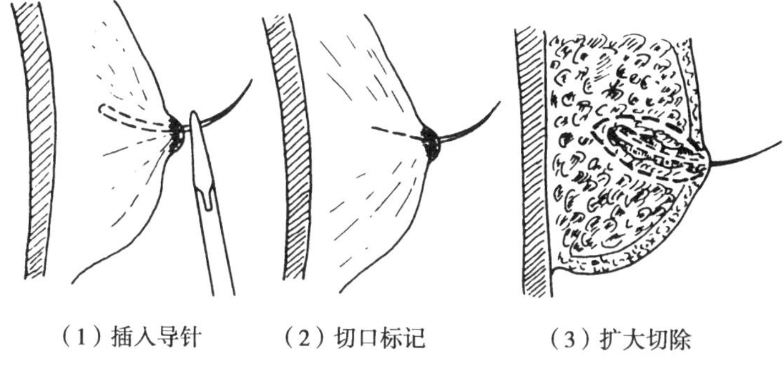

图 15-23　乳管内乳头状瘤切除术

1. 适当应用抗生素，预防感染治疗。

2. 将切除的标本妥善处理固定，送病理室进行病理检查。

3. 术后 7 天拆除缝线。

第 18 节　胸腔闭式引流术

【适应证】

1. 急、慢性脓胸脓液黏稠，穿刺抽脓无效者。

2. 支气管胸膜瘘有胸腔积液者。

【术前准备】

1. 术前胸部正侧位 X 线摄片。

2. 清洗局部皮肤。

3. 术前应用抗生素。

【操作步骤】

1. 消毒铺巾　患者取反坐椅位，体质差者可取低坡卧位。根据 X 线片确定切口位置，一般切口位于腋后线第八肋骨，甲紫画标志线。碘酒、酒精消毒皮肤，铺无菌巾。

2. 麻醉　局部浸润麻醉。

3. 切开置管　沿切口标记线做切口 5～6cm，切开皮肤、皮下组织、肌肉层，切开肋骨骨膜，用骨膜剥器剥离骨膜，咬骨剪截除肋骨 3～4cm，空针穿刺肋床深部，若有脓液抽出，便用刀切开胸膜，进入脓腔，放出脓液。如脓液稠厚，必要时也可将手指伸入脓腔，分离间隔，选择长短、口径适当的硅胶管或橡胶管，顶端剪成斜面，侧壁剪 1～2 个侧孔，插入胸膜腔约 2～3cm。

4. 缝合切口　间断缝合胸膜、肌肉层、皮下组织及皮肤。靠近引流管的缝线固定引流管，外接闭式引流装置(图 15-24)。

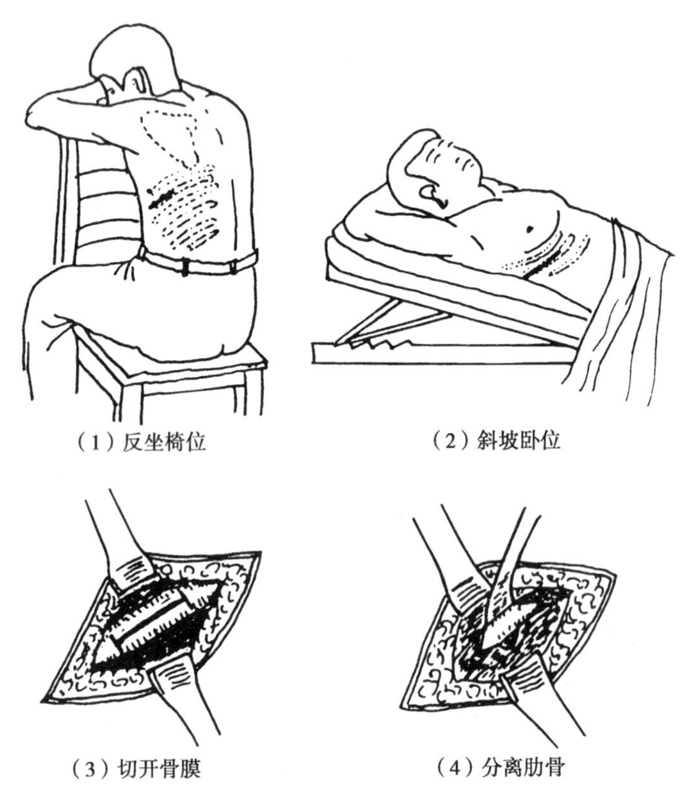

（1）反坐椅位　（2）斜坡卧位

（3）切开骨膜　（4）分离肋骨

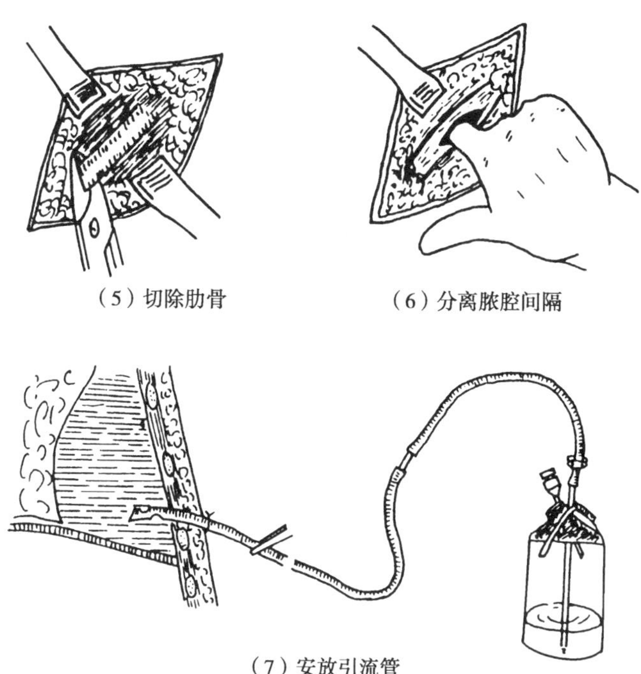

（5）切除肋骨　　（6）分离脓腔间隔

（7）安放引流管

图 15-24　胸腔闭式引流术

切口处覆盖敷料，并妥善包扎固定。

【术后处理】

1. 术后取半卧位，引流瓶低于胸腔位置，接引流管的瓶内玻璃管必须插在液面以下 3～4cm。

2. 每日记引流量，更换瓶内液体，倾倒引流液时应将引流管夹闭，以免空气进入胸腔。

3. 随时注意引流管是否通畅，如瓶内玻璃管液平面不随呼吸移动，说明引流管堵塞，需找出原因，并予以排除。

4. 切口及时清洁换药。

5. 术后 7～9 天拆除皮肤切口缝线，固定引流管的缝线拆除后，改用安全别针固定引流管。

6. 继续应用抗生素。

7. 必要时也可用生理盐水抗生素液冲洗胸腔。

第19节　静脉切开术

【适应证】

1. 病情危急需大量快速输液、输血者，如大面积烧伤、严重外伤性出血、各种低血容量性休克等。

2. 普通静脉穿刺困难或失败者。

3. 大型手术需保持术中输液、输血通畅者，可于术前进行静脉切开置管输液。

【静脉选择】

一般可选择四肢表浅静脉，如低位大隐静脉于内踝前上方1～2cm处做切口；头静脉于上臂外侧肱二头肌与三角肌交界的沟处做切口；肘正中静脉于肘窝部做切口；贵要静脉于肘关节内侧横纹至腋窝前缘连线中点做切口；必要时也可选择高位大隐静脉切开，于腹股沟韧带中点内下方卵圆窝处做切口（图15-25）。

【术前准备】

1. 选择合适的切开部位，清洗局部皮肤。

2. 备好合适的静脉插管，一般可选用一次性输液用塑料管。

【操作步骤】

以踝部低位大隐静脉切开置管为例。

1. 消毒铺巾　患者取仰卧位，两下肢稍分开，术侧下肢稍外旋。用碘酒、酒精局部皮肤消毒，铺无菌巾。

2. 麻醉　一般采用局部浸润麻醉，昏迷患者可不必麻醉。

3. 切开置管　于内踝前上方大隐静脉走行处作横行或纵行切口。长约1.5cm，切开皮肤、皮下组织，用止血钳分离皮

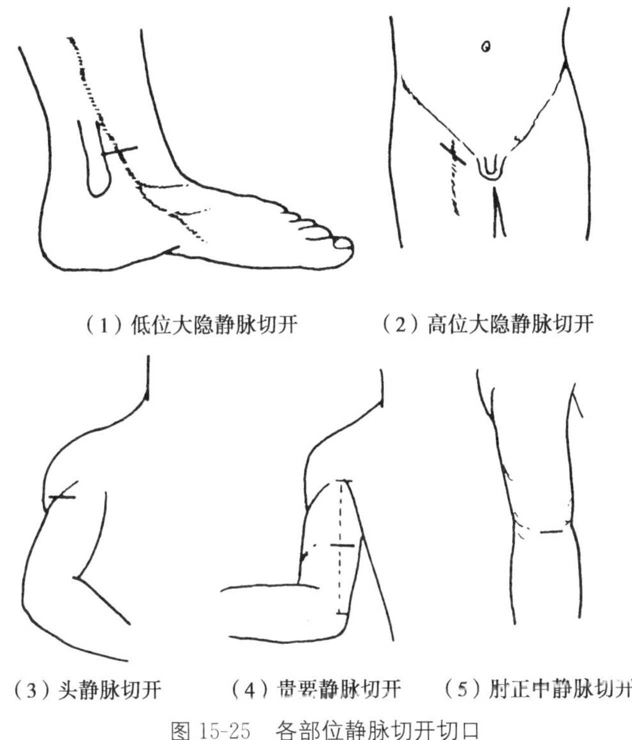
（1）低位大隐静脉切开　（2）高位大隐静脉切开
（3）头静脉切开　（4）贵要静脉切开　（5）肘正中静脉切开

图 15-25　各部位静脉切开切口

下组织，大隐静脉位于脂肪组织深层内，于脂肪深层内寻及大隐静脉，将切口下的大隐静脉与周围组织分离，游离长约 1～1.5cm。自游离的静脉下面穿过两条细丝线，结扎远侧丝线，以阻断静脉远端，近侧丝线暂不结扎，左手向下轻轻牵拉结扎静脉的丝线，于静脉前壁全层剪开一小口，一般剪开静脉周径的 1/4～1/3，不可剪开过多而致静脉断裂。将已充满生理盐水的细塑料管，自剪口处轻轻插入静脉腔内 3～4cm 以上，并结扎固定，接好输液装置，开始输液。

4. 缝合切口　间断缝合皮肤，并将其中一线结扎固定塑料管，以防脱出(图 15-26)。

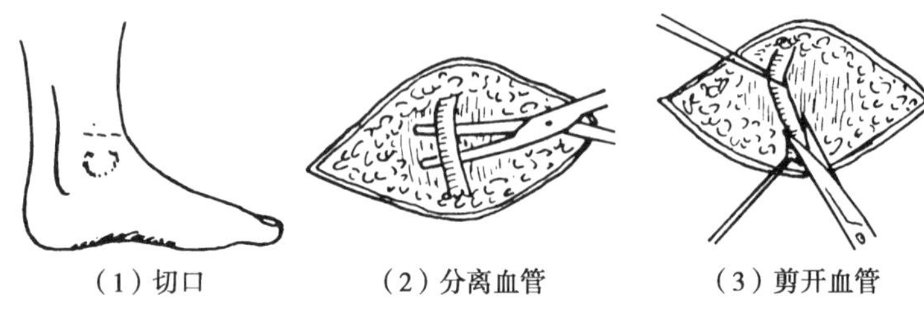

（1）切口　　（2）分离血管　　（3）剪开血管

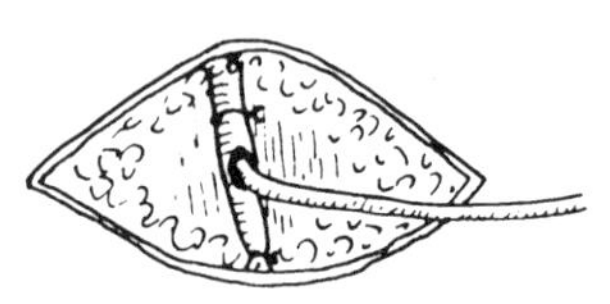

（4）置入塑料管

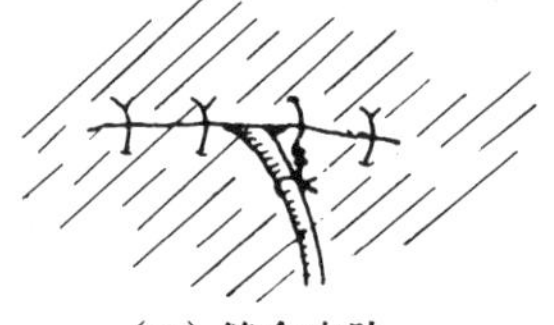

（5）缝合皮肤

图 15-26　低位大隐静脉切开置管

覆盖敷料，妥善包扎固定。

【术后处理】

1. 保持输液通畅，中途不可停止输液，以防针头堵塞。

2. 注意保持局部清洁，酌情更换敷料。

3. 静脉切开维持输液以 72 小时以内为宜，最多不应超过 1 周，以免发生静脉炎或血栓形成。

4. 术后 7～8 日拆除切口缝线。

第 20 节　活组织切取术

【适应证】

1. 体表肿物、慢性病灶性质诊断不明者。

2. 了解癌肿有无淋巴结转移。

3. 可疑为高度恶性肿瘤时，如恶性黑色素瘤、睾丸精原细胞瘤等，不应做局部切取活组织检查，而应将病灶扩大切除后送病理检查。

【术前准备】

1. 慢性病灶如长期不愈的皮肤溃疡，术前 1 天要仔细认真地清洁换药，术时还要再次清洗病灶周围皮肤。

2. 肛门周围皮肤切取活组织，术前 2 日要服泻药，术前用 1∶5000 高锰酸钾液坐浴 10 分钟。

3. 切取淋巴结时，术前应定位标记拟切除的淋巴结，以免术中注射麻药后不易寻找。

4. 皮下肿物切取活检时，一般采用局部浸润麻醉，皮肤肿物切取活检时，采用区域阻滞麻醉。

【操作步骤】

1. 消毒铺巾　取适当体位，1％碘酒-70％酒精局部消毒铺巾，颜面部、黏膜或黏膜附近可用 0.1％洗必泰擦洗三遍消毒，铺无菌巾。

2. 麻醉　局部浸润麻醉或区域阻滞麻醉，注射麻药时注意勿将麻药直接注入拟切取的肿物内，以免被切取组织肿胀，影响病理诊断结果。

3. 切取组织　病变位于皮肤时，可于较典型的部位楔状切下一小块组织，一般于肿物或溃疡质地较硬、隆起不规则部位且与正常组织交界处切取（图 15-27），切除组织块 1cm×1.5cm 即可。如拟切取的组织位于皮下深层，应逐层切开皮

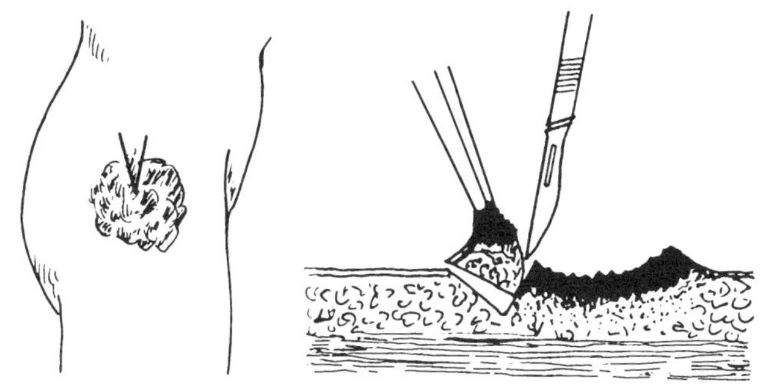

图 15-27　皮肤肿物切取活组织

肤、皮下组织，暴露肿块，用尖刀楔形切取一块组织(图15-28)。如拟切取组织为淋巴结时，则应仔细解剖分离，完整摘除。被切取的组织应妥善保护，勿用止血钳夹持，以防组织挤压变形。切取后的组织标本移出手术野即装入盛有10%甲醛或90%酒精的瓶内固定。

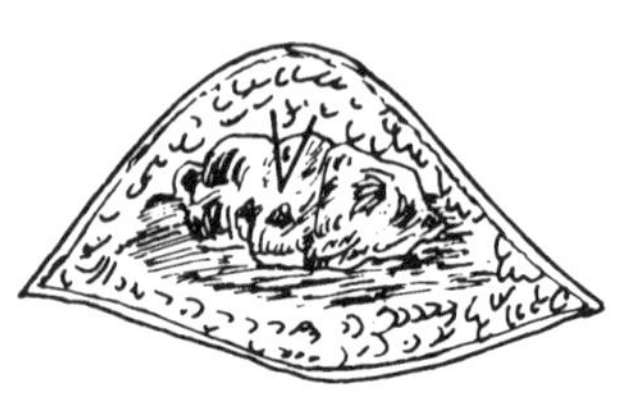

图15-28 皮下深层肿物切取活组织

4. 切口的处理 位于皮肤的肿物切取活组织时，切取标本后的创面可压迫止血，伤口覆盖敷料加压包扎。位于皮下深层的肿物切取活组织后，充分止血，最后间断缝合皮肤切口，覆盖敷料，妥善包扎。

【术后处理】

1. 术后2天更换敷料，观察伤口有无出血、感染。

2. 将切除的标本及时送病理室进行病理检查。填写病理报告单时注意做到项目齐全，标记清楚。

第21节 皮肤病变分次切除术

【适应证】

1. 先天性小面积皮肤良性病变，如片状黑痣、黑毛痣、毛细血管瘤等。

2. 外伤后面部色素沉着症呈现黑色改变、影响容貌者。

3. 面部局限性片状萎缩性瘢痕影响容貌者。

以上三种情况，如估计一次性切除创面缝合困难，可行分次切除缝合术。值得注意的是，怀疑有恶性变时，禁忌做分次切除缝合术，而应做扩大切除植皮术。

【术前准备】

1. 清洁局部皮肤。

2. 位于面部者术前照面部彩色正位像，以便手术前后对比。

3. 设计首次切除病变大小及形状，应以切除缝合后局部皮肤保持基本平整、周围器官不歪斜为原则。一般可采用梭形切除法，即于病变中间切除一定量的梭形病变组织，然后缝合，因术后切口缘由弧形曲线变成直线，故一般会使瘢痕较原病变加长；如果采用纵、横向切除法或星状切除法则可使术后瘢痕长变短(图 15-29)。用甲紫描画出首次拟切除的梭形病变组织，碘酒涂擦固定。

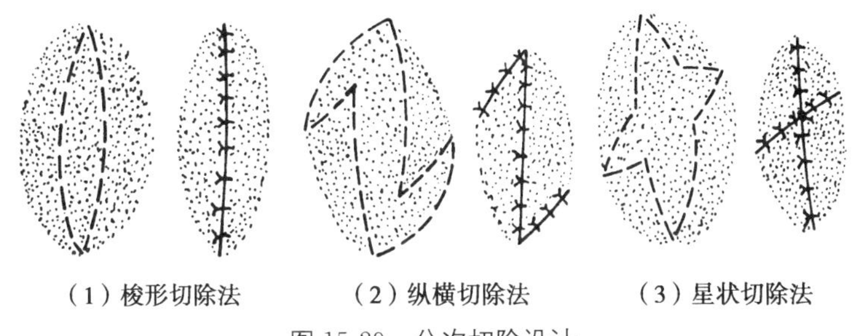

（1）梭形切除法　（2）纵横切除法　（3）星状切除法

图 15-29　分次切除设计

【操作步骤】

以梭形切除法为例。

1. 消毒铺巾　取合适体位，用 2%碘酒-70%酒精消毒皮肤，铺无菌巾。

2. 麻醉　一般采用局部浸润麻醉。

3. 切除缝合　用锋利刀片沿切口线切开病变皮肤至皮下，于皮下组织层解剖剥离，逐渐切除梭形病变组织，切口两侧皮下潜行剥离以减轻局部张力，拉拢切口缘，细丝线间断缝合(图 15-30)，注意缝合后不应使局部有太大张力。覆盖敷料，妥善包扎。

术后半年可行二次手术，将病变全部切除后缝合(图

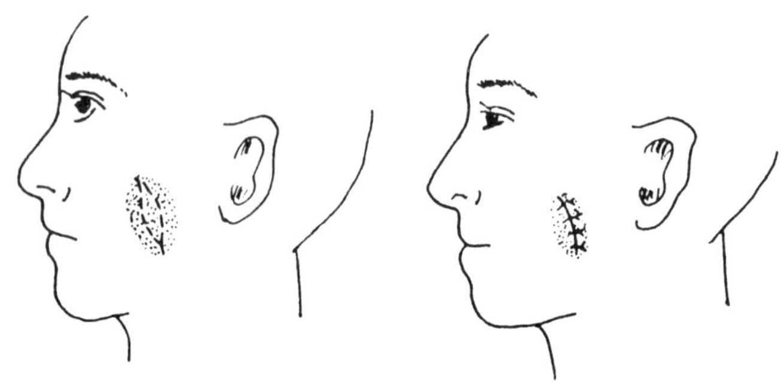

图 15-30　首次切除缝合

15-31）。如估计二次切除缝合仍有困难者，可行三次手术切除。皮肤病变若为黑痣，最后一次切除时，切口缘应距病变1～2mm，以免切除不彻底复发或细胞脱落刀口种植。

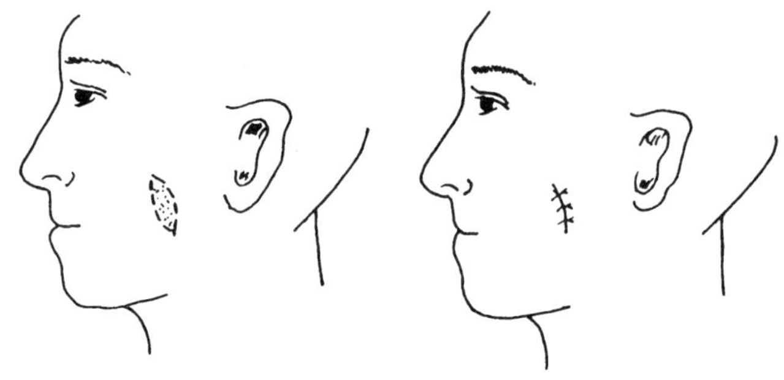

图 15-31　二次切除缝合

【术后处理】

1. 位于面部等重要部位者，适当应用抗生素预防感染。

2. 病变皮肤为黑痣或肿瘤性疾患时，术后切除标本应送病理检查。

3. 术后病理检查如有组织增生活跃或为恶性病变则及时再行病变扩大切除或其他相应的处理。

第22节　包皮粘连分离术

【适应证】

1. 上翻包皮时包皮与龟头粘连者。

2. 在儿童透过包皮看到或摸到包皮腔内有包皮垢存留者。

【术前准备】

1. 排尽尿液。

2. 清洗干净局部皮肤。

【操作步骤】

1. 消毒铺巾　取适当体位，用0.1%洗必泰消毒局部皮肤，铺无菌孔巾。

2. 麻醉　阴茎神经阻滞麻醉。

3. 分离粘连　将阴茎置于术者左拇、示指之间，并将包皮徐徐向上翻起，至包皮龟头粘连处，右手执血管钳逐渐向上分离粘连处，必要时也可夹一小纱布球，沿龟头表面逐渐上推包皮，分离粘连至冠状沟(图15-32)，分离时可有少量创面渗血，适当压迫止血。

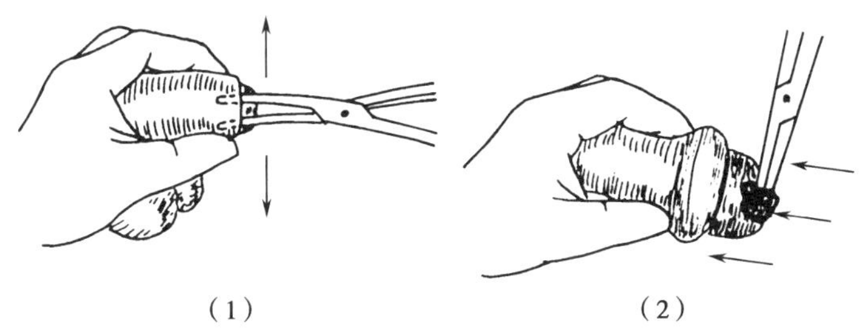

(1)　(2)

图15-32　包皮龟头粘连松解术

【术后处理】

1. 术后用1∶5000高锰酸钾液每日清洗阴茎1次，并上翻包皮，同时清洗包皮内板及龟头，擦洗干净，自然晾干，涂少许红霉素眼药膏，再翻下包皮，直至包皮龟头创面完全愈合为止。

2. 术后卧床休息2～3天。

第23节　包皮嵌顿手法复位术

【适应证】

由于阴茎包皮口狭小，包皮上翻后紧勒在冠状沟处，造成一紧缩环影响龟头血液循环，并引起疼痛者，可行手法复位术。

【术前准备】

1. 嘱患者排尽尿液。

2. 清洗局部皮肤。

【操作步骤】

1. 体位　患者取站立位或仰卧位均可。

2. 消毒铺巾　取适当体位，用0.1%洗必泰局部消毒铺巾、擦拭。

3. 复位　阴茎龟头及包皮处涂少许石蜡油或植物油滑润局部，术者手握龟头持续数分钟，使水肿的龟头肿胀减轻，然后再进行手法复位，龟头明显肿胀估计不易复位者，也可先用无菌注射针头于龟头上戳刺数个小孔，再用手指挤压龟头，使其流出液体，肿胀减轻便于包皮还纳复位。术者将双手示指、中指别置于包皮紧缩环以上阴茎腹侧和背侧，双手拇指指尖置于龟头顶端，按图中所示方向逐渐用力(图15-33)，使上翻的包皮复位。

【术后处理】

1. 注意休息，成人包皮复位后2周内禁止性生活。

2. 1∶5000高锰酸钾液清洗局部，每日2次。

3. 炎症水肿消退后，应及早做包皮环切术。

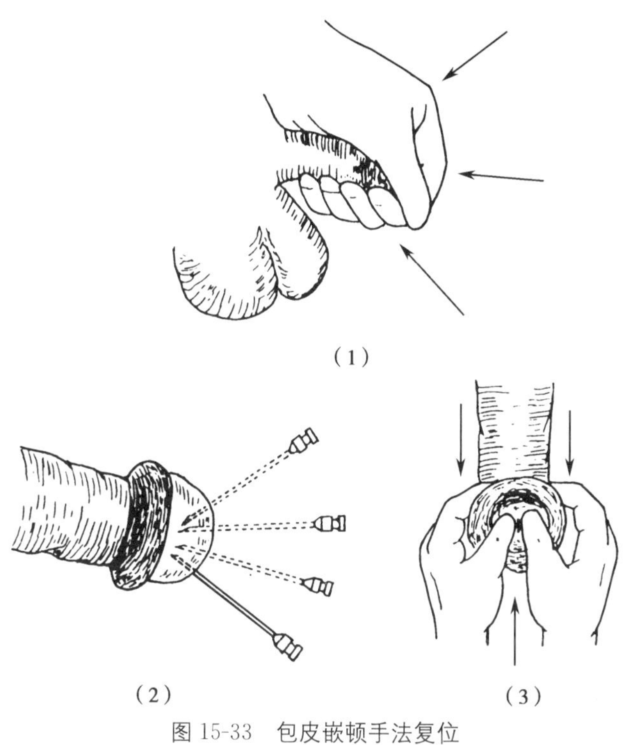

(1)

(2)　　　　　　(3)

图 15-33　包皮嵌顿手法复位

第 24 节　包皮背侧切开术

【适应证】

1. 包皮嵌顿手法复位失败、年幼儿不宜进行包皮环切者。
2. 小儿包茎影响排尿、不宜进行包皮环切术者。

【术前准备】

1. 清洗局部皮肤。
2. 一般选用阴茎神经阻滞麻醉，小儿配合镇静止痛剂。

【操作步骤】

1. 消毒铺巾　平卧位，0.1%洗必泰消毒局部皮肤，铺无菌孔巾。

2. 麻醉　阴茎神经阻滞麻醉，单纯包茎切开者可用局部浸润麻醉。

3. 切开缝合　在阴茎背侧正中纵行切开上翻的包皮紧缩环，解除其环周张力，随之将松解的包皮翻下，再将切口横向拉开，细丝线间断缝合，保留线尾，然后将凡士林纱布结扎于创口处(图 15-34)。

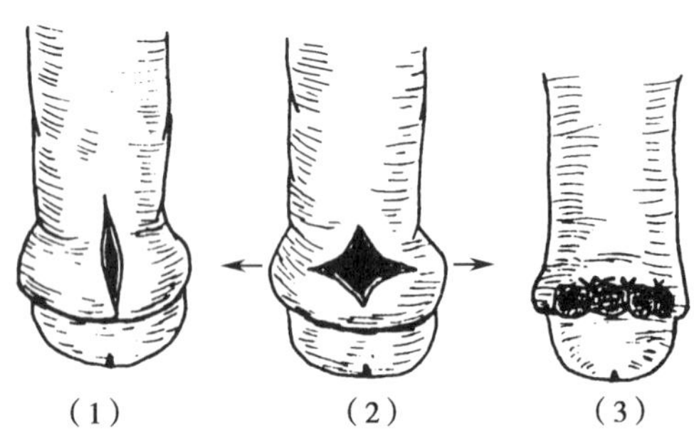

图 15-34　包皮嵌顿背侧切开复位术

覆盖敷料妥善，妥善包扎固定。

【术后处理】

1. 酌情应用抗生素。
2. 保持敷料干燥，防止大小便污染。
3. 术后 6～8 天拆除缝线。
4. 切口愈合后如有必要，可再择期行包皮环切术。

第 25 节　包皮环切术

【适应证】

1. 包茎或包皮过长，反复发生包皮龟头炎者。
2. 包皮过长经常发生包皮嵌顿。

【术前准备】

1. 剃除阴毛。

2. 1∶5000高锰酸钾液清洗局部皮肤。

3. 对不合作的小儿，可用全身麻醉，按全麻准备。

【操作步骤】

1. 消毒铺巾　患者取仰卧位，双下肢稍向外分开。用0.1%洗必泰消毒皮肤，铺无菌巾。

2. 麻醉　阴茎神经阻滞麻醉或局部浸润麻醉。小儿可用全身麻醉。

3. 切除包皮　用四把止血钳分别夹住包皮口11点、1点、5点和7点处，距冠状沟0.6cm处用剪刀剪开背侧包皮，再分别向两侧环形剪除包皮，注意腹侧包皮系带处至少保留1cm，以免阴茎勃起时紧张。

4. 缝合包皮　包皮创缘钳夹结扎止血，将内外板对齐，用细丝线间断缝合，保留线尾，注意缝合组织不可过多，取一条凡士林纱条，贴附包皮创缘一圈，用结扎线将凡士林纱条结扎，以保护创缘(图15-35)。

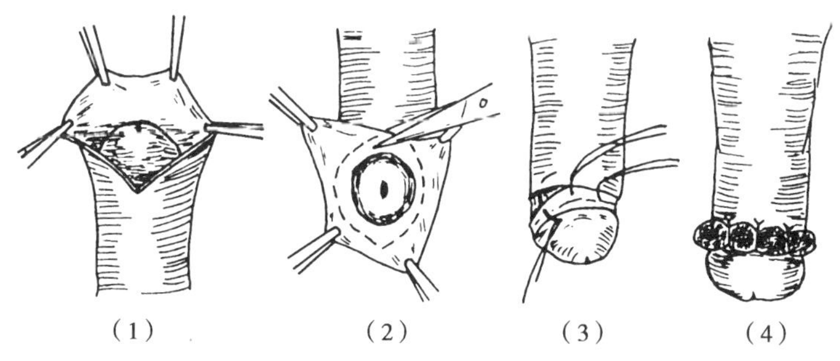

图15-35　包皮环切术

无菌敷料妥善包扎，并使龟头外露。

有的包皮过长者，为了保持自然的包皮外口，可环周切除阴茎中、后部皮肤2～4cm，然后拉拢缝合上下创缘皮肤(图15-36)。

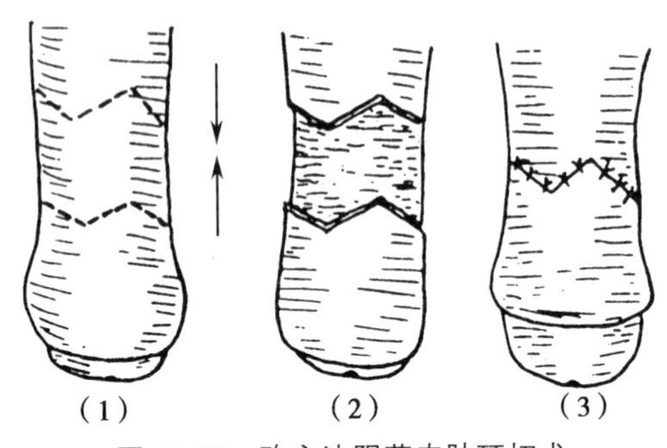

图 15-36　改良法阴茎皮肤环切术

【术后处理】

1. 术后卧床休息，防止摩擦龟头，最好将阴茎托起，以减轻水肿。

2. 适当应用镇静药，以防阴茎勃起而引起疼痛或继发出血。

3. 保持敷料干燥，防止尿液浸湿，如被浸湿应及时更换。

4. 一般术后都有包皮水肿，3～5 天后自行消退。若切口红肿明显，可用 1∶5000 高锰酸钾液清洗局部，每日 2 次。

5. 术后 5～7 天拆线。如果水肿明显愈合缓慢者，可延至 8～9 天拆线。

第 26 节　尿道外口成形术

【适应证】

1. 龟头包皮炎反复发作，致尿道外口狭窄者。

2. 其他原因所致的尿道外口狭窄影响排尿者。

【术前准备】

局部红肿、包皮口内流脓者应进行清洗、控制炎症后再行手术治疗。

【操作步骤】

1. 消毒铺巾　患者取平卧位，双下肢稍分开，用0.1%洗必泰消毒皮肤，铺无菌巾。

2. 麻醉　阴茎根部阻滞麻醉或局部浸润阻滞麻醉。

3. 切开缝合　于尿道口内插入剪刀将腹侧纵行切开0.3～0.6cm，然后用5-0丝线将切口两侧缘与尿道黏膜切缘相互缝合，使呈“V”形(图15-37)。

局部切口缝合后，不必包扎。

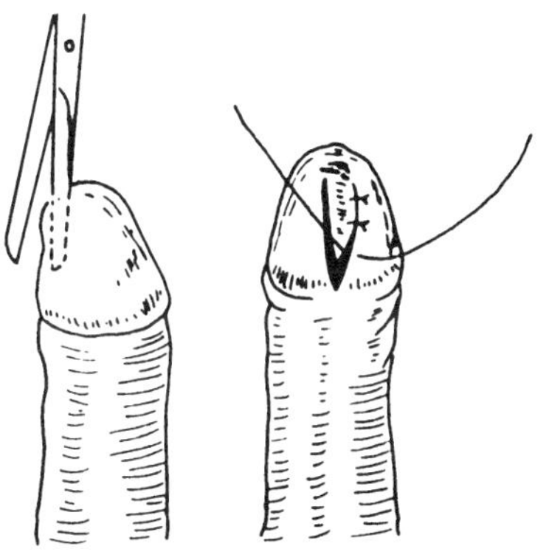

图15-37　尿道外口狭窄矫正术

【术后处理】

1. 卧床休息，保持局部干燥。

2. 1∶5000高锰酸钾液清洗局部，每日2次。

3. 术后7天拆线。

第27节　窦道扩大切开引流术

【适应证】

1. 各种外伤感染后伤口长期不愈遗留窦道。

2. 腹部或其他手术后刀口感染、异物存留等所致的慢性窦道。

【术前准备】

1. 分泌物多者，应加强术前换药。

2. 改善患者全身营养状态。

3. 适当应用抗生素。

【操作步骤】

1. 消毒铺巾　取适当体位，用碘酒、酒精消毒皮肤，铺无菌巾。

2. 麻醉　局部区域阻滞麻醉。

3. 扩大切开　先用探针探明窦道走向及深度，以探针为引导，沿探针方向扩大切开窦道，用刮匙搔刮窦道内肉芽组织，清除线结、死骨等异物；也可用刀将创口壁、创底纤维瘢痕组织全部切除，直视下创口不留任何非健康组织，并使伤口底小口大，呈漏斗状，分层填塞引流物，底部松松填塞凡士林纱布，创腔中部及口部则填塞干纱布，而且填塞要紧些(图15-38)。如此填塞，其道理在于：底部松松填塞凡士林纱条有止血和促进肉芽生长的作用，而创腔中、上部填塞干纱布，目的在于扩张创口及不使创腔上部肉芽生长过快，防止创口过早收缩闭合，同时还有吸附引流作用。伤口覆盖敷料，包扎固定，估计渗出物较多时，宜增加敷料厚度。

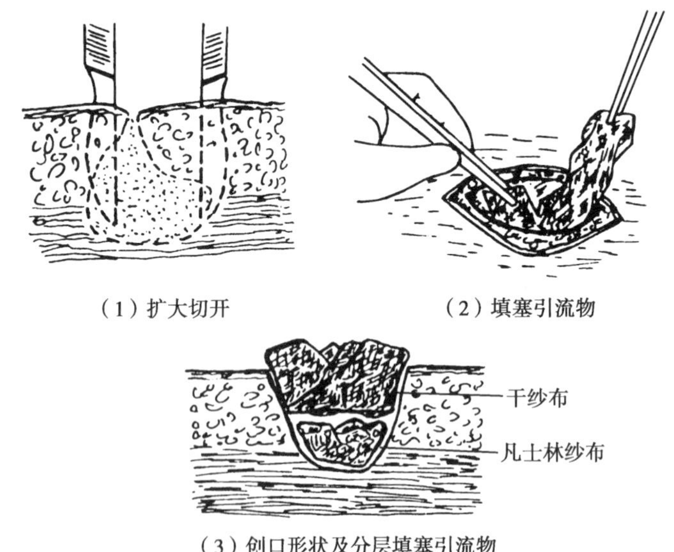

(1) 扩大切开　(2) 填塞引流物

(3) 创口形状及分层填塞引流物

图 15-38　窦道扩大切开引流术

【术后处理】

1. 术后应用抗生素治疗。

2. 酌情应用止痛剂。

3. 术后 2 天换药，以后根据伤口分泌物多少，确定换药间隔时间。

第 28 节　外痔切除术

【适应证】

经非手术治疗无效且无急性感染、水肿、坏死的位于肛门齿状线以下的外痔(图 15-39)。

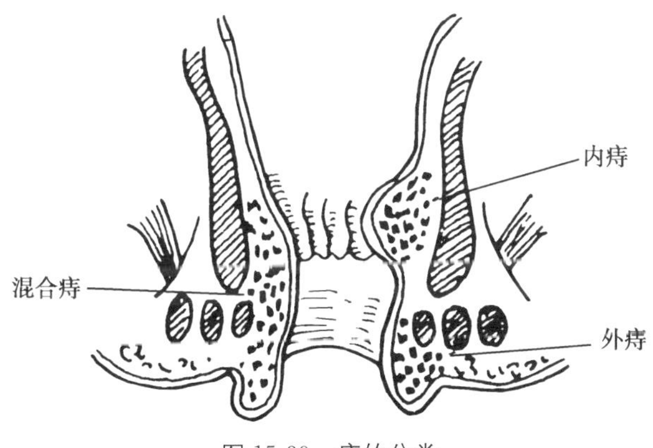

图 15-39　痔的分类

【术前准备】

1. 术前 2 天进少渣饮食。

2. 临术前排净大便，剪除肛周阴毛，1∶5000 高锰酸钾液肛门坐浴。

【操作步骤】

1. 消毒铺巾　取截石位或膝胸卧位，用 0.1%洗必泰消毒肛门周围皮肤，铺无菌巾。

2. 麻醉　局部浸润麻醉。

3. 切除痔块　围绕痔块做放射状梭形切口，切开皮肤、皮下组织，用一组织钳或巾钳夹住拟切除梭形皮肤的外端，于皮下组织及痔块基底分离，将曲张的静脉团或增生的结缔组织一并切除，创面一般不做缝合，以利引流，若切口过大，也可于切口外端部分缝合数针(图 15-40)。

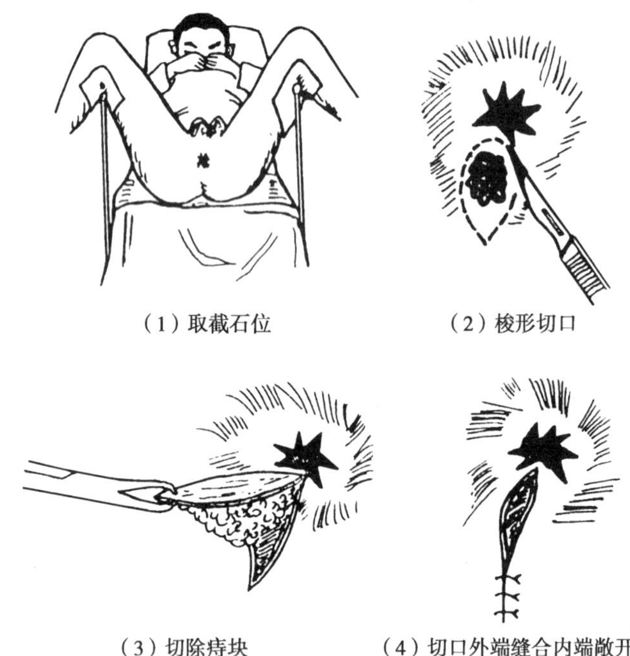

(1) 取截石位　(2) 梭形切口　(3) 切除痔块　(4) 切口外端缝合内端敞开

图 15-40　外痔切除术

突然出现的外痔血栓块，主要表现为肛门突然出现肿物，有时呈紫蓝色，疼痛明显。可仅将皮肤切开，取出血栓，剪除适量皮肤，以扩大敞开切口，切口内填塞少量凡士林纱布压迫止血、引流。

【术后处理】

1. 保持大便通畅，忌食辛辣食物。

2. 卧床休息，适当应用止痛药。

3. 每日用 1∶5000 高锰酸钾液坐浴二次，每次大便前后再分别增加坐浴一次。

第 29 节　内痔切除术

【适应证】

经过药物或其他非手术疗法治疗无效的位于肛门齿状线以上的Ⅱ～Ⅲ期内痔(图 15-39)。

【术前准备】

1. 术前 2 天进少渣饮食，术前 1 天进流质饮食。

2. 术前常规直肠指检，必须除外直肠癌。

3. 术前晚肥皂水灌肠 1 次，术前 4 小时温热盐水清洁灌肠。

4. 1∶5000 高锰酸钾液坐浴，清洁局部皮肤，剪除肛门周围阴毛。

5. 一般采用肛门周围区域阻滞麻醉。

【操作步骤】

1. 消毒铺巾　一般取截石位，臀部垫高，也可取膝胸卧位，0.1%洗必泰肛门周围消毒皮肤，铺无菌巾。

2. 麻醉　肛门周围区域阻滞麻醉。

3. 痔块切除　用双示指插入肛门“背靠背”扩张，使肛门松弛，放入肛门拉钩，再用 0.1%洗必泰消毒会阴部皮肤及直肠腔内，显露内痔肿块，用组织钳夹住痔块向外牵拉，手指扪摸痔块上方的动脉搏动处，用 2-0 号肠线将动脉连同黏膜一起缝扎，再用弯血管钳夹住痔核基底，并切除痔块，然后用中号丝线连续缝合黏膜组织(图 15-41)，肛缘上皮肤切口不予缝合。肛门处可填入凡士林纱条，以便观察引流。每次痔块切除最多不超过 3 个，以免引起肛门狭窄。

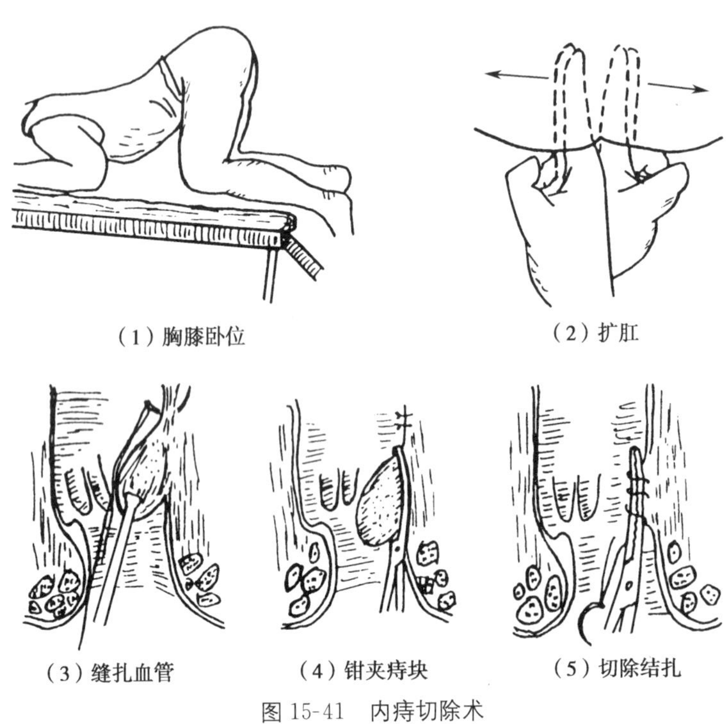

（1）胸膝卧位

（2）扩肛

（3）缝扎血管

（4）钳夹痔块

（5）切除结扎

图 15-41　内痔切除术

【术后处理】

1. 卧床休息，适当应用抗生素、止痛药物。

2. 术后继续流质饮食 2 天，以后改为软食或普通饮食，忌食刺激性食物。

3. 术后 1～2 天拔除肛门凡士林纱条，每天用 1∶5000 高锰酸钾液坐浴 2 或 3 次，大便前后再分别增加坐浴一次。

4. 术后控制大便 2 天，第 3 日每晚服液状石蜡油 20ml，以便大便通畅。

5. 缝线一般自行脱落，不必拆除。

6. 术后患者可出现尿潴留，系麻醉或肛门括约肌痉挛所致，可给膀胱区热敷、按摩，仍不能排尿者，需行导尿术。

第30节　混合痔切除术

【适应证】

1. 经各种非手术疗法治疗无效的病变波及肛门齿状线上、下的混合痔(图15-39)，应及早手术治疗。

2. 如为环周混合痔，应分期手术，以免术后出现肛门狭窄。

【术前准备】

同内痔切除术。

【操作步骤】

1. 消毒铺巾　因手术时间较长，特别是老年体弱患者，手术时一般取截石位或侧卧位，用0.1%苯扎溴铵或0.1%洗必泰消毒肛门周围皮肤，铺无菌巾。

2. 麻醉　肛门周围区域阻滞麻醉，也可用局部浸润麻醉。

3. 痔块切除　双手示指伸入肛门“背靠背”扩肛(图15-41)，放入拉钩消毒直肠内，显露拟切除内外混合痔块，一般可采用“内扎外剥法”，在外痔部位作“V”字形皮肤切开，于痔静脉丛下剥离、显露出外括约肌纤维，将切口向齿状线方向延伸，并越过齿状线，再用弯血管钳夹住内痔部分，剥离至痔根部，用圆针中号线贯穿结扎(图15-42)，然后将“V”字形皮肤、外痔和结扎的内痔组织一并剪除，剪除内痔时不应太靠近结扎线。术中应注意仔细止血，线头留得宜长些，皮肤切口完全开放，术后局部疼痛和肿胀可明显减轻。同法再切除其他痔块，一次切除不超过3处。

【术后处理】

1. 卧床休息，适当应用抗生素、止痛药物。

2. 继续流质饮食2天，以后逐渐改为软食或普通饮食，

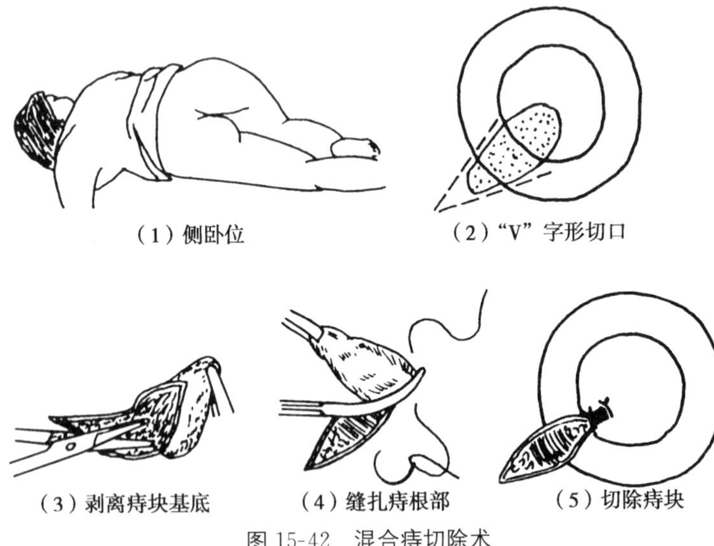

图 15-42　混合痔切除术

忌食刺激性食物。

3. 术后 1～2 天拔除肛门凡士林纱条，1∶5000 高锰酸钾液坐浴 2～3 次/日，大便前后再分别增加坐浴一次。

4. 缝线可自行脱落，不必拆除。

5. 术后患者如出现尿潴留，可给膀胱区热敷、按摩，仍不能排尿者，需行导尿术。

第 31 节　肛瘘切开术

【适应证】

1. 低位单纯性肛瘘或低位复杂性肛瘘。

2. 低位肛瘘局部瘢痕组织较多者。

肛瘘位置分类如下(图 15-43)。

【术前准备】

1. 局部有急性炎症者，应待急性炎症控制后再行手术。

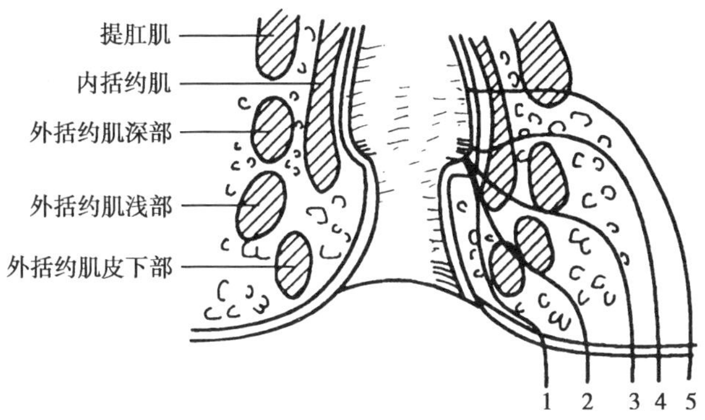

图 15-43　肛瘘的分类(1、2、3. 低位瘘，4、5. 高位瘘)

2. 术前 1 日流质饮食。

3. 临术前肥皂水灌肠 1 次，于 1∶5000 高锰酸钾液中坐浴，剪除肛门周围阴毛。

【操作步骤】

1. 消毒铺巾　根据肛瘘位置和患者体质情况，取膀胱截石位或膝胸卧位。用 0.1%新洁尔灭或 0.1%洗必泰消毒肛门周围皮肤，铺无菌巾。

2. 麻醉　局部浸润麻醉。

3. 肛瘘切开术　术者右示指慢慢伸入肛门内，左手持有槽探针自外口插入，凭右示指在肛管、直肠内的感觉引导，将探针徐徐推进，自内口穿出，注意插入过程中用力勿过大，以免造成假道或假内口，肛管直肠内的手指设法将有槽探针头端移出肛门外，用刀将探针槽沟上的瘘管表浅部分切开(图15-44)，用刮匙将瘘管内的肉芽组织刮净，渗血时用纱布压迫止血，为使瘘管从底部向外生长，可将切口边缘皮肤切除少许，以免皮缘生长过快，敞开的切口内填入凡士林纱条。

【术后处理】

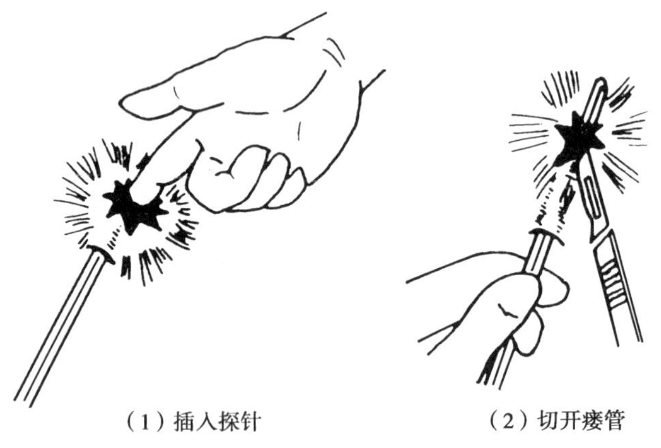
（1）插入探针　　（2）切开瘘管

图 15-44　肛瘘切开术

1. 进流质饮食，忌食辛辣，保持大便通畅，必要时适当口服导泻药。

2. 酌情口服抗生素及止痛药。

3. 术后 1～2 日伤口清洁换药，伤口内重新填入凡士林纱条。

4. 术后 3～4 日开始用 1∶5000 高锰酸钾液坐浴，每日 2 次，每次 10 分钟，大便前后再分别增加坐浴一次。

第 32 节　肛瘘切除术

【适应证】

1. 低位单纯性肛瘘或低位复杂性肛瘘，周围瘢痕组织较少者。

2. 低位单纯性肛瘘，外口距肛门较远单纯切开愈合时间较长者。

【术前准备】

1. 术前 2 日进少渣饮食，术前 1 日进流质饮食，术前

4～6小时温热盐水清洁灌肠。

2. 术前2日每日口服链霉素1g及甲硝唑(灭滴灵)0.2g。

3. 于1∶5000高锰酸钾液中坐浴，清洗局部皮肤，剪除肛毛。

【操作步骤】

1. 消毒铺巾　取截石位或胸膝卧位。用0.1%洗必泰消毒肛门周围皮肤，铺无菌巾。

2. 麻醉　肛门局部浸润麻醉。

3. 切除瘘管　自外口向瘘管注入少量亚甲蓝(美蓝)，以便寻找内口或复杂性肛瘘时寻找支管。用肛门扩张器或拉钩扩开肛门，将有槽探针自外口沿瘘管方向探入，逐渐由内口穿出，用刀将探针槽沟上的瘘管组织全部切开，如为两个以上的弯曲复杂瘘管，则应将探针分别探入，分次切开直至内口，于瘘管边缘切开部分正常皮肤，用组织钳夹住、提起瘘管外端，将瘘管、支管及其周围瘢痕组织全部切除，直至显露健康组织，对出血点随时予以结扎以免血管回缩，创面敞开，填塞凡士林纱布。外口距肛门较远的瘘管或复杂肛瘘时，切除瘘管后可将切口外侧部分缝合，内侧创面敞开引流，即半开放半缝合(图15-45)，以缩短愈合过程。注意缝合时必须从创面底部开始，缝线要穿过底层的健康组织，全层缝合皮下组织和皮肤，不可留有死腔。

【术后处理】

1. 继续流质饮食，2天后改为普通饭。

2. 术后2天内最好控制大便，以避免排便疼痛和出血。

3. 适当应用抗生素，预防感染。

4. 术后2天换药，观察伤口生长情况，每日1次。

5. 第一次大便后，每日用1∶5000高锰酸钾液坐浴2次，每次10分钟，大便前后再分别增加坐浴1次。

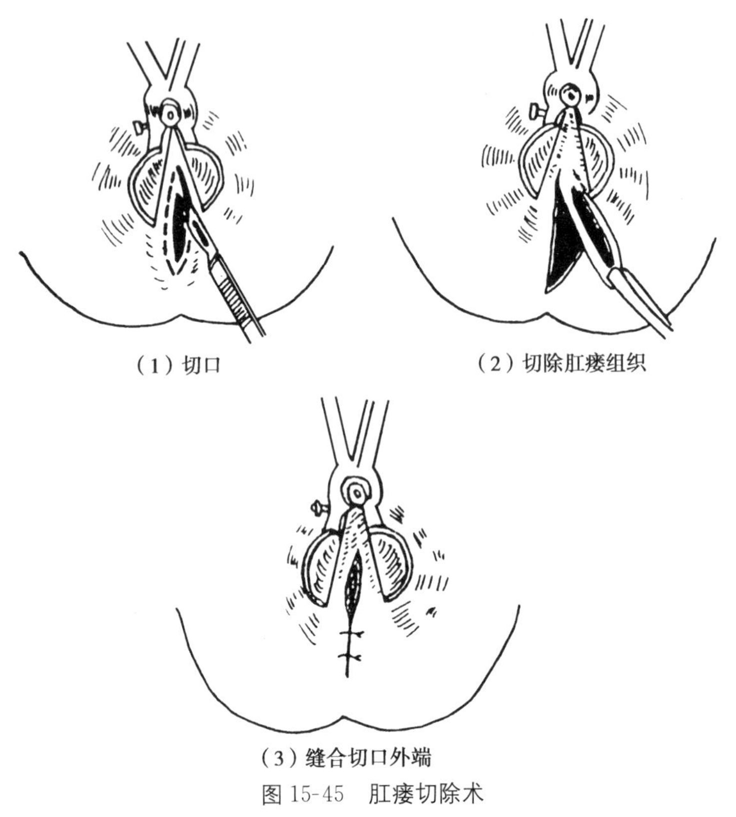

（1）切口　　（2）切除肛瘘组织

（3）缝合切口外端

图 15-45　肛瘘切除术

第 33 节　肛裂切除术

【适应证】

1. 慢性陈旧性肛裂，经调节生活、饮食及排便习惯，应用其他非手术疗法无效者，均可行肛裂切除术。

2. 慢性陈旧性肛裂合并慢性肛窦炎，可同时进行切开引流。

3. 慢性陈旧性肛裂合并较大哨兵痔者，可一并切除哨兵痔。

【术前准备】

1. 术前1日进流质饮食。

2. 临术前排净大便，然后用1∶5000高锰酸钾液坐浴，并剪除肛门周围阴毛。

【操作步骤】

1. 消毒铺巾　肛裂位于肛门前方时取膝胸卧位，位于肛门后方时，取膀胱截石位。用0.1%洗必泰消毒肛门及会阴部皮肤，铺无菌巾。

2. 麻醉　局部浸润麻醉。

3. 切除　先用双手示指伸入肛门内“背靠背”缓缓进行扩肛，使肛门松弛。用拉钩拉开肛门，消毒液消毒直肠下段，沿肛门裂隙边缘正常皮肤和黏膜处做一尖端向内、底部向外的近似三角形的切口，切至裂隙的肉芽底层，组织钳夹住外端，用剪刀于肉芽底层适当分离，连同皮肤、黏膜及裂隙周围增生的瘢痕组织一并切除；此时再适当向下分离，便可发现横行索条状纤维，此为肛门外括约肌的皮下组纤维，用刀于齿状线处将该组纤维束垂直切断(图15-46)，以解除括约肌挛缩。创口不必缝合，妥善止血后覆盖凡士林纱条即可。

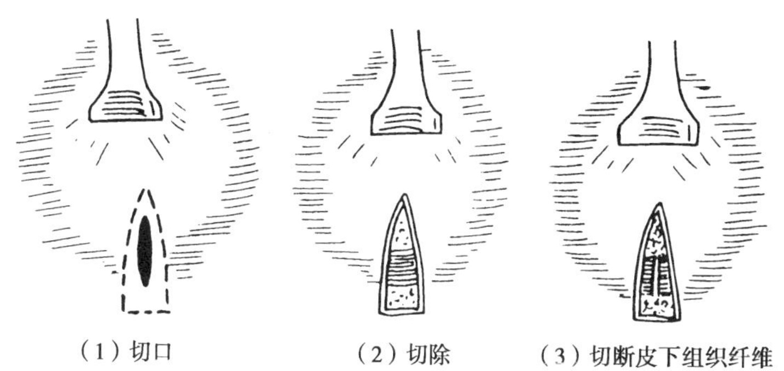

图15-46　肛裂切除术

【术后处理】

1. 少渣饮食，忌食辛辣。

2. 注意保持大便通畅，必要时适当口服导泻药。

3. 术后第 2 日去除凡士林纱条，1∶5000 高锰酸钾温水坐浴，每日 2～3 次，每次 10 分钟，每次大便前后再分别增加坐浴一次。

4. 适当口服抗菌药及止痛药。

第 34 节　直肠息肉切除术

【适应证】

1. 脱出肛门外的单发或多发的直肠下段息肉，须排除结肠息肉病。

2. 大便带血、肛门指诊可触及的直肠下段息肉。

【术前准备】

1. 术前 1 日进流质饮食。

2. 临术前排大便，并用肥皂水 600～800ml 灌肠。

【操作步骤】

1. 消毒铺巾　一般采用膝胸卧位，用 0.1%洗必泰消毒肛门周围皮肤，铺无菌巾。

2. 麻醉　肛门周围阻滞麻醉。

3. 切除息肉　插入扩张器扩开肛门，显露息肉所在部位，用卵圆钳或组织钳夹住息肉，逐渐用力向外牵拉，用消毒液消毒直肠腔内及息肉，在息肉基底部用圆针中号丝线贯穿缝扎（图 15-47），然后在结扎线以外切断息肉。如为 2 个以上息肉，用同法进行其他息肉的处理。

【术后处理】

1. 少渣饮食，保持大便通畅。

2. 切除之息肉必须送病理检查。

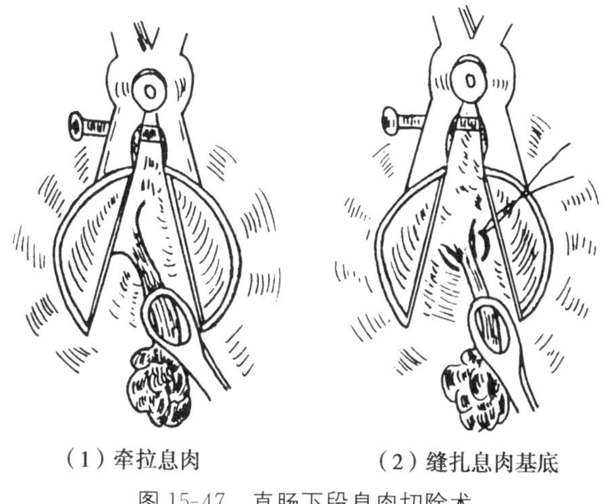

（1）牵拉息肉　　（2）缝扎息肉基底

图 15-47　直肠下段息肉切除术

3. 息肉切除后应定期随访，以观察息肉有无复发。

第 35 节　一般异物取出术

【适应证】

1. 进入体表的一般异物，如铁钉、缝针、注射针、砂石、气枪子弹、铁屑等。

2. 陈旧性异物，如已纤维性包裹，无感染、疼痛等不适症状，可不再手术治疗。

【术前准备】

1. 不可触及的异物应做 X 线透视或摄片检查。

2. 应做好 X 线下取出术的思想准备，万一常规下寻找困难，可借助 X 线寻找。

【操作步骤】

1. 取适当体位，用碘酒、酒精常规消毒皮肤，铺无菌巾。

2. 麻醉　根据异物入口，估计异物位置，进行局部浸润麻醉或指(趾)端神经阻滞麻醉。

3. 取出异物　除根据异物入口、X线透视或X线摄片确定异物所在，如能在皮肤表面扪及，便可于表面做一切口标记画线，切开皮肤、皮下组织直至显露异物，并取出；若不能扪及异物，则可采用针戳定位法，即手术者右手持一注射针头，于异物可能所处的部位皮肤表面刺入，通过反复提插针头，多次改变进针方向，依靠针头阻挡感可听到与异物碰触声，即将针头位置固定，于针头固定处切开皮肤，沿针体直接切入，达异物处，改用血管钳或剪刀剥离周围组织，暴露异物并取出(图15-48)。

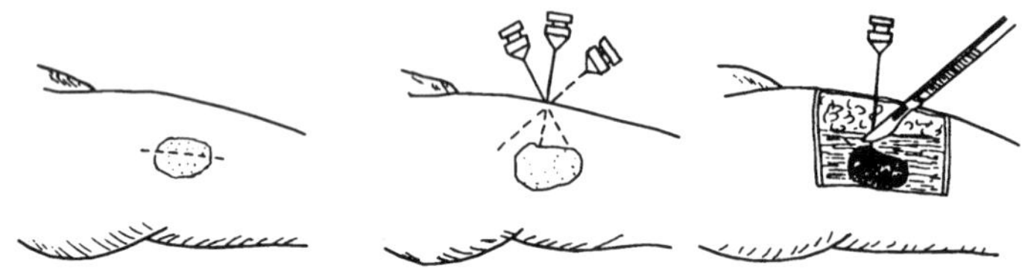

(1)表浅可扪及者做切口标记 (2)深在异物针戳定位 (2)切开取出异物

图15-48　异物取出术

4. 缝合切口　逐层缝合皮肤切口，必要时切口内放橡皮条引流。

局部覆盖敷料，妥善包扎固定。

【术后处理】

1. 根据污染情况，酌用抗生素。

2. 肌肉注射破伤风抗毒素1500单位。

【注意事项】

存留体内的异物有时很难取出，要有充分的思想准备。尤其是缝针、注射针头折断进入体内，随着体位的改变或肢体活动，往往游走到他处，使定位较为困难。此类情况行X线摄片显得十分重要。若术前定位不准确，切开组织后必显得被动。因此，切开之前正确定位是非常重要的，切不可盲目行事。

第36节　鱼钩状异物取出术

【适应证】

带倒刺鱼钩状金属异物尖端遗留于手指软组织内时，可用此法取出。

【术前准备】

应向患者或其亲属了解异物进入体内部分的形状或深度。

【操作步骤】

1. 消毒铺巾　先用碘酒、酒精严密消毒术区，包括异物外露部分也应严格消毒，铺无菌巾。

2. 麻醉　局部神经阻滞麻醉或浸润麻醉。

3. 取出异物　用持针器夹住异物外露部，使体内部的尖端朝向皮肤表面，顺异物的自然弧度用力、缓慢地使尖端穿出皮肤表面，再取另一持针器夹住尖端倒刺部分，固定之，然后用克氏钳将外露的部分剪除，持针器牵动异物尖端；沿其自然弯曲方向徐徐取出(图15-49)。如果此方法取出困难，可改用切开法。

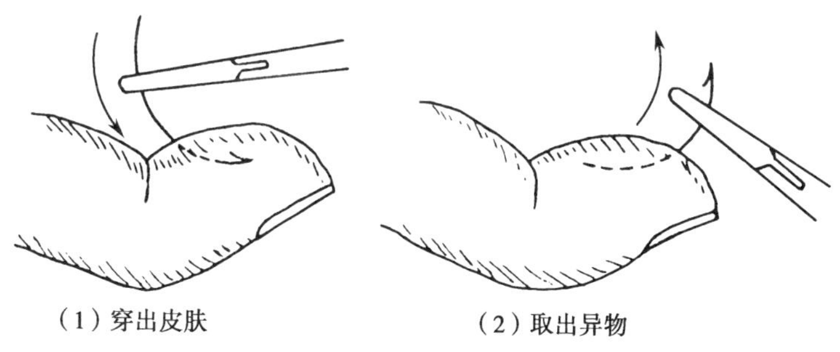

图15-49　鱼钩状异物顺牵取出术

局部覆盖敷料，妥善包扎。

【术后处理】

1. 注射破伤风抗毒素1500单位。

2. 酌情应用抗菌药物。

3. 术后如出现患处红肿、疼痛，有感染征兆时，应及时采取其他补救措施，或切开引流。

第37节 瘢痕切除“Z”成形术

【适应证】

1. 各种索条状瘢痕，影响美观或功能者。

2. 关节部位的索条状瘢痕挛缩，致关节功能障碍者。

3. 瘢痕充血、增生期或瘢痕体质者禁忌手术。

以上各种适应证，其瘢痕组织周围皮肤正常、松弛、移动性好者，方能手术。

【术前准备】

1. 术前拍摄局部对比度明显的(反差大)黑白照片或彩照，以便手术前后对比。

2. 清洁皮肤，特别注意清洗瘢痕皱襞处污垢。

3. 根据瘢痕长短，按照“Z”改形原则，设计单“Z”或多“Z”切口线(图15-50)，用龙胆紫描画，碘酒固定。

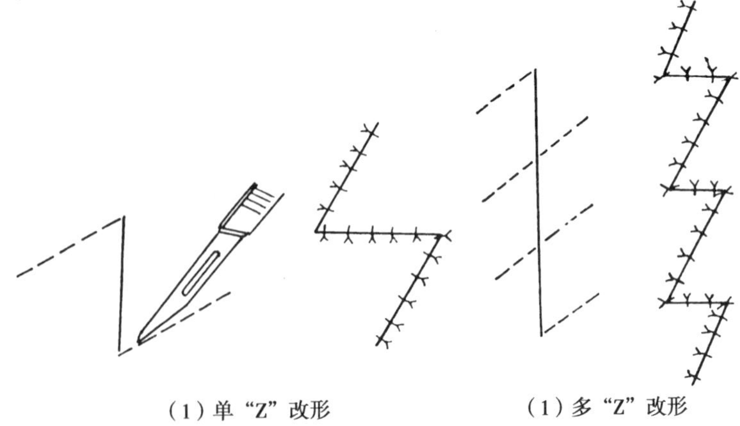

(1) 单“Z”改形　　(1) 多“Z”改形

图15-50　“Z”改形设计

【操作步骤】

以瘢痕切除单“Z”改形术为例。

1. 消毒铺巾　取适当体位，用2%碘酒-70%酒精消毒皮肤，铺无菌巾。

2. 麻醉　一般采用局部浸润麻醉。

3. 切除瘢痕　用锐利刀片沿瘢痕边缘，切开皮肤、皮下组织，全部切除条索状瘢痕。

4. “Z”成形　按“Z”成形设计线切开“Z”的短臂，于皮下组织层解剖分离，形成两个方向相反的三角皮肤瓣，互相易位嵌叉缝合固定(图15-51)，必要时适当修剪多余的组织，

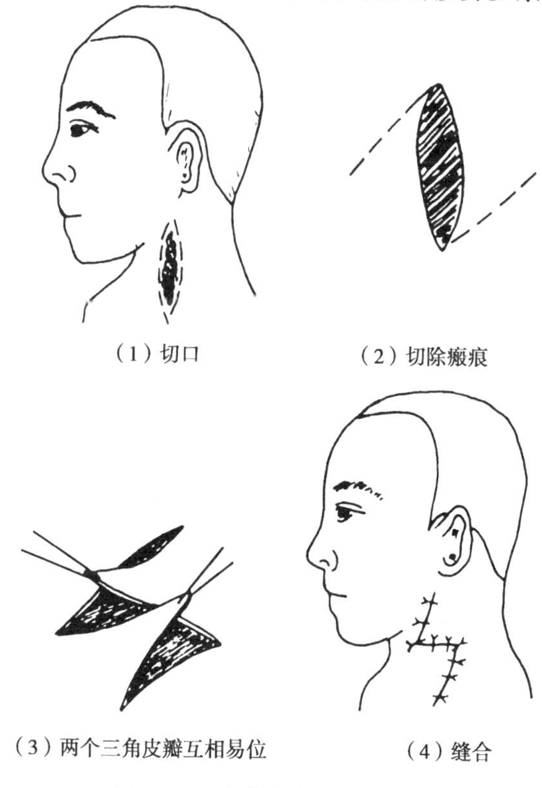

（1）切口　（2）切除瘢痕

（3）两个三角皮瓣互相易位　（4）缝合

图15-51　瘢痕切除“Z”成形术

以使缝合后平整。注意针距、边距宽窄适当。必要时切口内放置橡皮条引流。覆盖敷料，加压包扎固定。

【术后处理】

1. 适当应用抗生素，预防感染。

2. 放置橡皮条引流者，术后 24 小时予以拔除。

3. 术后 8～10 天拆除缝线。

第 38 节　瘢痕切除植皮术

【适应证】

1. 面积较广泛的片状瘢痕，影响周围器官功能或明显影响容貌者。

2. 瘢痕组织痒、痛，经常因摩擦破损或形成溃疡者。

3. 怀疑瘢痕癌变者。

【术前准备】

1. 清洗局部皮肤，破溃感染者应清洁换药，待炎症消退后再手术治疗。

2. 清洗供皮区皮肤，剃毛，术前用酒精擦洗皮肤并用无菌巾包裹。

【操作步骤】

1. 消毒铺巾　取适当体位，1％碘酒-70％酒精分别消毒病变处及供皮区皮肤，铺无菌巾。

2. 麻醉　一般采用局部浸润麻醉或区域阻滞麻醉，手术范围较大时可用相应的麻醉方法。

3. 切除瘢痕　沿瘢痕边缘做切口，怀疑瘢痕癌变时，则距瘢痕缘 2.5cm 以外做切口。切开皮肤、皮下组织，切除全部瘢痕，并使局部彻底松解，此时创面往往要比原瘢痕增大。创面妥善止血。

4. 创面植皮　依照皮肤缺损大小切取中厚或全厚皮片移

植于皮肤缺损区。皮片与缺损区边缘间断缝合固定，根据不同的手术部位，可保留线尾打包、加压包扎，也可直接覆盖厚层敷料加压包扎固定(图 15-52)。

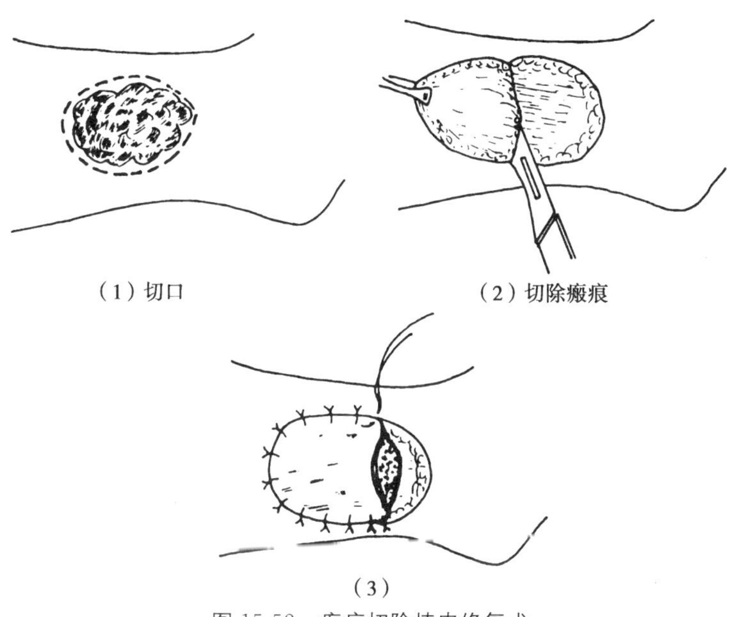

图 15-52　瘢痕切除植皮修复术

5. 封闭供皮区　切取中厚皮片时可覆盖凡士林纱布；切取小面积全厚皮片时直接拉拢缝合。最后覆盖敷料加压包扎。

【术后处理】

1. 应用抗生素，预防感染。
2. 注意保护植皮区，防止敷料移位松脱。
3. 适当应用止痛剂。
4. 植皮区术后 8～10 天拆线，拆线后继续加压包扎。

第 39 节　肋骨骨折胶布固定术

【适应证】

单纯肋骨骨折时，为适当限制患侧胸廓活动，减轻疼痛，可施行胶布固定术。

【操作步骤】

1. 清洗干净胸部皮肤，取端坐位，显露胸壁。

2. 用胶布 3～4 条，每条宽约 7～8cm，长度为患者胸廓周径的 2/3。在患者作最大呼气后屏气时，用第一条胶布从患者健侧肩胛骨下部贴起，由后向前，边拉紧边贴，至健侧锁骨中线为止(图 15-53)。让患者恢复呼吸后稍休息一会，再按同法依次自下而上粘贴其余胶布条，上下胶布重叠 2～3cm。

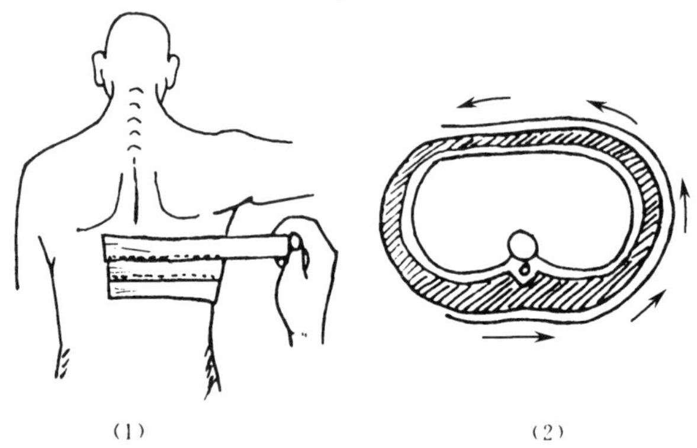

图 15-53　肋骨骨折胶布固定术

固定时间为 2～3 周，方法简单易行，可常规应用。

【术后处理】

1. 一般可采用半卧位。

2. 适当应用镇咳祛痰药，以减轻咳嗽引起胸痛。

3. 酌情应用抗生素，预防肺部感染。

第 40 节　踝关节扭伤胶布固定术

【适应证】

踝关节扭伤后，伴有较严重的韧带损伤时，可行胶布固定术。

【操作步骤】

用 4cm 宽的胶布敷贴踝部，自小腿内侧下 1/3 处起，绕过足底，使足外翻，贴于小腿外侧下 1/3 处，互相重叠宽度的一半，再外贴横胶布条，敞开前方(图 15-54)，勿粘贴过紧，阻碍血循环。外用绷带包扎，固定 2～3 周。

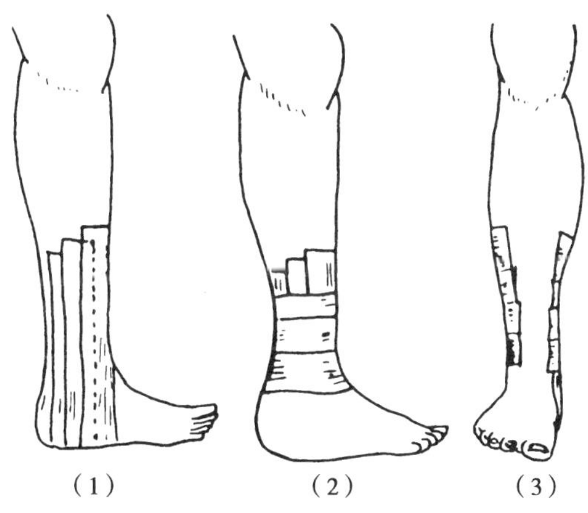

图 15-54　踝关节扭伤胶布固定术

【术后处理】

1. 卧床休息 2 周，抬高患肢。
2. 适当应用抗生素，预防感染。
3. 对症处理。

第41节　下肢胶布皮牵引术

【适应证】

1. 髂窝脓肿切开引流后，防止患侧肢体肌肉挛缩。

2. 下肢骨折复位后及某些不稳定骨折，如股骨螺旋骨折或粉碎骨折等牵引复位。

【操作步骤】

1. 将患肢皮肤用肥皂水洗净、擦干。

2. 制备胶布，长度以骨折平面以上约4cm处，向下距足跟远端约2cm处折回，胶布的中间粘一小块方木板，木板中央有直径约0.5cm小孔，备穿绳牵拉，胶布两端各撕成2～3个窄条，直达膝上平面。

3. 由上而下分开，粘在小腿内外两侧，再用绷带包扎，由木板孔道穿过坚韧线绳，打结牵引，再将下肢放于牵引架上，通过滑车装置进行牵引(图15-55)。绳的远端悬系重锤或

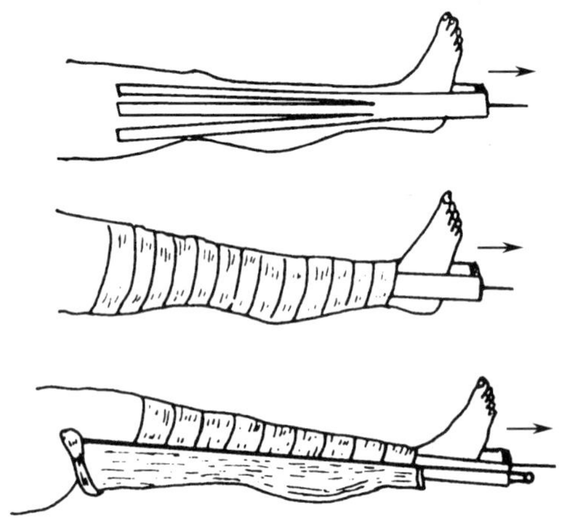

图15-55　下肢胶布皮牵引术

砖块，一般重约 2～4kg。

【术后处理】

1. 用普通床做牵引时，可适当垫高床尾部。
2. 应用抗生素，积极治疗原发病，防治感染。
3. 骨折时可配合应用活血化瘀中药治疗。
4. 随时调节牵引重量。

（孟祥宝）

第16章

常规手术举要

许多手术方式，经过外科医生多年的临床实践摸索和总结，证明是安全和有效的治疗方法，因而被大家公认，并被固定下来，成为经典的术式。每位外科医生如能够熟练掌握这些常规外科手术，就可胜任日常的医疗工作，并在此基础上举一反三，扩展延伸完成其他相应的手术。现将部分常规手术及其手术操作要点予以介绍。

第1节　甲状腺舌管囊肿或瘘管切除术

【术式概念】

甲状腺舌管囊肿或瘘管切除术，是指切除发育异常的甲状腺舌管囊肿或瘘管，包括切除部分中段舌骨。

【适应证】

1. 明确诊断为甲状腺舌管囊肿或瘘管而无急性炎症者。

2. 一般可于青春期后手术治疗。

【病理解剖】

胚胎时期，甲状腺舌管从舌根盲孔向下延伸，在中线部位走行于舌骨之前，或穿过舌骨而位于舌骨之后，经甲状软骨前方继续下行，其下端逐渐发育形成甲状腺(图 16-1)。正常情况下，当胚胎发育至第 5～6 周时，此管即萎缩、退化消失。若其退化不全，即可发生甲状腺舌管囊肿，如因感染破溃或切开引流，即可形成甲状腺舌管瘘(图 16-2)。

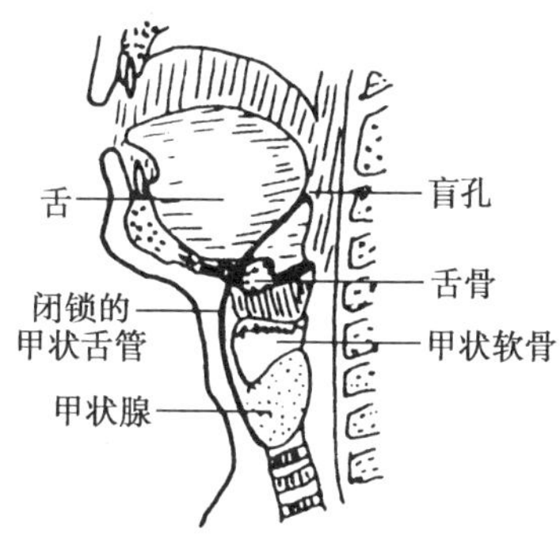

图 16-1　正常甲状腺发育

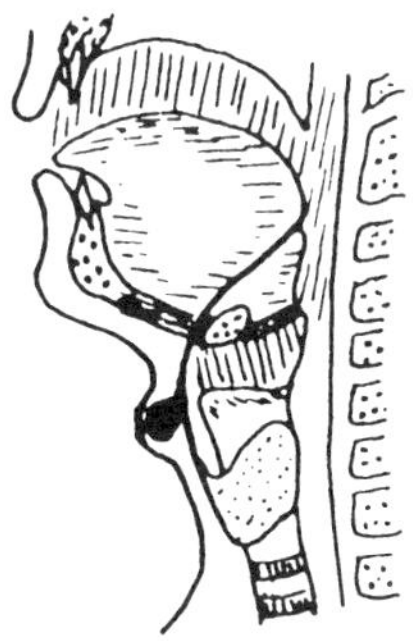

图 16-2　甲状腺舌管囊肿形成

【术前准备】

1. 清洗局部皮肤。

2. 如甲状腺舌管囊肿或瘘合并感染，则应用抗生素控制感染后再行手术治疗。

3. 成人一般采用局部浸润麻醉，儿童期需手术者可采用全麻，按全麻手术准备。

【操作步骤】

1. 消毒铺巾　患者取仰卧位，肩下及颈后垫砂袋，使头部后仰。用碘酒、酒精消毒颈部及胡须部皮肤，颈部两侧各放一团成球状的无菌巾，然后铺无菌巾及手术单。

2. 切开显露囊肿　在囊肿部位作与舌骨平行的弧形切口，长约 5～6cm(图 16-3)，切开皮肤及颈阔肌，向上、下分离形成两个皮瓣，显露囊肿(图 16-4)，如为甲状腺舌骨瘘管可先于瘘管内注入龙胆紫，做横行梭形切口。

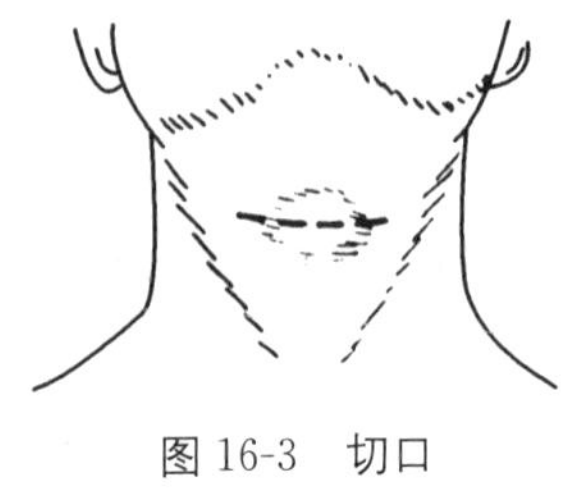
图 16-3 切口

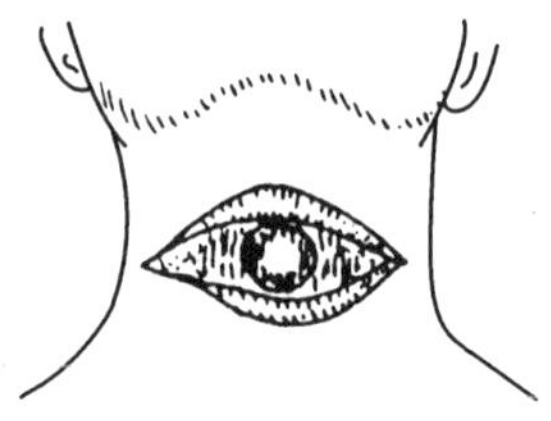
图 16-4 显露囊肿

3. 切除囊肿 游离囊肿两侧及其上下缘，提起囊肿向后上分离，找出并分离与囊肿相连的甲状腺舌管至舌骨(图 16-5)，向上提起舌骨，切断附着在舌骨体中部的肌肉并切除一部分中段舌骨(图 16-6)，继续向深部分离甲状腺舌管至舌盲孔，最后于其根部切断，结扎残端。

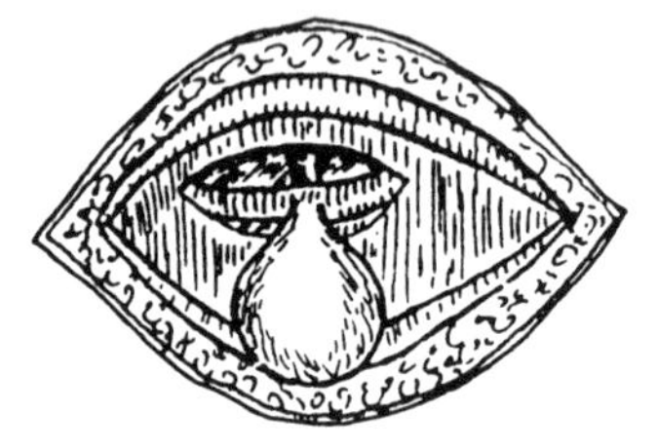
图 16-5 分离至舌骨

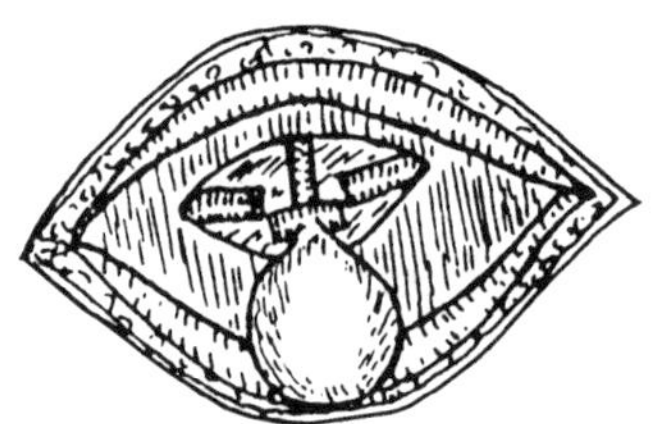
图 16-6 切除一段舌骨

为防止分离甲状腺舌管时断裂，可将甲状腺舌管周围附着的部分肌纤维一并分离切除。助手用一示指伸入患者口腔内舌根部，将舌根压向手术野，有助于甲状腺舌管的显露和彻底切除(图 16-7)。

4. 缝合切口 先将舌骨切除处上、下方肌肉用丝线间断缝合，舌骨不需缝合，再将颈阔肌及皮肤用细丝线间断缝合，切口内放橡皮条引流(图 16-8)。

覆盖敷料，蝶形胶布适当加压包扎。

【术后处理】

1. 患者取半卧位，保持颈前部松弛。避免用力咳嗽，防止切口渗血。

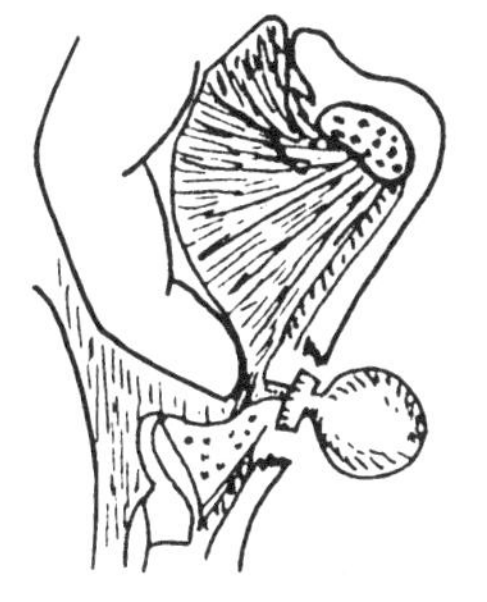
图 16-7　将舌根部压向术野

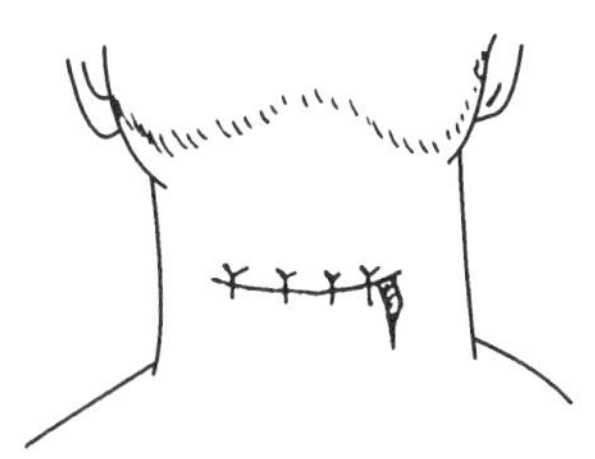
图 16-8　缝合切口

2. 术后 24 小时拔除引流条。

3. 术后进半流质或软食 3 天，其后进普通饮食。

4. 酌情应用抗生素。

第 2 节　甲状腺腺瘤或囊肿摘除术

【术式概念】

甲状腺腺瘤或囊肿摘除术，是指将甲状腺内的腺瘤或囊肿予以解剖、分离、摘除，而完整保留所有甲状腺组织。

【适应证】

1. 单发的良性甲状腺腺瘤或甲状腺囊肿。

2. 肿物活动度良好、周围无粘连者。

【术前准备】

1. 清洗颈部皮肤。

2. 成人一般采用局部浸润麻醉或配合颈丛神经阻滞麻醉。

3. 尽管手术操作简单，也应开放静脉输液，以便术中用药方便。

【操作步骤】

1. 消毒铺巾　患者取平卧位，头枕部置一头圈，肩下垫高，使头部后仰(图 16-9)。碘酒、酒精消毒铺巾，颈部两侧各放一团状无菌巾，患者口鼻置一铁丝口罩或竖一麻醉架，便于铺无菌巾后患者呼吸，然后铺无菌巾及手术单。

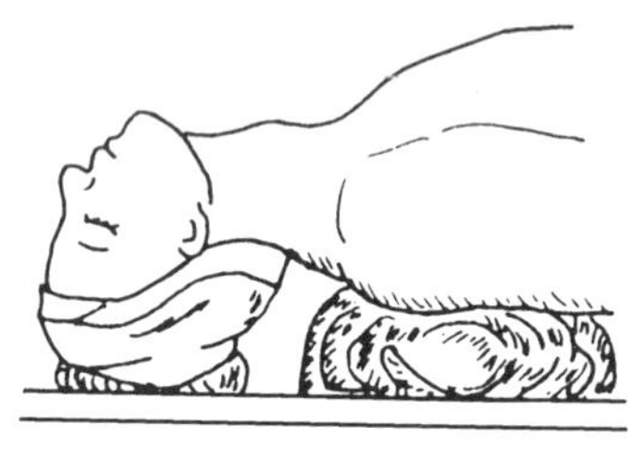

图 16-9　体位

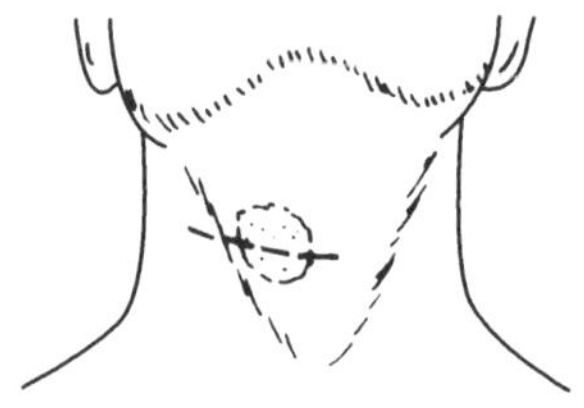

图 16-10　切口

2. 切开显露肿瘤　于胸骨上缘两横指处偏向患侧做略向下弯曲的横切口，切口一端超过患侧胸锁乳突肌内侧缘(图 16-10)。切开皮肤、皮下组织、颈阔肌，于颈阔肌深面疏松结缔组织层潜行剥离，形成上、下两个皮瓣(图 16-11)。于颈中线纵行切开深筋膜，向两侧分开气管前肌群，显露甲状腺及腺瘤(图 16-12)，为了显露清晰，必要时也可将气管前肌群横行钳夹、切断(图 16-13)。

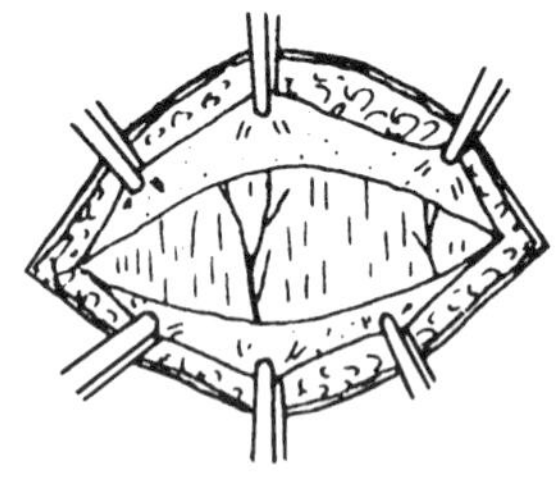

图 16-11　剥离皮瓣

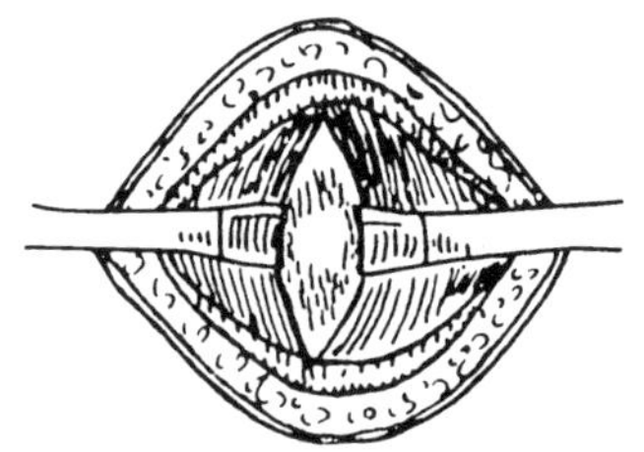

图 16-12　显露甲状腺及腺瘤

3. 切除肿瘤　切开甲状腺被膜及瘤体表面的甲状腺组织，用弯血管钳或示指于瘤体外仔细钝性剥离(图 16-14)，将腺瘤或囊肿逐渐完整摘除(图 16-15)。若肿块包膜不完整或与周围组织粘连，可于肿块周围正常腺体组织处用多把小血管钳钳夹，连同部分腺体组织一并切除(图 16-16)。

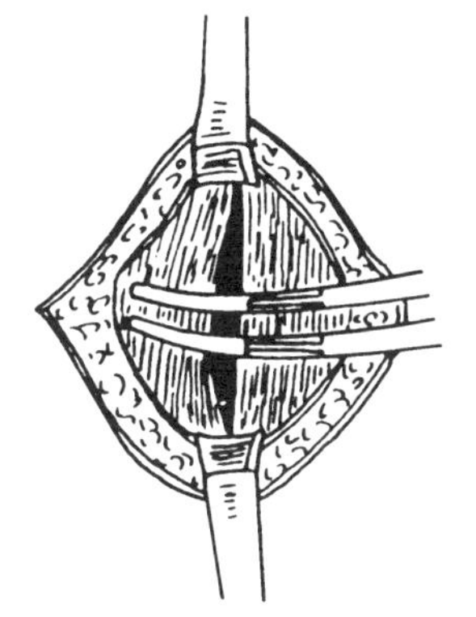

图 16-13　钳夹切断气管前肌群

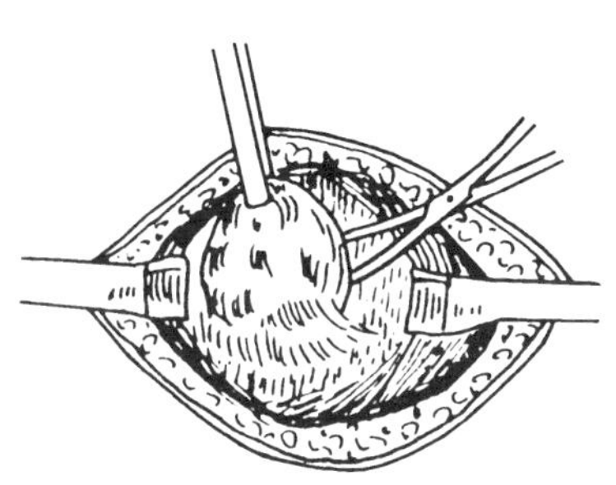

图 16-14　分离肿瘤

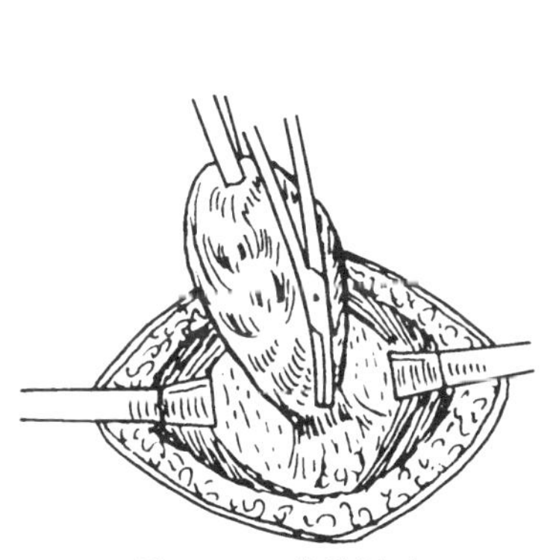

图 16-15　摘除肿瘤

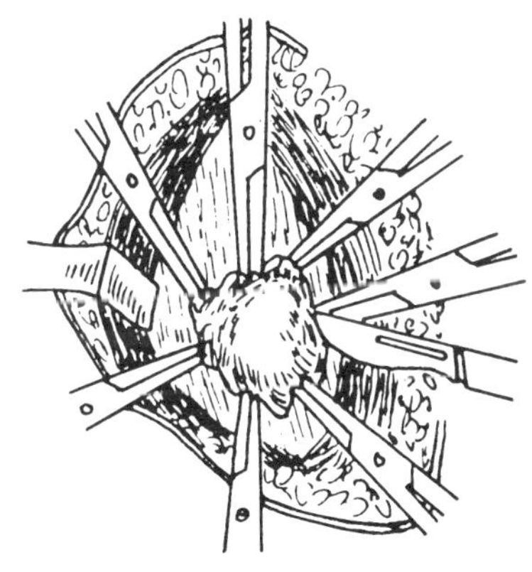

图 16-16　切除肿瘤连同部分腺体

4. 缝合切口　术区仔细止血，冲洗创面，放橡皮引流条，间断缝合甲状腺被膜。去除肩部下面的衬垫，头部适当抬高，间断缝合气管前肌群和深筋膜(图 16-17)，再缝合颈阔肌和皮肤切口。

覆盖敷料，用蝶形胶布粘贴固定(图 16-18)。

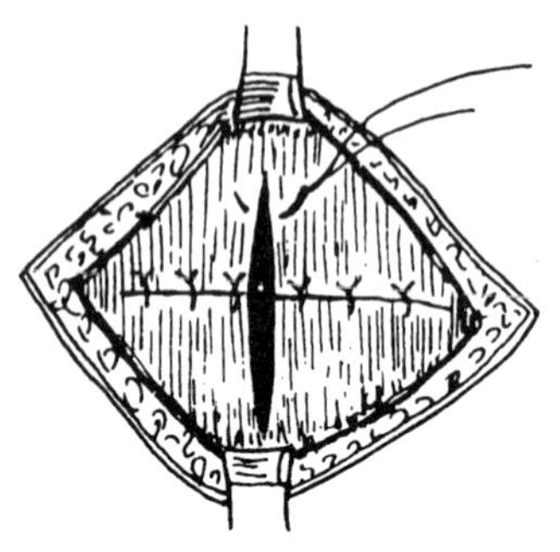
图 16-17　缝合气管前肌群

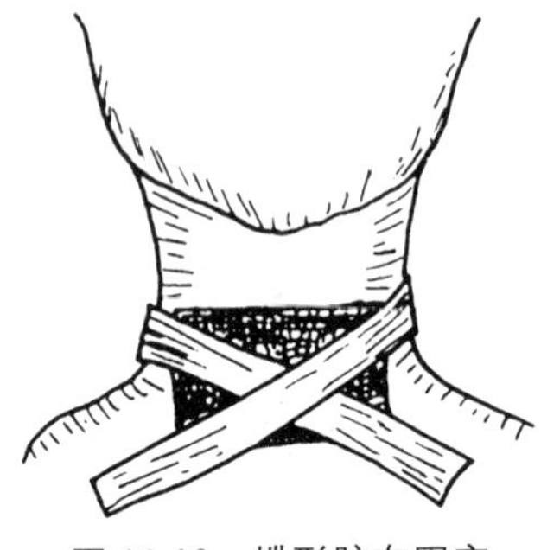
图 16-18　蝶形胶布固定

【术后处理】

1. 术后取半坐位。

2. 术后 36～48 小时拔除橡皮引流条。

3. 流质饮食 1 天，第 2 天改半流质或软食。

4. 将切除之肿块送病理检查。

第 3 节　甲状腺叶切除术

【术式概念】

甲状腺叶切除术，是指分离解剖一侧甲状腺组织，结扎、切断甲状腺血管，将甲状腺病变组织与其同侧甲状腺和部分甲状腺峡部整块切除。

【适应证】

1. 多发性甲状腺腺瘤或囊肿局限于一侧腺叶者。

2. 单发的甲状腺瘤较大或疑有恶性变者。

3. 术中发现单发的甲状腺瘤与周围组织粘连紧密，不易行甲状腺瘤摘除者。

【术前准备】

同甲状腺瘤摘除术。估计手术难度较大时，应在气管插管全麻下进行手术治疗，同时应开放静脉输液，备好吸引器等。

【操作步骤】

1. 消毒铺巾　体位、消毒铺巾、颈部切口、皮瓣剥离及甲状腺的显露同甲状腺腺瘤摘除术(参阅本章第 2 节)。

2. 解剖分离　于甲状腺被膜深面将甲状腺侧叶钝性解剖分离，然后向下方缓慢牵拉，分离显露甲状腺上动、静脉，予以钳夹、切断、结扎(图 16-19)，将甲状腺侧叶适当向颈部中线牵拉，分离、显露、钳夹、切断、结扎甲状腺中静脉(图 16-20)，再将甲状腺侧叶适当牵向内上方，分离、显露、钳夹、切断、结扎甲状腺下动、静脉(图 16-21)。此时，甲状腺侧叶已基本游离完毕。

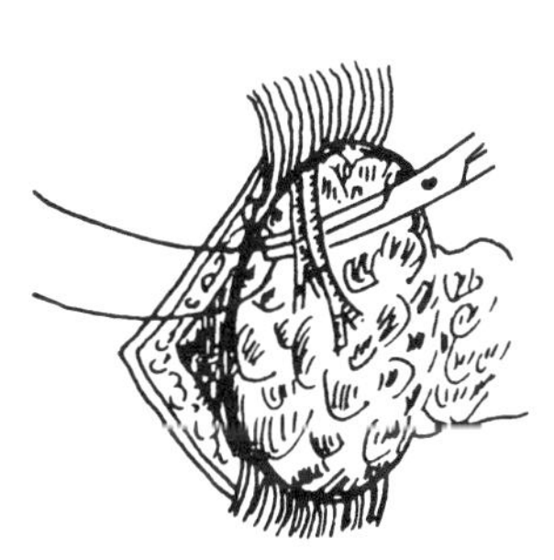

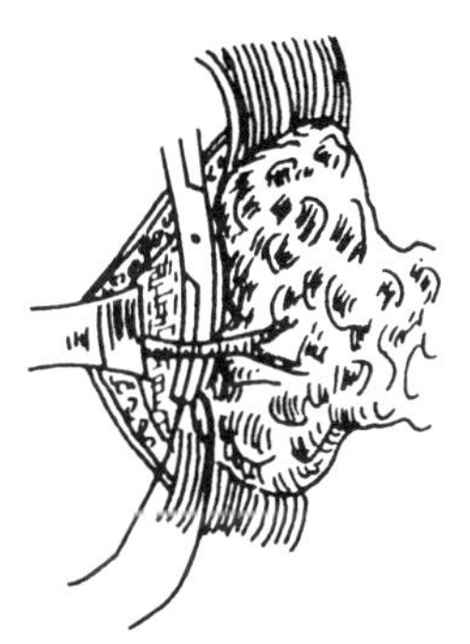

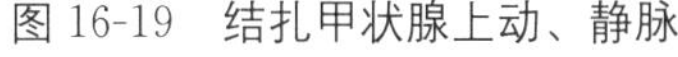

图 16-19　结扎甲状腺上动、静脉

图 16-20　结扎甲状腺中静脉

注意：解剖分离甲状腺时一定要在甲状腺被膜深面，否则解剖困难，并易引起出血。处理以上各血管时，时刻注意谨防损伤喉返神经。术中应仔细结扎、止血。为了安全起见，一般应紧靠甲状腺组织钳夹、结扎、切断血管。

3. 切除腺叶　显露甲状腺峡部，在峡部上缘切开筋膜，并用弯血管钳分离其深面，然后将峡部切断(图 16-22)，最后将整个甲状腺侧叶连同部分峡部整块切除。

4. 缝合切口　术区仔细止血，冲洗创面后，肩部去枕垫，适当抬高头部，缝合切口各层组织。其后操作步骤同甲状腺瘤摘除术(参考本章第 2 节)。术区深部放橡皮引流条，也可放橡胶管引流。

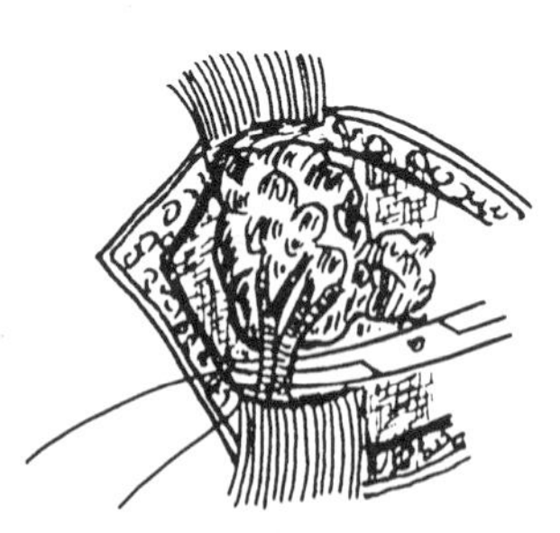

图 16-21　结扎甲状腺下动、静脉

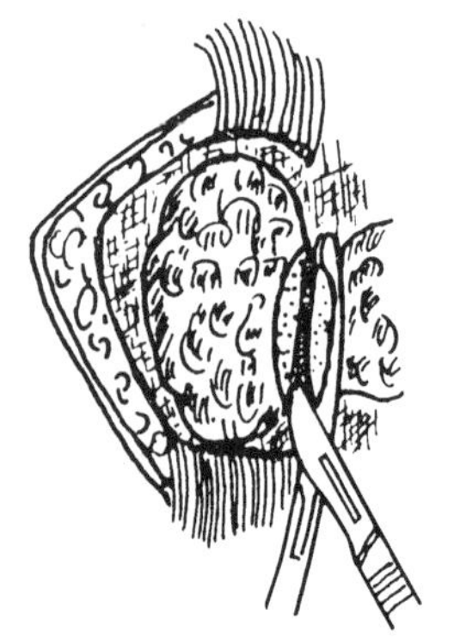

图 16-22　切断甲状腺峡部

覆盖敷料，蝶形胶布粘贴固定。

【术后处理】

同甲状腺瘤摘除术。

第 4 节　单纯乳房切除术

【术式概念】

单纯乳房切除术，是指将一侧乳腺病变及其同侧乳腺组织、乳房皮肤全部切除，必要时也可包括胸大肌筋膜及部分胸大肌组织一起切除。

【适应证】

1. 早期乳腺癌。
2. 晚期乳腺癌局部破溃或年迈不能耐受乳腺癌根治者。
3. 经活检证实增生活跃的多发性乳腺纤维瘤。
4. 巨大良性肿瘤，如巨大乳腺纤维腺瘤、巨大乳腺血管瘤。

5. 病变广泛且经长期保守治疗不愈的乳腺结核。

【术前准备】

1. 清洗局部皮肤；剃净腋毛。

2. 一般可选用乳腺区域阻滞麻醉，也可采用硬脊膜外麻醉或全麻。全麻时则做好全麻术前准备。

3. 乳头为中心结合肿块位置画梭形切口线，用手捏起乳房及肿块，观察乳房切除后的皮肤对合情况，依此估计皮肤切除的多少，切口上端偏向外上方，一般切口上至第二肋，下至第六肋，如为恶性病变，还应画出皮瓣剥离范围(图 16-23)。

【操作步骤】

1. 消毒铺巾　患者取仰卧位，患侧上肢外展 90 度，固定于托板上，同侧肩背部垫高 10cm。碘酒、酒精消毒皮肤。铺无菌巾及手术单。

2. 切开分离　按切口标记线切开皮肤，如已确定为恶性病变，于皮下组织浅层向两侧潜行分离皮瓣，皮瓣上仅保留少许皮下脂肪(图 16-24)，一侧分离完后，用湿纱布垫填塞压迫，再分离另一侧。若为良性病变，切开脂肪组织，于乳腺腺体表面分离，尽量保留皮下组织。

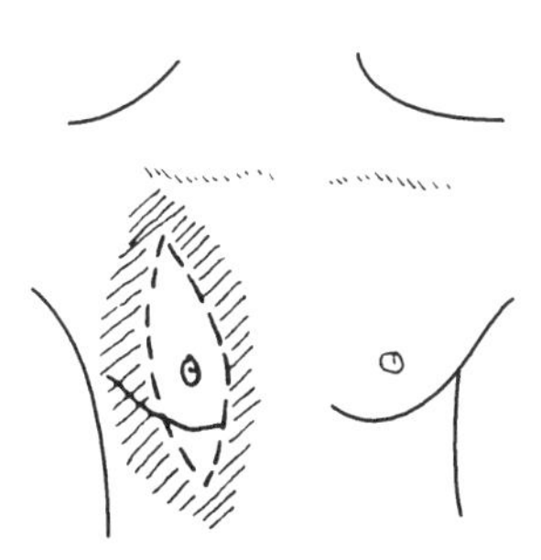

图 16-23　切口及皮瓣剥离范围

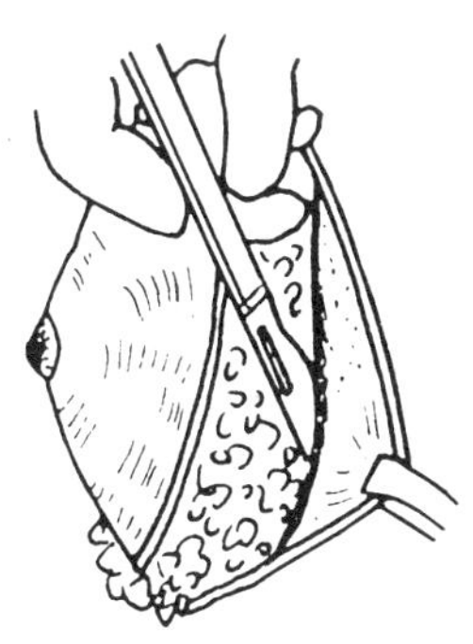

图 16-24　剥离皮瓣

3. 切除乳房　自乳腺一侧边缘开始，于乳腺深面和胸大肌筋膜之间解剖分离，边解剖边止血。如病变已侵及胸大肌，应将胸大肌膜和被侵犯的胸大肌部分纤维切除(图 16-25)。再解剖分离乳腺另一侧，将全部乳腺整块切除(图 16-26)。

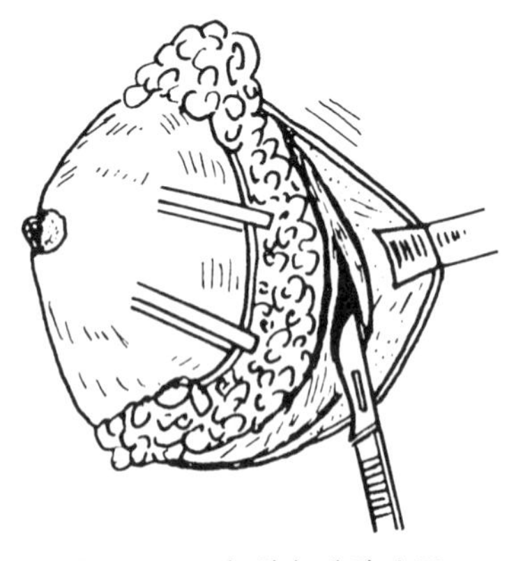

图 16-25　切除部分胸大肌

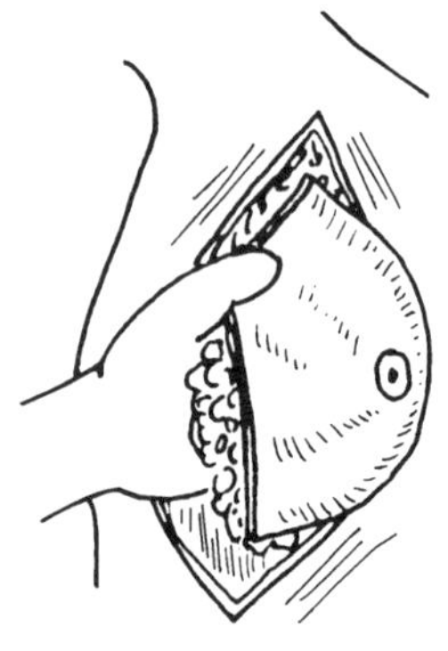

图 16-26　切除乳腺

4. 缝合切口　乳腺切除后，随即用湿纱布垫覆盖并压迫创面止血，对较大出血点可钳夹、结扎或缝扎止血。如为良性病变，则间断缝合皮肤、皮下组织，并于切口深部放橡皮引流条(图 16-27)；如为恶性病变，皮瓣分离范围广泛估计术后渗出物较多，也可于皮下放一软橡皮管引流，外接负压引流瓶(图 16-28)。

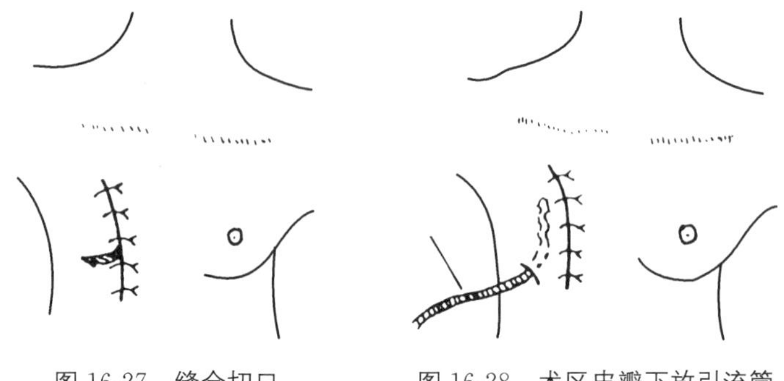

图 16-27　缝合切口　　图 16-28　术区皮瓣下放引流管

覆盖敷料，妥善加压包扎，必要时用胸带包扎。

【术后处理】

1. 酌情应用抗生素，预防感染。

2. 术后 36～48 小时去除引流物，继续加压包扎。

3. 如为乳癌应行抗癌化疗或放疗。

第 5 节　乳腺癌根治术

【术式概念】

乳腺癌根治术，是指将全部乳腺及其周围组织、同侧胸大肌、胸小肌、腋窝和锁骨下脂肪、淋巴组织整块切除。

【适应证】

1. 临床上确诊为乳腺癌，除腋窝外无其他部位淋巴结转移、且能耐受手术者，均可行乳腺癌根治术。

2. 发生于乳腺或胸大肌内的其他恶性肿瘤，如乳腺肉瘤，胸大肌纤维肉瘤。

【术前准备】

1. 全面查体，了解患者能否耐受手术治疗。

2. 清洗局部皮肤，剃除患侧腋毛，如需要取皮封闭创面，应做好大腿内侧皮肤供区准备。

3. 适当备血。

4. 一般采用高位硬脊膜外腔阻滞麻醉，也可采用全麻。

5. 切口设计　以肿瘤为中心，距肿瘤边缘至少 5cm，用甲紫描画梭形切口线，上端起自胸大肌边缘与锁骨之间，下端达肋缘。描画出皮瓣分离范围，上起锁骨，下至肋缘下，内抵胸骨正中线，外达背阔肌前缘(图 16-29)。

【操作步骤】

1. 消毒铺巾　患者取平卧位，面部偏向对侧，患侧上肢外展 90 度，患侧肩脚下垫砂袋，抬高 5～10cm(图 16-30)。碘酒、酒精消毒皮肤，注意消毒范围应足够大，患侧上肢用消毒巾包裹后铺无菌巾单及手术单。

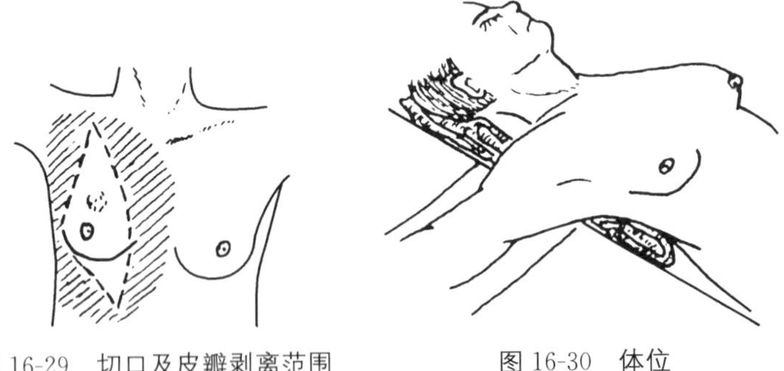

图 16-29 切口及皮瓣剥离范围　　图 16-30 体位

若肿瘤穿破皮肤，外面用干纱布遮盖后，再用橡皮片覆盖，将周边缝合固定，以减少切口污染和瘤细胞种植于创面的机会。

2. 切开分离皮瓣　沿切口线切开皮肤，按皮瓣分离标记分别向两侧分离皮瓣，为了防止皮瓣坏死，距肿瘤稍远处的皮瓣可留一层 3～4mm 的脂肪组织(图 16-31)。

3. 处理胸大、小肌　沿锁骨下缘切开脂肪和深筋膜，显露胸大肌，再向外延伸至肱骨大结节处，解剖出头静脉，分离腋窝部胸大肌下缘，手指伸入胸大肌深面，将胸大肌紧靠肱骨止点处切断(图 16-32)，用一把弯止血钳夹住胸大肌断端，并切断胸大肌在锁骨和胸骨的附着部，将胸大肌翻向下方，显露胸小肌，示指插入其下面，贴近喙突附着处切断胸小肌(图 16-33)。

4. 清除腋窝淋巴组织　将胸大、小肌向下牵开，显露腋窝和锁骨下区，分离喙锁胸筋膜，沿腋血管表面将这些筋膜连同腋窝的脂肪和淋巴组织向内下方清扫(图 16-34)，使腋血管和臂丛神经完全显露。

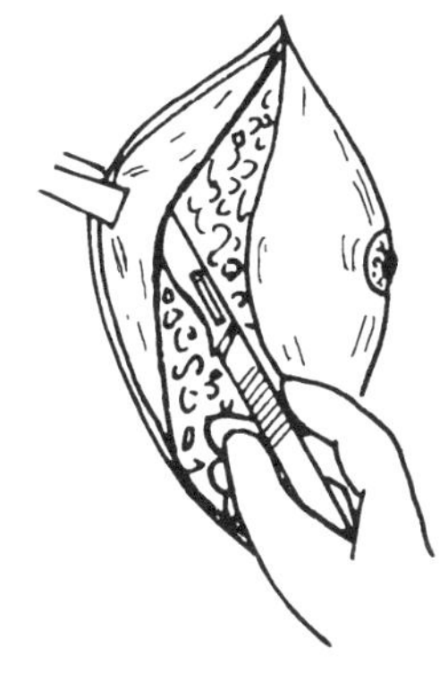

图 16-31　剥离皮瓣

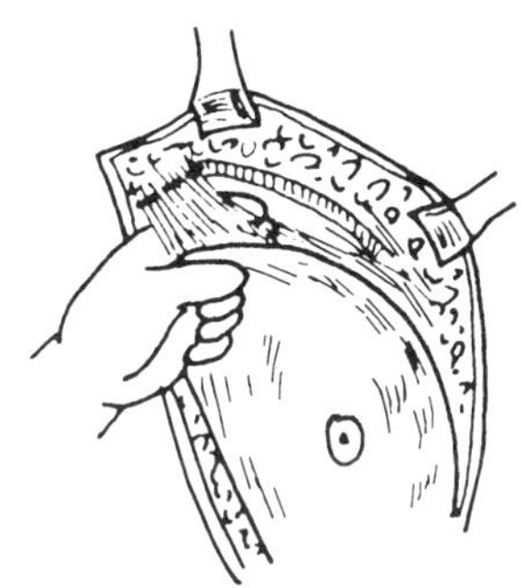

图 16-32　切断胸大肌止点

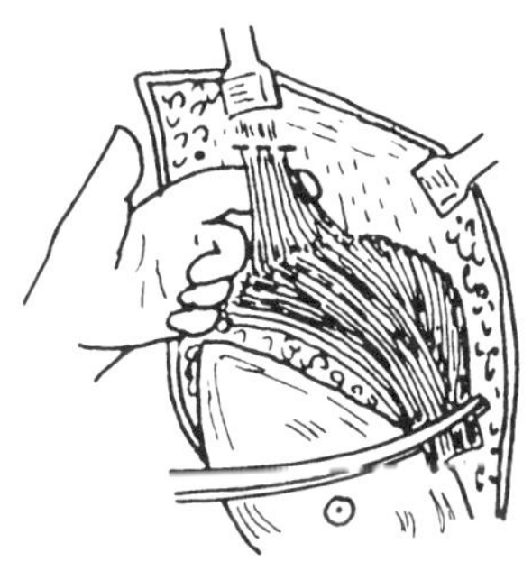

图 16-33　切断胸小肌止点

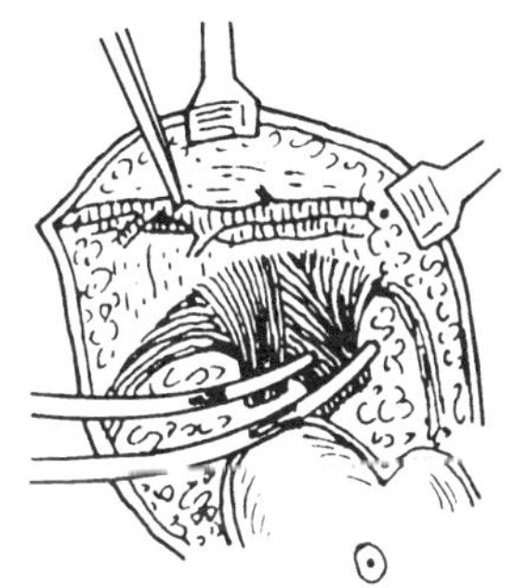

图 16-34　切除腋窝淋巴及脂肪组织

5. 整块切除　腋窝和锁骨下区脂肪淋巴组织清扫干净后，再将胸大、小肌附着于胸壁的部分用刀切断，自上而下、自内向外整块切除（图 16-35）。此时应对所有肋间穿支血管钳夹、切断、结扎。

6. 缝合切口　用生理盐水冲洗创面，于腋下 8cm 处戳一小口，安放已剪侧孔的橡皮引流管；必要时也可于切口两侧皮下各放一根橡皮引流管，连接负压吸引瓶，缝合皮肤切口，使皮瓣借助负压吸引紧贴胸壁（图 16-36）。

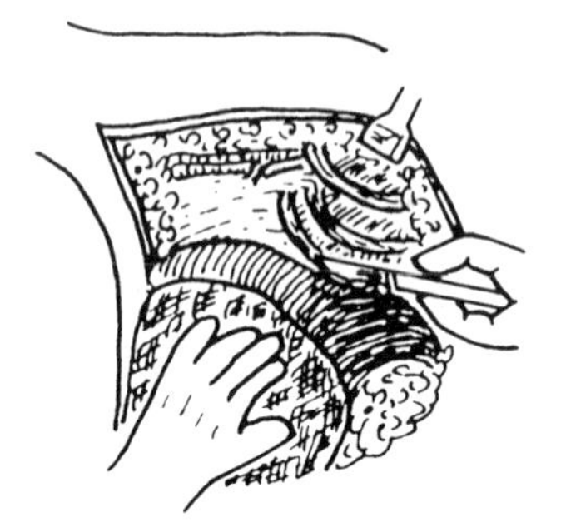

图 16-35　整块切除

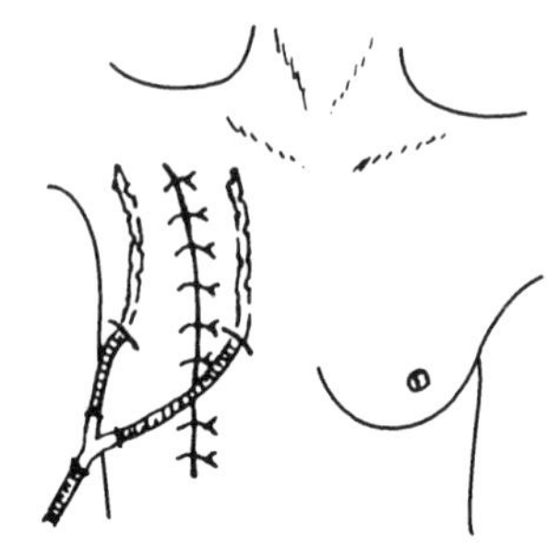

图 16-36　缝合切口安放引流管

若皮肤切口难以拉拢缝合，可切取同侧大腿内侧中厚皮片移植修复(图 16-37)。必要时可留线尾，打包加压包扎。

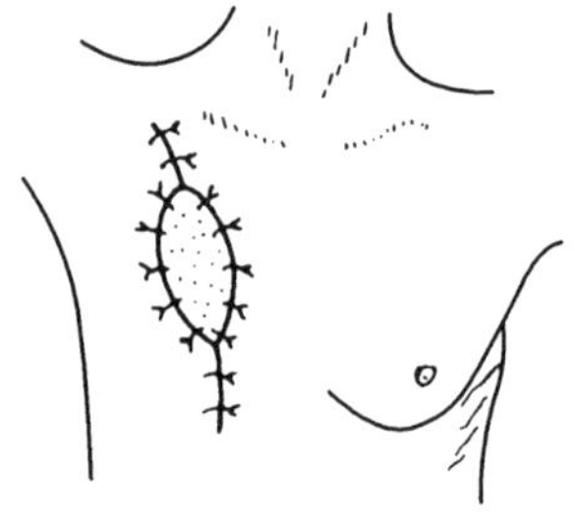

图 16-37　游离皮肤移植修复皮肤缺损

覆盖敷料，妥善包扎固定，必要时可用胸带包扎。

【术后处理】

1. 酌情应用抗生素预防感染。

2. 持续负压引流，待伤口完全愈合后再考虑化疗或放疗。

3. 鼓励患者早期作上肢抬举活动。

第 6 节　腹股沟斜疝疝囊高位结扎术

【术式概念】

腹股沟斜疝疝囊高位结扎术，是指将腹股沟斜疝疝囊解剖分离，于其颈部高位结扎。

【适应证】

1. 1 岁以上的儿童腹股沟斜疝。

2. 成人小型疝，腹壁无明显缺损者。

3. 任何年龄的嵌顿性疝经手法复位未能奏效者，应立即手术，予以疝囊高位结扎或再加疝修补术。

【术前准备】

1. 去除哮喘、咳嗽等增加腹压的因素。

2. 术前近日小儿健康状况良好。

3. 成人剃去阴毛，清洗手术区皮肤。

4. 手术前禁食 6 小时。

5. 术前排尿。

6. 嵌顿性疝者术前应补液，放置胃管等。

7. 小儿采用全麻，年长儿、成人可采用腹股沟区域阻滞麻醉，参阅第四章第 3 节。

【操作步骤】

1. 消毒铺巾　患者取平卧位，碘酒、酒精消毒皮肤(小儿不用碘酒)，外生殖器会阴部用 0.1%洗必泰消毒皮肤，铺无菌巾及手术单。

2. 切开分离　自腹股沟韧带中点上方约 2cm 处与腹股沟韧带平行至耻骨结节为切口部位(图 16-38)，切开皮肤、皮下脂肪组织，显露腹外斜肌腱膜，小指抠摸到外环口，沿腹外斜肌腱膜纤维方向切开腹外斜肌腱膜至外环口(图 16-39)，此时注意勿损伤其深面的髂腹股沟神经和髂腹下神经，用两把组织钳分别夹住腹外斜肌腱膜两侧创缘，在其深面向两侧钝性分离，外侧至腹股沟韧带，内侧达联合肌腱和腹内斜肌(图 16-40)。

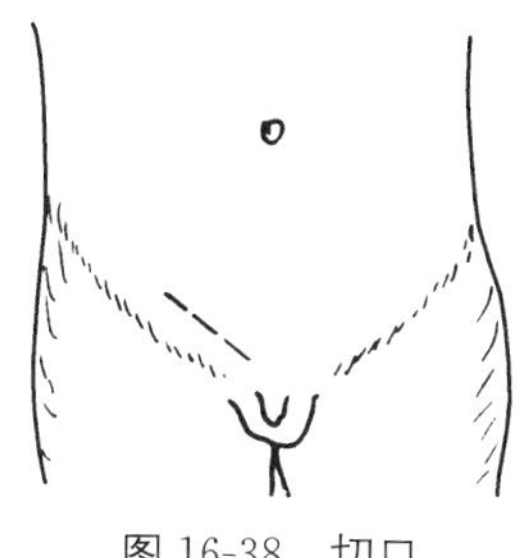

图 16-38　切口

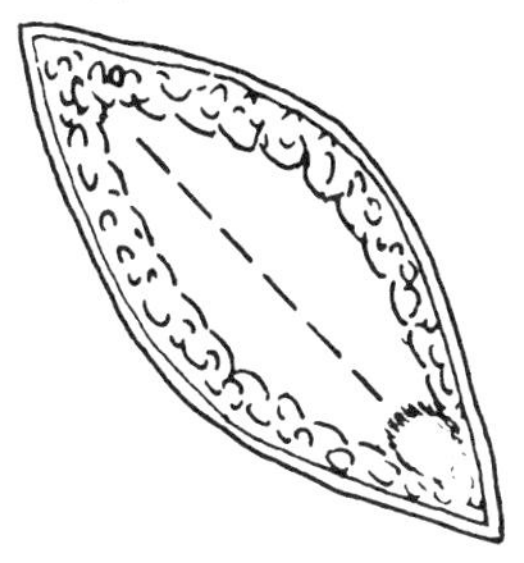

图 16-39　切开腹外斜肌腱膜

3. 结扎疝囊　在腹内斜肌下切开提睾肌和筋膜，并向两侧分开，可见到白色膜状疝囊，有时较厚、较韧，斜疝疝囊一般位于精索前内方。如为成人，令其咳嗽可见疝囊处隆起，有助于寻找疝囊(图 16-41)。用两把血管钳夹住疝囊前壁，切一小口，如疝囊内有腹腔内容物，还纳入腹腔。用一示指经内口处伸入腹腔，弄清疝囊与腹壁下动脉的关系，进一步证实是斜疝还是直疝。左示指伸入疝囊内顶起，右手示指裹一盐水纱布将疝囊与周围组织钝性分离，直至疝囊颈(图 16-42)，然后于疝囊颈高位贯穿结扎(图 16-43)，此时注意勿结扎住腹腔内容物及精索。距结扎线 0.5cm 处剪除多余疝囊(图 16-44)，该疝囊残端自动向上缩至腹内斜肌后方。

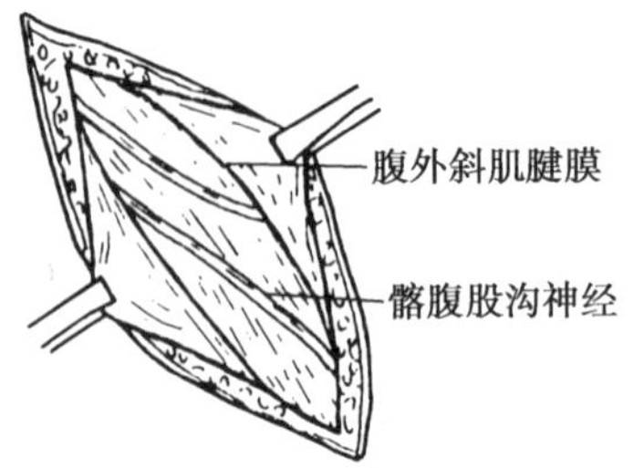

图 16-40　腹外斜肌腱膜深面分离

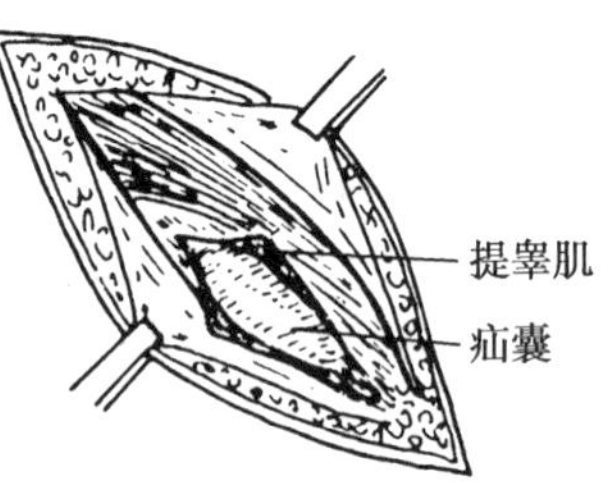

图 16-41　寻及疝囊

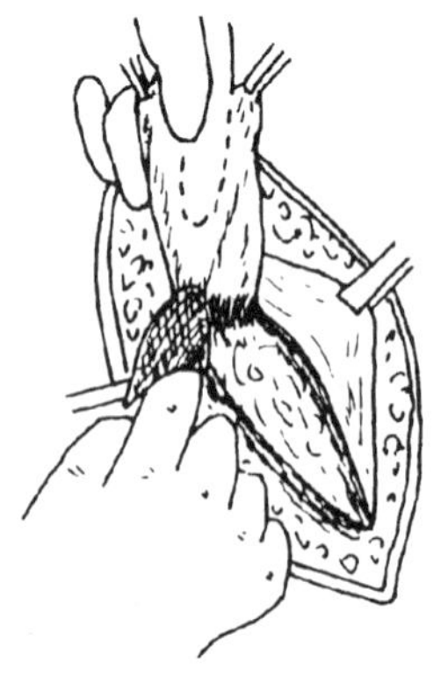
图 16-42　分离疝囊

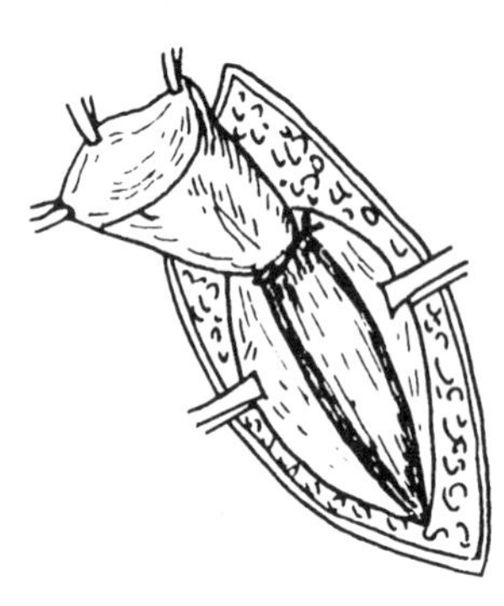
图 16-43　高位结扎疝囊

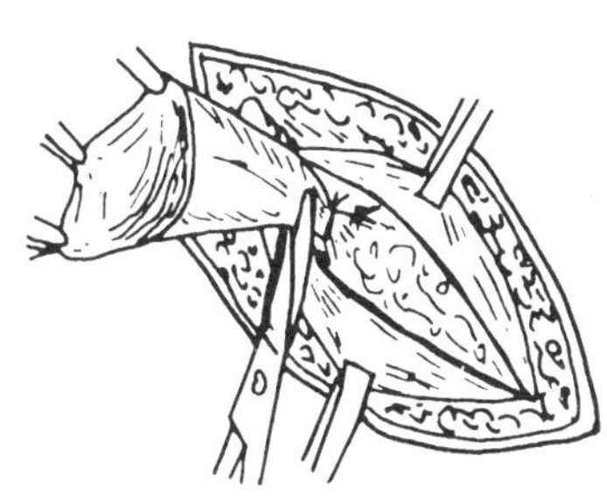
图 16-44　剪除疝囊

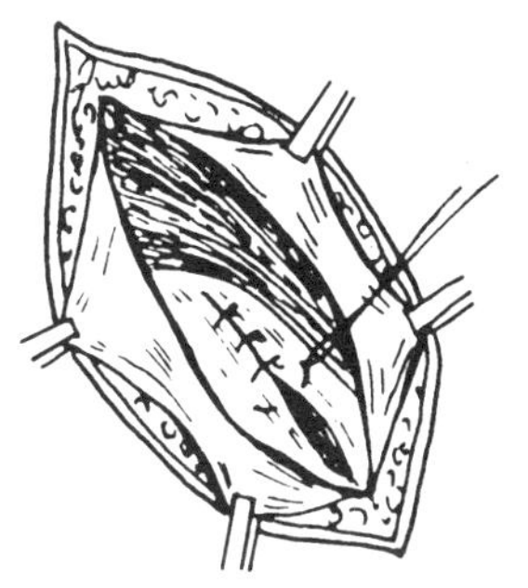
图 16-45　间断缝合提睾肌

4. 缝合腹外斜肌腱膜　完善止血后，间断缝合提睾肌(图 16-45)，再缝合腹外斜肌腱膜，腹外斜肌腱膜下端保留容小指尖的裂隙为新建外环口(图 16-46)。

5. 缝合切口　清理术区，清点核对纱布、器械无误，最后缝合皮下脂肪、皮肤(图 16-47)。

局部覆盖敷料，妥善包扎固定。

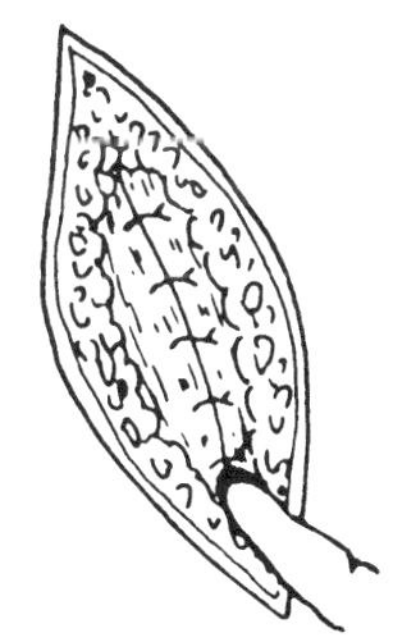
图 16-46　重建外环口

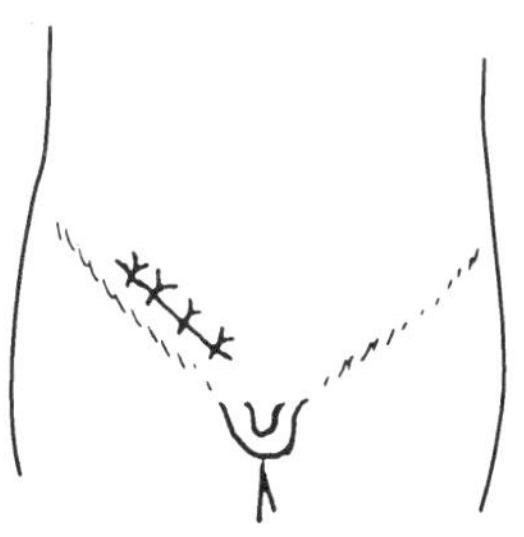
图 16-47　缝合切口

【术后处理】

1. 术后垫高阴囊，减少水肿，抬高手术侧膝部，减轻疼痛。

2. 刀口敷料处压适当重量的砂袋(300g 左右)12 小时，可减少刀口渗血。

3. 酌情应用抗生素，预防感染。

4. 术后腹胀不能进饮食者适量补液。

5. 可鼓励患者术后早期离床活动。

6. 防止增加腹压因素，如咳嗽、便秘、排尿困难。

7. 术后休息 20 天，3 个月内禁止重体力劳动。

第 7 节　腹股沟斜疝修补术

【术式概念】

腹股沟斜疝修补术，是指将疝囊高位结扎后，再将联合肌腱缝合于腹肌韧带上，并重叠缝合腹外斜肌腱膜，以加强腹股沟管前壁或后壁。

【适应证】

1. 成年人腹股沟斜疝或年长儿的腹股沟斜疝疝囊较大者，均可采用加强腹股沟管前壁疝修补术。

2. 老年人腹股沟斜疝或青壮年人腹股沟斜疝疝囊较大时以加强腹股沟管后壁为宜。

【术前准备】

同腹股沟斜疝疝囊高位结扎术。

【操作步骤】

1. 加强腹股沟管前壁疝修补术　疝囊高位结扎、间断缝毕提睾肌后(参阅腹股沟斜疝疝囊高位结扎操作步骤)，于精索前用较粗丝线间断缝合联合腱于腹股沟韧带上，注意缝合张力不应太大，缝线不要结扎太紧，缝合后的下端裂孔以能容一小指尖为度(图 16-48)，用中

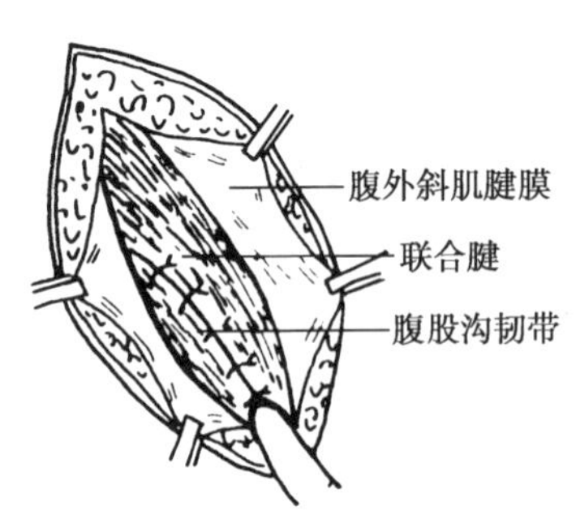

图 16-48　缝合联合腱于腹股沟韧带上

号丝线重叠缝合腹外斜肌腱膜(图 16-49)及其游离缘(图 16-50)。最后缝合切口皮下组织与皮肤。

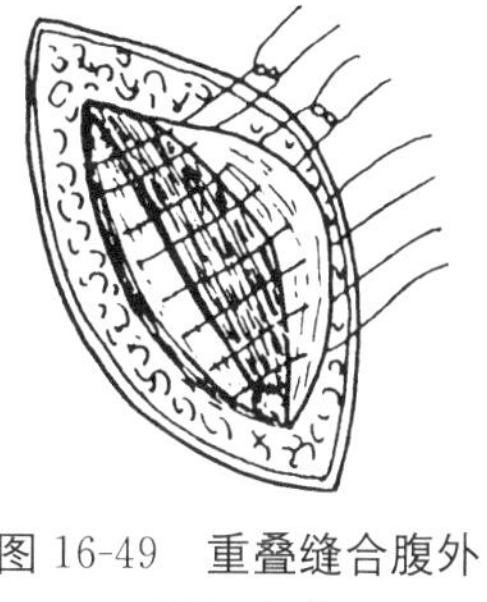

图 16-49　重叠缝合腹外斜肌腱膜

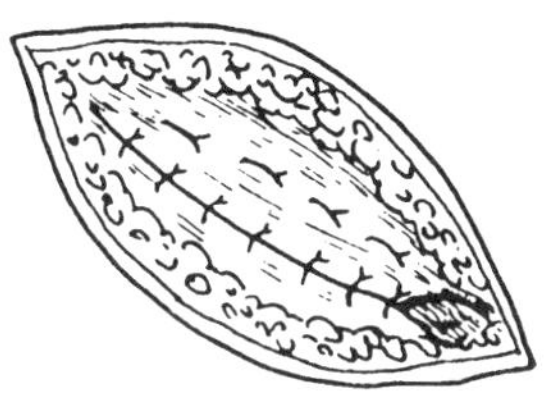

图 16-50　缝合腹外斜肌腱膜游离缘

2. 加强腹股沟管后壁疝修补术　疝囊高位结扎后(参阅腹股沟斜疝疝囊高位结扎操作步骤)，将精索游离适当长度，于精索后方将联合腱缝合于腹股沟韧带上(图 16-51)，继之适当重叠缝合腹外斜肌腱膜(图 16-52)。此时精索位于腹外斜肌膜外、皮下组织内。注意上移的精索出口大小适度，以使精索不受到挤压为原则。

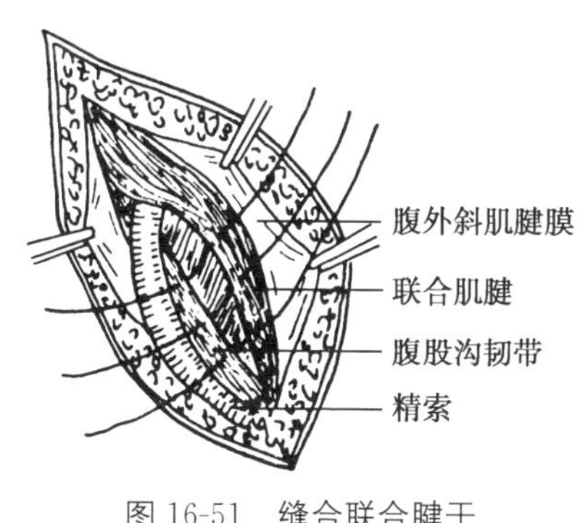

图 16-51　缝合联合腱于腹股沟韧带上

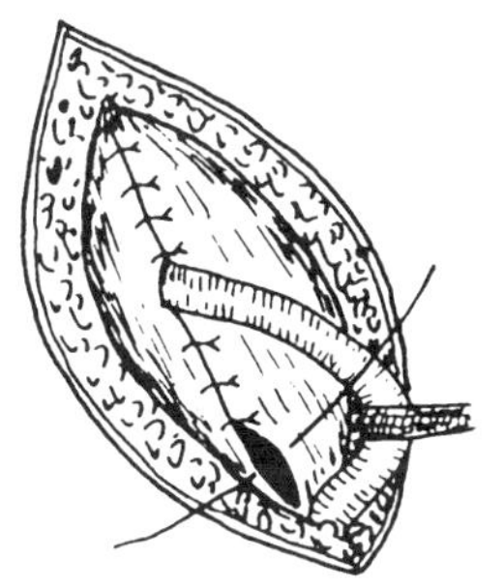

图 16-52　缝合腹外斜肌腱膜

3. 缝合切口　清理术区，清点核对纱布、器械无误，缝合皮下组织和皮肤。

【术后处理】

同疝囊高位结扎术。

第8节　阑尾切除术

【术式概念】

阑尾切除术，是指解剖、游离、结扎阑尾系膜及其血管，将病变阑尾切除，并将阑尾残端荷包包埋缝合。

【适应证】

1. 急性单纯性阑尾炎。

2. 急性阑尾炎非手术治疗无效者。

3. 急性化脓性阑尾炎合并腹膜炎症状者。

4. 反复发作的慢性阑尾炎。

【术前准备】

1. 急性阑尾炎或慢性阑尾炎急性发作者，术前应用抗菌药。

2. 如果患者较长时间不能进食或呕吐严重者应静脉输液，补充营养。

3. 常规术前备皮。

4. 通常应用腰麻或硬脊膜外腔阻滞麻醉，单纯性阑尾炎腹壁薄弱者，也可用局部浸润麻醉，如为小儿可用全身麻醉或基础麻醉加局部浸润麻醉。

【操作步骤】

1. 消毒铺巾　患者取仰卧位，碘酒、酒精消毒皮肤，铺无菌巾及手术单。

2. 切口选择　常用的切口有二种，一种是阑尾切口即斜切口(图 16-53)，适用于诊断明确，体征局限于右下腹的阑尾炎；另一种是经腹直肌外缘的右下腹直切口(图 16-54)，适用于诊断不十分明确或腹膜炎体征较广泛者，以便于术中检查其他脏器、清除脓液或有可能作切口延长者。切口的长短取决于阑尾的位置和腹壁的厚薄，通常为 5～8cm。

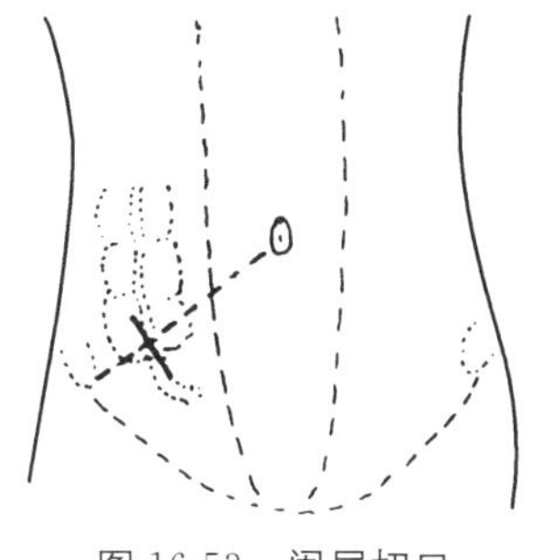

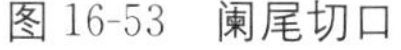

图 16-53　阑尾切口

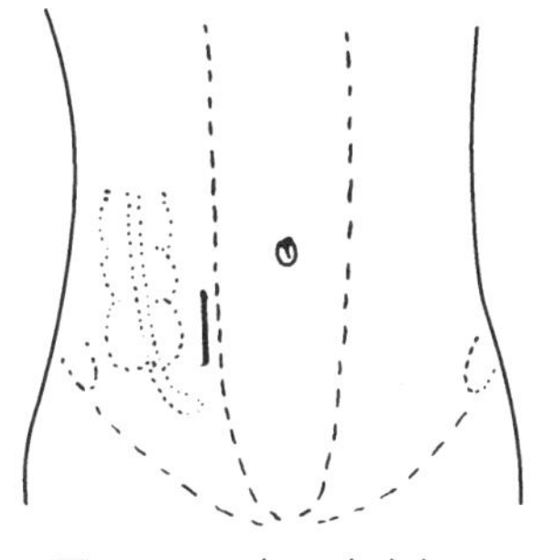

图 16-54　右下腹直切口

3. 切开腹壁　现以阑尾切口为例，切开皮肤和皮下组织，显露腹外斜肌腱膜，先于中间切开一小口，沿纤维方向用剪刀剪开，长度与皮肤切口相等(图 16-55)，术者和助手各持一把中弯血管钳，交替插入腹内斜肌和腹横肌纤维内，撑开分离，直达腹膜(图 16-56)，然后，用两只小型直角拉钩拉开腹内斜肌和腹横肌的裂口，显露腹膜，再用两把血管钳夹住腹膜，并轻轻提起，注意不要把内脏一起夹住，用刀切开腹膜少许(图 16-57)，再换用剪刀沿皮肤切口方向剪开腹膜(图 16-58)，剪开腹膜时，必须避免损伤腹腔内脏器。如有脓液溢出，则应用吸引器及时吸尽，或用干纱布蘸除。

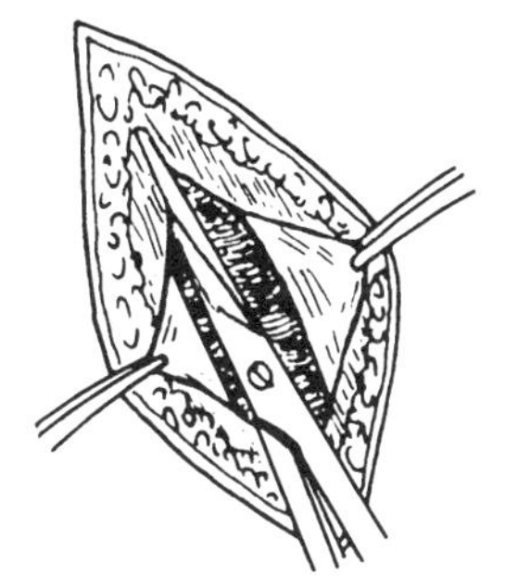

图 16-55　切开腹外斜肌腱膜

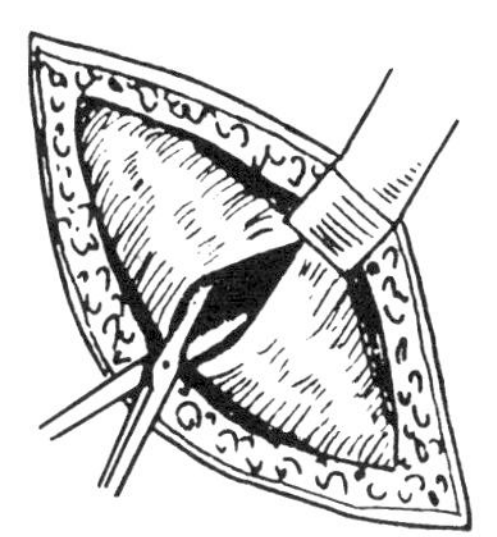

图 16-56　分离腹内斜肌和腹横肌

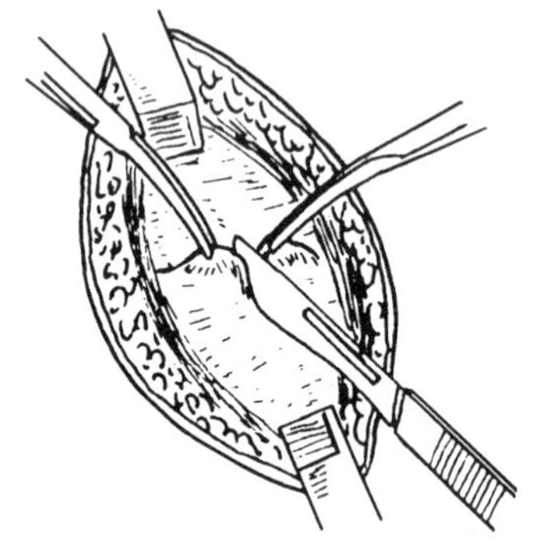

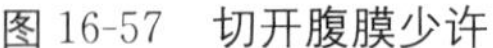
图 16-57　切开腹膜少许

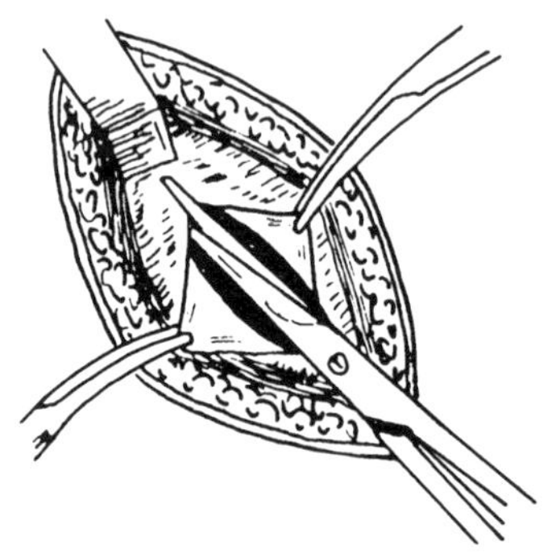
图 16-58　剪开腹膜

4. 寻找切除阑尾　进入腹腔后，首先于右髂窝用手指或卵圆钳提起盲肠，沿结肠带于盲肠末端汇合处找到阑尾根部(图 16-59)，如有小肠或大网膜遮盖在盲肠和阑尾表面，则需用拉钩将其向左侧牵开，或用手指将粘连于阑尾表面的组织分开，用爪形肠钳或组织钳将阑尾轻轻提出腹腔外，显露阑尾系膜，用血管钳在阑尾系膜根部的无血管区穿透一孔，引出两根丝线(图 16-60)，上下各结扎一道，于两结扎线之间剪断阑尾系膜，为安全起见，近端系膜再结扎或缝扎一道，用血管钳压

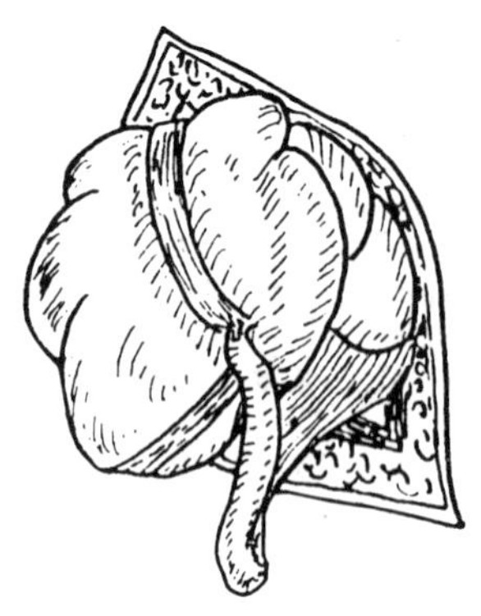
图 16-59　寻及阑尾

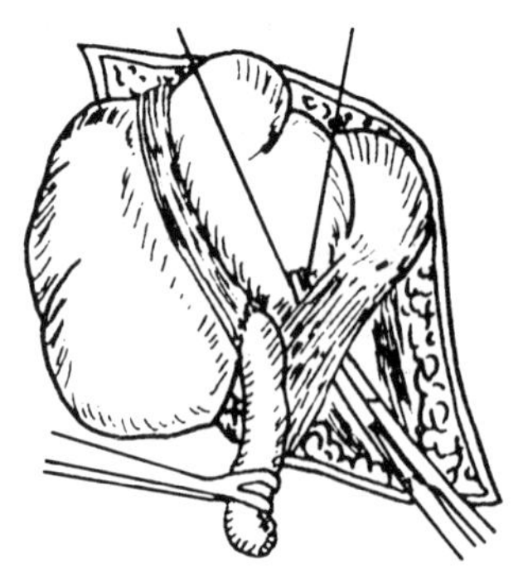
图 16-60　系膜根部引出二根结扎线

榨阑尾根部，在压榨处用 1 号丝线单纯结扎二道(图 16-61)，注意二道结扎线应稍有距离。在距结扎线远端约 0.5cm 处，夹一把血管钳，紧靠血管钳用刀切断阑尾(图 16-62)，切断之前，用纱布妥善保护周围组织，切断时应小心，不使残端污染附近腹壁和腹腔内脏器。

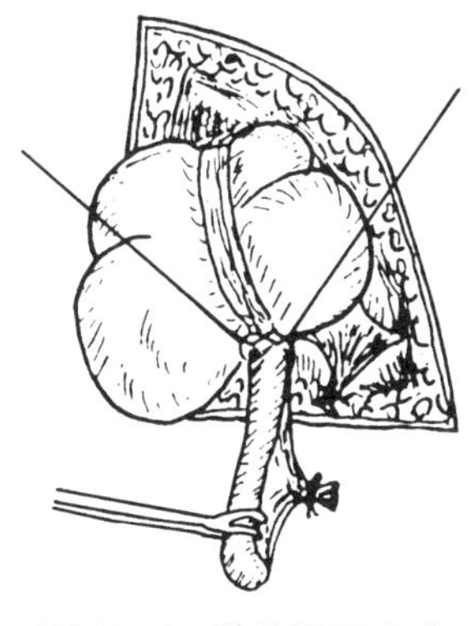

图 16-61　结扎阑尾系膜

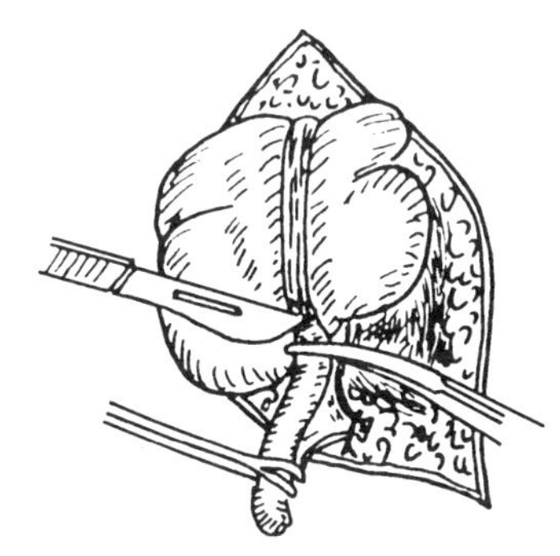

图 16-62　切除阑尾

阑尾残端用酒精反复擦拭后，在盲肠壁上距阑尾根部约 0.5cm 处，用丝线缝合一圈，助手用血管钳将阑尾残端向内推入，术者收紧荷包缝线并打结(图 16-63)，必要时再于局部作浆肌层加固缝合 2～3 针(图 16-64)。

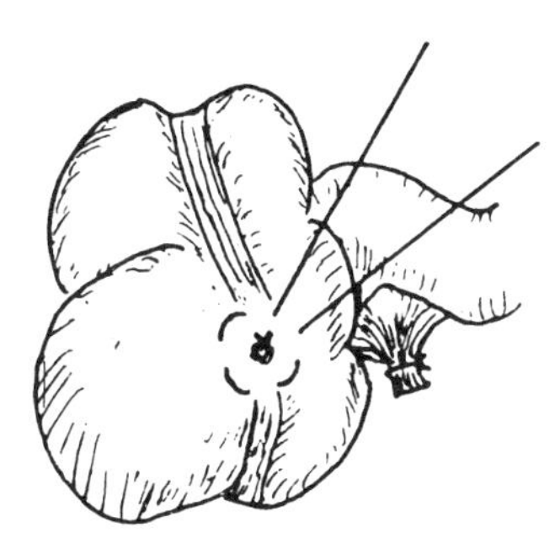

图 16-63　荷包缝合包埋阑尾残端

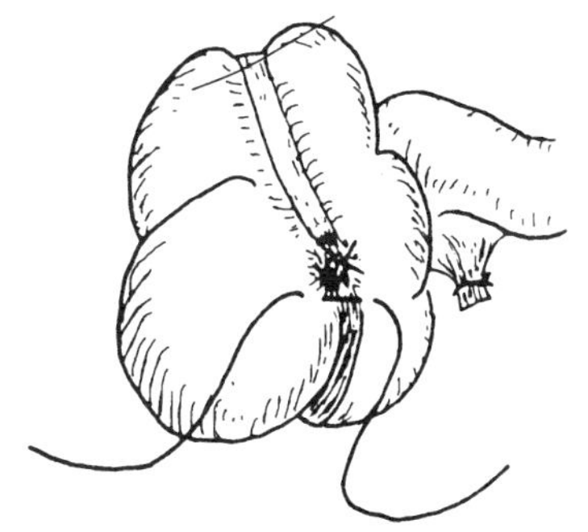

图 16-64　浆肌层加固缝合

如果由于粘连等原因，阑尾不能游离和提出切口外时，则可采用逆行切除法。先牵拉盲肠，显露阑尾根部(图 16-65)，在阑尾根部，紧靠阑尾壁用血管钳穿过阑尾系膜，用血管钳压榨阑尾根部，然后带过丝线(图 16-66)，双重结扎阑尾根部。在结扎线远端 0.5cm 处，夹一把血管钳，紧靠血管钳切断阑尾根部(图 16-67)。用酒精棉球擦拭阑尾两断端后，再用血管钳依次分段钳夹、切断阑尾系膜(图 16-68)，直至阑尾切除，分别结扎或缝扎阑尾系膜。

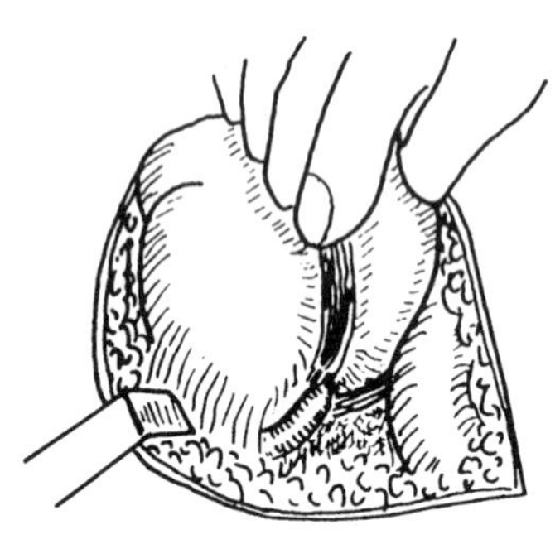

图 16-65　显露阑尾根部

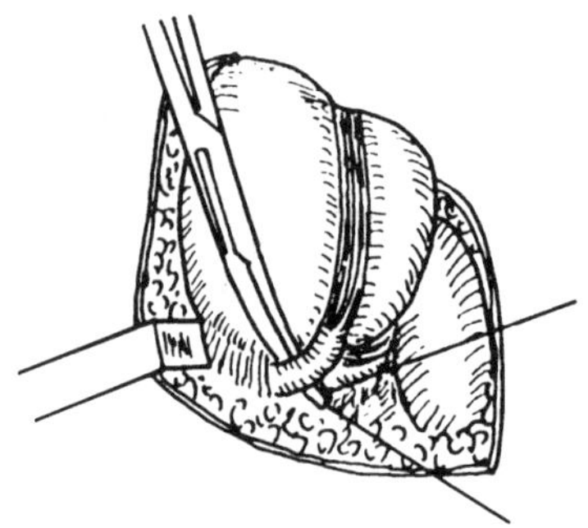

图 16-66　阑尾根部穿过结扎线

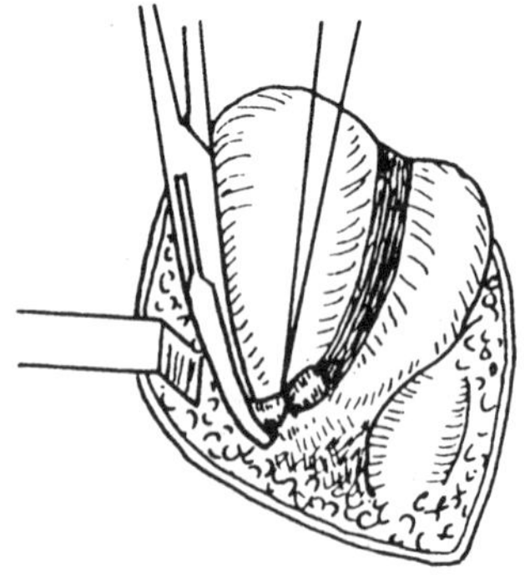

图 16-67　结扎、切断阑尾

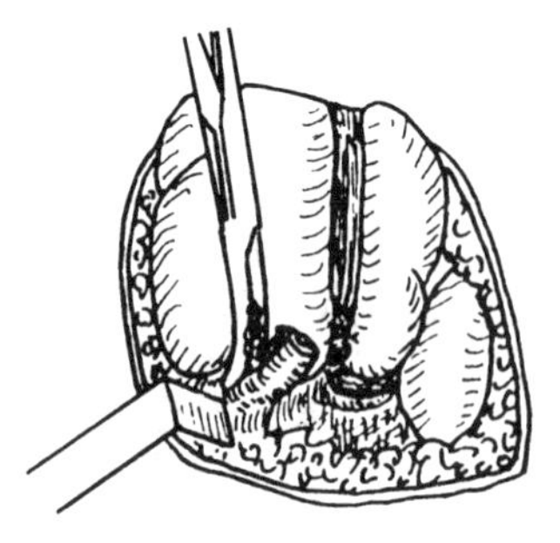

图 16-68　逐渐切断阑尾系膜

如果发现阑尾位于盲肠后、腹膜外时，则应在盲肠外侧切开腹膜(图 16-69)，游离盲肠后壁，即可显露阑尾(图 16-70)，然后再行阑尾切除。

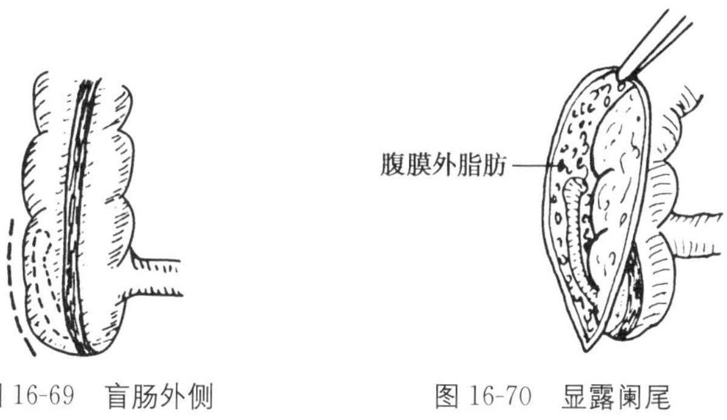

图 16-69　盲肠外侧切开腹膜　　图 16-70　显露阑尾

5. 缝合切口　检查阑尾残端和系膜结扎处无出血后，1 号丝线间断缝合腹膜(图 16-71)，一般未穿孔或穿孔早期，腹腔脓液不多时，吸尽脓液后不必放引流。反之，如果腹膜炎严重，脓液较多，术毕则应放硅胶管或橡胶管引流。清理腹腔，注意清点核对纱布、器械无误，依次缝合腹外斜肌腱膜(图 16 72)、皮下组织及皮肤。

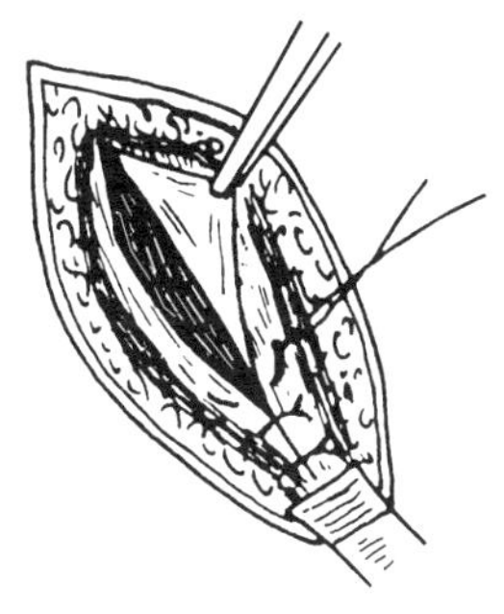

图 16-71　缝合腹膜

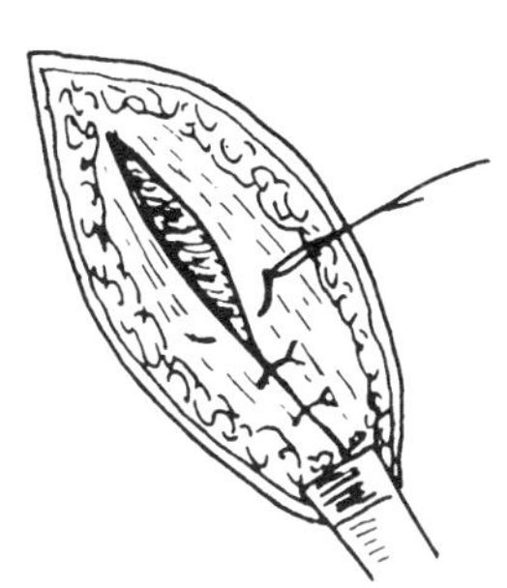

图 16-72　缝合腹外斜肌腱膜

【术后处理】

1. 输液，全身应用抗生素。

2. 腹膜炎严重者应禁食，维持水电解质平衡。

3. 有橡胶管引流者，术后4～7天去除引流管。

第9节　阑尾周围脓肿切开引流术

【术式概念】

阑尾周围脓肿切开引流术，是指对急性阑尾炎形成阑尾周围脓肿患者，单纯进行脓肿切开引流，而不急于处理阑尾本身，隔3～6个月后可再行阑尾切除术。如有可能，也可同时行阑尾切除术。

【适应证】

1. 阑尾炎非手术治疗后发现右下腹炎性肿块继续增大，特别是超过10cm以上，并经B型超声波检查探及液性暗区者。

2. 肿块虽无增大，但体温、脉率及白细胞计数继续升高者。

3. 发生于老年或儿童时，一般以及早切开引流为宜。

【术前准备】

同阑尾切除术。

【操作步骤】

1. 消毒铺巾　平卧位，碘酒、酒精消毒皮肤，铺无菌巾及手术单。

2. 切口　切开步骤与阑尾切除相同。但切口应略小些。

3. 引流脓液　小心切开水肿的腹膜，用两只拉钩拉开腹膜边缘，手指扪摸和了解肿块周围界限，用纱布围绕肿块周围，备好吸引器，在波动感最明显处穿刺抽得脓液，切一小口，用手指轻轻插入脓腔内，适当扩大切口(图16-73)，再经此孔插入吸引器头，吸尽脓液，如阑尾显露于脓腔内，可将其切除，否则，不宜勉强分离粘连，寻找阑尾。吸尽脓液后，脓腔自动缩小，再用生理盐水冲洗脓腔，最后于脓腔内放置烟卷引流两根(图 16-74)，也可放入双套管引流。

分离脓肿时，注意避免分开其余脓腔壁，以防脓液流向腹腔其他部位。

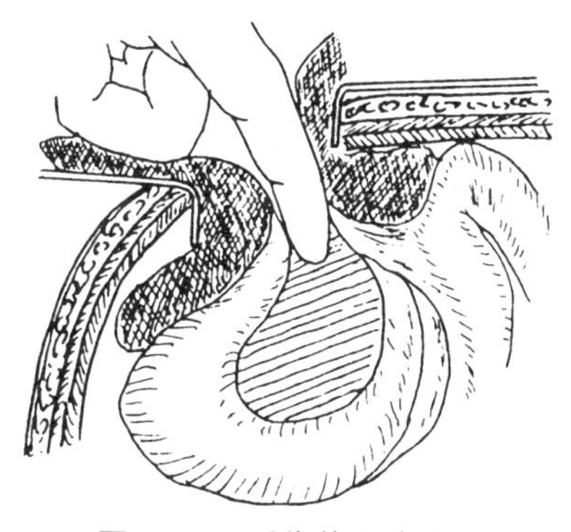
图 16-73　手指伸入脓腔内

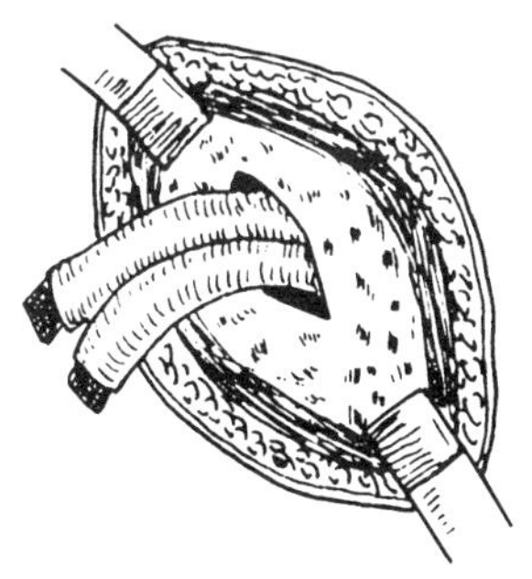
图 16-74　置入烟卷引流

4. 缝合切口　清理术区，注意清点核对纱布、器械无误，放入引流物后，逐层缝合腹壁切口。

【术后处理】

1. 一般处理与阑尾切除术后基本相同。

2. 放置烟卷引流者，术后第 2 天开始更换外层敷料，以后根据渗出物多少，及时换药。换药时应酌情松动或逐渐向外适当拔除引流物，一般在 5～7 天全部拔除。放置双套管引流者，可于术后适当予以冲洗，待脓性分泌物明显减少后，逐渐拔除引流管。

3. 告诉患者 3～6 个月后，可二次手术切除阑尾，以防复发。

4. 阑尾周围脓肿切开引流后，若换药不当或拔除引流物过早，可形成腹腔残余脓肿或腹壁窦道，为了预防残余脓肿或窦道形成，换药时应根据脓腔闭合情况逐渐拔除引流物，必要时可延至 10 天以后全部拔除，以便脓液引流彻底，脓腔自基底逐渐闭合。

第 10 节　小肠部分切除吻合术

【术式概念】

小肠部分切除吻合术，是指将病变肠段连同所属的肠系膜切除，并结扎相应的肠系膜血管，然后将肠管两断端靠拢，行端端吻合术，以恢复肠道的连续性，并缝闭肠系膜。

【适应证】

1. 肠管肿瘤或炎性病变引起肠管狭窄致肠梗阻者。

2. 因外伤、肠梗阻或肠系膜血管栓塞致肠管坏死者。

3. 各种原因所致的肠破裂或肠穿孔，不适用于肠修补者。

【术前准备】

1. 积极纠正一般情况、有脱水或酸中毒时，先予以纠正水电解质紊乱；有休克症状时最好待一般情况改善后再进行手术，必要时也可在抢救休克的同时进行手术。

2. 应用抗生素，防治感染。

3. 做好输血准备。

4. 清洗局部皮肤。

5. 术前禁食，插胃肠减压管。

6. 一般可应用硬脊膜外腔阻滞麻醉，小儿可用全麻，病情危重者可用局部浸润麻醉。

【操作步骤】

1. 消毒铺巾　患者取仰卧位，碘酒、酒精消毒铺巾，铺无菌巾及手术单。

2. 切开探查　一般多选用右侧腹直肌切口，逐层切开腹壁各层组织，进入腹腔寻及病变处肠管，确定拟切除范围，并将其提至腹部切口外，用盐水纱布围住肠管，保护切口及腹腔不受污染。

3. 切除肠管　用血管钳呈扇形分次钳夹、切断拟切除的肠系膜，妥善贯穿结扎近侧血管断端(图 16-75)，如为恶性肿瘤，肠系膜应切至其根部，否则，不需切除过多。用两把长直血管钳以 45 度角夹住拟切断部位的肠管，自两钳之间分别切断肠管(图 16-76)。

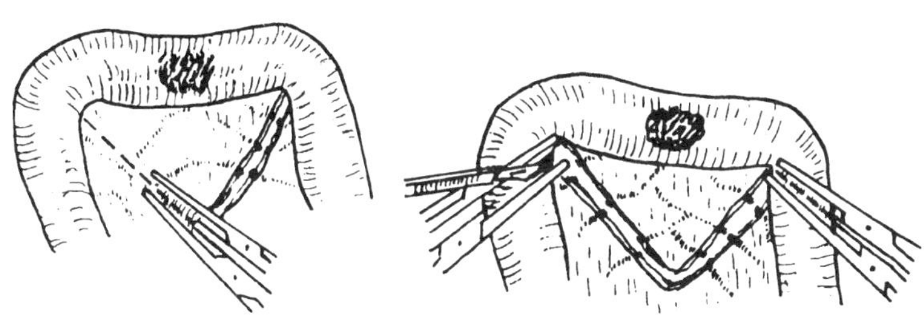

图 16-75　扇形切断肠系膜　　　　图 16-76　切除肠段

4. 肠管吻合　一般多采用开放式端对端肠吻合，用套有橡皮管的肠钳距断端 3～5cm 处轻轻夹住肠管，以防肠内容物外溢，切去断端被钳夹的肠管组织，吸除肠腔内容物，将两肠管断端仔细止血，再使两肠管断端及其系膜对正，于两断端后壁距边缘 0.5cm 处用中号丝线作全层连续缝合(图 16-77)，于肠管前壁距边缘 0.5cm 处作全层内翻缝合(图 16-78)，注意勿

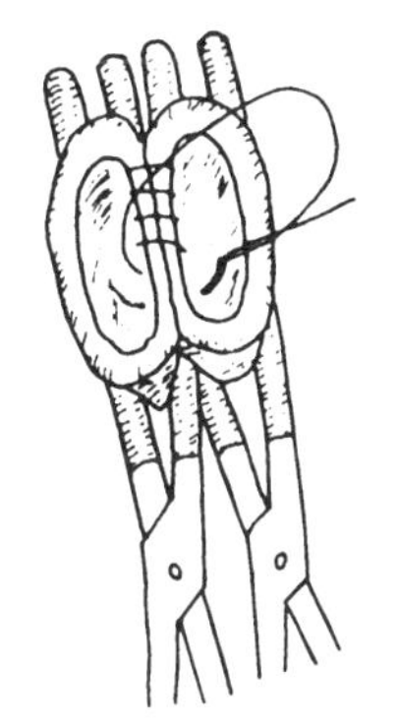

图 16-77　全层连续缝合吻合口后壁

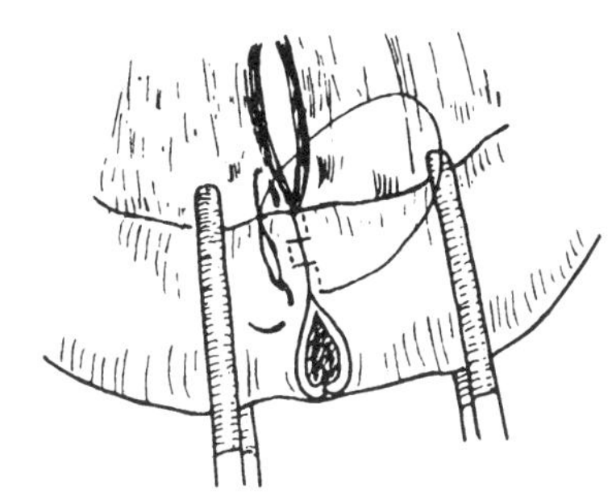

图 16-78　全层内翻缝合吻合口前壁

翻入肠壁过多，以免造成吻合口狭窄。去除肠钳，于吻合口处前、后壁各作一层浆肌层间断缝合(图 16-79)，用细丝线间断缝合肠系膜断端，检查吻合口能容拇指尖端即说明其通畅(图 16-80)。注意勿使吻合口处张力过大，以免影响吻合口愈合。

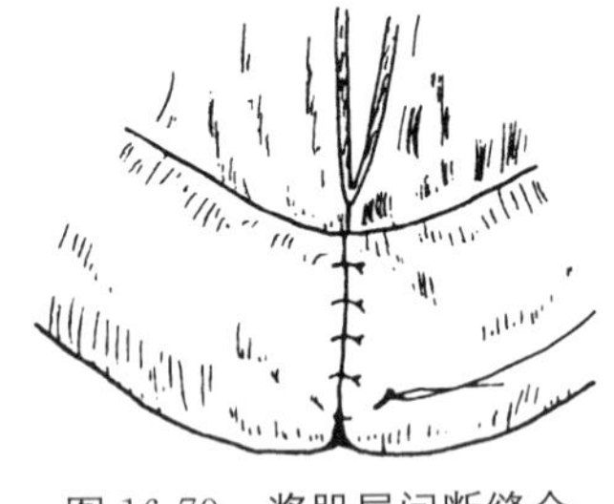
图 16-79　浆肌层间断缝合

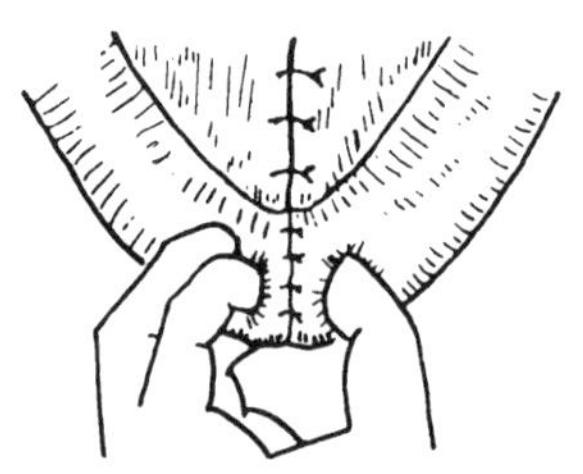
图 16-80　检查吻合口

若肠管口径较细者(如小儿肠管)，肠吻合时各层以间断缝合为宜，以防吻合口狭窄。

5. 缝合切口　清理腹腔，注意清点核对纱布、器械无误，逐层缝合腹壁切口。

【术后处理】

1. 患者清醒后如无休克表现即取半坐位。

2. 禁食，持续胃肠减压至肠蠕动恢复正常。静脉输液维持营养及水电解质平衡。

3. 继续应用抗生素，防治感染。

4. 当肠蠕动恢复正常、有肛门排气而无腹胀时，即拔除胃管开始进流食，3～4 日后如无不适改进稀软易消化食物。

第 11 节　胃肠穿孔修补术

【术式概念】

胃肠穿孔修补术，是指将胃肠道穿孔予以缝合，以阻止胃肠道内容物继续外溢，同时清除腹腔内的漏出物或渗液。

【适应证】

1. 胃、十二指肠溃疡穿孔无幽门梗阻、溃疡出血及恶性变者。

2. 腹部外伤后致胃肠道小范围破裂或穿孔者。

【术前准备】

1. 有中毒性休克、脱水和酸中毒者应先予以静脉输液，以纠正水、电解质紊乱，并应用抗菌药物。

2. 禁食，插胃管行持续胃肠减压。

3. 一般用硬脊膜外腔阻滞麻醉或全身麻醉，患者全身情况危重时可用局部浸润麻醉。

4. 清洗腹部皮肤。

【操作步骤】

1. 消毒铺巾　患者仰卧位，碘酒、酒精消毒皮肤，铺无菌巾及手术单。

2. 切开　右上腹直肌切口或正中旁切口，切开皮肤逐层进入腹腔。

3. 探查修补　首先清除腹腔内渗液及由穿孔处漏出的胃肠内容物。寻找出穿孔位置，在穿孔的周围距边缘约0.3～0.5cm处与胃或肠管长轴平行方向，用细丝线作全层间断缝合(图16-81)，轻轻结扎缝线将穿孔闭合，缝线暂不剪断，待全部修补缝合完毕后再一块剪线(图16-82)，结扎时勿用力过大，以免缝线割破组织。

胃十二指肠溃疡穿孔时，如果穿孔较大，或穿孔周围组织水肿严重，瘢痕组织过多，可先用一块大网膜将穿孔遮盖或填塞后(图16-83)，再结扎缝线(图16-84)。

4. 清理腹腔　用大量温生理盐水冲洗腹腔，冲洗时操作要轻，以免加重对患者的刺激，并应注意两侧膈下及盆腔的冲洗。穿孔时间较久，腹腔污染严重者或因病情危重不允许彻底冲洗腹腔时，于左、右下腹部作斜切口分别放置卷烟式引流或腹腔引流管。

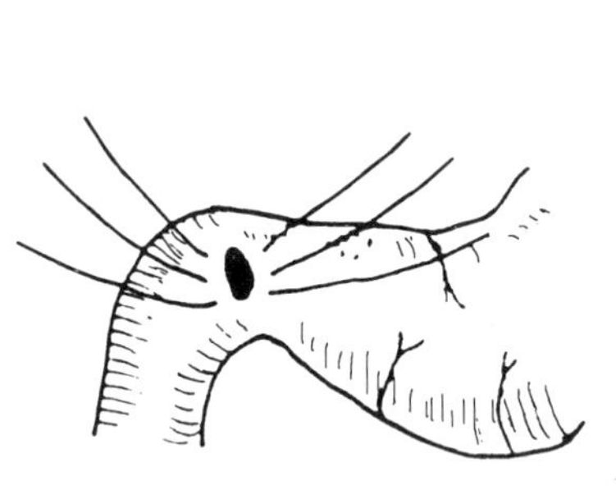
图 16-81　全层间断缝合

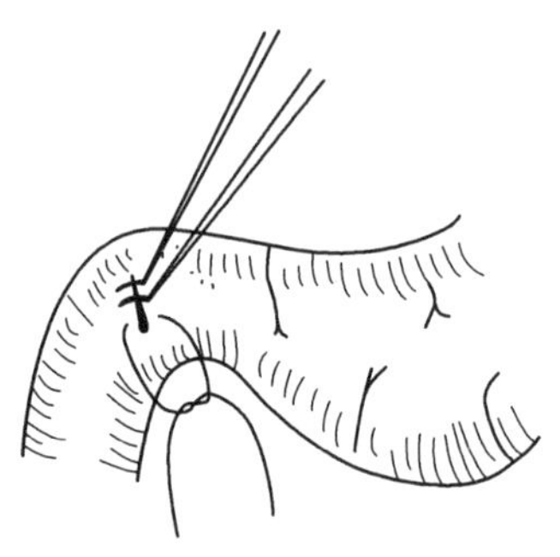
图 16-82　逐一结扎缝线

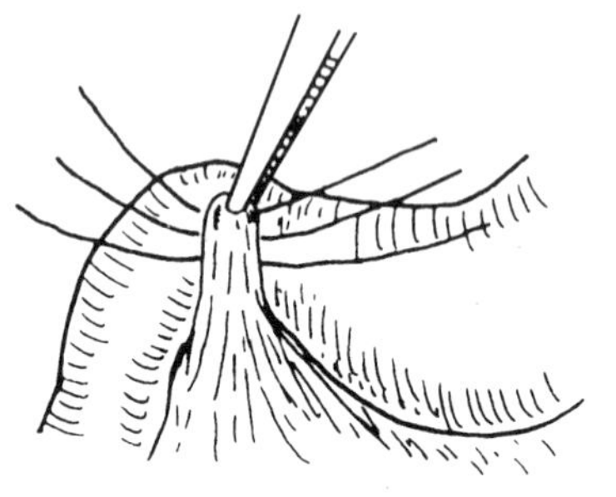
图 16-83　填塞网膜组织

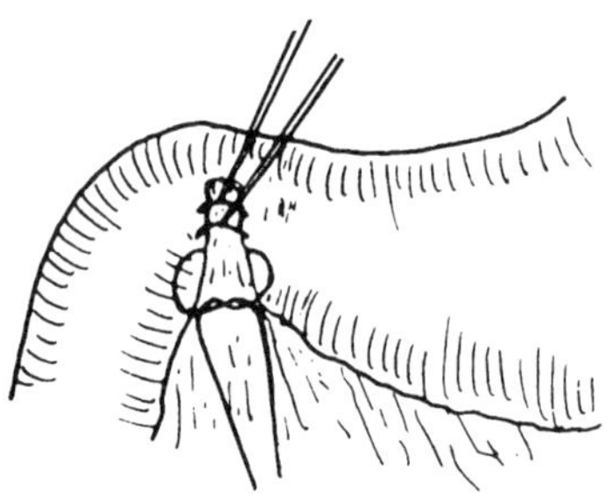
图 16-84　结扎缝线

5. 缝合切口　注意清点核对纱布、器械无误，逐层缝合腹壁切口。

【术后处理】

1. 术后取半坐位。

2. 禁食，持续胃肠减压至肠蠕动恢复正常。静脉输液维持营养及水电解质平衡。

3. 继续应用抗生素，防治感染。

4. 当肠蠕动恢复正常、有肛门排气而无腹胀时，即拔除胃管。

5. 术后3～4日如情况正常可开始进流质饮食，1～2周后如无不适逐渐改进稀软易消化食物。

第12节　胃大部切除术

【术式概念】

胃大部切除术，是指切除包括幽门窦全部在内的胃组织的3/5～4/5，然后再将胃残端与小肠进行吻合，恢复胃肠的连续性。

【适应证】

1. 主要用于治疗胃、十二指肠溃疡病经长期保守治疗无效、症状严重者。

2. 胃、十二指肠溃疡病引起幽门梗阻或急性大出血者。

3. 胃、十二指肠溃疡病急性穿孔且患者溃疡病史长、症状重、穿孔后腹腔污染轻、全身一般情况尚好者。

【术前准备】

1. 因呕吐长期不能进食者，应静脉输液纠正水电解质平衡失调。

2. 对严重贫血者适当给予输血。

3. 术前2～3日吃流食，术前一日禁食；严重梗阻者术前应禁食2～3日，每晚用生理盐水洗胃，以减轻胃壁水肿。

4. 清洗腹部皮肤。

5. 手术当日晨放置胃管吸引胃液。

6. 通常应用硬脊膜外腔阻滞麻醉，也可采用全身麻醉。

【操作步骤】

胃大部切除后保留的胃必须与肠道吻合，其方式多种多样，主要有两大类，即胃十二指肠吻合(图16-85)和胃空肠吻合(图16-86)，胃空肠吻合方法通常又有结肠前吻合法(图16-87)和结肠后吻合法(图16-88)，最常用者为结肠前胃空肠吻合，现以结肠前胃空肠吻合术为例，介绍操作步骤如下。

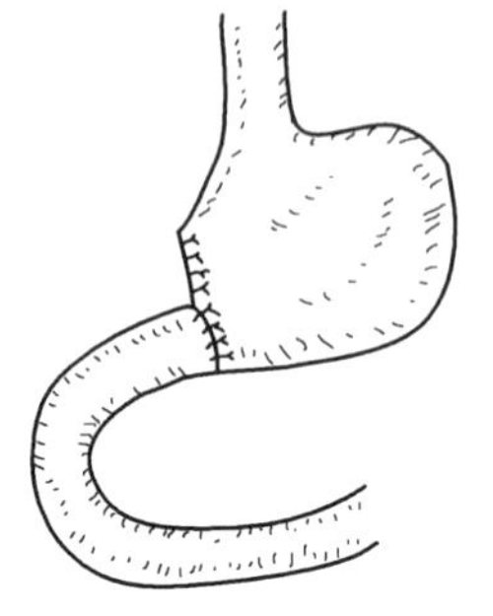
图 16-85　胃十二指肠吻合

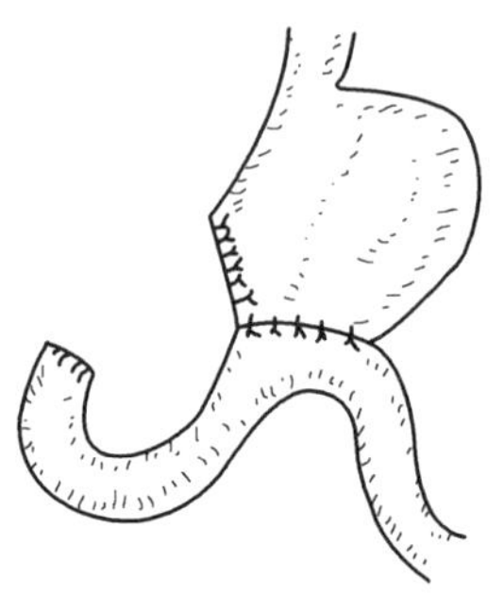
图 16-86　胃空肠吻合

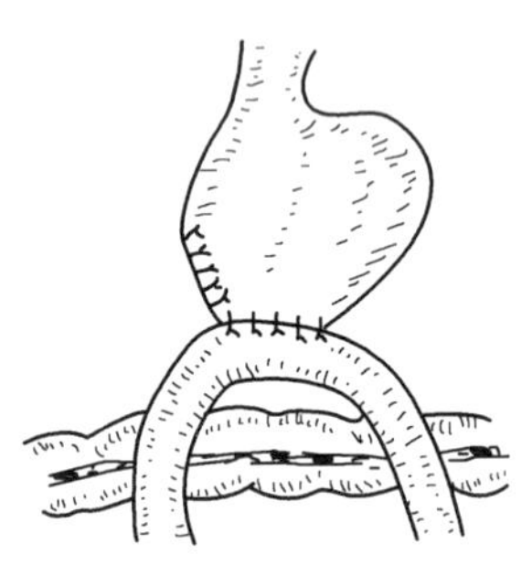
图 16-87　结肠前胃空肠吻合

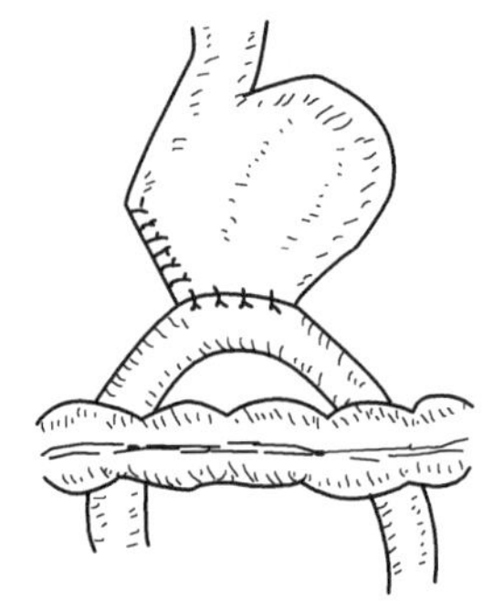
图 16-88　结肠后胃空肠吻合

1. 消毒铺巾　患者取仰卧位，碘酒、酒精消毒皮肤，铺无菌巾及手术单。

2. 切开探查　右上腹直肌切口或右上腹正中旁切口，进入腹腔，显露胃、十二指肠及其所属血管，检查病变情况，确定切除范围(图 16-89)。

3. 游离胃大、小弯　如为溃疡穿孔，应先将穿孔处缝闭，防止胃肠内容物继续漏出。于胃结肠韧带无血管区打开一小口，然后向两侧依次钳夹，切断胃结肠韧带(图 16-90)，断端予以贯穿结扎或单纯结扎，根据胃切除的范围大小于拟切除线以上 1～2cm 处钳夹、切断、结扎胃网膜左动、静脉，此处注

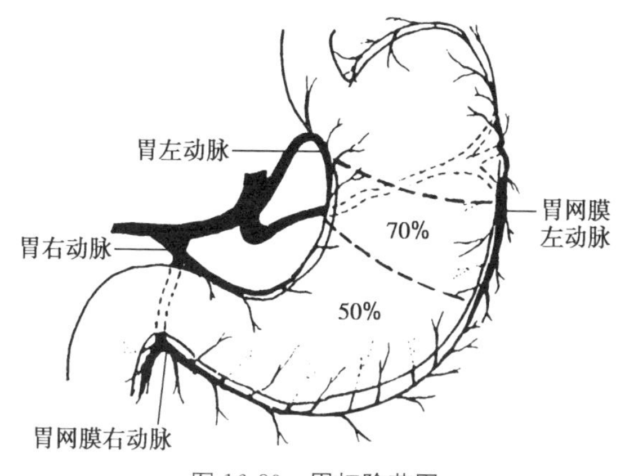

图 16-89　胃切除范围

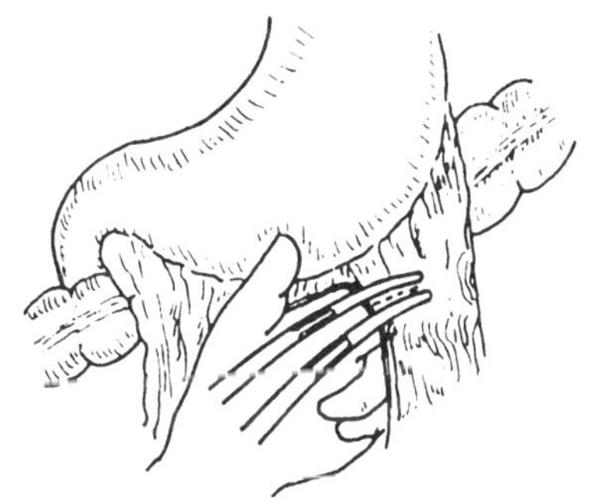

图 16-90　切断、结扎胃结肠韧带

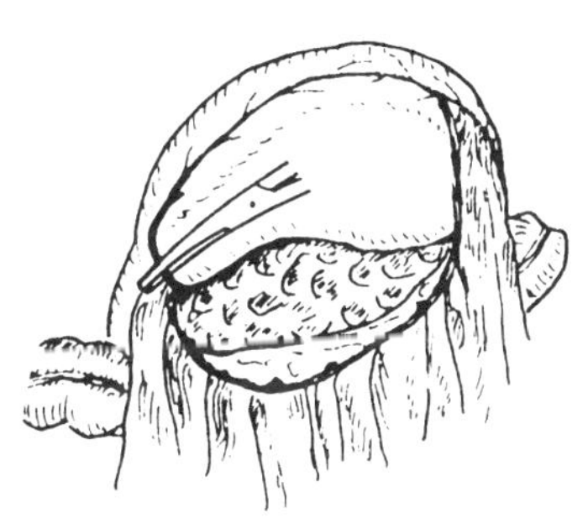

图 16-91　切断、结扎胃网膜右动、静脉

意勿伤及结肠中动脉；以同样方法，切断结扎胃网膜右动、静脉(图 16-91)。再以同样的方法钳夹、切断、结扎肝胃韧带及胃右动、静脉(图 16-92)及胃左动、静脉。

4. 切断及缝闭十二指肠残端　用两把大直止血钳夹住十二指肠近幽门处，自两钳之间切断十二指肠，注意不可切除十二指肠过多，以防闭合十二指肠残端困难或损伤胆总管胰管开口处，以纱布遮盖幽门处断端，缝闭十二指肠断端(图 16-93)，

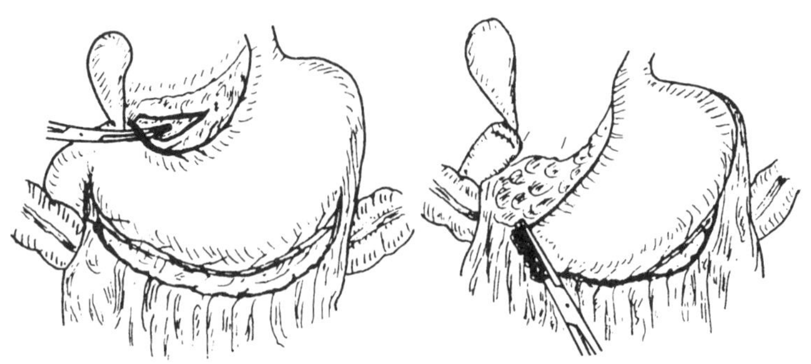

图 16-92　切断、结扎肝胃韧带及胃右动、静脉　　图 16-93　切断、缝闭十二指肠

缝合方法为先用细丝线连续贯穿缝合钳夹的十二指肠残端前后壁，再放松夹闭十二指肠残端的止血钳，一边慢慢抽出止血钳，一边同时拉紧此连续缝合线，两端分别结扎，两角处再分别做浆肌层半荷包包埋缝合，再间断浆肌层包埋缝合中间部分(图 16-94)。

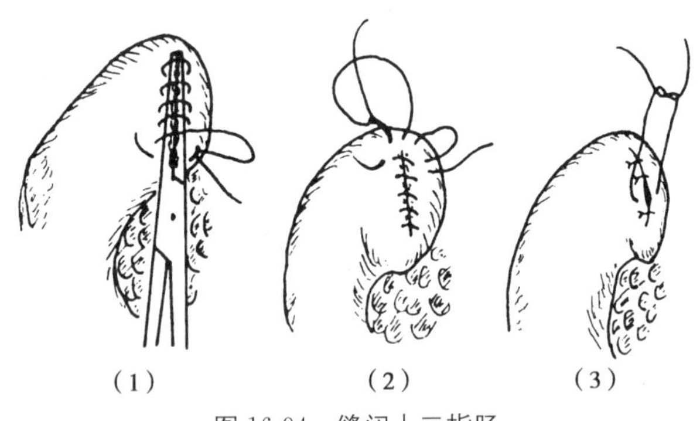

(1)　(2)　(3)

图 16-94　缝闭十二指肠

5. 切除部分胃体行胃空肠吻合　用胃钳及直血管钳钳夹并切断拟切除的胃体(图 16-95)，连续缝闭部分胃小弯侧(图 16-96)，再行浆肌层包埋缝合。距十二指肠空肠约 15cm 处提起空肠绕过横结肠，以其近端对胃大弯、远端对胃小弯与胃后壁对

合，以细丝线将拟吻合处空肠两端分别与胃大、小弯处缝合一针作牵引固定，两牵引线间以细丝线将胃肠作浆肌层间断缝合，作为吻合口后壁的外层缝合(图 16-97)，距缝线 0.5～1cm 处切开吻合口后壁胃壁浆肌层，显露结扎黏膜下血管(图 16-98)，剪开黏膜(图 16-99)，吸净胃内容物，用肠钳夹住吻合口两端空肠，距缝线 0.5cm 处切开空肠，使切口与胃的断端开口等长，切除被夹持的胃断端组织，自切口一端开始，以中号丝线作后壁全层连续缝合，作为吻合口后壁的内层缝合(图 16-100)，以全层内翻缝合法，缝合吻合口前壁的内层(图 16-101)，此层缝合结束时，于切口的一端打结。再以细丝线作浆肌层间断缝合，作为吻合口前壁的外层缝合(图 16-102)。此时胃空肠吻合完毕。

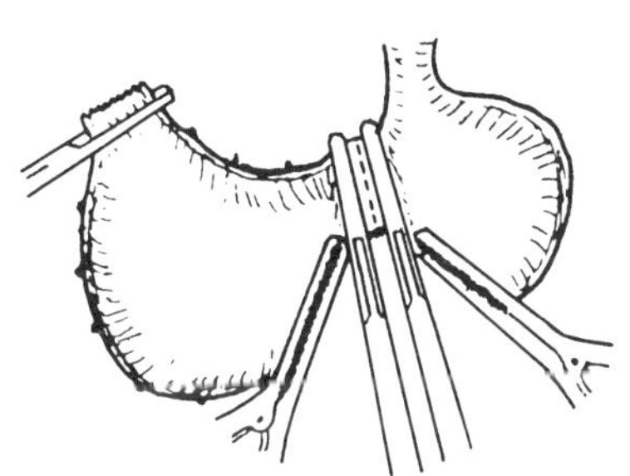

图 16-95　钳夹、切断胃体

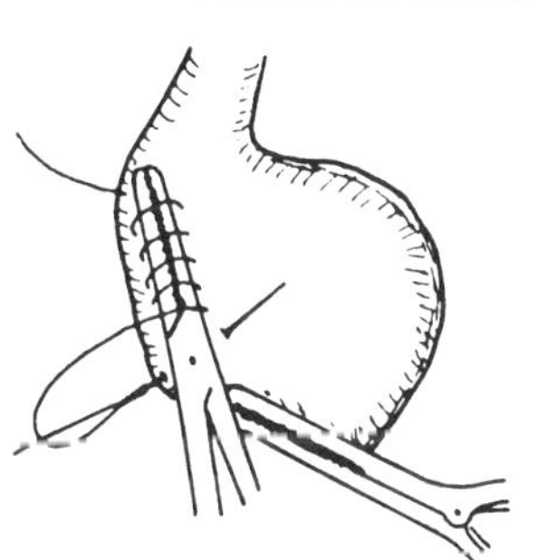

图 16-96　缝闭胃小弯侧

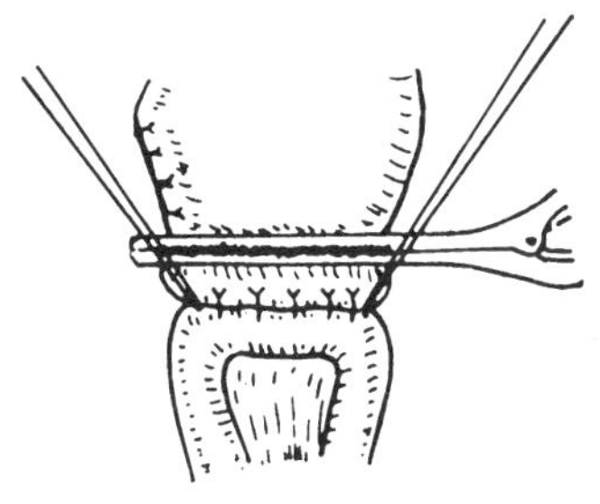

图 16-97　间断缝合浆肌层
(吻合口后壁外层)

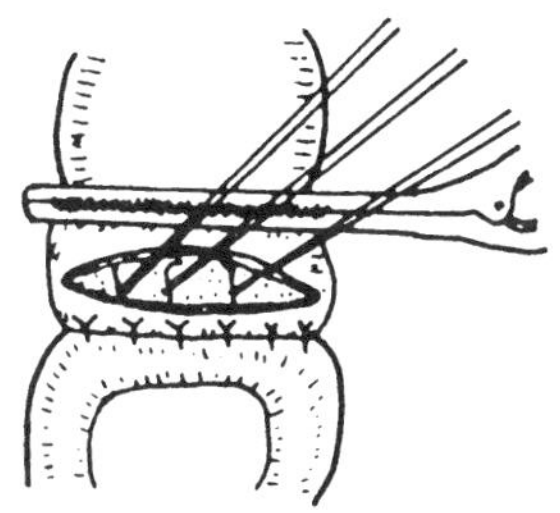

图 16-98　结扎黏膜下血管

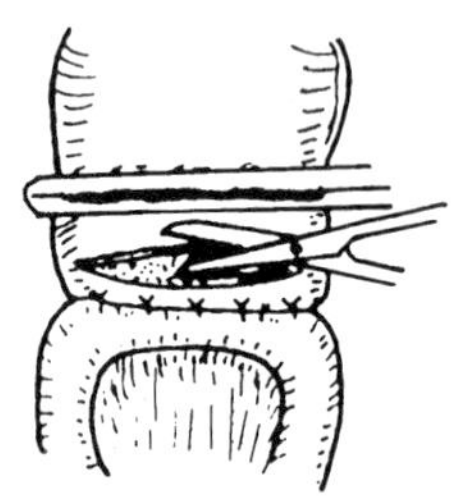

图 16-99　剪开胃黏膜

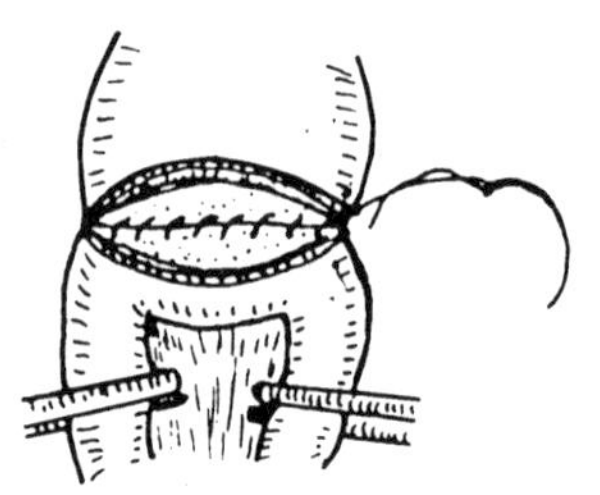

图 16-100　全层连续缝合吻合口后壁(吻合口后壁内层)

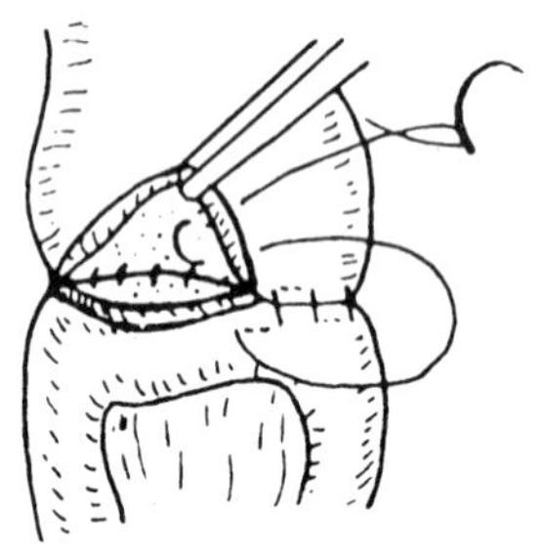

图 16-101　全层内翻连续缝合吻合口前壁(吻合口前壁内层)

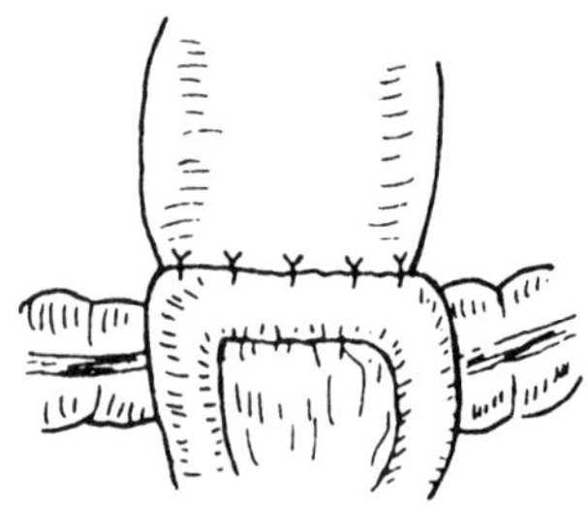

图 16-102　间断缝合浆肌层(吻合口前壁外层)

6. 缝合切口　清理腹腔，注意清点核对纱布、器械无误，逐层缝合腹壁切口。若估计腹腔渗出物较多，可于右下腹安放腹腔引流管。

【术后处理】

1. 患者清醒后如无休克取半卧位。

2. 维持水电解质平衡及营养，禁食并输液。术后 48～72 小时胃肠蠕动恢复后，即可拔除胃管，开始进少量流质食物。

3. 应用抗生素，防治感染。

4. 腹腔安放引流管者，可于术后 2～3 天拔除。

第13节 幽门环肌切断术

【术式概念】

幽门环肌切断术，是指将肥厚的幽门环肌纵行切开，使幽门部黏膜自然充分膨出，以解除小儿因先天性幽门肥厚所致的幽门梗阻。

【适应证】

先天性肥厚性幽门狭窄、梗阻严重，经非手术治疗无效者。

【术前准备】

1. 禁食，纠正脱水及电介质紊乱，根据情况可输液或输血，并改善病儿营养状态。

2. 术前放置胃管行胃肠减压。

3. 可用基础麻醉加局部浸润麻醉，也可用全身麻醉。

【操作步骤】

1. 消毒铺巾　患儿取仰卧位，酒精消毒皮肤，铺无菌巾及手术单。

2. 切开显露幽门　右侧肋缘下斜切口或右上腹直肌切口，逐层切开腹壁，显露肥厚的幽门部。

3. 切断幽门肥厚括约肌　左手拇指与示指捏住幽门肥厚部提至切口外，在其前上无血管区，沿肿物全长纵行切开(图16-103)，先切开浆膜及肥厚肌肉浅部(图16-104)，然后用刀柄或止血钳钝性分离肥厚肌肉深部至黏膜下层，使黏膜在切开处膨出(图16-105)。

术中应注意切断全部肌纤维，否则症状不能完全解除；也应注意勿损伤黏膜层，在分离十二指肠端黏膜时尤应注意(图16-106)。分离完毕后，将胃内气体挤入十二指肠，检查黏膜是否完整。如发现黏膜破裂应以细丝线缝合，并以大网膜覆盖，以免胃肠内容物外漏引起腹膜炎。切开处勿需缝合，但须注意止血。

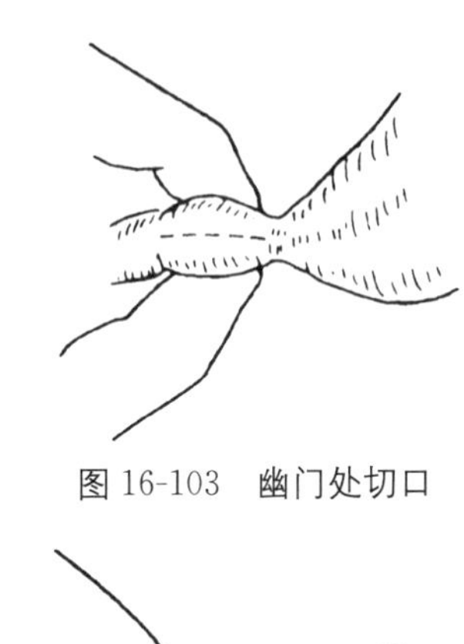
图 16-103　幽门处切口

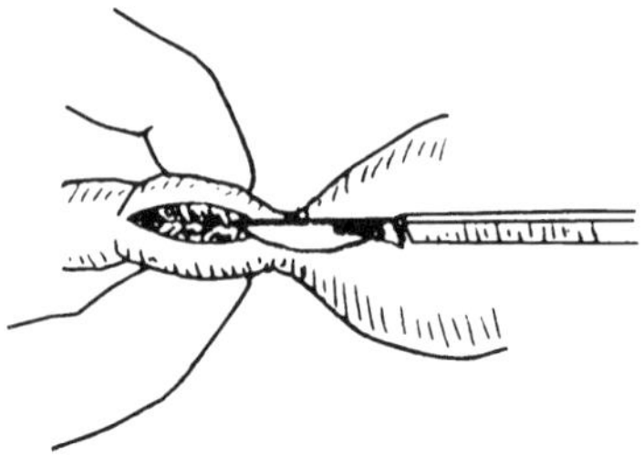
图 16-104　切开浆膜及肌肉

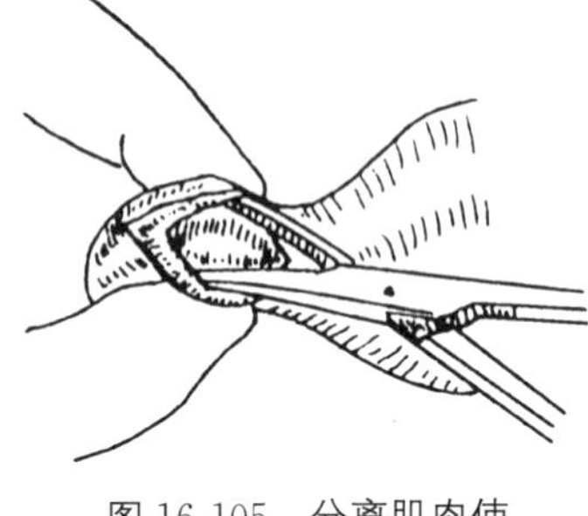
图 16-105　分离肌肉使黏膜充分膨出

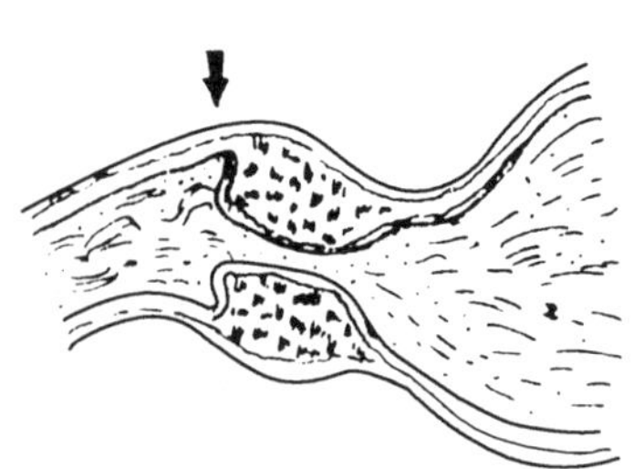
图 16-106　黏膜易被损伤处

4. 缝合切口　清理腹腔，注意清点核对纱布、器械无误，逐层缝合腹壁切口。

【术后处理】

1. 术后 6 小时开始少量进水，如无呕吐改进人乳或牛奶，逐渐增加进食量，72 小时后可恢复正常饮食量。

2. 如术后 2～3 天内有食后呕吐，可能系幽门部水肿，应禁食，并放置胃管减压，维持水电解质平衡和补充营养。

第 14 节　肝裂伤修补术

【术式概念】

肝裂伤修补术，是指对外伤性肝脏裂伤进行裂口单纯修补缝合，或用肝脏附近组织填入裂口内，然后进行缝合结扎。

【适应证】

外伤性肝裂伤伴有明显腹腔内出血或休克，且裂伤边缘较整齐，不伴有肝内重要血管和胆管损伤者应进行修补缝合术。

【术前准备】

1. 根据患者情况进行输血、输液，防治休克。

2. 应用抗生素预防感染。

3. 常规皮肤准备。

4. 一般选用全身麻醉，也可选用硬脊膜外腔阻滞麻醉。

【操作步骤】

1. 消毒铺巾　患者取仰卧位，碘酒、酒精消毒皮肤，铺无菌巾及手术单。

2. 切开控制出血　右上腹正中旁切口或右上腹直肌切口。进入腹腔后，清除积血，如肝脏裂口处继续猛烈出血或因出血无法进行检查时，可用左手示指伸入小网膜孔，拇指在肝十二指肠韧带前面，捏紧肝十二指肠韧带内的肝动脉及门静脉以暂时止血(图 16 107)，然后再继续进行探查肝脏损伤情况。

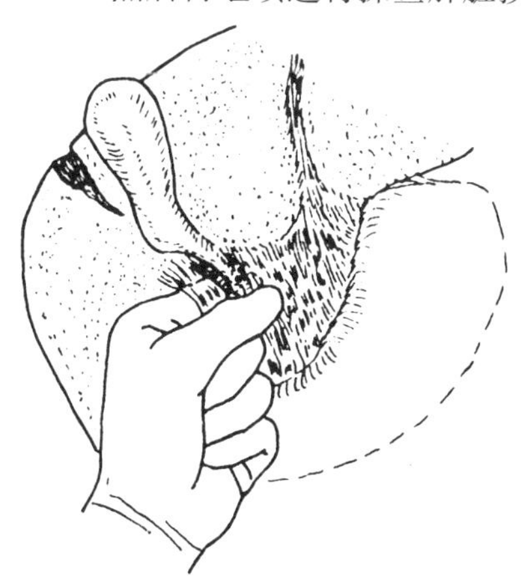

图 16-107　捏住肝十二指肠韧带暂时控制出血

3. 显露肝脏　为了增加肝脏活动度，便于探查，可以剪断左侧三角韧带，以显露肝左叶；为了探查肝下面，也可以将肝圆韧带切断结扎，并剪断镰状韧带，将肝下缘向上翻起，以显露肝的下面。

4. 缝合修补　常见的肝裂伤有线状裂伤及不规则裂伤，可分别采用不同的缝合方法。

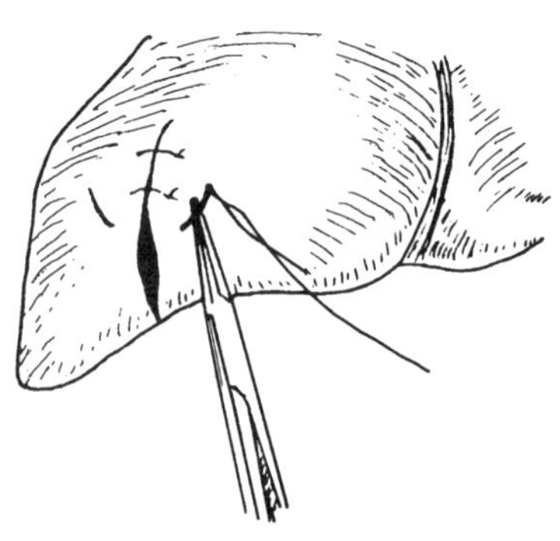

图 16-108　单纯间断缝合裂口

单纯缝合：在肝隔面或肝缘上表浅的线状裂伤，可用单纯间断缝合法修复(图 16-108)，注意缝合时缝针必须穿过裂口底部。如裂伤较深或裂口内有破碎和失活的组织，应将其切除，充分止血，结扎肉眼可见的肝管，用生理盐水冲洗干净后再进行缝合。缝合时可用大号弯圆针和经浸泡较粗肠线，距伤口边缘 1～1.5cm 作水平褥式缝合(图 16-109)，以防割裂肝组织，并保证有足够的肝组织抵抗缝线的拉力，必要时再加间断缝合(图 16-110)，肝外膜应包括在缝线之内。缝针必须穿过裂口底部以免留有死腔发生血肿和感染。

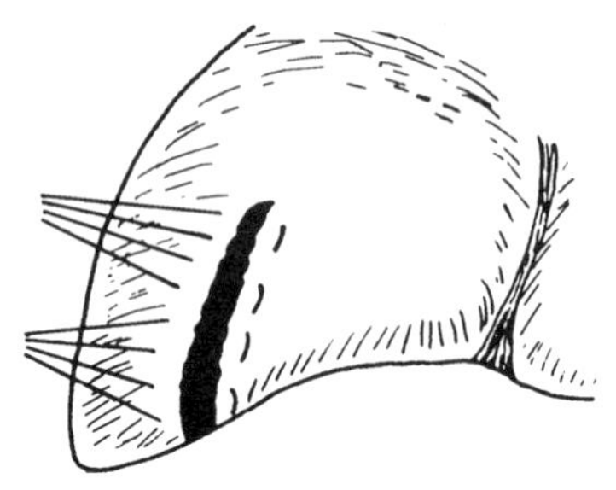

图 16-109　水平褥式缝合

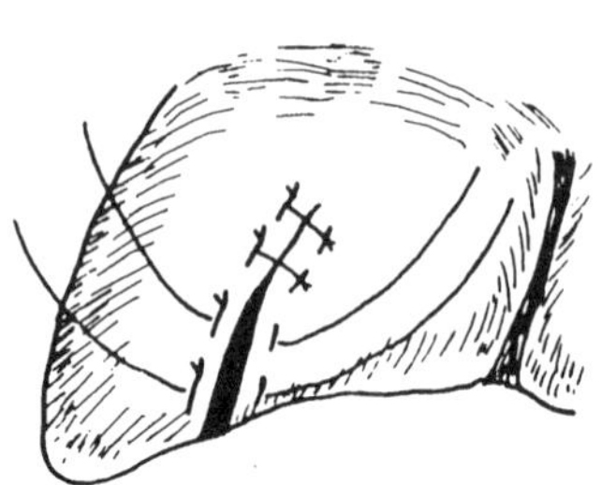

图 16-110　水平褥式加间断缝合

填塞缝合：对于不能单纯缝合的不规则裂伤或缺损较大的伤口，可用附近带蒂大网膜或止血海绵填入裂口后，再行缝合固定(图 16-111)。如创伤严重，为减轻胆管内压力，可加做胆总管 T 形管引流(图 16-112)。并可于肝损伤处置腹腔引流管。

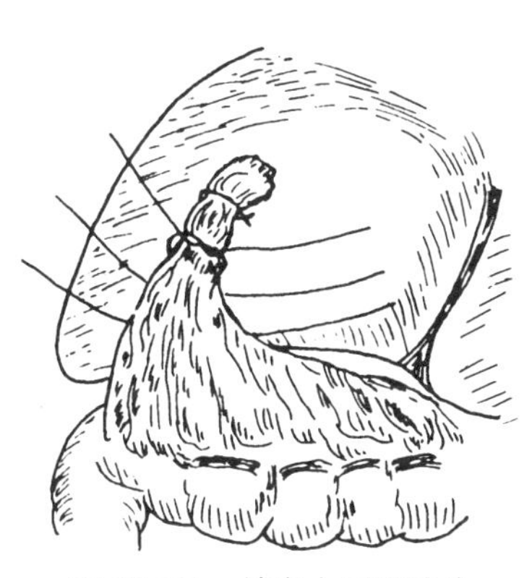

图 16-111　填塞大网膜结扎

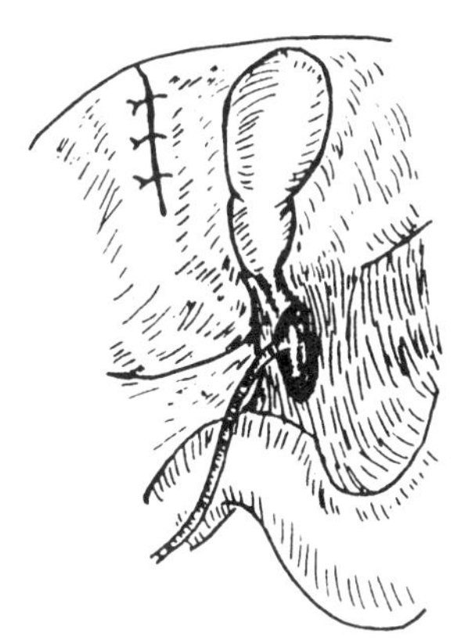

图 16-112　胆总管引流

5. 缝合切口　清理腹腔，生理盐水冲洗，注意清点核对纱布、器械无误，逐层缝合腹壁切口。

【术后处理】

1. 如为开放性肝裂伤，术后大量应用抗生素。

2. 观察腹腔引流液内有无胆汁及新鲜血液，若无胆汁及继续出血，手术后 48～72 小时可去除腹腔引流管。

3. 术后继续静脉输液，如无腹胀 24 小时后可进流质饮食。

第 15 节　胆囊切除术

【术式概念】

胆囊切除术，是指分别解剖、分离、结扎胆囊管及胆囊动、静脉，并将胆囊自胆囊床上解剖、分离、切除。

【适应证】

1. 急性化脓性胆囊炎或坏疽性胆囊炎。

2. 慢性胆囊炎或合并胆囊结石者。

3. 胆囊肿瘤。

【术前准备】

1. 急性化脓性胆囊炎或坏疽性胆囊炎时，大量应用抗生素、纠正一般情况。

2. 患者有黄疸时，肌肉注射维生素 K。

3. 清洗局部皮肤。

4. 一般可采用硬脊膜外腔阻滞麻醉，也可采用全麻。

【操作步骤】

1. 消毒铺巾　患者取平卧位，背部相当于胆囊区垫高。用碘酒、酒精消毒皮肤，铺无菌巾及手术单。

2. 切开探查　经右上腹直肌切口，逐层切开腹壁，进入腹腔，检查肝、胃、十二指肠、胰腺、胆囊、胆总管等，胆道系统尤应仔细探查，以便最后确定是否切除胆囊。

3. 切除胆囊　胆囊切除有两种方法，可酌情选择。一种是顺行切除法，手术从分离胆囊管开始，先结扎胆囊动脉，因而术中出血较少，手术野清晰，较为常用；另一种是逆行切除法，手术从分离胆囊底部开始，术中出血较多，手术野模糊，仅于胆囊管和胆总管有严重粘连、解剖关系不易辨认时用此方法。

顺行切除法：用血管钳夹住胆囊底部向上牵拉，显露肝下面与胆囊。如胆囊较膨大，在用血管钳牵拉前，先穿刺吸引减压。剪断胆囊周围粘连，将十二指肠向左下方牵开，显露肝十二指肠韧带(图 16-113)，切开胆囊管处的腹膜(图 16-114)，用止血钳谨慎地分离出胆囊管，此时注意胆囊管、胆总管和肝管正常的解剖关系以免误伤(图 16-115)，距胆总管 0.5cm 处用两把止血钳夹住胆囊管，在两把止血钳之间切断(图 16-116)，中号丝线结扎断端，注意在钳夹胆囊管时，应放松胆囊

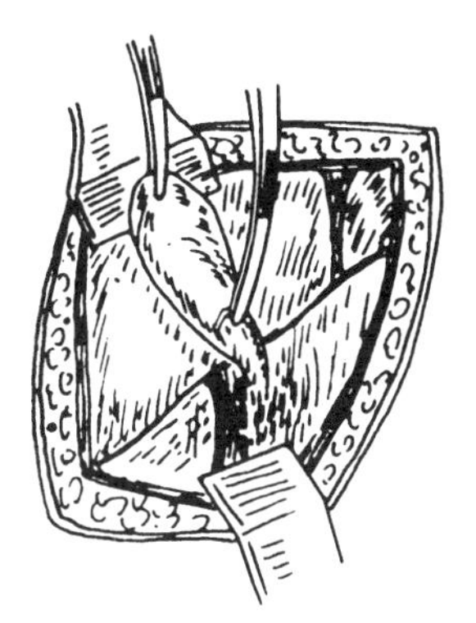

图 16-113　显露肝十二指肠韧带

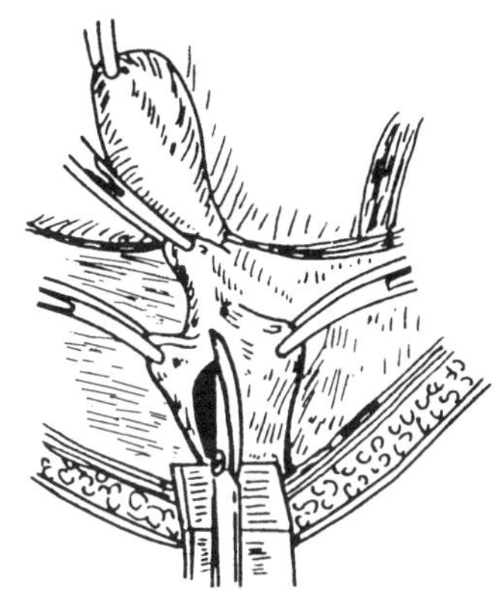

图 16-114　切开胆囊管处腹膜

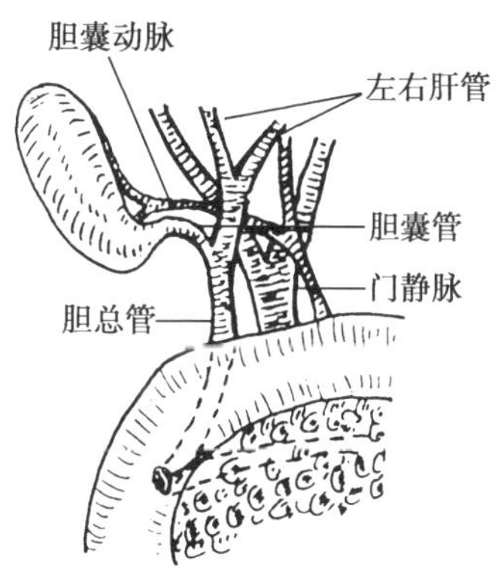

图 16-115　胆囊管、胆总管解剖关系

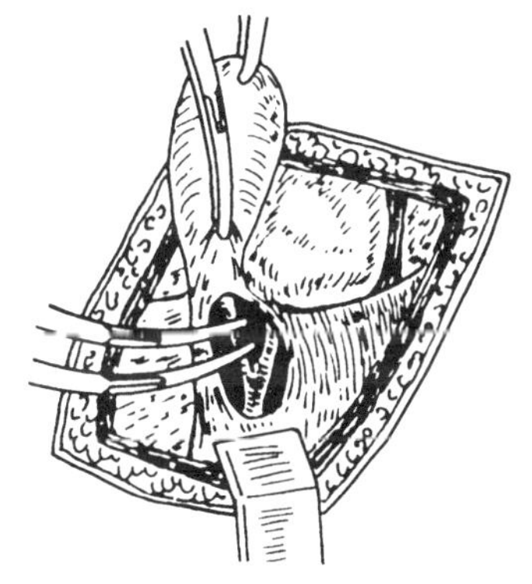

图 16-116　切断、结扎胆囊管

的牵拉，以免误伤胆总管。牵拉胆囊颈部，在其后上方用止血钳分离出胆囊动脉，并靠近胆囊结扎动脉近端（图 16-117），结扎胆囊动脉时要小心，不可拉断，如不慎断裂或结扎线松脱，可致猛烈出血，此时切不可用止血钳在血泊中盲目钳夹止血，而应以左手示指伸入网膜孔，与拇指相对压迫肝动脉（图 16-117），用吸引器吸除血液，然后略松指压，找到出血处，

钳夹结扎止血。距胆囊与肝脏连接处 1cm 于浆膜下注射生理盐水，切开胆囊浆膜(图 16-118)，用剪刀逐渐将胆囊分离切除(图 16-119)，缝合胆囊两侧留下的浆膜(图 16-120)。

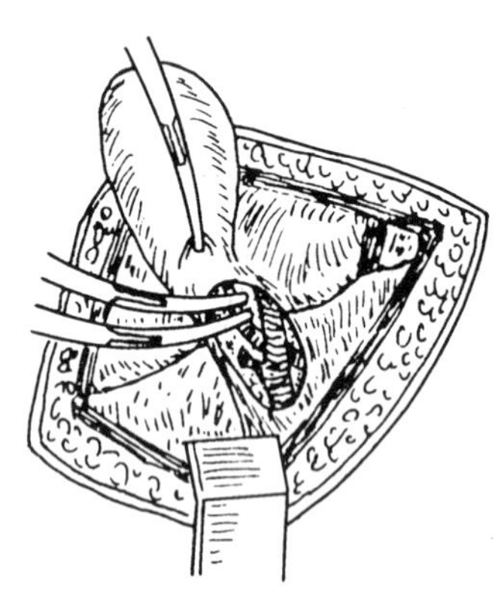

图 16-117　切断、结扎胆囊动脉

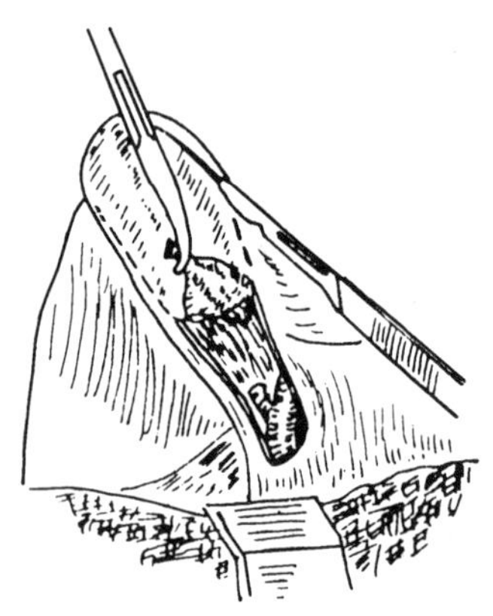

图 16-118　切开胆囊浆膜

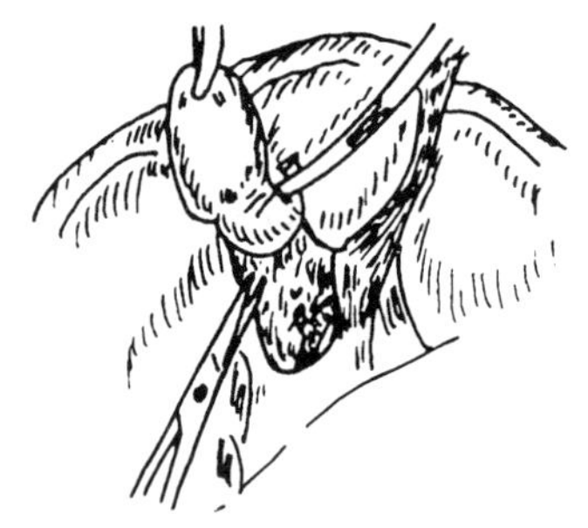

图 16-119　分离胆囊

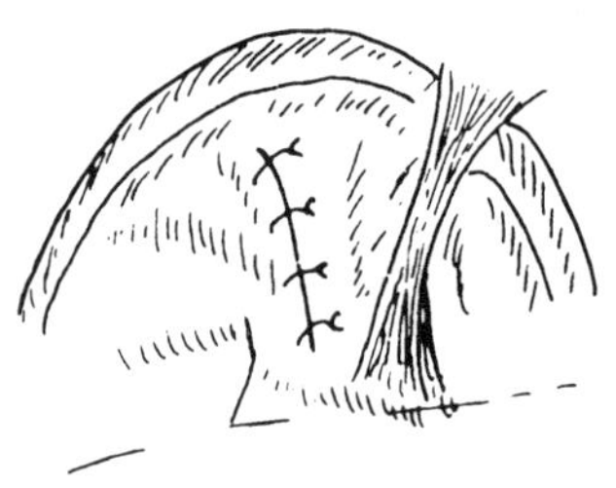

图 16-120　缝合胆囊床浆膜

逆行切除法：用组织夹住胆囊底部并拉紧，在距肝脏约 1cm 处切开胆囊两侧浆膜(图 16-121)，将胆囊在浆膜下从肝脏上进行分离(图 16-122)。如粘连严重胆囊不易分离时，可保留部分胆囊壁在胆囊床上，剥去其黏膜。分离至胆囊管后，分别钳夹、切断、结扎胆囊管及胆囊动脉(图 16-123)，然后缝合胆囊床部浆膜(图 16-124)，并在胆囊床处放置橡胶管引流。

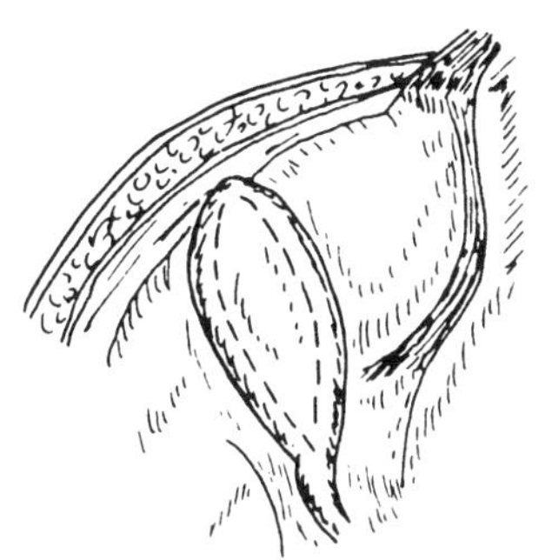
图 16-121　切开胆囊两侧浆膜

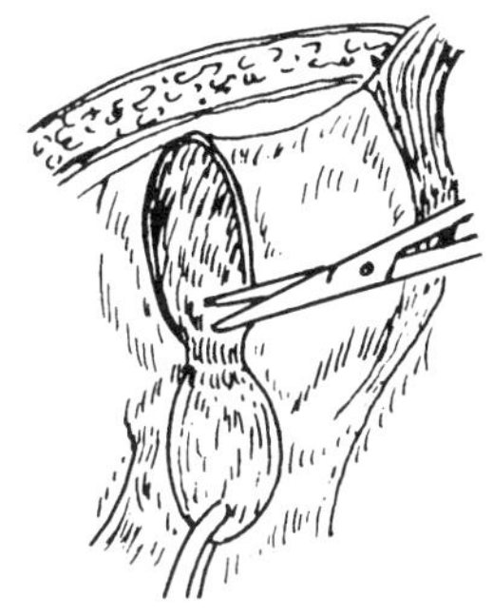
图 16-122　分离胆囊

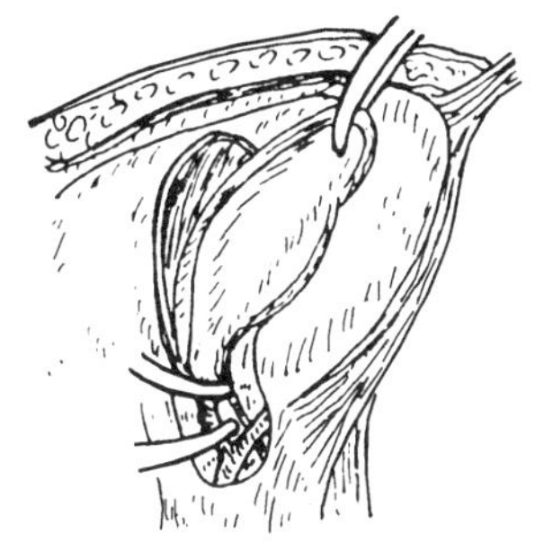
图 16-123　切断、结扎胆囊管及胆囊动脉

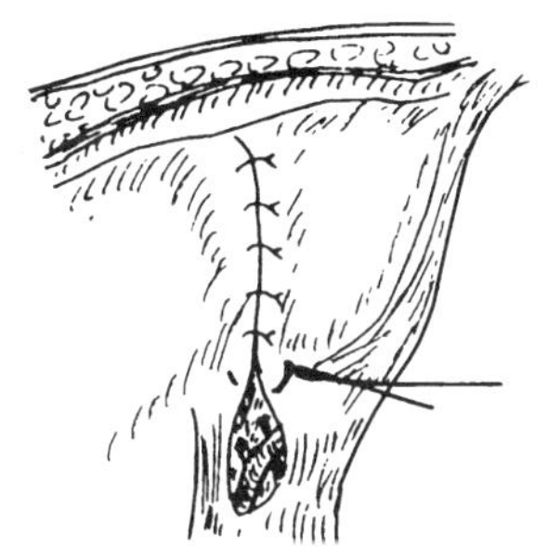
图 16-124　缝合胆囊床浆膜

4. 缝合切口　清理腹腔，生理盐水冲洗，注意清点核对纱布、器械无误，逐层缝合腹壁切口。

【术后处理】

1. 术后 6 小时或患者清醒后，如无特殊情况，一般采取半卧位。

2. 应用抗生素，防治感染。

3. 有出血倾向者应用止血药物。

4. 患者在未正常进食以前，应予静脉输液。一般术后 24～48 小时开始进流质饮食。

5. 如无出血及胆汁外溢，术后 2～3 日拔除引流管。

第 16 节 胆总管切开探查术

【术式概念】

胆总管切开探查术，是指解剖、切开胆总管进行胆总管内检查，以便取出结石、蛔虫，或放入 T 形管引流胆汁、脓液。

【适应证】

1. 患者有胆绞痛史、黄疸，术中发现胆总管或胆囊管扩张、胆管内有结石或蛔虫、胆囊内有泥沙样结石及急性化脓性胆管炎等情况，在切除胆囊前应行胆总管切开探查引流。

2. 胆囊切除后，又发生胆道梗阻，经非手术治疗无效者。

3. 胆道蛔虫症合并胆道急性化脓性感染或合并阻塞性黄疸，经非手术治疗无效者。

【术前准备】

术前插入胃减压管减少术中胃胀气。其余同胆囊切除术。

【操作步骤】

1. 消毒铺巾　体位、消毒铺巾同胆囊切除术。

2. 切开　切口以及暴露肝十二指肠韧带等同胆囊切除术。

3. 寻找、切开胆总管　左手示指伸入网膜孔，与拇指相对在肝十二指肠韧带内探查胆总管(图 16-125)，注意管径大小、管壁厚薄及胆总管内是否有结石、蛔虫等。切开肝十二指肠韧带前面的腹膜(图 16-126)，解剖分离胆总管，先用空针行胆总管穿刺，抽出胆汁确定为胆总管后(图 16-127)，用细弯针和细丝线在胆总管前壁靠近十二指肠处作两牵引缝线，在两线之间沿胆总管的纵轴切开胆总管长约 1cm，注意勿损伤门静脉及肝动脉，用吸引器随时吸除胆总管内液体(图 16-128)。

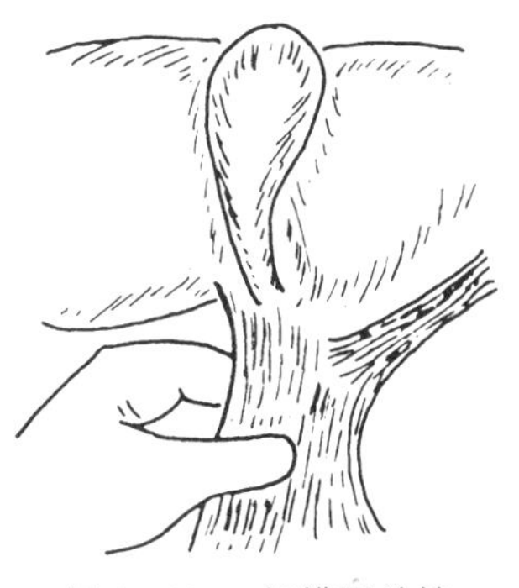
图 16-125　扪摸胆总管

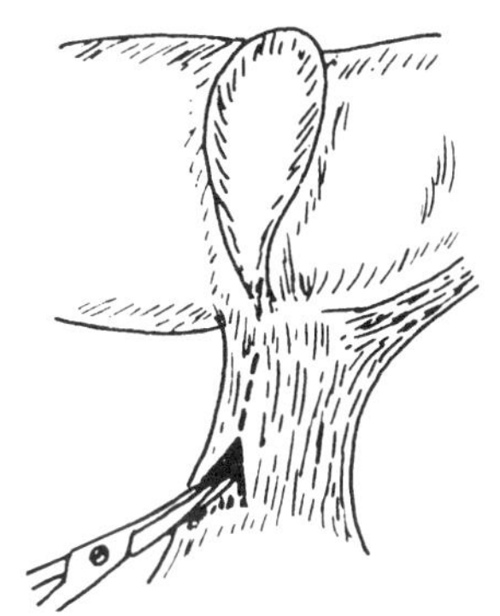
图 16-126　切开肝十二指肠韧带

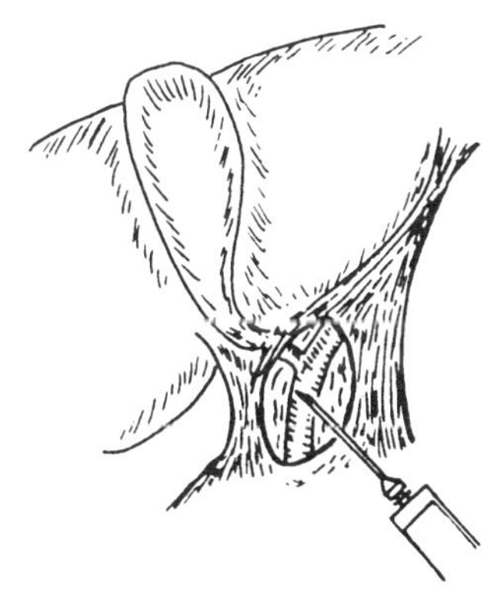
图 16-127　试穿胆总管

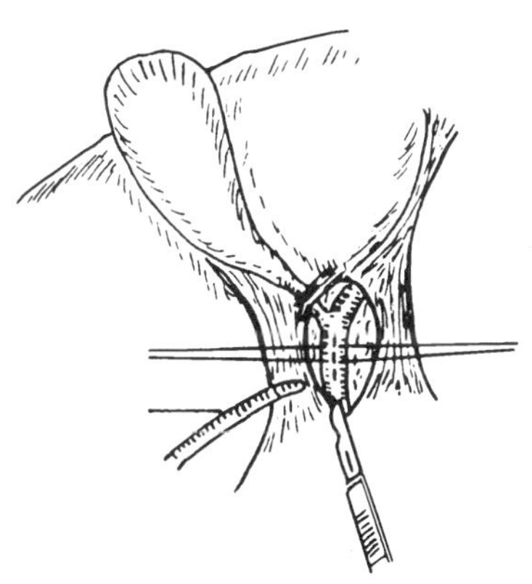
图 16-128　切开胆总管

4. 探查胆总管　先用胆石钳伸入胆总管探查，如有结石则轻轻取出(图 16-129)；发现为泥沙样结石时，应用胆匙轻轻挖出(图 16-130)，再用胆道探子谨慎地探查左、右肝管，肝总管、胆总管及十二指肠壶腹，判明胆管内无结石存留，以及胆总管十二指肠开口处是否通畅(图 16-131)。

5. 冲洗胆管　用导尿管插入左、右肝管和胆总管的下端，用注射器反复将等渗盐水加压注入(图 16-132)，如有细小结石、脓絮或蛔虫卵等即可冲洗排出，冲洗时应随时用吸引器吸去流出的冲洗液。向胆总管下端注入等渗盐水无回流，则表示胆总管通畅。

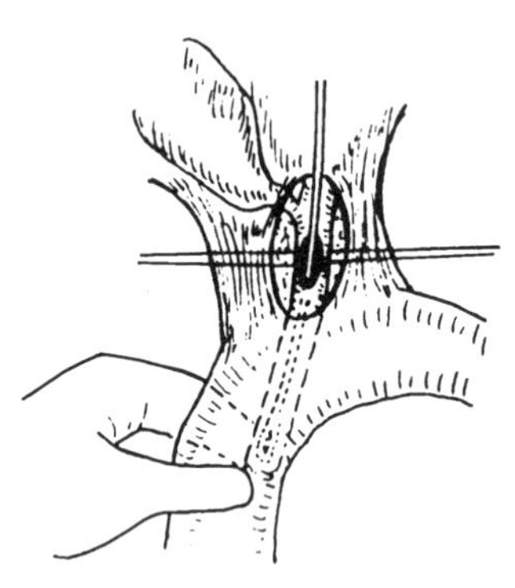

图 16-129　用胆石钳取出结石

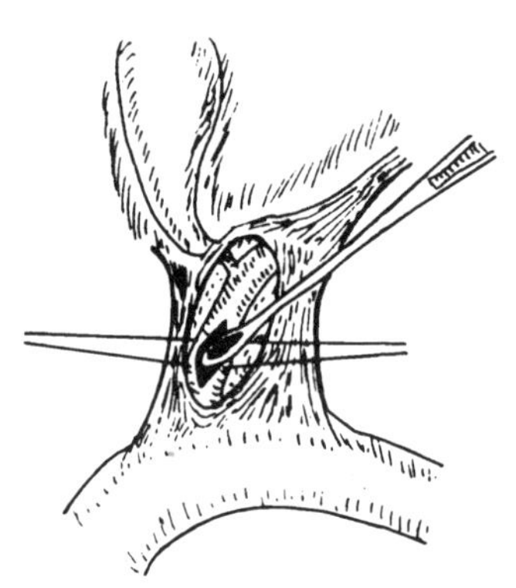

图 16-130　用胆匙挖出泥沙样结石

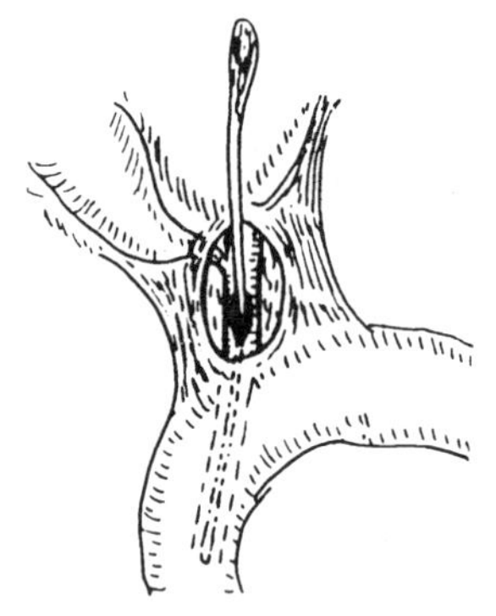

图 16-131　胆道探子胆道探查

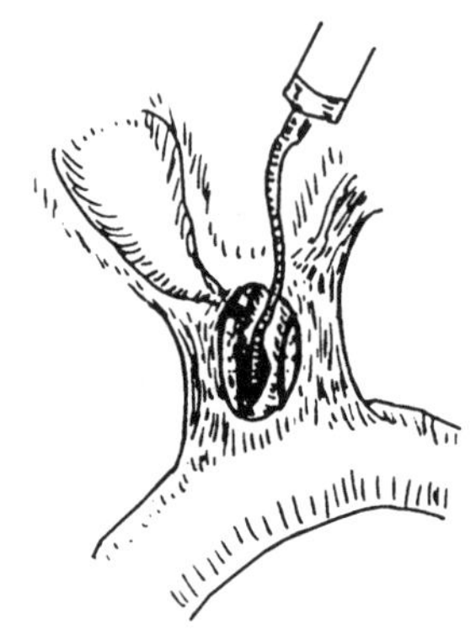

图 16-132　冲洗胆管

6. 放置引流管　将 T 形管的两臂剪短至各长 2cm 左右，并剪成斜面，中间部剪一侧孔，以便于抽出（图 16-133）。将管的两臂放入胆总管内，向上、下松动一下，证实无扭曲，并注意上端不应过长，避免插入一侧肝管，在 T 形管的两端用 3-0 细丝线或肠线严密间断缝合胆总管上的切口，黏膜尽量少缝，以防异物残留造成结石（图 16-134），再缝合切开的肝十二指肠韧带腹膜。于 T 形管加压注入等渗盐水，如无液体自缝合处渗出即为缝合良好。在腹部切口右侧另作 1～1.5cm 长小切口，引出 T 形管，并利用皮肤缝线固定 T 形管于腹壁。

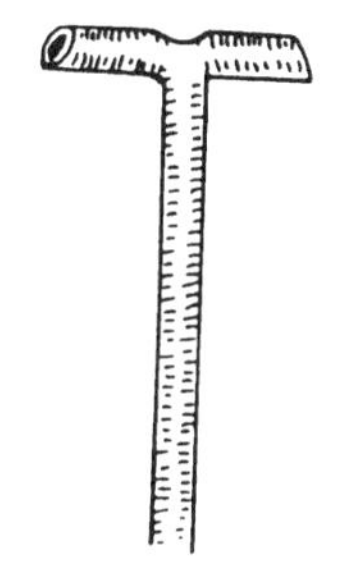

图 16-133 “T”形管

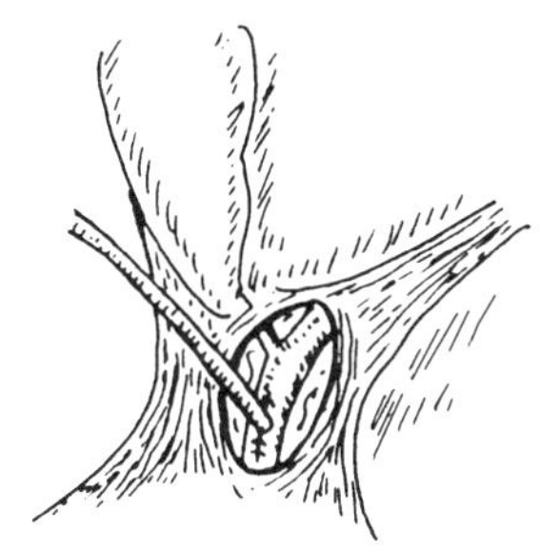

图 16-134 放入“T”形管并缝合胆总管

7. 缝合切口 清理腹腔，生理盐水冲洗，于胆总管旁放置橡胶管引流，注意清点核对纱布、器械无误，逐层缝合腹壁切口。

【术后处理】

1. 术后静脉输液，维持水电解质平衡及营养。24 小时后如无恶心、腹胀可拔除胃减压管，进清淡流质饮食。

2. 酌情应用抗生素，防治感染。

3. 手术后 1 周可间断夹闭 T 形管，以利食欲恢复，逐渐改为全天夹闭，若无异常情况，经造影无残留结石，胆总管下端通畅者，便可于术后 15 天左右拔除。

4. 胆总管旁引流管可于术后 3～5 天拔除，拔除后再沿其管道放入凡士林纱条引流，酌情换药至引流口闭合。

第 17 节 脾 切 除 术

【术式概念】

脾切除术，是指将脾周围韧带或周围组织纤维性粘连分离、解剖、切断、结扎，并结扎、切断脾动、静脉和脾蒂，最后切除脾脏。

【适应证】

1. 外伤性脾脏破裂。

2. 门脉高压症引起的充血性脾肿大。

3. 原发性脾功能亢进。

【术前准备】

1. 外伤性脾破裂者应先输血输液，纠正休克。

2. 脾功能亢进者应输血，改善一般情况。

3. 门脉高压症者应保肝治疗，改善患者营养状况。

4. 一般应用硬脊膜外腔阻滞麻醉，肝功正常者也可用全麻。

5. 术前插胃肠减压管。

【操作步骤】

1. 消毒铺巾　患者取仰卧位，左腰背部垫高。碘酒、酒精消毒皮肤，铺无菌巾及手术单。

2. 探查及显露脾脏　一般作左上腹直肌切口或左肋缘下斜切口(图 16-135)。进入腹腔后先探查脾脏大小和周围有无粘连以及肝脏有无病变。如脾脏不大，周围无明显粘连，可用手沿脾脏外侧向上分离粘连，必要时将粘连带钳夹、切断、结扎，直至脾的上极完全与膈肌分离(图 16-136)，当脾的外后侧、

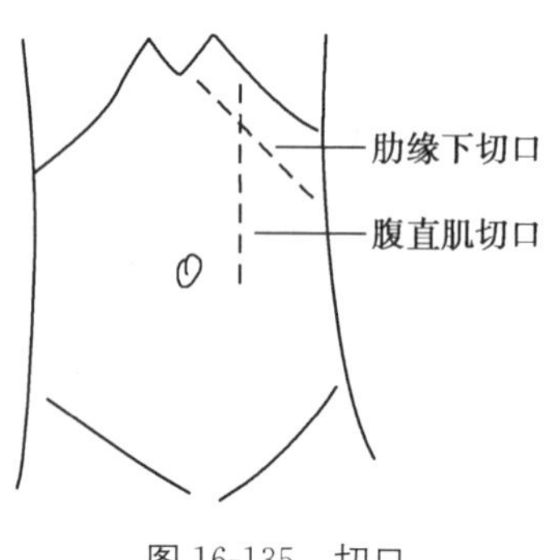

图 16-135　切口

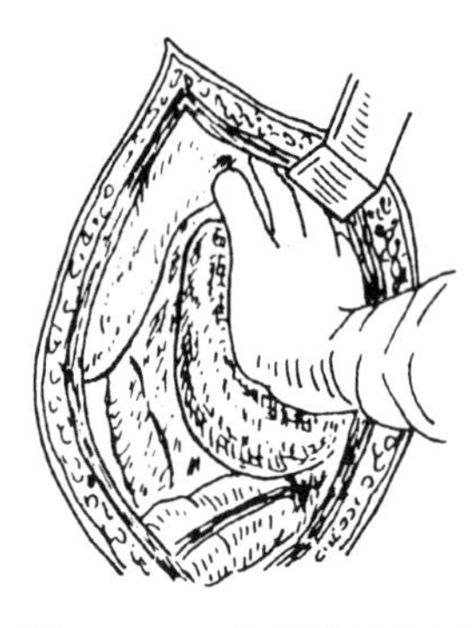

图 16-136　分离脾外上侧

上极均已分离，即可将脾托出腹部切口(图 16-137)，注意托脾时应小心，勿将脾撕裂。

外伤性脾破裂进入腹腔发现仍在大量出血时，应先用手捏住脾蒂，将脾脏移到腹腔外，以达到暂时止血的目的(图 16-138)，然后再进行其他处理。

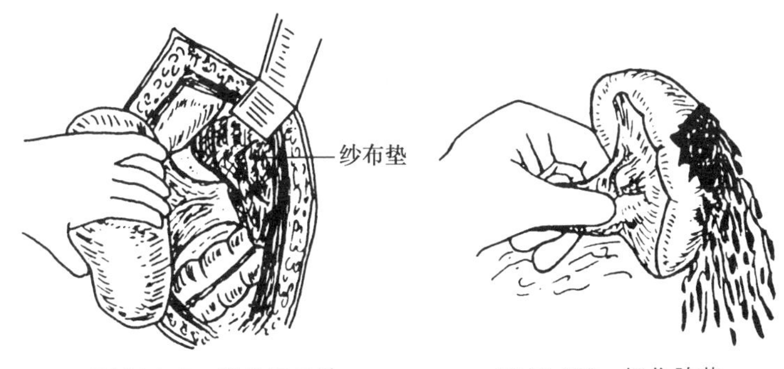

图 16-137　托出切口外　　　图 16-138　捏住脾蒂

3. 结扎脾动脉　如果脾脏巨大或脾周围有广泛粘连，最好先结扎脾动脉，使脾缩小，减少术中出血。钳夹、切断、结扎脾胃韧带下端及脾结肠韧带右侧，进入小网膜腔(图 16-139)，切开脾动脉处的后腹膜，轻轻分离脾动脉，用中号丝线结扎脾动脉(图 16-140)。门脉高压症者脾静脉压力增高、管壁薄、周

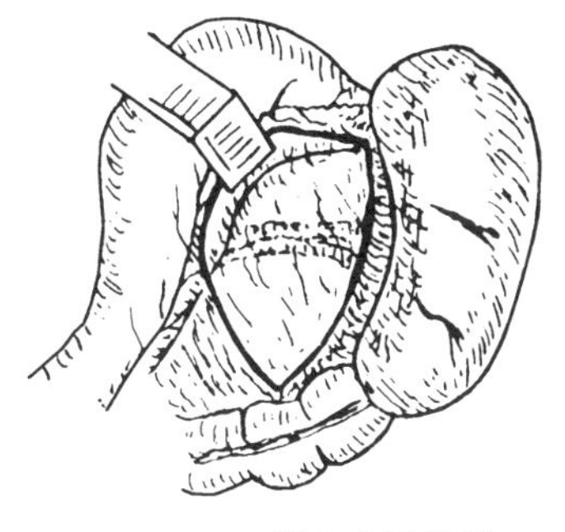

图 16-139　进入小网膜腔

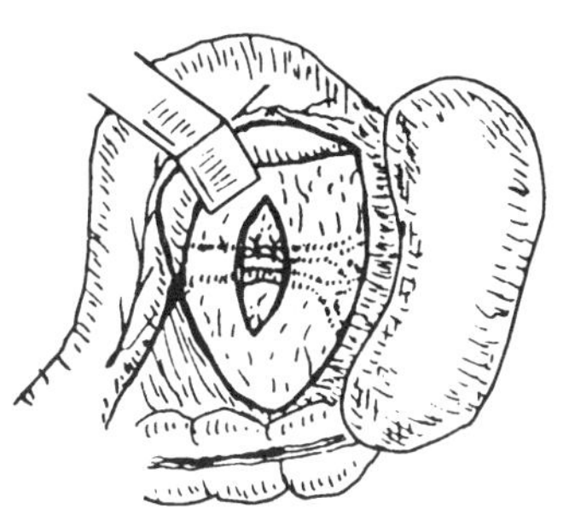

图 16-140　结扎脾动脉

围粘连多，因此分离脾动脉时容易被损伤，引起大出血，应引起注意。

4. 游离脾脏　通常先分离、钳夹、切断脾胃韧带下端及脾结肠韧带，游离脾脏下极，然后向内下牵拉脾脏显露脾肾韧带及脾隔韧带，将其分离、钳夹、切断、结扎（图 16-141）。再将脾胃韧带上端钳夹、切断、结扎，注意勿损伤胃壁（图 16-142），脾胃韧带上端内有胃短动、静脉，钳夹切断结扎时不可滑脱以免造成大出血。

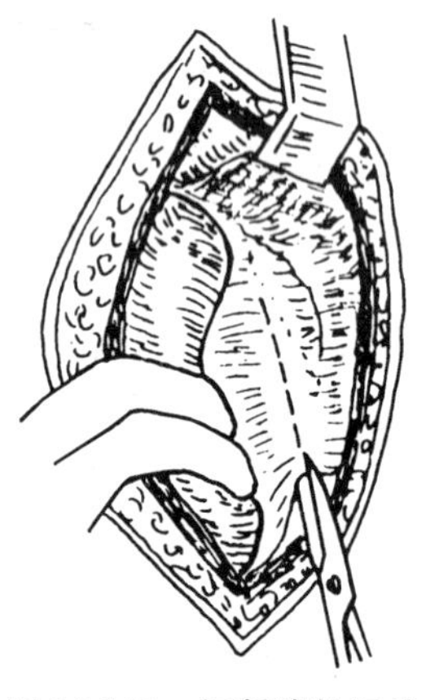
图 16-141　切断脾肾韧带

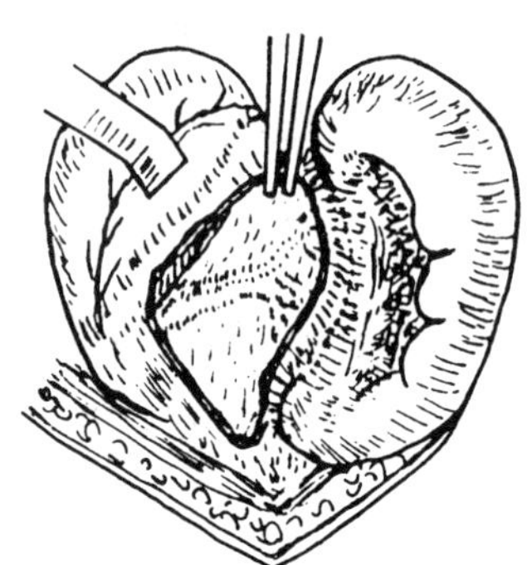
图 16-142　切断、结扎脾胃韧带上端

5. 切断结扎脾蒂　充分游离脾脏显露脾蒂后，用三把止血钳夹住脾蒂，在靠近脾脏的两止血钳间切断脾蒂（图 16-143），去除脾脏，如有副脾应一并切除，脾蒂断端用粗丝线结扎后再作贯穿结扎（图 16-144），必要时可将脾动、静脉断端再分别结扎一次。

6. 缝合切口　清理腹腔，生理盐水冲洗，以温生理盐水冲洗腹腔，检查无出血后，清点核对纱布、器械无误，逐层缝合腹壁切口。如果手术时分离广泛，可于脾窝处放腹腔引流管。

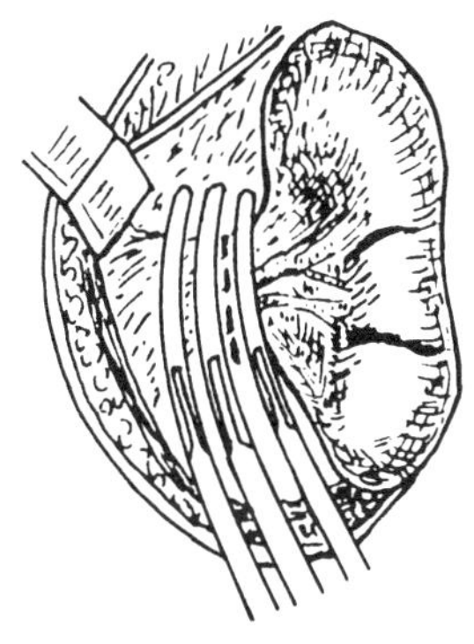

图 16-143　切断脾蒂

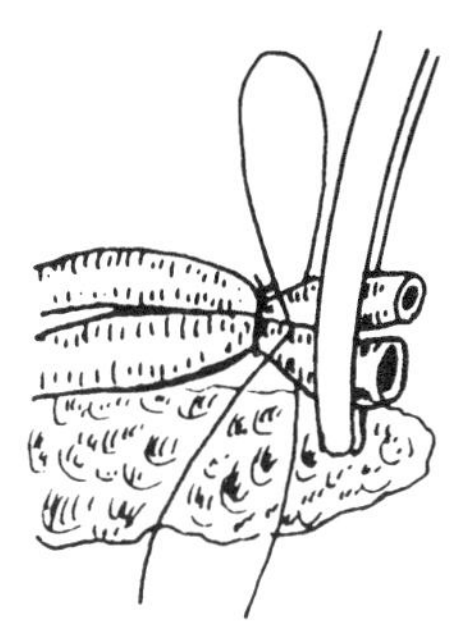

图 16-144　结扎动、静脉

【术后处理】

1. 术后禁食、胃肠减压、输液，必要时输血，通常第 2 日可拔除胃减压管，进流质饮食。

2. 应用抗生素。预防感染。

3. 有肝功能损害者给予保肝治疗。

4. 患者清醒后血压正常时，可取半卧位，并应早期活动。

5. 如出现反应性胸腔积液，量少者可自行吸收，量多时可做胸腔穿刺抽出液体。

6. 放腹腔引流管者，如无特殊情况，于术后 2～3 天拔除。

第 18 节　腹部损伤剖腹探查术

【术式概念】

腹部损伤剖腹探查术，是指腹部外伤有内脏损伤或疑有内脏损伤、内出血症状者，进行剖腹探查，以明确诊断，并对各种病理情况进行相应的处理。

【适应证】

1. 腹腔内脏破裂或有严重内出血诊断明确者。

2. 未明确诊断，但经非手术治疗观察，仍不能除外腹腔内脏器破裂或内出血不止者。

3. 腹部开放性损伤，清创时证实伤口和腹腔相通者。

【术前准备】

1. 积极防治休克，情况紧急时，抢救休克的同时行剖腹探查术。

2. 腹腔脏器破裂者，应行持续胃肠减压，疑有下腹部损伤者，应放置尿管。

3. 清洗腹部皮肤，开放性损伤时也应酌情清洗。

4. 选择适当麻醉方法，通常应用全身麻醉或硬脊膜外腔阻滞麻醉。

【操作步骤】

1. 消毒铺巾　患者取仰卧位，碘酒、酒精消毒皮肤，铺无菌巾及手术单。

2. 选择切口　常用的切口有正中切口，正中旁切口及腹直肌切口，如疑有脾破裂可作左上腹直肌切口，疑肝及胆道损伤做右腹直肌切口，疑下腹部脏器损伤取下腹正中旁切口。

3. 腹腔探查　按一定程序结合具体伤情逐步探查。首先找到并解决危及伤病员生命的主要损伤，如严重的内出血应先立即止血，再对其他损伤分别进行妥善处理，切勿遗漏。同时应注意尽量避免多次反复探查而增加伤病员痛苦，加重手术创伤。

内出血原因的探查：腹腔内脏破裂出血时在切开腹膜之前，即可看到腹膜呈紫红色，切开腹膜后有血外溢，应尽快吸除腹腔内积血。一般说来，最常见的腹腔内脏损伤出血的器官为肝、脾、肾、胃及肠系膜血管的损伤，因此对这些部位必须重点探查。出血部位多数有凝血块附着，清除凝血块后，可清楚显露出血部位、裂口等情况。左上腹损伤，首先应探查脾脏，右上腹损伤首先探查肝脏。找到出血部位后，用手指压迫止血，不可盲目钳夹，以免加重损伤。如脾破裂时仍在继续猛烈出血，先用手指捏住脾蒂，将脾脏移到腹壁切口外而暂时止血(图 16-138)；肝破裂仍在猛烈出血时，应先用手指捏住肝十二指肠韧带内的血管暂时止血(图 16-107)，完全清除积血后，再进行彻底止血处理。

空腔脏器损伤破裂的探查：腹壁切口切开腹膜时，如有气体冲出或液体溢出，表明有空腔脏器破裂。首先应吸除腹腔内积液，根据积液性质判断损伤部位，进行重点探查。如有食物残渣说明胃或十二指肠破裂可能性大；有粪便说明消化道下段破裂可能性大；有胆汁表明胆道损伤或小肠上段破裂等。在探查胃时，可切开胃结肠韧带，显露小网膜腔，检查胃后壁，同时探查整个胰腺，对疑有十二指肠损伤需探查全部十二指肠，切开十二指肠外侧的腹膜(图 16-145)，向内侧牵拉，显露十二指肠后面(图 16-146)。探查空肠及回肠时，应从上端十二指肠空肠曲(或回盲部)开始，逐渐到另一端，同时检查肠管所对应的肠系膜。探查结肠一般从回盲部开始，循序向远端检查至直肠。如升结肠或降结肠前壁有伤口时，则需切开其外侧缘的腹膜，将结肠向内方翻转，检查结肠后壁有无伤口。

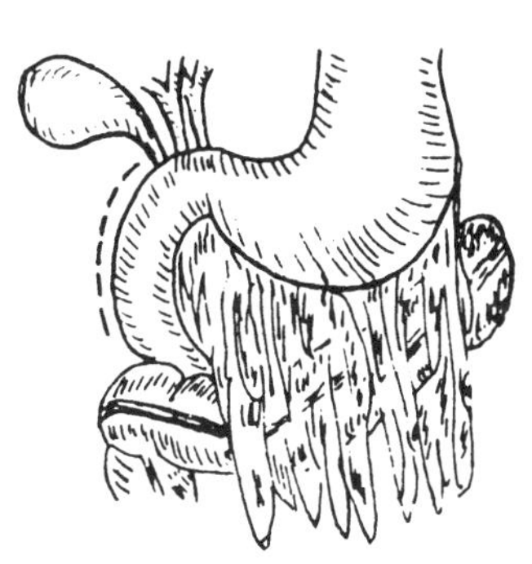

图 16-145　切开十二指肠外侧腹膜

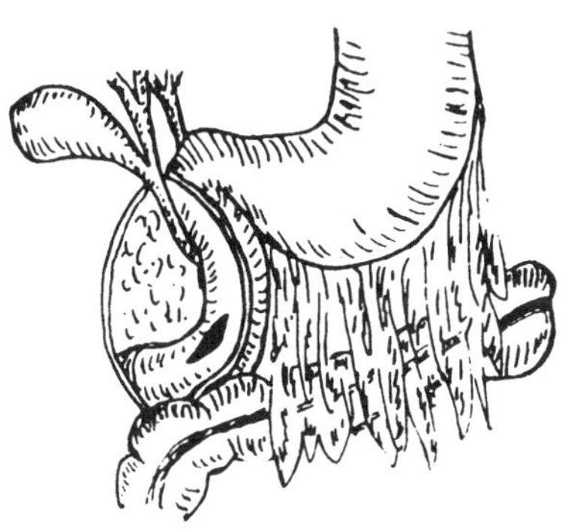

图 16-146　显露十二指肠后面

在进行腹腔探查时，应力求全面仔细，不要满足于一处损伤的诊断，要注意有否其他损伤或其他复合伤。探查时注意手法轻柔，避免加重损伤，尽量减少牵拉反应。

4. 脏器损伤的处理原则　由于腹腔内损伤器官的部位及程度不同，所采取的措施和处理方法也不相同，各脏器损伤处理原则如下：

肝脏损伤：边缘整齐、表浅的裂口可行缝合修补术，肝组织损伤严重，不能缝合修补者，应行部分肝组织切除，然后再进行缝合；如患者不能耐受肝组织切除术，可考虑应用明胶海绵、大网膜或纱布填塞压迫止血。

胆道损伤：胆囊损伤时，若仅有较小伤口，可修补缝合；严重胆囊损伤，宜行胆囊切除术。胆总管损伤，应尽量行缝合修补术，同时胆总管内放置 T 形管引流，如胆总管已破损短缺而不能修补时，可行胆管空肠吻合术。

脾脏损伤：脾脏破裂出血，伤口小者可行修补缝合术；裂口大者应行脾切除术。

胰腺损伤：胰腺较轻的挫伤，可单纯放置引流管；浅小边缘较整齐的伤口(如刺刀伤)可行缝合术并放腹腔引流管引流；严重的胰尾或胰体损伤，组织已断裂或破碎，宜行胰腺部分切除术。

胃损伤：胃部损伤的破裂口无论大小均应予以缝合修补，胃体部完全断裂，可行断端吻合术；胃壁缺损严重，无法缝合修补或断端吻合者，可行胃部分切除胃空肠吻合术。

十二指肠损伤：十二指肠较小的裂口，可行缝合修补术，缝合处用大网膜遮盖；如损伤在胆总管和胰管开口以上，范围大或完全断裂无法缝合修补时，可缝合关闭十二指肠残端，然后切除近心端十二指肠和远心端的胃，并进行胃空肠吻合术。十二指肠缝合修补术后，应放置十二指肠减压管。

小肠损伤：肠壁小的裂口，以缝合修补为主，但需注意缝合后不应引起肠腔狭窄。如遇以下情况可考虑行小肠部分切除吻合术：①一段肠壁上有多个伤口，相距很近者。②因严重挫伤而引起小肠坏死者。③肠管完全断裂者。

结肠损伤：肠壁小的裂口，可行缝合修补术；如穿孔大，应将此部肠管外置；如结肠肠管完全断裂，宜另作一腹壁切口，将断裂的两断端外置，行造瘘术；如果一段结肠坏死，应切除坏死肠管做结肠造瘘术。术后 4～5 周，一般情况改善，做好术前充分准备后再作二次手术行肠吻合术。

肾损伤：单纯的肾上极或肾下极裂伤，应用肠线作褥式缝合修补，不能缝合者可行肾部分切除术；肾脏广泛严重损伤或肾蒂大血管破裂无法缝合修补时，在对侧肾脏正常的情况下，可考虑一侧肾切除术。

膀胱损伤：无论腹膜内或腹膜外膀胱壁破裂损伤，均应用肠线缝合修补，并同时行耻骨上膀胱造瘘术。

腹膜后、胃结肠韧带或肝胃韧带血肿：如发现腹膜后、胃结肠韧带或肝胃韧带内有较大血肿，应切开腹膜，清除血块，结扎出血点；较小的血肿，在手术中观察无增大趋势者也可不进行处理，待其自行吸收。肠系膜血管破裂出血，应贯穿结扎止血。遇大血管(如主动脉或腔静脉等)破裂出血，应行缝合修补或血管吻合术。

5. 冲洗腹腔和引流　将所发现的损伤根据轻重缓急分别处理后，用无菌生理盐水冲洗腹腔，特别应注意彻底冲洗双侧隔下及盆腔。如估计术后缝合修补处有液体外渗时(如肝、胆道、胰腺、十二指肠、肾等破裂缝合修补术后)，应于该部位放置引流管，重新作适当的腹壁小切口穿出引流管。

清点纱布和器械，以防遗留在腹腔内，然后逐层缝合腹壁切口。

【术后处理】

1. 继续防治休克。

2. 应用抗菌药物，防治感染。

3. 禁食，静脉输液，持续胃肠减压，直至肠蠕动恢复正常后停止并进流质饮食，然后逐步增加饮食。

4. 术后如患者已清醒，休克已纠正，则由平卧改为半卧位，并多变动体位。

5. 放腹腔引流管者，术后 24～72 小时如已无液体引出，则拔除引流管。

第 19 节　肠梗阻剖腹探查术

【术式概念】

肠梗阻剖腹探查术，是指手术切开腹腔，探查肠道梗阻原因，针对不同原因进行相应处理，以解除肠道梗阻，恢复肠道畅通。

【适应证】

1. 各种原因所致的机械性完全性肠梗阻。

2. 各种绞窄性肠梗阻。

【术前准备】

1. 补液，纠正水电解质紊乱，若有休克应纠正休克改善全身一般情况。

2. 插胃肠减压管，减轻胃肠道积液、积气。

3. 全身应用抗生素。

4. 常规备皮。

5. 一般可选用硬脊膜外腔阻滞麻醉，也可选用全身麻醉。全身情况衰竭或休克者，可在局部浸润麻醉下手术。

【操作步骤】

1. 消毒铺巾　患者取平卧位，碘酒、酒精消毒皮肤，铺无菌巾及手术单。

2. 切开探察　一般选用右侧或左侧正中旁切口，也可选用腹直肌切口；粘连性肠梗阻时，最好于原切口旁 2～3cm 处另作切口。依腹壁层次切开，进入腹腔后按一定顺序进行探查，首选探查右下腹，用腹腔拉钩拉开一侧腹壁，先探查盲肠、乙状结肠，然后再探查小肠，探查时应注意手法轻柔，勿撕破胀大的肠袢。

探查的一般规律是：若腹腔内有血性液体表示为绞窄性肠梗阻；腹腔内有混浊味臭的液体，提示有肠坏死或肠穿孔；盲肠与横结肠均膨胀，则梗阻部位在横结肠以下；盲肠不膨胀，说明梗阻必在小肠；细瘪肠管与肠管膨胀交界处往往为梗阻部位所在。探查时应提起细瘪处，不应提起膨胀处。

3. 病因处理　经仔细探查，找出引起肠梗阻的原因，采取相应的处理方法。肠梗阻最常见的原因及处理方法有以下几种。

肠粘连松解：粘连索带可以使肠管形成锐角(图 16-147)，致肠梗阻，遇此情况，应小心分离粘连，切断索带(图 16-148)，松解后的粗糙面用细丝线缝合浆膜层数针，以使其浆膜化，索带卡压处肠管有时呈紫暗色，可将浆肌层间断缝合数针。

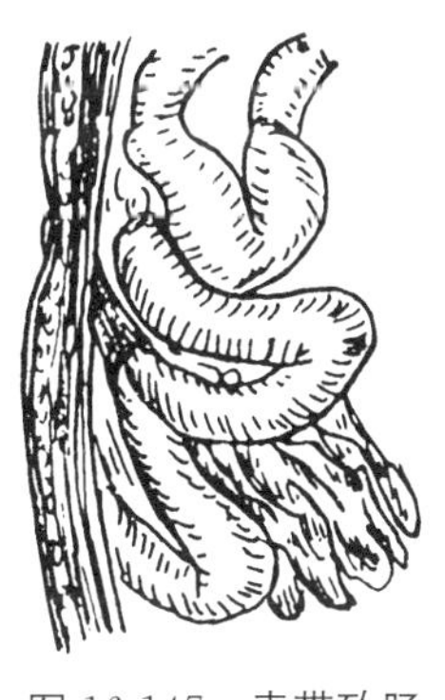

图 16-147　索带致肠管呈锐角

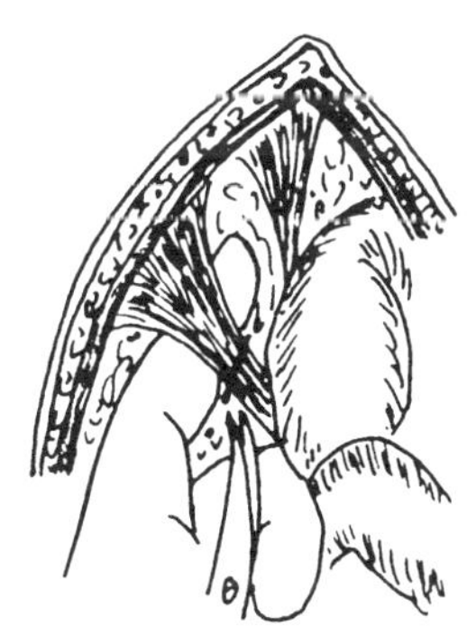

图 16-148　切断索带

肠扭转复位：肠扭转可以发生在小肠，也可发生在结肠，发生在小肠者以回肠多见，发生在结肠者往往见于乙状结肠，复位时应认清扭转方向、程度(图 16-149)，以手指托住肠袢，向反方向转动(图 16-150)，必要时可将扭转的肠袢全部托出切口外后再复位。

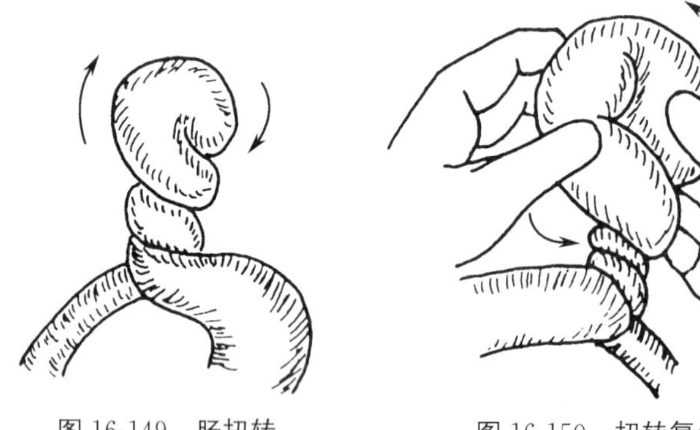

图 16-149　肠扭转　　图 16-150　扭转复位

如切开腹膜时发现扭转的小肠已明显发黑、坏死，勿立即复位，以免绞窄松解后大量毒素进入血液循环，引起中毒性休克，可将坏死肠袢连同系膜一并切除后再行肠吻合术。

肠套叠复位：肠套叠往往发生于小儿，多见于回盲部即回肠-盲肠型套叠(图 16-151)，少数可为小肠-小肠型或结肠-结肠型套叠(图 16-152)。复位时用手指在套叠的顶端将套入部慢

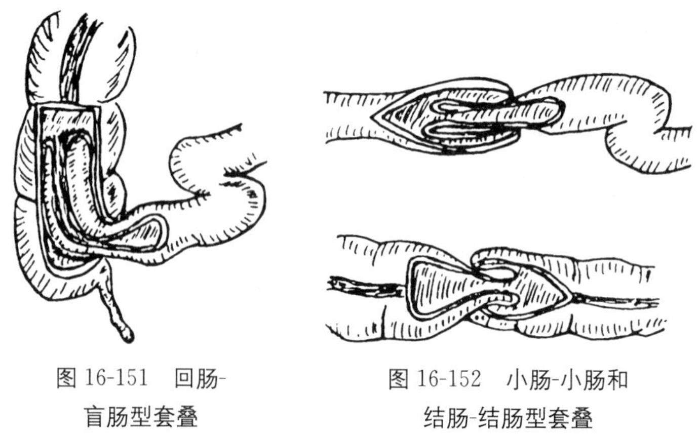

图 16-151　回肠-盲肠型套叠　　图 16-152　小肠-小肠和结肠-结肠型套叠

慢逆行推挤复位(图 16-153)，若套入时间较长不能推挤复位时，可用手指伸入套叠鞘内进行紧缩环扩张，然后再行推挤复位(图 16-154)。手指不能伸入时，也可用剪刀剪开紧缩环(图 16-155)，套入部复位后再缝合修补肠壁切口(图 16-156)。

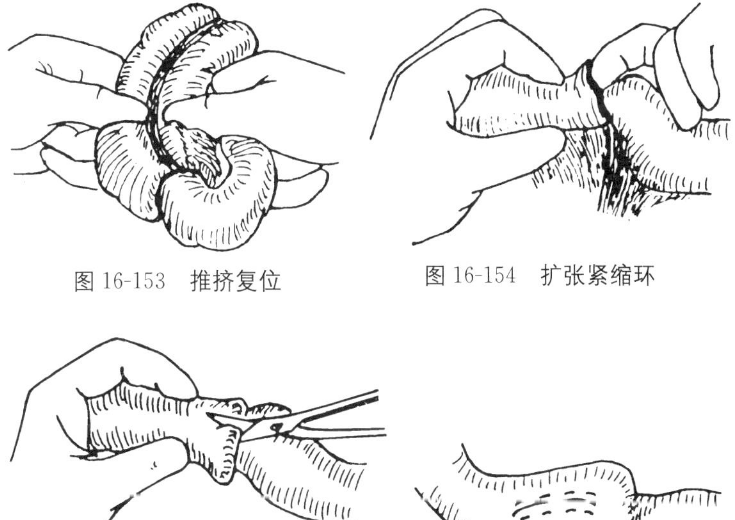

图 16-153　推挤复位

图 16-154　扩张紧缩环

图 16-155　剪开紧缩环

图 16-156　修补肠壁切口

如发现套叠是由肠管其他病变引起者(肿瘤)，应做相应处理。肠管已坏死者，应行坏死肠管切除肠吻合术。

4. 解除梗阻原因并做相应处理后，生理盐水冲洗腹腔，逐层缝合腹壁切口。

【术后处理】

1. 术后胃肠减压，保持引流通畅，待肛门排气，腹胀明显减轻后拔除胃肠减压管，逐渐进少量流质饮食。

2. 术后输液，维持水和电解质平衡，补充营养。

3. 应用抗生素，预防感染。

4. 同时行肠切除肠吻合者，术后同小肠部分切除吻合术。

第20节 膀胱造瘘或结石取出术

【术式概念】

膀胱造瘘或结石取出术，是指将膀胱切开，放入蘑菇头尿管以暂时解除尿潴留；或者切开膀胱取出结石。

【适应证】

1. 经导尿失败的急性尿潴留。

2. 晚期前列腺癌或良性前列腺肥大致慢性尿潴留，一般情况差不能耐受前列腺切除者。

3. 膀胱结石或怪癖心理所致的膀胱异物。

【术前准备】

1. 清洗下腹部皮肤，剃除阴毛。

2. 准备适当的无菌蘑菇头尿管，并备吸引器。

3. 一般采用局部浸润麻醉。

【操作步骤】

1. 消毒铺巾　患者取平卧位，碘酒、酒精消毒皮肤，用0.1%洗必泰消毒外阴部，铺无菌巾、手术单。

2. 麻醉　局部浸润麻醉。

3. 切开造瘘　下腹正中耻骨上纵切口5cm(图16-157)，切开皮肤、皮下组织、腹直肌前鞘，分开腹直肌和锥状肌，手指套以盐水纱布将腹膜反折推向上方，注意防止穿破腹膜进入腹腔，推开分离膀胱前区脂肪组织显露膀胱(图16-158)，仔细止血后，用两把组织钳分别夹住提起膀胱壁，在两钳之间切开膀胱前壁(图16-159)，吸出尿液，根据需要扩大切口，伸入示指探查(图16-160)，如有结石或膀胱异物，则予以取出(图16-161)，注意勿将结石异物弄碎遗留于膀胱内。放入蘑菇头尿管，肠线间断全层缝合膀胱切口，用细丝线间断加固缝合(图16-162)。

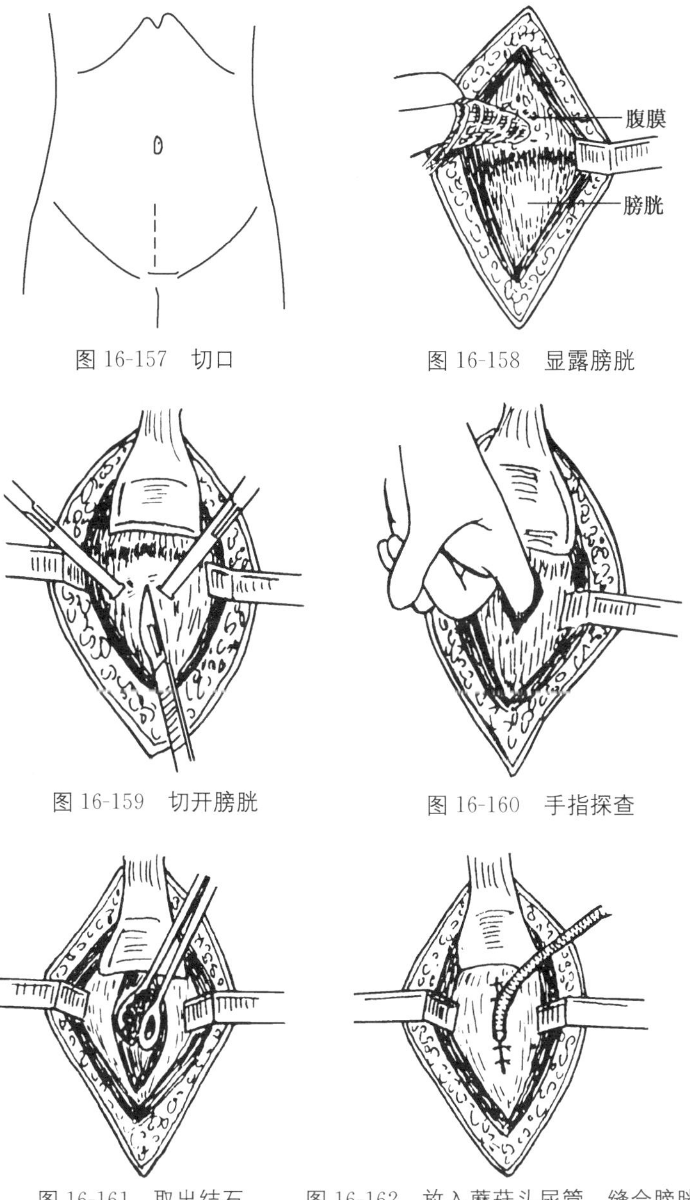

图 16-157　切口

图 16-158　显露膀胱

图 16-159　切开膀胱

图 16-160　手指探查

图 16-161　取出结石

图 16-162　放入蘑菇头尿管，缝合膀胱

4. 缝合切口　分别缝合腹直肌前鞘、腹壁皮肤。留线结扎固定蘑菇头尿管。

【术后处理】

1. 平卧位或半卧位。蘑菇头尿管连接一无菌尿袋，持续引流。5日后夹闭尿管，每4～6小时开放1次，以保持膀胱容量。

2. 必要时每日用生理盐水或抗生素溶液冲洗膀胱1～2次。

3. 保持尿管周围皮肤干燥，及时更换敷料，防止尿管脱出。术后7～8天夹管，若能从尿道畅通排尿，即可拔除蘑菇头尿管，切口用胶布拉拢，换药至愈合。

4. 适当口服泌尿系消炎药，预防泌尿系感染。

5. 需长期保留蘑菇头尿管时，每隔一定时间及时更换蘑菇头尿管(拔除旧尿管,直接插入一新的无菌蘑菇头尿管即可)。

6. 积极治疗原发病。

第21节　睾丸鞘膜切除术

【术式概念】

睾丸鞘膜切除术，是指将积液增大的睾丸鞘膜钝性分离，放出积液，并将大部鞘膜切除或翻转后缝合。

【适应证】

1. 成年人鞘膜积液，局部不适且活动不便者。

2. 2岁以上小儿逐渐增大的睾丸鞘膜积液。

【术前准备】

1. 成人剃除阴毛，清洗术区皮肤。

2. 成人和较大儿童采用局部浸润麻醉，小儿可用全麻。

【操作步骤】

1. 消毒铺巾　患者取平卧位，双下肢稍分开，用0.1%新洁尔灭消毒皮肤，阴囊下置一球状无菌巾，然后铺无菌巾及手术单。

2. 麻醉及分离　局部浸润麻醉，麻药注射于阴囊前面和两侧皮肤，助手将阴囊皮肤固定、绷紧，术者于阴囊前面作纵行切口(图 16-163)，切口长度依鞘膜积液大小而定，显露睾丸鞘膜壁层，沿鞘膜壁层浅面用止血钳或手指钝性剥离，使之与周围组织大部分离(图 16-164)。

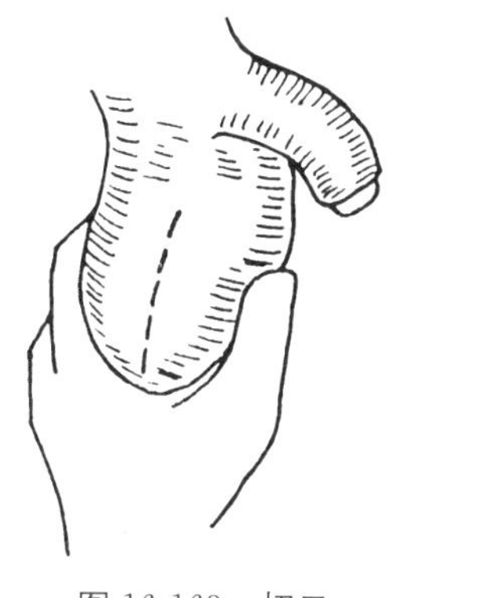

图 16-163　切口

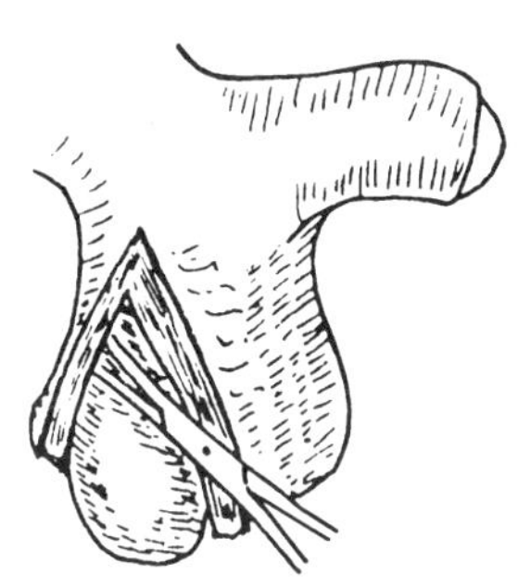

图 16-164　分离睾丸鞘膜

3. 切除缝合鞘膜　用刀切开鞘膜前壁，放出积液(图 16-165)，延长鞘膜切口，将整个鞘膜囊敞开，剪除大部鞘膜壁层(图 16-166)，鞘膜切缘出血点结扎或缝扎。亦可将两侧剩余鞘膜边缘向后翻转、对合，细丝线间断缝合(图 16-167)，将睾丸放回阴囊。

4. 缝合切口　妥善止血，细丝线全层间断缝合阴囊皮肤切口，针距不必过密，也可采用垂直褥式缝合阴囊皮肤，以免皮肤创缘内翻，切口下端放橡皮条引流(图 16-168)。

阴部覆盖敷料，胶布妥善粘贴固定。

【术后处理】

1. 平卧位，阴囊用团状布类托起。保持敷料干燥，如果渗湿应及时更换。

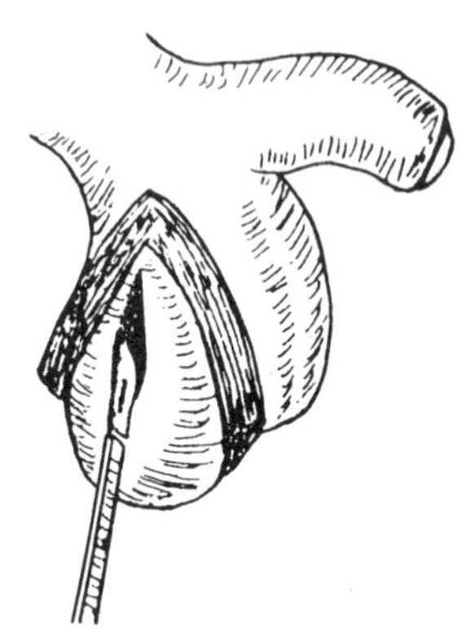

图 16-165　切开鞘膜前壁

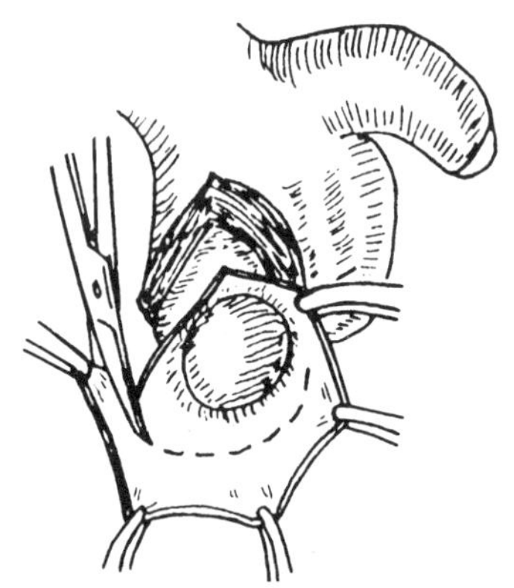

图 16-166　剪除大部鞘膜壁层

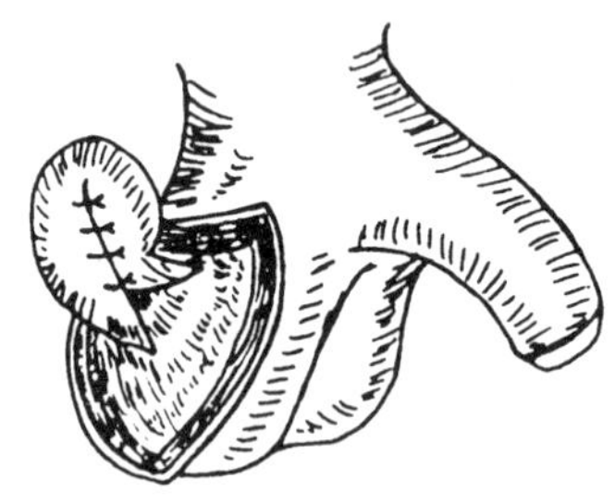

图 16-167　翻转缝合鞘膜缘

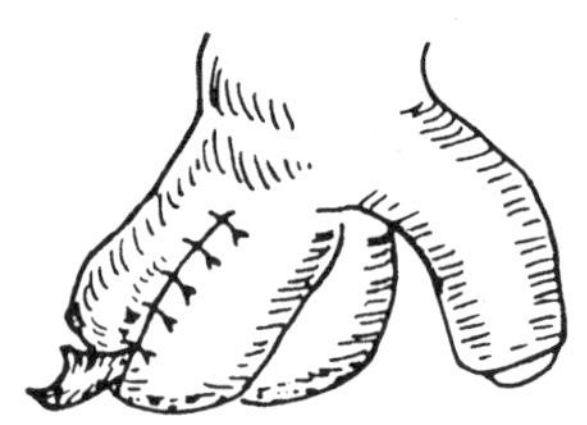

图 16-168　缝合切口

2. 酌情应用抗生素，预防感染。

3. 术后 36～48 小时拔除橡皮条。

4. 小儿手术后注意局部护理，避免尿液浸湿敷料。

第 22 节　前列腺摘除术

【术式概念】

前列腺摘除术，一般是指选择适当的手术入路，将增生肥大的前列腺解剖分离、摘除，以解除前列腺对尿道的压迫所致的尿路梗阻。

【适应证】

1. 前列腺增生，尿路梗阻明显，残余尿在50ml以上者。

2. 前列腺增生伴有膀胱结石者。

3. 早期前列腺癌。

【术前准备】

1. 仔细查体，了解心肺功能。检测肾功能，因梗阻致肾功损害时，应先引流尿液，待肾功能好转后再行手术治疗。

2. 备血400～600ml。

3. 已留置尿管或耻骨上膀胱造瘘者，手术前用生理盐水庆大霉素液冲洗膀胱，并酌情应用抗生素。

4. 清洗下腹皮肤，剃除阴毛。

5. 一般选用硬脊膜外腔阻滞麻醉。

【操作步骤】

手术入路有四种：耻骨上经膀胱、经耻骨后、经会阴部和经尿道(图16-169)。现将最常用的耻骨上经膀胱前列腺摘除术介绍如下。

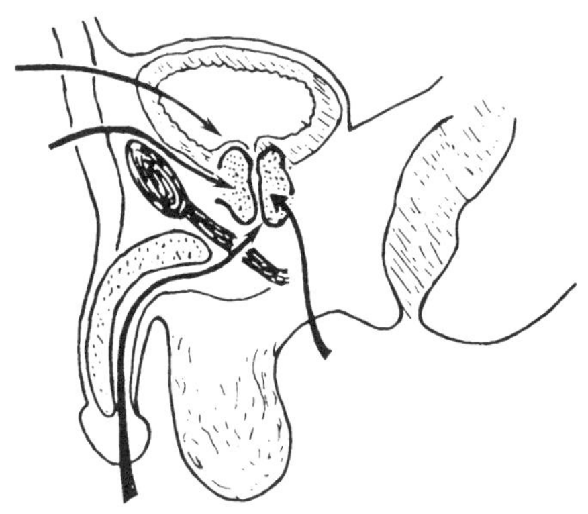

图16-169　前列腺切除手术入路

1. 消毒铺巾　平卧位，碘酒、酒精消毒皮肤，0.1%洗必泰消毒会阴部，铺无菌巾及手术单。

2. 切口与膀胱内探查　下腹正中切口(图 16-170)，按层次切开至膀胱前壁，上推腹膜反折(图 16-171)，纵行切开膀胱，探查膀胱内有无结石，了解前列腺大小及其与双侧输尿管开口的关系。如有结石，先予以取出。

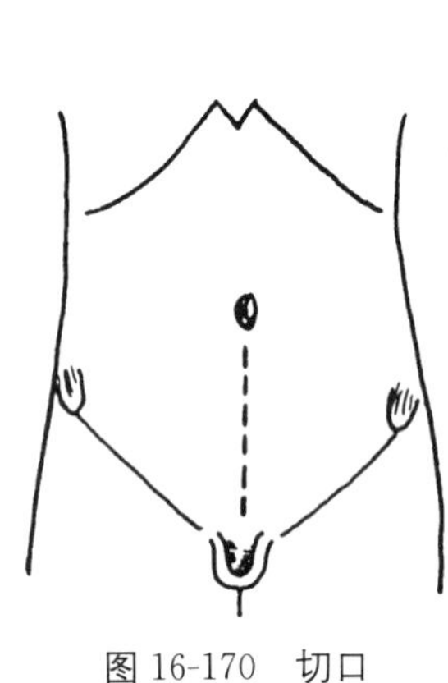

图 16-170　切口

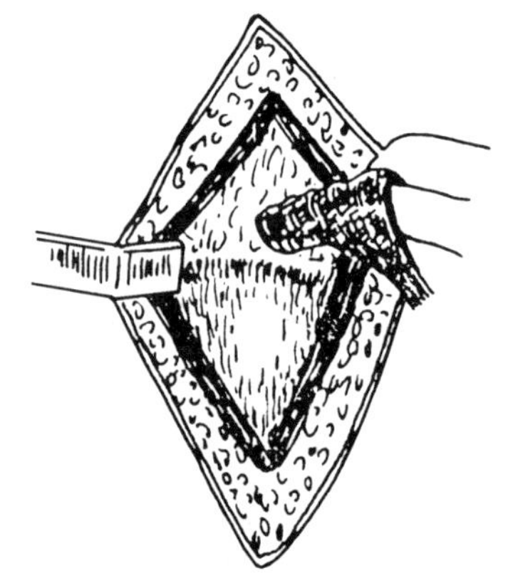

图 16-171　显露膀胱

3. 摘除前列腺　在膀胱颈下唇切开黏膜达前列腺，注意勿损伤输尿管开口，用剪刀扩大切口，术者将右示指插入切口内，在前列腺体与包膜之间钝性分离，先分离后面(图 16-172)，再分离左右两侧，直至与膀胱颈上唇会合(图 16-173)，用卵

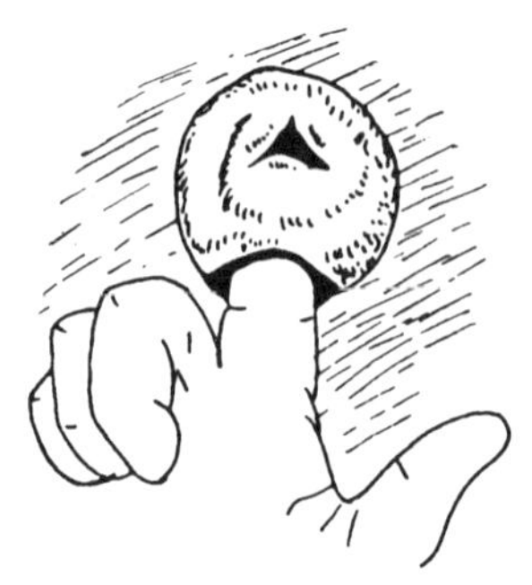

图 16-172　切开膀胱颈下唇粘膜

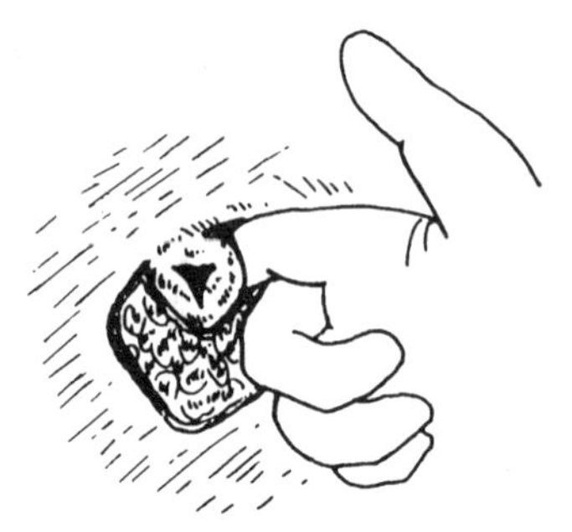

图 16-173　分离膀胱颈周围

圆钳夹住前列腺提出前列腺包膜外，用剪刀紧贴前列腺尖端剪断尿道，摘除前列腺(图 16-174)。

4. 止血　前列腺摘除后，迅速用热盐水纱布填塞前列腺窝 5 分钟，压迫止血(图 16-175)，于前列腺窝边缘 5 点、7 点处分别深入贯穿缝扎前列腺动脉断端，以妥善止血。

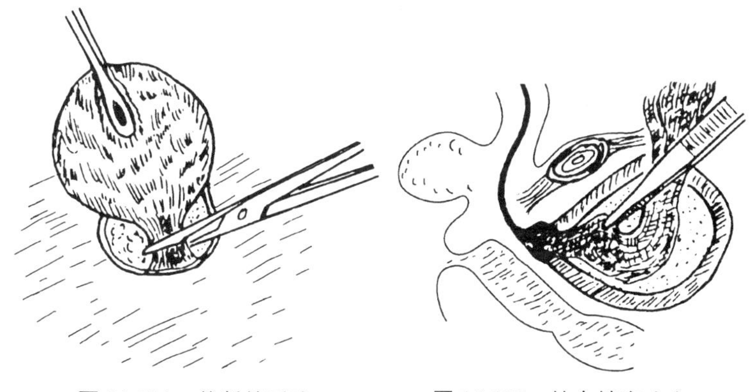

图 16-174　剪断前列腺尖端处尿道

图 16-175　纱布填塞止血

5. “V”形切除　如果膀胱颈下唇突起明显，为防止术后出现膀胱颈部梗阻，可于 5 点至 7 点之间切除一块“V”形组织(图 16-176)，然后将膀胱黏膜与前列腺包膜用 3-0 肠线间断缝合，达到良好的止血目的。

6. 放置气囊尿管　经尿道插入气囊导尿管，气囊内注入生理盐水 20～30ml，然后向尿道方向牵拉，压迫前列腺窝(图 16-177)。

7. 膀胱造瘘　于膀胱切口内放一蘑菇头尿管，用 3-0 肠线缝合膀胱全层，细丝线间断包埋缝合。

8. 缝合切口　清理术区，逐层缝合腹壁切口。

【术后处理】

1. 平卧位，观察尿液颜色，了解渗血情况。

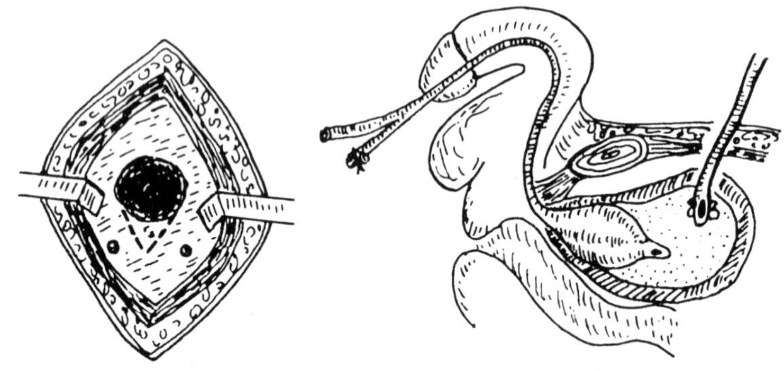

图 16-176 切除“V”形组织　　图 16-177 气囊尿管压迫止血

2. 适当应用止血药、抗生素。

3. 通过蘑菇头尿管用生理盐水持续点滴，冲洗膀胱。

4. 术后 24～48 小时逐渐将气囊导尿管减压，以利前列腺窝收缩。如气囊减压后血尿加重，应重新注水加压。一般于 5～7 天血尿消失后拔除气囊尿管。

第 23 节 输精管结扎术

【术式概念】

输精管结扎术，是指将双侧输精管解剖、分离、钳夹、切断、结扎，以达到绝育的目的。

【适应证】

1. 已婚男子经夫妻双方同意，需进行永久性绝育者。

2. 患有神经衰弱、神经官能症者，不宜施行输精管结扎术。

【术前准备】

1. 介绍有关手术知识，解除患者对手术的疑虑。

2. 阴囊、精索、睾丸、阴囊皮肤不应有任何急、慢性病变；精索无增粗；输精管游离可分辨；睾丸无结节、肿大。

3. 术前剃毛，温肥皂水清洗局部皮肤。

【操作步骤】

1. 消毒铺巾　取平卧位，两腿略向外分开，用0.1%苯扎溴按消毒皮肤，铺无菌孔巾。

2. 麻醉、固定、切开与结扎　手术者左拇指放于右侧阴囊前面，其余四指放于阴囊后，左手指由阴囊中线向右缓缓移动，同时轻轻揉摸寻找右侧输精管，并使其和精索分离，用左拇指和中指捏住输精管(图 16-178)，示指从阴囊后面移到阴囊前面，用左拇、中、示指固定输精管于皮下(图 16-179)，于输精管固定处注射麻药 1～1.5ml，用小圆刀片一次性切开皮肤和输精管间各层组织 0.5～0.8cm，显露输精管，用巾钳将输精管提起，切开输精管外鞘膜，小止血钳分离出约 1cm(图 16-180)，于该段输精管下方引入两条细丝线，分别用小止血钳压挫后结扎(图 16-181)。

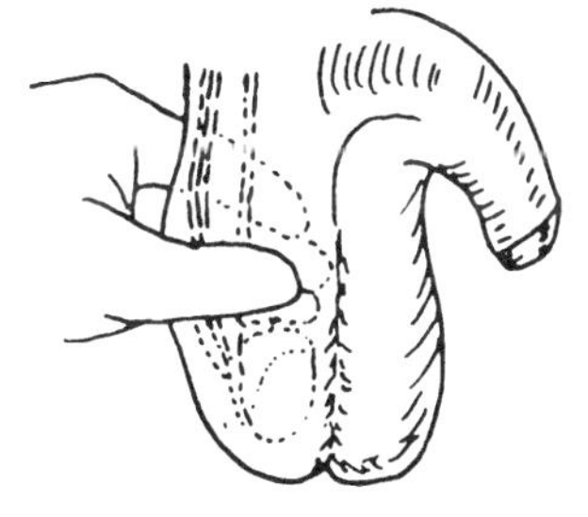

图 16-178　寻找输精管

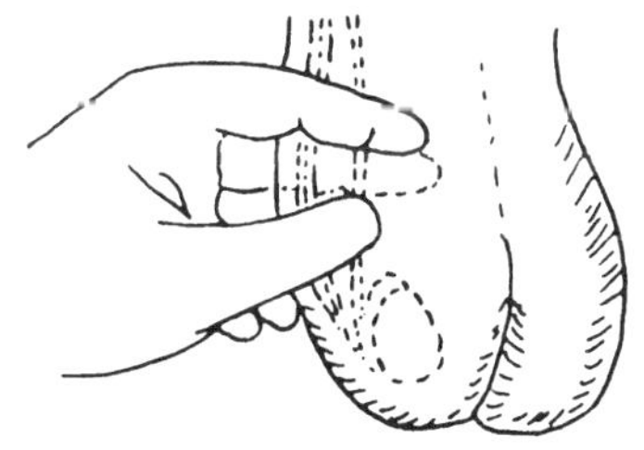

图 16-179　固定输精管

3. 切除部分输精管　剪除两结扎线间的 0.5cm 输精管(图 16-182)，将睾丸侧断端用附近筋膜包埋结扎。检查无出血，右手提起睾丸，向远侧轻轻牵拉，使输精管恢复正常位置。切口如无出血，不需缝合。

以同样方法处理另一侧输精管。最后用无菌敷料妥善包扎固定(图 16-183)。

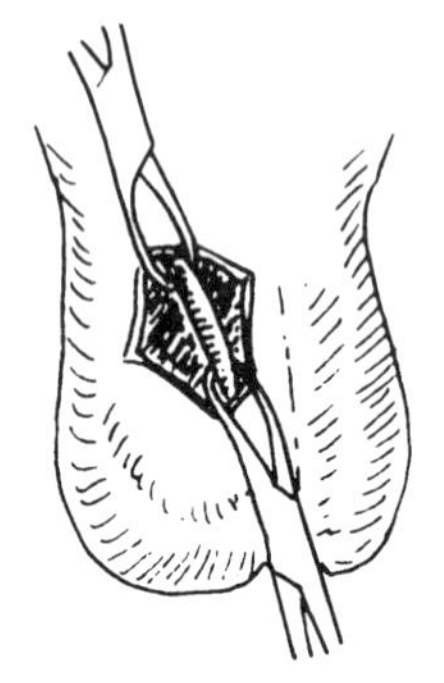

图 16-180　显露输精管

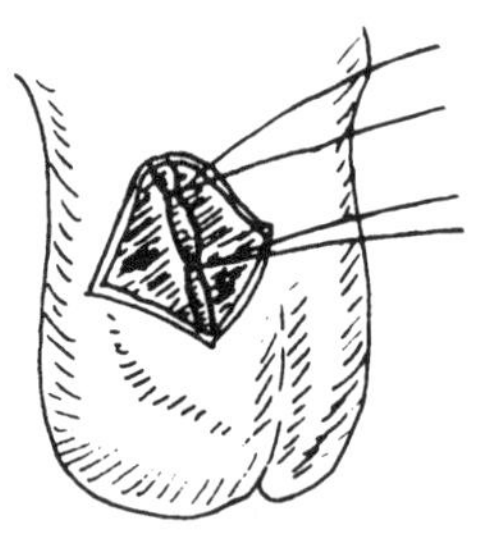

图 16-181　结扎输精管

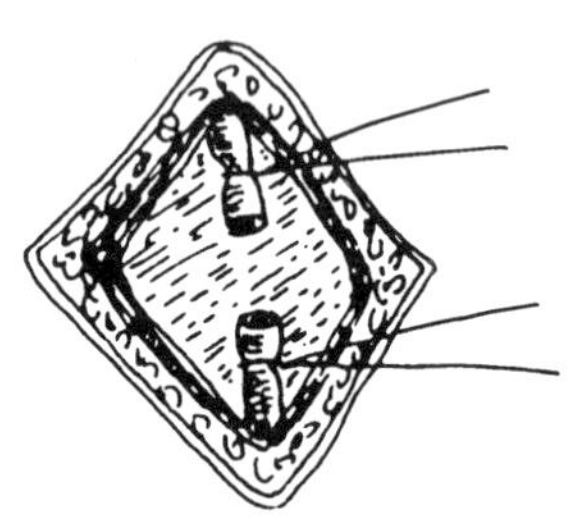

图 16-182　切除部分输精管

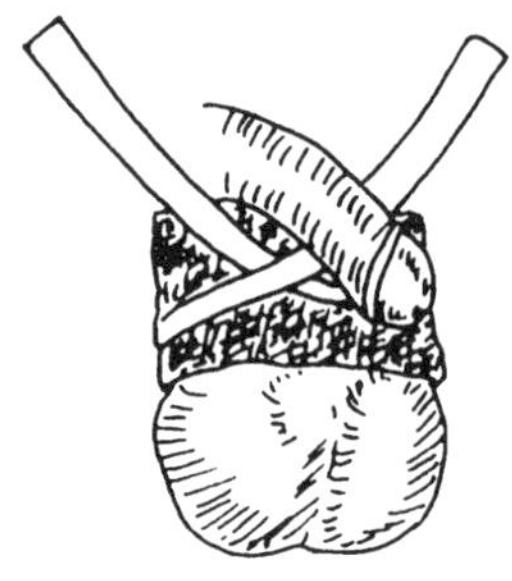

图 16-183　包扎固定

【术后处理】

1. 术后观察 1 小时，注意有无渗血及血肿，无特殊情况时，方可离开医院。

2. 休息 5～7 天，避免剧烈活动与房事，用阴囊吊带将阴囊托起，可减轻水肿及疼痛。

3. 术后一个月内，坚持采用其他避孕措施。

第 24 节　大隐静脉高位结扎分段切除术

【术式概念】

大隐静脉高位结扎分段切除术，是指于大隐静脉根部将其分支、主干解剖、分离、结扎，并分段解剖分离、切除曲张的大隐静脉属支。

【适应证】

1. 大隐静脉瓣功能不全致下肢浅静脉严重曲张，下肢沉重不适。

2. 经常发生局部感染或形成下肢慢性溃疡。

3. 经检测深静脉回流必须通畅。

【术前准备】

1. 术前必须做深静脉通畅试验，证实回流良好。

2. 静脉曲张合并感染时，应先控制炎症，待炎症消退后再手术治疗。

3. 小腿皮肤有溃疡者，应局部湿敷，清洁换药，待创面干净、溃疡周围皮肤肿胀明显消退，颜色接近正常后手术。

4. 术前 1 天清洗下肢，剃除阴毛。

5. 患者取站立位，用甲紫描绘出曲张静脉走向，便于手术时选择切口，寻找曲张的静脉。

6. 一般可用局部浸润麻醉。

【操作步骤】

1. 消毒铺巾　取仰卧位，患肢抬高 150 度，并稍外展、外旋。碘酒、酒精常规消毒患侧下肢及下腹部皮肤，用 0.1% 洗必泰消毒外阴部皮肤，铺无菌巾及手术单。

2. 切开与解剖　于腹股沟韧带下 3cm 股动脉搏动处做斜切口 3～4cm(图 16-184)，亦可做直切口 4～6cm，切开皮肤、皮下组织，拉钩牵开切口，止血钳分离出大隐静脉主干，仔细解剖、分离出各汇合支(图 16-185)。其汇合支一般可有 4～7 支，分别为阴部外浅静脉、旋髂浅静脉、腹壁浅静脉、股内侧静脉和股外侧静脉。

3. 结扎分支与主干　将已分离解剖出的各汇合支分别予以结扎、切断(图 16-186)，距股静脉 0.5cm 处结扎大隐静脉，

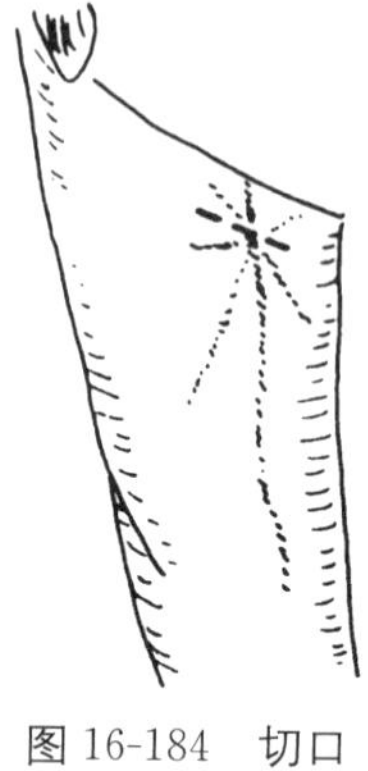

图 16-184　切口

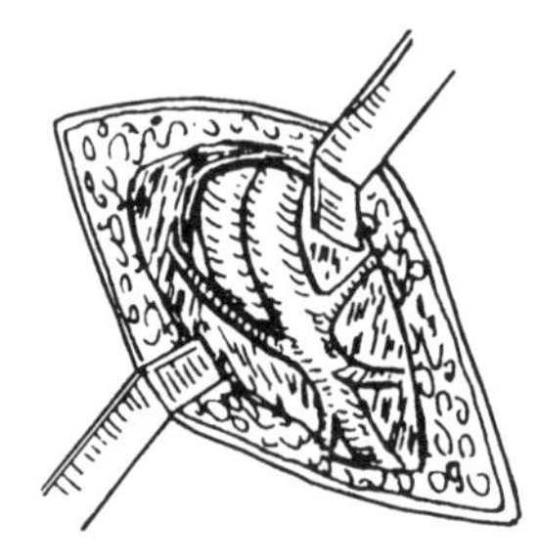

图 16-185　分离大隐静脉主干及汇合支

此时注意勿损伤股静脉，然后于结扎远端用两把止血钳钳夹大隐静脉，在其间切断(图 16-187)，将其近端予以贯穿结扎。其远端用丝线打一单结，暂不收紧，用两把小止血钳夹住远端静脉壁，将静脉剥离器插入静脉腔内(图 16-188)，再将剥离器慢慢向下插入，至有阻力不能插入时，于该处皮肤切一小口，解剖、游离大隐静脉并切断，将远端结扎，近端结扎于剥离器头部(图 16-189)。

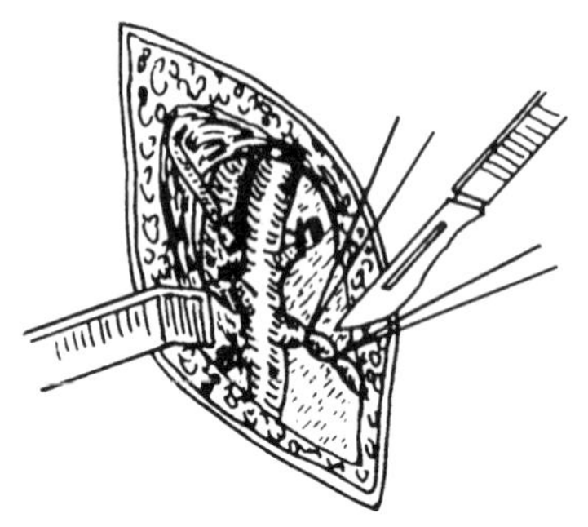

图 16-186　结扎、切断汇合支

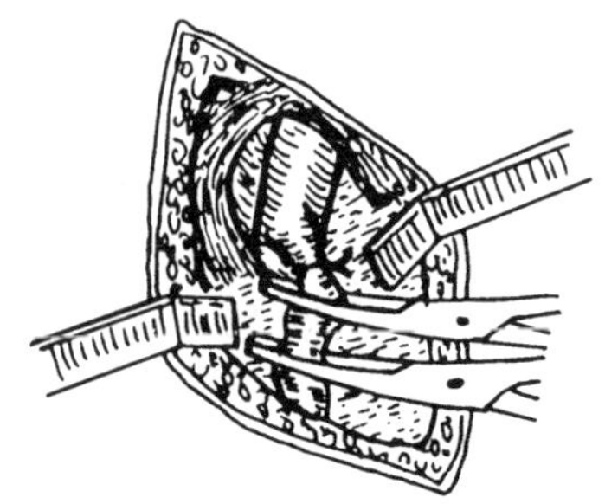

图 16-187　结扎、切断大隐静脉根部

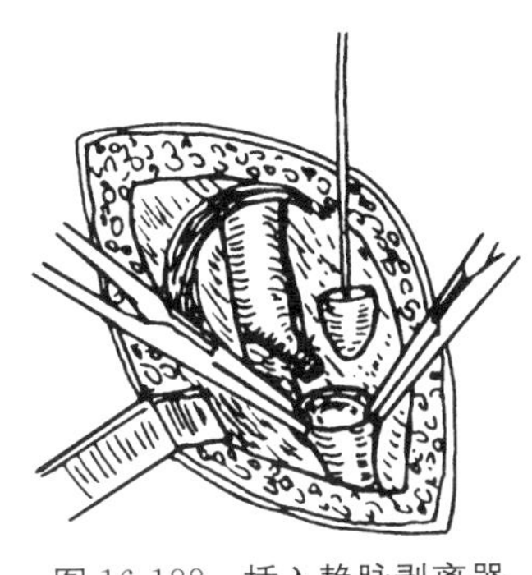

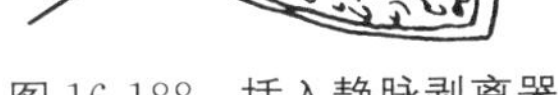

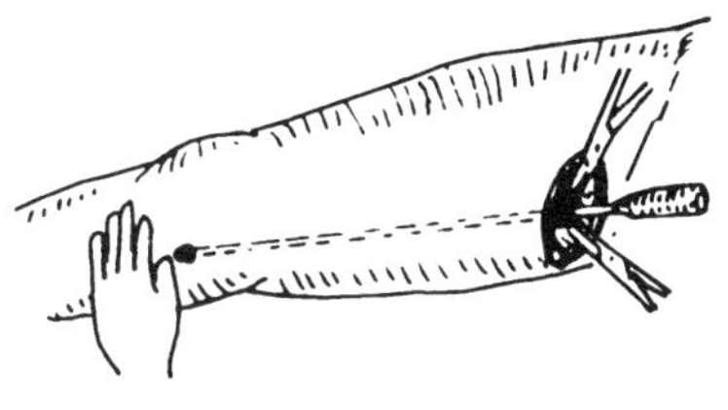

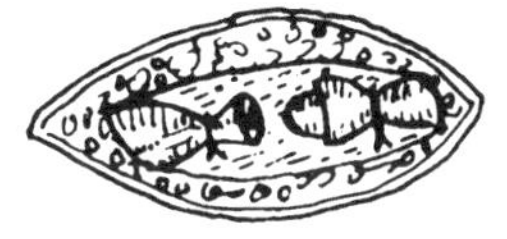

图 16-188　插入静脉剥离器　　　　图 16-189　结扎于剥离器头端

4. 抽脱静脉主干　将静脉剥离器慢慢向后抽出，大隐静脉主干便会随剥离器一同抽脱出来。边抽脱助手边压紧抽脱静脉后的隧道以止血(图 16-190)，压迫隧道 2～3 分钟，缝合切口，沿抽脱静脉后的隧道衬以纱垫，自下而上缠绕绷带加压包扎。

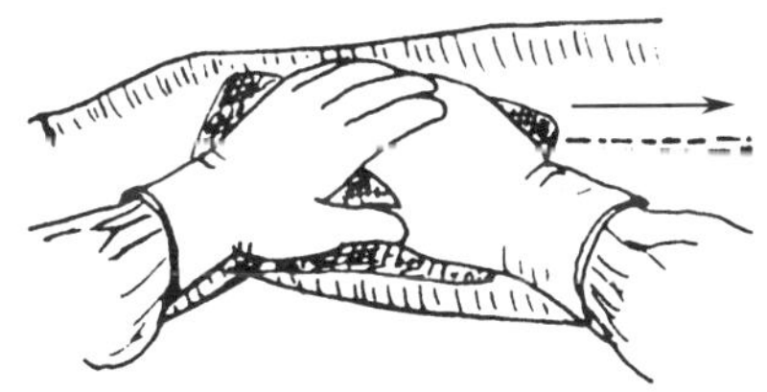

图 16-190　抽脱静脉并压迫止血

5. 分段切除　再于小腿各曲张的静脉处，沿标记线分别切开皮肤、皮下组织，用止血钳解剖分离出曲张的静脉，一一结扎、切断、切除(图 16-191)，最后缝合切口。衬以纱垫，自踝部由下至上用绷带缠绕加压包扎。

【术后处理】

1. 抬高患肢以利于静脉回流。

2. 术后 3 天开始活动患肢，促进血液循环，预防深静脉血栓形成。

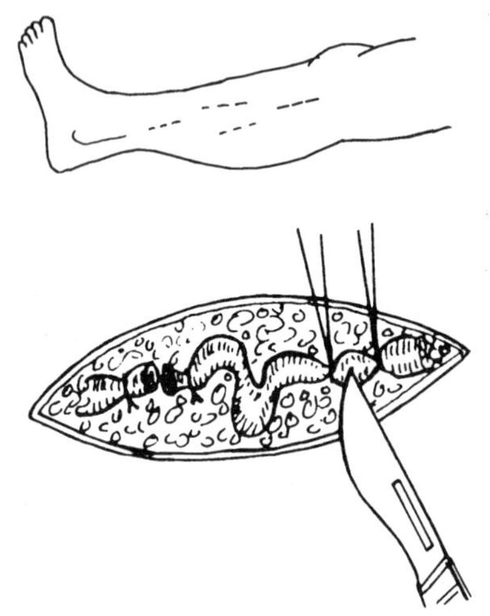

图 16-191　分段解剖、切除曲张静脉

3. 全身应用抗生素，预防感染。

4. 术后根据情况，分期拆除缝线，一般大腿部切口术后7～8 天拆线，小腿部缝线应术后 10～12 天拆除，拆线后继续用弹力绷带加压包扎 2 周。

（张福奎　李书成）

第 17 章

常用美容整形手术

第1节 重 睑 术

【术式概念】

重睑术，又称为双眼皮成形术，是指通过手术方法，在上睑适当位置将皮肤真层与睑板前筋膜或睑板之间接合固定，睁眼时使之形成人为的上睑皱襞，即双眼皮。一般认为双眼皮和单眼皮的解剖区别在于，前者提上睑肌即附着于睑板，又有一部分肌纤维附着于上睑皮肤，因而睁眼时牵拉上睑皮肤出现双眼皮；而后者提上睑肌仅附着于睑板，无肌纤维附着于上睑皮肤，睁眼时不能牵拉上睑皮肤出现双眼皮(图 17-1)。重睑术的原理，即制造上睑皮肤与睑板前筋膜或睑板之间的粘连，睁眼时牵拉上睑皮肤出现双眼皮。

【适应证】

1. 心理正常年龄 16～17 岁以上的单眼皮者。
2. 一侧单眼皮，一侧双眼皮，要求双侧对称者。
3. 原有重睑不显著或时有时无。

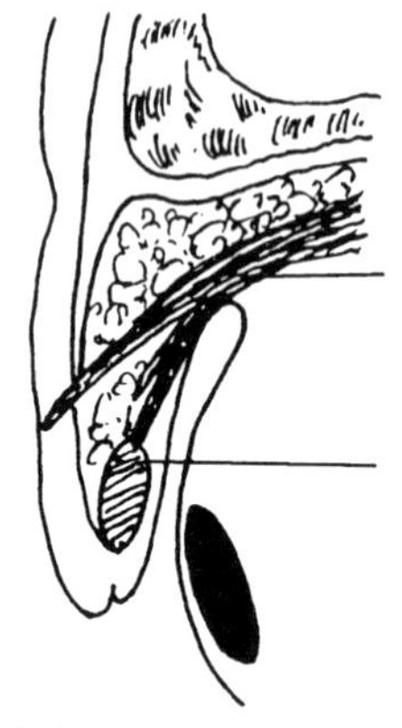

（1）部分肌纤维分布于皮肤

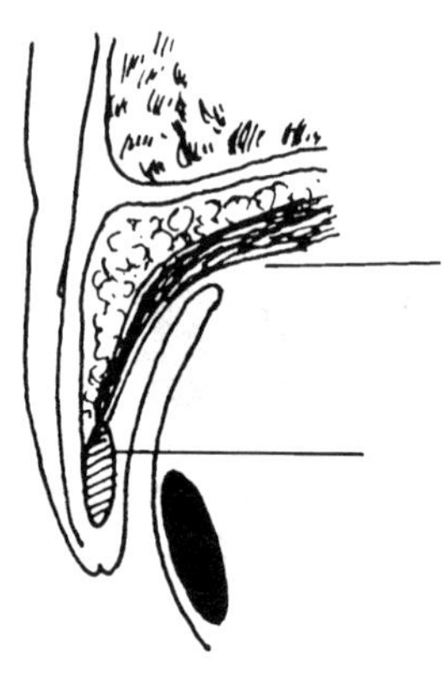

（2）无肌纤维分布于皮肤

图 17-1 提上睑肌分布

4. 轻度上睑皮肤松弛。

5. 上睑缘瘢痕，通过双眼皮手术可以矫正。

【禁忌证】

1. 心理障碍或要求不切合实际者。

2. 眼裂较短、眼球明显突出或眶窝显著凹陷者。

3. 有严重内眦赘皮者。

4. 长期患有眼睑神经性水肿者。

5. 眼部及面部器官患有急性感染病灶。

6. 先天性上睑下垂或面神经麻痹睑裂闭合不全者。

【术前准备】

1. 全身及局部检查应属正常。

2. 对患者面部情况观察分析，根据局部条件，结合年龄、职业及本人要求，与患者商定重睑类型、宽度及手术方法。

3. 术前 1 天点消炎眼药水。

4. 临术前清洗面部皮肤。

5. 面部照相，入档保存。

【操作步骤】

目前常用的方法有全切开法重睑术和小切口结扎法重睑术。另有埋线法重睑术、电凝法重睑术，因效果欠佳，本节不予介绍。

1. 全切开法重睑术　用于各种不同情况的单睑患者，尤其适于上睑皮肤松弛、下垂、肿眼泡、年龄较大患者，也常用于缝扎法、埋线法、电凝法失败者。重睑线设计：患者轻闭眼睛，根据具体情况距上睑缘 6～8mm 设计重睑线；上睑皮肤松弛下垂者可镊子夹镊试验，适当切除一小条皮肤。患者平卧术台，0.1％洗必泰液消毒眼部及面部皮肤，铺无菌孔巾。局部浸润麻醉。沿标记线切开皮肤，并适当切除切口下唇眼轮匝肌，直至显露睑板前筋膜或睑板。需切除一条皮肤者，梭形切开皮肤后应连同切口下方相应的眼轮匝肌一并剪除，显露睑板前筋膜。如上睑臃肿有眶隔内脂肪过多或膨出，横向剪开眶隔，轻压眼球使脂肪脱出，并适当剪除，眶隔切口不必缝合。严密止血后，先将切口上、下唇皮肤与睑板前筋膜或睑板缝合结扎三针，然后缝合剩余皮肤切口(图 17-2)。观察重睑宽度是否得当，弧度是否自然，如宽度或弧度不合适，则拆除缝线，重新调整缝挂睑板前筋膜或睑板的高度。以上步骤可双眼交替进行，以便两侧对称。

上睑覆盖敷料，妥善包扎。

2. 小切口重睑术　用于上睑较薄、皮肤弹性较好、无外眼角下垂、无上睑皮肤松弛的青年男女。重睑线设计：轻闭眼睛，重睑线中央一般距上睑缘 6～8mm，分别于重睑线中央、近内眦部和近外眦部标记三处 0.5cm 皮肤切口。患者平卧术台，0.1％洗必泰液消毒眼部及面部皮肤，铺无菌孔巾。局部浸润麻醉。先在重睑线中点作皮肤切口，切开皮肤，显露眼轮匝肌，用镊子夹持切口处眼轮匝肌，眼科剪刀剪除该处一小段眼轮匝肌，直至显露睑板前筋膜或睑板，然后将切口上、下唇皮肤与睑板前筋膜或睑板缝合结扎，此时令患者睁闭眼睛观察

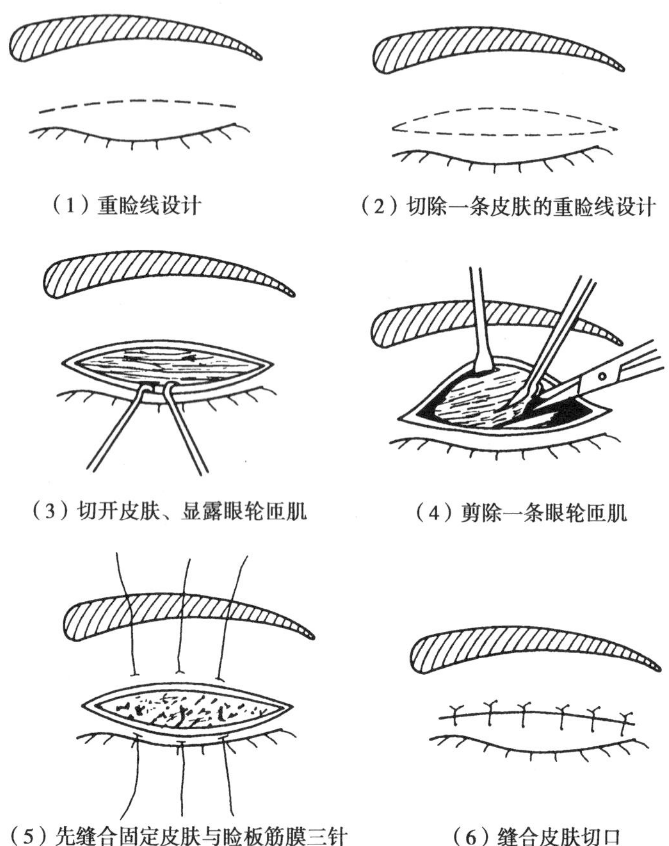

图 17-2　全切开法重睑术

重睑宽度是否得当。如宽度不合适，则拆除缝线，重新调整缝挂睑板前筋膜的高度。同法完成近内眦处和近外眦处操作及对侧眼的操作(图 17-3)。

上睑覆盖敷料，妥善包扎。

【术后处理】

1. 适当休息，术后初期最好半卧位或平卧位头部垫高，以减轻上睑水肿，并注意保持安静。

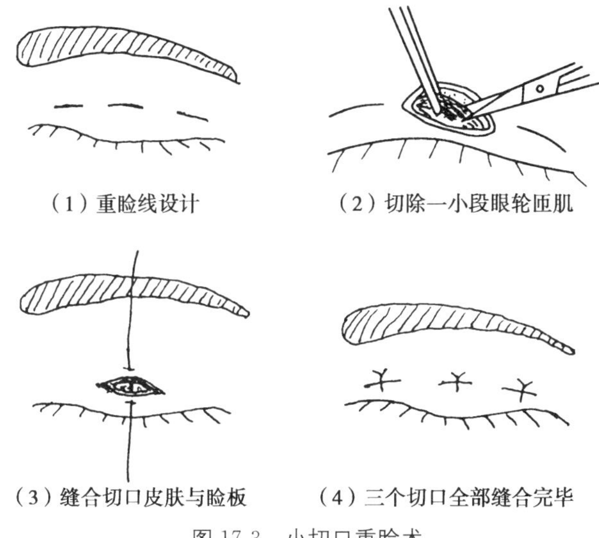

（1）重睑线设计　（2）切除一小段眼轮匝肌

（3）缝合切口皮肤与睑板　（4）三个切口全部缝合完毕

图 17-3　小切口重睑术

2. 术后次日常规进行局部清洗，更换敷料。

3. 继续口服抗生素预防感染。

4. 术后 5～6 天拆线。

第 2 节　上睑除皱术

【术式概念】

上睑除皱术，是指将上睑及外眼角部松弛多余的皮肤切除，以减轻外眼角鱼尾纹，使人看上去年轻化。随着年龄的增长，特别是 30 岁以后，人的面部皮肤逐渐老化，弹性减弱，松弛下垂，这种改变在上睑显得更为明显，表现为上睑皮肤松弛、下垂，外眼角尤其明显，甚至可形成“三角眼”。为了改变眼部外形，可行上睑除皱术。

【适应证】

1. 上睑皮肤松弛、下垂，影响美观或遮盖瞳孔影响视物者。

2. 外眼角上睑皮肤明显下垂，形成“三角眼”者。

3. 外眼角上部鱼尾纹较重者。

4. 眼轮匝肌肥大或眶隔脂肪突出表现为“肿眼泡”者。

【禁忌证】

1. 心理障碍或要求不切合实际者。

2. 长期患有眼睑神经性水肿者。

3. 眼部及面部器官患有急姓感染病灶。

4. 先天性上睑下垂或面神经麻痹睑裂闭合不全者。

【术前准备】

1. 全身及局部检查应属正常。

2. 术前 1 天点消炎眼药水。

3. 临术前清洗面部皮肤。

4. 适当应用抗生素，预防感染。

5. 面部照相，入档保存。

【操作步骤】

1. 设计切口　患者端坐位，将上睑皮肤轻轻向上拉紧，画出重睑切口线，由此线外端斜向外上方，顺鱼尾纹向外延长，可达眶外缘 0.5～1.5cm，此为第一条切口线，用无齿镊子夹持上睑皮肤，通过“夹捏试验”确定应切除的皮肤宽度，依此画出第二条切口线，两端分别与第 1 条切口线汇合，为应切除的多余皮肤。

2. 消毒铺巾　平卧术台，0.1%洗必泰液消毒眼部及面部皮肤，铺无菌孔巾。

3. 麻醉　局部浸润麻醉。

4. 切除缝合　沿切口线切开皮肤、皮下组织，连同其下的眼轮匝肌一并剪除，显露睑板，纱布压迫止血。如眶脂肪膨出，横向切开眶隔适当切除眶隔内脂肪，眶隔切口不必缝合，再按全切开重睑术操作步骤，将切口皮肤与睑板于适当位置缝合固定(图 17-4)。

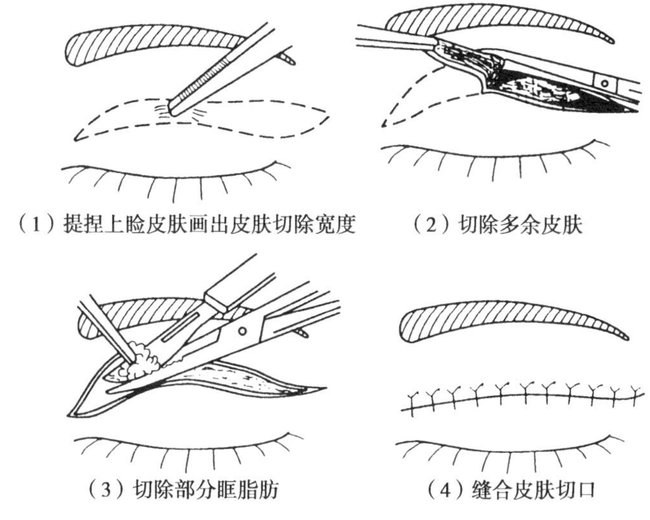

(1)提捏上睑皮肤画出皮肤切除宽度　(2)切除多余皮肤

(3)切除部分眶脂肪　(4)缝合皮肤切口

图 17-4　上睑除皱术

同法进行对侧操作，上睑覆盖敷料包扎。

【术后处理】

1. 适当休息，术后初期最好半卧位，以减轻局部水肿。
2. 术后 1～2 天局部换药，清洁切口，除去眼部分泌物。
3. 适当应用抗生素，预防感染。
4. 术后 5～6 天拆线。

第 3 节　下眼袋切除术

【术式概念】

下眼袋切除术，是指将下睑处突出的袋状结构消除，以使人看上去年轻化。随着年龄的增长，人的皮肤逐渐老化，这是一种自然规律。下睑皮肤表现为弹性减弱，出现皱纹，严重者松弛下垂，下睑眶隔筋膜松弛，眶内脂肪突出，呈袋状突出，影响美观。为改善下睑外形可行眼袋去除术。下睑袋去除术又称下睑除皱术。

【适应证】

1. 下睑皮肤松弛，出现皱纹。

2. 眶隔松弛，眶内脂肪突出，致下睑局部膨出者。

【禁忌证】

1. 心理障碍或要求不切合实际者。

2. 眼部及面部器官患有急性感染病灶。

3. 面神经麻痹睑裂闭合不全者。

【术前准备】

1. 全身及局部检查应属正常。

2. 术前1天点消炎眼药水。

3. 临术前清洗面部皮肤。

4. 适当应用抗生素，预防感染。

5. 面部照相，入档保存。

【操作步骤】

眼袋的手术方法较多，且在不断改进，现以皮肤肌肉瓣法眼袋去除术为例，介绍如下：

1. 切口设计　患者端坐位，轻轻自然闭眼，于内眦处睑缘下1mm，平行睑缘至外眦角画线，然后顺一条鱼尾纹斜向外下方至眦角外约0.5～0.8cm，此为第一条切口线，用无齿小镊在下睑中部夹持皮肤，以不致造成睑外翻为度，这个宽度即为需切除的多余皮肤，此为第二条切口线，两端汇合为皮肤眼轮匝肌切除区。

2. 消毒铺巾　平卧术台，0.1%洗必泰液消毒眼部及面部皮肤，铺无菌孔巾。

3. 麻醉　局部浸润麻醉。

4. 切除缝合　沿切口线切开皮肤，切除拟切除的皮肤及其下的眼轮匝肌。如无眶隔脂肪突出，即可将眼轮匝肌外端向外上方提起，缝合固定于眶外侧骨膜上。如有眶隔内脂肪突出，则横向切开眶隔，轻压眶部使眶内脂肪进一步突出，适当切除突出的脂肪，眶隔切口不必缝合，然后将眼轮匝肌外端向外上方向提起，缝合固定于眶外侧骨膜上，必要时适当切除眼轮匝肌外端肌肉纤维，最后缝合皮肤切口(图 17-5)。注意缝合时外眦部皮肤应修剪平坦。

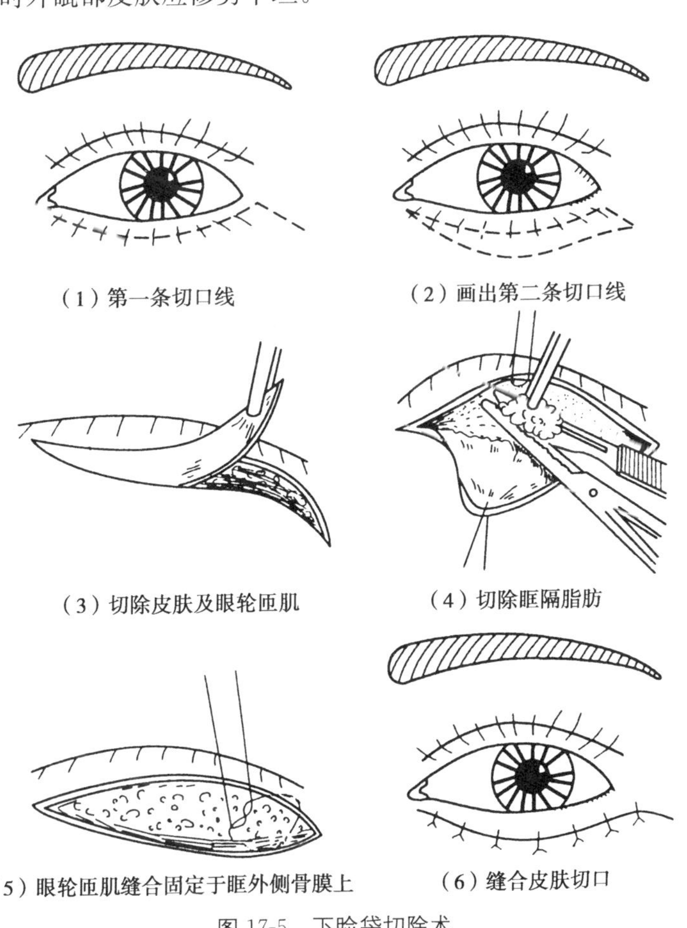

图 17-5　下睑袋切除术

同法进行对侧操作。术毕眼内涂消炎眼膏，敷料适当加压包扎。

【术后处理】

1. 半卧位安静休息，以减轻局部水肿。

2. 术后次日局部清洗。

3. 适当应用抗生素，预防感染。

4. 术后 4～5 天拆线。

第4节　切 提 眉 术

【术式概念】

切提眉术，是指将不理想的文眉部分切除或提高下垂的眉外侧部。文眉术曾风靡各地，因此也出现了许多不良文眉，主要表现为眉形不佳，纹饰过宽、过长等。对于文眉颜色较理想者，采取切除部分文眉的方法，可以明显改善文眉外形，伴有眉毛下垂者，还可切除一条眉上正常皮肤，以提高眉的高度。

【适应证】

1. 文眉过宽、过长者可行文眉部分切除术。

2. 文眉眉形不佳者可行文眉部分切除及提眉术。

3. 文眉过宽、过长、眉形不佳者可行部分文眉切除及提眉术。

4. 患者须对原文眉颜色满意。

5. 双侧眉下垂、或呈“八”字眉者，可单纯进行提眉术。

【禁忌证】

1. 心理障碍或要求不切合实际者。

2. 眼部及面部器官有急性感染病灶。

3. 面神经麻痹额肌瘫痪者。

4. 有瘢痕增生倾向及瘢痕疙瘩体质。

5. 要求自然眉全部切除者。

【术前准备】

1. 根据患者文眉情况，征求其意见协商眉形。

2. 临术前清洗面部皮肤。

3. 面部照相。

【操作步骤】

根据患者不同情况及要求采取不同的手术方式，主要有以下几种情况，随机选择相应的手术方式。

全眉过宽矫正：是指原文眉形状尚满意，唯嫌整个文眉过宽。于眉上缘设计切除多余的文眉，必要时设计切除一条额部正常皮肤。面部消毒皮肤，铺无菌孔巾。局部浸润麻醉。沿切口线切开皮肤、皮下组织至深筋膜，用镊子夹住拟切除部分的一端，切除整块组织，妥善止血，拉拢切口皮缘，间断缝合皮肤切口，缝合后基本保留原文眉形状(图 17-6)。

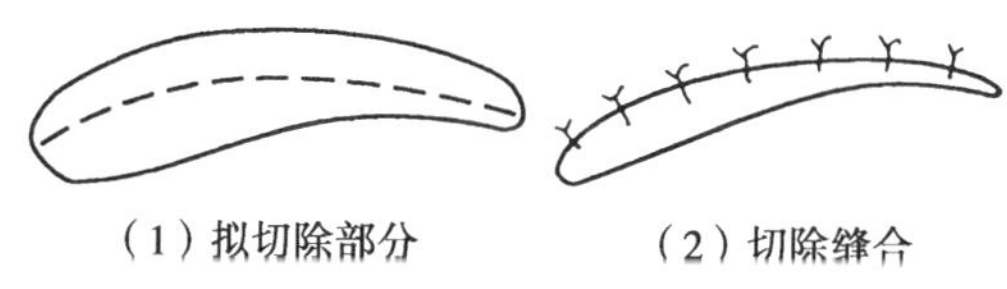

图 17-6　全眉过宽矫正术

全眉平直矫正：是指原文眉形状平直生硬，缺乏艺术美感。于眉上缘眉腰眉尾处设计切除部分文眉及一条额部正常皮肤。面部消毒皮肤，铺无菌孔巾。局部浸润麻醉。沿切口线切开皮肤、皮下组织至深筋膜，用镊子夹住拟切除部分的一端，切除整块组织，妥善止血，拉拢切口皮缘，间断缝合皮肤切口，缝合后眉呈拱形(图 17-7)。

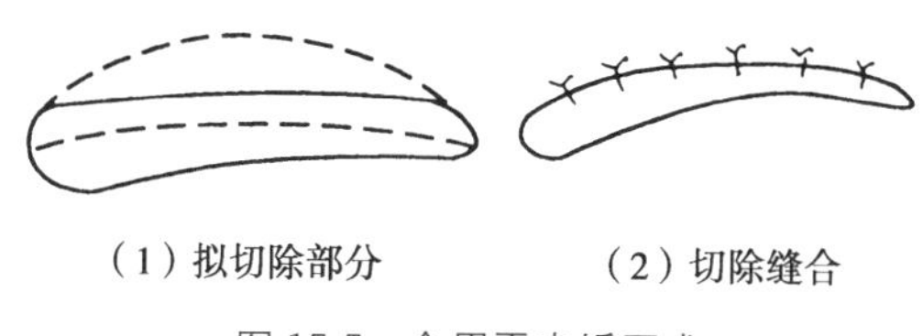

图 17-7　全眉平直矫正术

眉下垂矫正：是指文眉下垂，或原自然眉下垂，呈“八”字形。于眉外上方设计切除部分文眉及一条较宽大的额部正常皮肤，切口可延至眉尾外 0.5～1cm。面部消毒铺巾，局部浸润麻醉。沿切口线切开皮肤、皮下组织至深筋膜，用镊子夹住拟切除部分的一端，切除整块组织，妥善止血，拉拢切口皮缘，间断缝合皮肤切口，缝合后眉外侧部上提(图 17-8)。

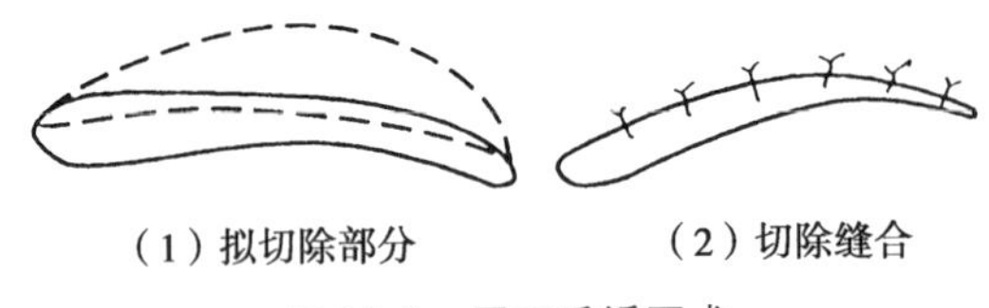

图 17-8　眉下垂矫正术

眉腰过宽矫正：是指原文眉眉腰部过宽，缺乏美感。于眉腰上部设计切除一条文眉皮肤。面部消毒皮肤，铺无菌孔巾。局部浸润麻醉。沿切口线切开皮肤、皮下组织，用镊子夹住拟切除部分的一端，切除该处组织，妥善止血，拉拢切口皮缘，间断缝合皮肤切口，缝合后可使眉形流畅自然(图 17-9)。

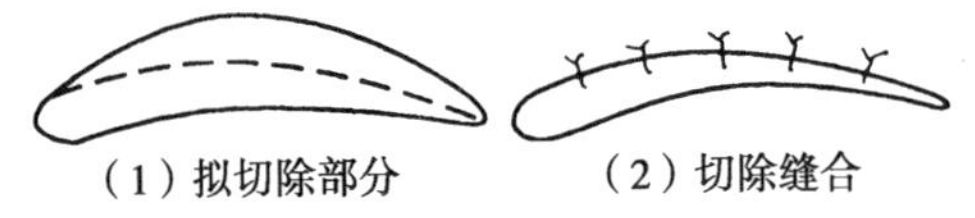

图 17-9　眉腰过宽矫正术

眉头过宽矫正：是指原文眉眉头部过宽。于眉头上部设计切除一条文眉皮肤。面部消毒铺巾，局部浸润麻醉。沿切口线切开皮肤、皮下组织，用镊子夹住拟切除部分的一端，切除该处组织，妥善止血，拉拢切口皮缘，间断缝合皮肤切口，缝合后眉头呈自然的圆钝状态(图 17-10)。

分叉眉矫正：是指原文眉眉尾部分叉。于眉尾部设计切除文眉及一条正常皮肤。面部消毒皮肤，铺无菌孔巾。局部浸润麻醉。沿切口线切开皮肤、皮下组织，用镊子夹住拟切除部分的一端，切除该处组织，妥善止血，拉拢切口皮缘，间断缝合

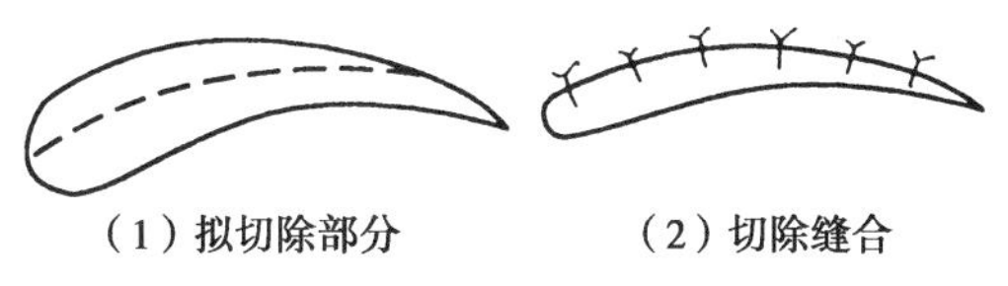

图 17-10　眉头过宽矫正术

皮肤切口，缝合后使眉尾部呈理想的形状(图 17-11)。

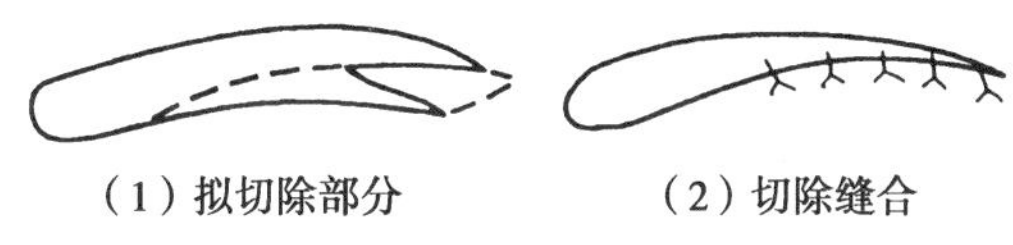

图 17-11　分叉眉矫正术

【术后处理】

1. 术后次日清洁换药。

2. 适当应用抗生素。

3. 术后 5～7 天拆线。

第5节　眉再造术

【术式概念】

眉再造术，是指利用手术方法修复由于烧伤、感染、外伤等原因，所致的眉毛缺损。眉，具有美观作用，同时也有保护眼睛的功能，如当额部出汗或淋雨时，汗液或雨水会沿眉毛流向两侧，以免直接冲刷眼睛。眉再造有多种方法，如头皮条游离移植、岛状瓣头皮移植、健侧眉皮瓣移植等。现将临床上最常用的头皮条游离移植法眉再造术介绍如下。

【适应证】

1. 各种原因所致的眉毛部分或全部缺损。

2. 如果眉缺损面积较小，健侧眉又较宽大，也可切取健侧眉。

3. 局部皮肤无感染、无疖肿者。

【禁忌证】

1. 眼部及面部器官有急性感染病灶。

2. 有瘢痕倾向及瘢痕疙瘩体质。

【术前准备】

1. 一般选择同侧耳后为供区，酌情剔除头发，清洗干净。

2. 适当口服抗生素，预防感染。

3. 面部正位照相。

【操作步骤】

1. 手术设计　端坐位，以健侧眉为标准，测量眉毛缺损长度、宽度、弧度，用胶片作为模型剪下；根据模型缺损面积大小，描画出需切取的头皮条，注意毛发主流方法应指向外侧。同时描画出受区的切口位置。

2. 消毒铺巾　面部常规消毒皮肤，铺无菌孔巾。

3. 麻醉　受区及供区分别局部浸润麻醉。

4. 切取头皮条　按描画区切取头皮条，注意切开时应顺毛发方向略倾斜，以免伤及过多毛囊，连同皮下脂肪层一起切下，然后用眼科剪剪除毛囊间过多的脂肪，毛囊具有弹性，剪除脂肪时易回缩而不受损伤。供区皮缘拉拢缝合。

5. 头皮条移植　沿患侧眉弓切口描画处，弧形切开皮肤、皮下组织达骨膜表面，剥离创口，使创面较健侧眉略宽。将切取的头皮条按毛发生长方向倾斜向颞侧，移植于供区，周边间断缝合固定，保留线尾，打包加压包扎(图 17-12)。

【术后处理】

1. 继续应用抗生素 3～5 天。

2. 注意术区保护。

3. 术后 7～10 供区拆线，10～12 天眉区拆线。

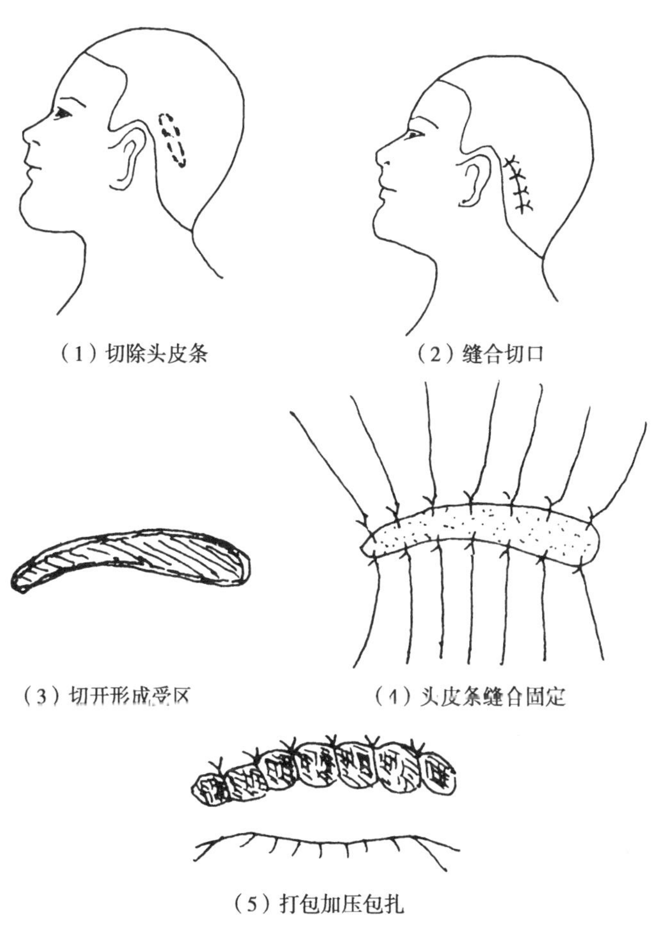

图 17-12　头皮条移植眉毛再造术

第6节　隆　鼻　术

【术式概念】

隆鼻术，是指将低矮的鼻梁加高，以增加鼻部美感。高鼻梁历来是容貌美的标准之一。高鼻梁使人的面部立体感增强，美感增加。低鼻梁者通过隆鼻术可使鼻梁加高。所谓隆鼻术，就是在鼻部植入某种假体支架，使鼻梁增高。目前，植入的假体材料一般为医用固体硅橡胶支架。

【适应证】

1. 18岁以上单纯鼻梁平坦或凹陷。
2. 先天性鞍鼻。
3. 外伤性鞍鼻。
4. 唇裂继发性畸形鼻梁低平。

【禁忌证】

1. 精神状态、心理活动异常。
2. 对植入假体抱有怀疑者。
3. 过敏体质。
4. 酒渣鼻或鼻背部其他慢性炎症。
5. 鼻梁凹陷明显、鼻背皮肤松动性较小者，应分次手术。

【术前准备】

1. 面部正位、侧位、仰位照相。
2. 剪除鼻孔内鼻毛，清洁鼻前庭。
3. 全身应用抗生素。
4. 根据患者鼻部情况及要求，雕刻硅橡胶假体支架，一般为L形支架，也可为柳叶形支架(图17-13)。假体雕刻好后，蒸馏水冲洗干净，进行高压蒸气灭菌备用。

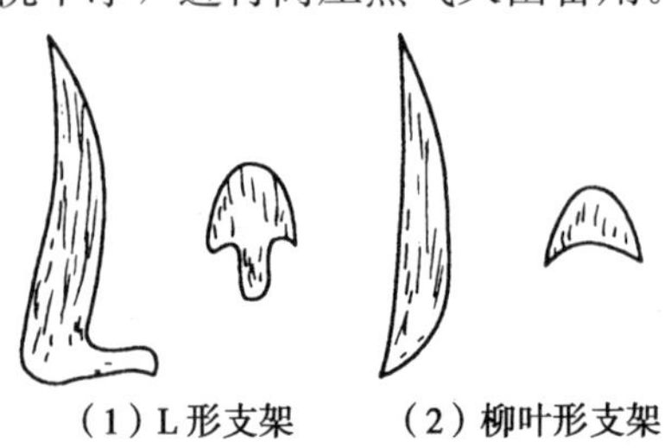

图17-13 硅橡胶鼻假体支架

【操作步骤】

1. 手术设计　患者两眼平视，双上睑缘连线经过面部正中线处为鼻额点，鼻额点至鼻尖画一条正中线，作为术中潜行剥离隧道参考用。作者习惯经鼻翼缘切口入路，一般不必画出切口线。

2. 消毒铺巾　鼻部、鼻前庭及面部常规消毒，铺无菌孔巾。

3. 麻醉　鼻尖、鼻小柱及鼻背部局部浸润麻醉。

4. 植入假体　用小圆头刀片沿右侧鼻翼缘切开皮肤、皮下组织，小弯止血钳斜向插入切口内，于鼻尖部、鼻小柱处钝性分离，再于鼻背筋膜下或鼻骨骨膜下剥离隧道，直至鼻根部标记线处，将雕刻好的假体用生理盐水反复冲洗，小弯止血钳夹住假体尾端，经切口缓慢植入隧道内，并注意使尾端正好抵达鼻根部，L 形支架的短臂植入鼻小柱处，缝合皮肤切口 1～2 针，鼻背部覆盖纱布，妥善加压包扎(图 17-14)。

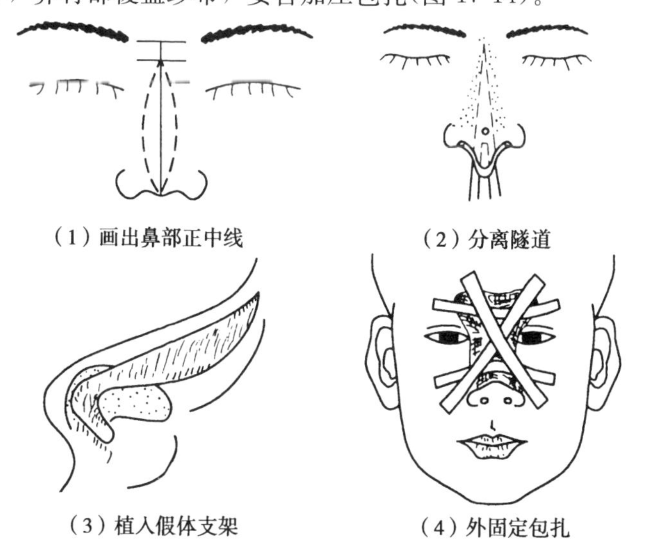

图 17-14　隆鼻术

【术后处理】

1. 术后半卧位休息。

2. 继续应用抗生素，预防感染。

3. 术后 3 天避免大幅度的面部表情动作，以免牵动假体移位。

4. 术后 6～7 天拆线。

第7节　隆下颌术

【术式概念】

隆下颌术，是指将短小的下颌向前隆起或向下加长。在鼻尖和颌之间存在一美学平面，即在鼻尖和颌之间画一直线，口唇正好在这条直线上，有人下颌短小，口唇超过这条直线，影响容貌美。通过手术植入医用固体硅橡胶可以改善小颌畸形（图 17-15）。

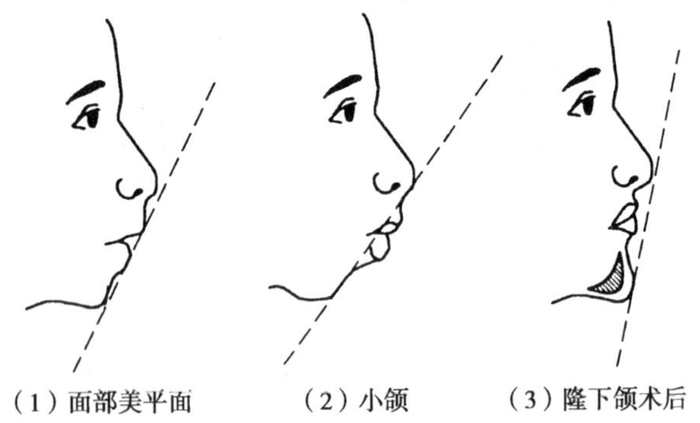

图 17-15　面部美平面及隆颏术后示意图

【适应证】

小颌畸形有碍美观者。

【禁忌证】

1. 下颌部严重短小畸形。

2. 对植入假体抱有怀疑者。

【术前准备】

1. 术前应用抗生素，预防感染。

2. 局部正、侧位照相。

3. 根据颌部短缩情况，选择大小适当的硅胶假体，并适当雕刻，硅胶假体为外面突，内面凹，植入时使凹面紧贴于下颌部。高压蒸气灭菌备用。

【操作步骤】

1. 切口设计　笔者习惯采用下颌缘切口。确定颌部正中线，于下颌下缘 1.5cm 处，画 3cm 长弧形切口线，再于颌前部拟隆起部分，结合硅胶假体大小，画出剥离范围。

2. 消毒铺巾　患者平卧位，常规面、颈部消毒铺巾，铺无菌孔巾。

3. 麻醉　根据术前画出的剥离范围，局部浸润麻醉。

4. 植入假体　沿颌下切口线切开皮肤、皮下组织，向下颌缘方向解剖分离，抵达颌部骨膜，横行切开骨膜，依术前画出的剥离范围，用骨膜剥离器于骨膜下剥离形成一穴腔，恰好容下硅胶假体，先将假体一端水平插入穴腔一侧，再将另一端弯曲后插入穴腔另一侧，利用穴腔的自身限制作用，使硅胶假体固定颌部，也可用丝线将硅胶假体缝在骨膜上，分层缝合皮下组织及皮肤(图 17-16)。

【术后处理】

1. 术后进半流质饮食。

2. 继用抗生素，预防感染。

3. 术后保持局部稳定，避免挤压、触摸，以防硅胶假体移位偏斜。

4. 术后 7～9 天拆线。

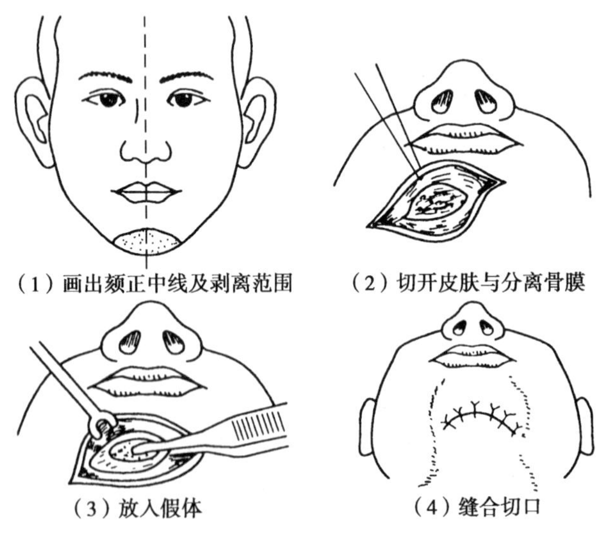

图 17-16　隆下颌术

第8节　重唇整形术

【术式概念】

重唇整形术，是指切除多余的重唇黏膜，以改善上唇外形。重唇，是一种先天性上唇红唇发育畸形，为上唇黏膜或粘液腺组织先天发育增多。主要表现为说话时上唇呈双重红唇，开口笑时双唇畸形更为明显，重者有令人作呕之感。通过重唇矫正术可以明显改善口唇形态。

【适应证】

重唇畸形影响容貌美观者。

【禁忌证】

慢性口腔炎、牙龈出血患者，暂缓手术。

【术前准备】

1. 术前消炎漱口液漱口。

2. 口唇部照相。

【操作步骤】

1. 切口设计　助手将上唇上翻，于口腔侧距龈沟 0.5cm 画出第一条切口线，再根据拟切除组织的多少，画出第二条切口线，两端与第一条切口线汇合，并适当延至颊部。

2. 消毒　患者平卧位，0.1%洗必泰面部皮肤及口腔内消毒，铺无菌孔巾。

3. 麻醉　局部浸润麻醉。

4. 切除多余组织　用圆刀片沿切口线切开黏膜、黏膜下层，组织钳夹住拟切除部分的一端，逐渐切除其余部分，必要时可一同切除部分肌层，妥善止血，上、下切缘拉拢对齐，间断缝合(图 17-17)。

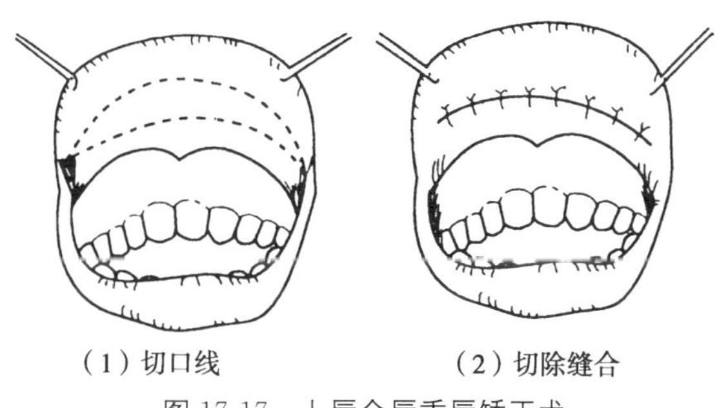

（1）切口线　　（2）切除缝合

图 17-17　上唇全唇重唇矫正术

【术后处理】

1. 流质饮食，饭后漱口水漱口，保持口腔清洁。

2. 适当口服抗生素，预防感染。

3. 术后 6～7 天拆线。

第 9 节　厚唇整形术

【术式概念】

厚唇整形术，是指切除多余的口唇红唇部分，以改善上唇外形。口唇厚薄适当是口唇美的基本条件，如果口唇太厚则给人以愚笨、憨厚之感。厚唇可通过手术予以矫正。

【适应证】

红唇过厚致口唇外观不雅者。

【禁忌证】

1. 慢性口腔炎、牙龈出血患者，暂缓手术。

2. 唇部感染、皲裂者。

【术前准备】

1. 术前消炎漱口液漱口。

2. 口唇部照相。

【操作步骤】

1. 切口设计　上唇过厚时，上翻固定，于口腔侧画出第一条与上唇弓平行的切口线，根据拟切除红唇宽度，再画出第二条切口线，两端逐渐与第一条切口线汇合，使呈梭形，注意唇珠处两线间距离应小于两侧，以保证唇珠丰满，切口两端可延长到颊部。下唇增厚时，于口腔侧画出第一条与下唇弓平行的切口线，根据拟切除红唇的宽度，画出第二条切口线，两端与第一条切口线汇合，近似于新月形，切口两端也应超过口角少许。

2. 消毒铺巾　患者平卧位，0.1％洗必泰面部皮肤及口腔内消毒，铺无菌孔巾。

3. 麻醉　局部浸润麻醉。

4. 切除缝合　按切口线切开黏膜、黏膜下组织，组织钳夹住一端，切除全部多余组织，妥善止血，上、下切缘拉拢对齐，间断缝合切口(图 17-18)。

【术后处理】

1. 流质饮食，饭后漱口水漱口，保持口腔清洁。

2. 适当口服抗生素，预防感染。

3. 术后 6～7 天拆线。

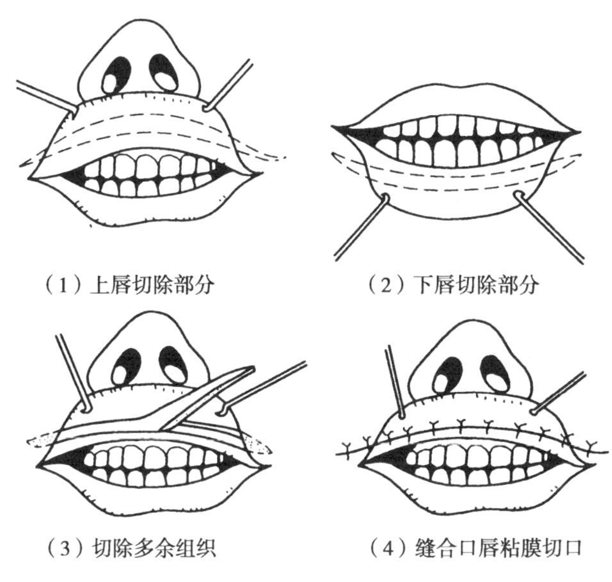

图 17-18　厚唇矫正术

第10节　降　乳　术

【术式概念】

隆乳术，又称为乳房增大术。它是通过置入乳房假体使乳房体积增大、形态丰满、恢复女性曲线美的一种常用美容手术。

【适应证】

1. 先天性小乳症或先天性乳房未发育。
2. 哺乳后乳房萎缩。
3. 双侧大小正常，强烈要求增大乳房者。
4. 乳房感染、外伤、烧伤后小乳畸形。

【禁忌证】

1. 全身情况不良或主要脏器心、肺、肝、肾功能不良者，

患有高血压、糖尿病者

2. 年龄超过60岁或未成熟的青少年。

3. 心理准备不足、要求过高者。

4. 乳房内包块或腋窝淋巴结肿大者。

5. 瘢痕体质或过敏体质者。

【术前准备】

1. 根据乳房大小，结合患者意见，酌情选择适当大小的硅胶囊假体。注意所选假体必须附和国家质量标准。

2. 局部及全身应无感染。

3. 术前1天酌情全身应用抗生素。

4. 不同体位照相。

5. 确定麻醉方法。

【操作步骤】

1. 切口设计　通常有腋窝切口、乳晕切口、乳房下皱襞切口，现以腋窝切口为例。于胸大肌起点腋前线作纵切口线约4cm，再根据需置入的硅胶假体大小及原乳房形态，标记出需剥离的范围。

2. 消毒铺巾　局部常规消毒铺巾。

3. 麻醉　采取局部浸润麻醉者，进行术区麻醉。

4. 切开剥离　沿切口线切开皮肤、皮下组织，至胸大肌外缘，如果将假体置于胸大肌前间隙，可于胸大肌表面进行剥离穴腔，按术前设计剥离适当范围。如果将假体置入胸大肌后间隙，则切开胸大肌筋膜，于胸大肌后间隙钝性分离，按术前设计剥离适当范围。纱布填塞压迫，妥善止血。

5. 置入假体　观察穴腔内无出血，即可用生理盐水将假体反复冲洗，然后用手慢慢推挤假体，将其送入穴腔，并确认假体底部妥善的与胸壁接触，假体位置、形状良好。如果位置不佳，可取出假体，重新剥离穴腔或调整假体位置。

6. 缝合切口　妥善缝合胸大肌筋膜，再分别缝合皮下组织和皮肤(图 17-19)。

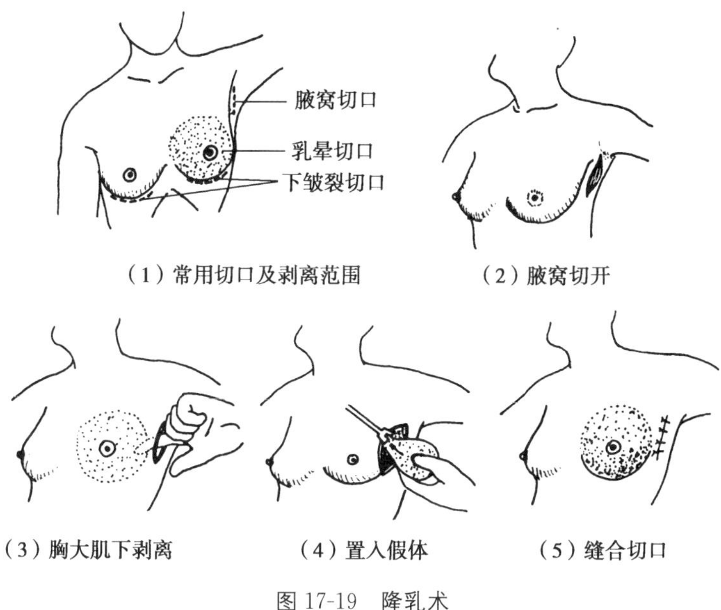

图 17-19　隆乳术

【术后处理】

1. 术后半卧位。

2. 乳房上部用绷带妥善包扎固定 2～3 周，以防假体向上移位。

3. 继续应用抗生素 3～5 天。

4. 术后 7～10 天拆线。

5. 术后 2 周开始进行乳房按摩，预防包膜挛缩，时间为半年。

第 11 节　脂肪抽吸术

【术式概念】

脂肪抽吸术，是指将人体局部多余的脂肪，通过负压装置抽出体外，以改善局部体形。随着人们生活水平的提高，肥胖者越来越多，加之爱美观念的增强，要求脂肪抽吸者不断增多。脂肪抽吸的手术原理是将大量的脂肪组织直接抽吸出体外，减少皮下脂肪组织含量，从而达到减肥美容的目的。常施术的部位为上腹、下腹、腰部、臀部、股部、小腿、上臂等。

【适应证】

1. 轻、中度的局限性单纯性脂肪堆积者。

2. 重度肥胖伴皮肤松垂者，脂肪抽吸的同时还应行皮肤脂肪切除术。

【禁忌证】

1. 全身情况不良或主要脏器心、肺、肝、肾功能不良者，患有高血压、糖尿病者。

2. 年龄超过 60 岁或未成熟的青少年。

3. 内分泌失调性肥胖。

4. 继发于其他疾病的肥胖。

5. 皮肤松弛缺乏弹性脂肪抽吸后不会有好的效果者。

【术前准备】

1. 一般体格检查及血化验检查正常，局部皮肤无炎症。

2. 选择月经干净后 3～4 天为手术时间。

3. 患者立位标记脂肪堆积和需抽吸的范围，并测量局部的肥胖程度，如上腹围、下腹围、腰部围、臀部围、股部围、小腿围、上臂围等。

4. 不同体位照相。

5. 适当应用抗生素。

6. 术前 3 天不应有抗凝血治疗。

【操作步骤】

以下腹部脂肪抽吸为例。目前脂肪抽吸多在肿胀技术麻醉下完成。

1. 肿胀麻醉液配制　生理盐水 500ml、2％利多卡因

20ml、1%盐酸肾上腺素 1ml、5%碳酸氢钠 20ml，混合后为一个单位的肿胀麻醉液。

2. 局部肿胀麻醉　用 50ml 的注射器及专用带多侧孔的注液针，按标记吸脂范围，于皮下脂肪组织内均匀注射肿胀麻醉液，直至局部明显肿胀变硬、发白。注液时也可用专用注液泵，注液速度快，节省人力。

3. 脂肪抽吸　于下腹耻骨联合处切口 0.5～1cm，也可于下腹两侧分别作两个小切口，切开皮肤，术者右手持吸管把柄，插入吸管，开动负压吸引器，左手抓捏腹壁皮下脂肪，按术前标记范围，作拉锯式动作抽吸，便可见黄色脂肪自塑料管内流出(图 17-20)。注意抽吸均匀，下腹两侧切口者可双侧交叉进行抽吸。如吸管内为鲜红血液，即应改变方向。为了保持腹壁一定弹性，应保留皮下 1cm 脂肪层。抽吸完毕后切口内放置引流管，可选择输液管作为引流管。每个切口缝合 1 针，局部覆盖厚层敷料。

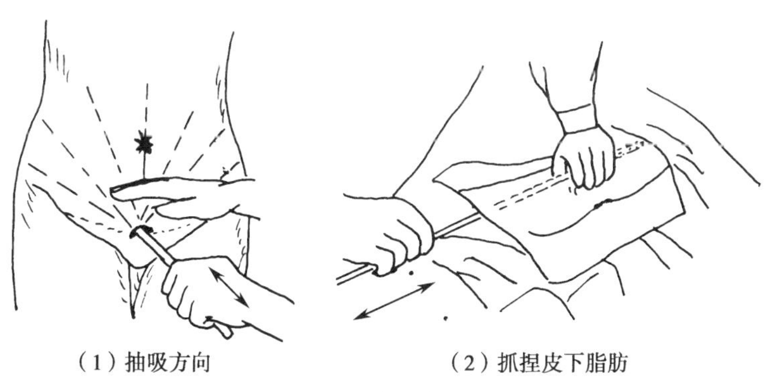

（1）抽吸方向　　（2）抓捏皮下脂肪

图 17-20　下腹部脂肪抽吸术

【术后处理】

1. 术后必须穿适当的弹力服，局部加压，有助于组织间粘连，减少肿胀和渗液。

2. 适当休息，尽量减少局部活动，以创造局部组织粘连机会。

3. 酌情更换敷料，保持局部清洁。

4. 术后36～48小时去除引流管。

5. 继续应用抗生素。

6. 术后7～8天拆线。

7. 坚持穿戴弹力服1～2个月。

第12节　皮肤扩张术

【术式概念】

皮肤扩张术，又称皮肤软组织扩张术(skin soft tissue expansion)，是指借助软组织扩张器，使局部增加“多余”皮肤，用于修复皮肤缺损，也可用于器官再造。本手术是一种效果较好、深受医患欢迎的先进的手术方法。手术原理是：将皮肤扩张器植入正常皮肤软组织下，通过向扩张器内注入液体，随着扩张器膨胀局部出现多余皮肤，再利用多余的皮肤设计、形成皮瓣，修复皮肤组织缺损，或用于组织器官再造。皮肤扩张术可最大限度地达到美容效果，目前已成为整形外科和皮肤外科常用的技术手段之一。

【扩张器】

扩张器由扩张囊、注射阀门及导管组成(图17-21)，目前常用的阀门为穿刺性注射阀门(图17-22)，扩张器有多种型号及形状，可酌情选择(图17-23)。

1. 扩张囊　为扩张器的主体，用于注射充水，具有良好的扩张和抗撕裂性能。

2. 注射阀门　又称注射壶，由此穿刺向扩张囊内注射充水。阀门有单向和双向之分，前者注液后不能回抽，后者注液后可回抽。注射壶底部有金属片，防止注液时刺穿注射壶。

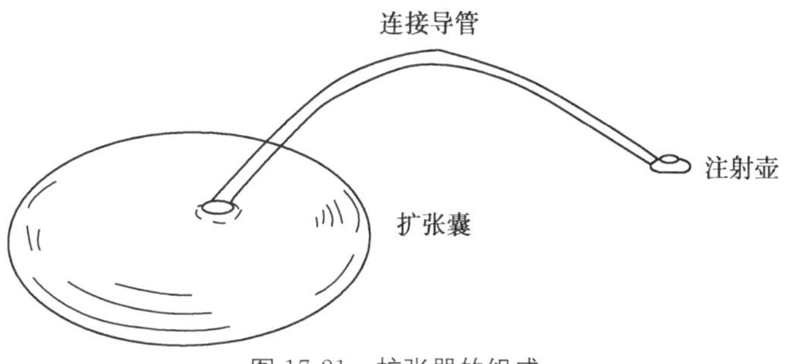

图 17-21　扩张器的组成

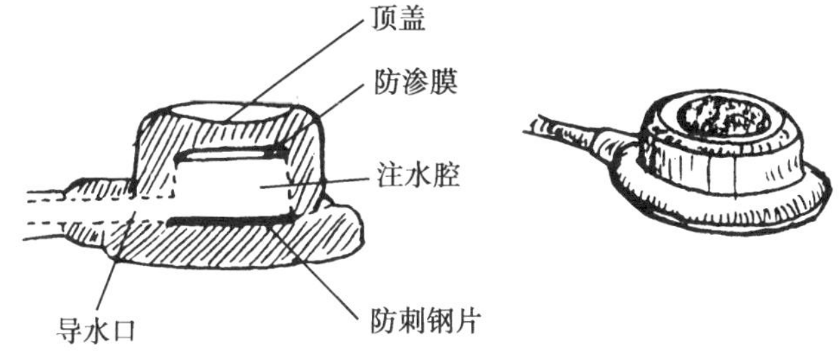

图 17-22　穿刺性注射阀门

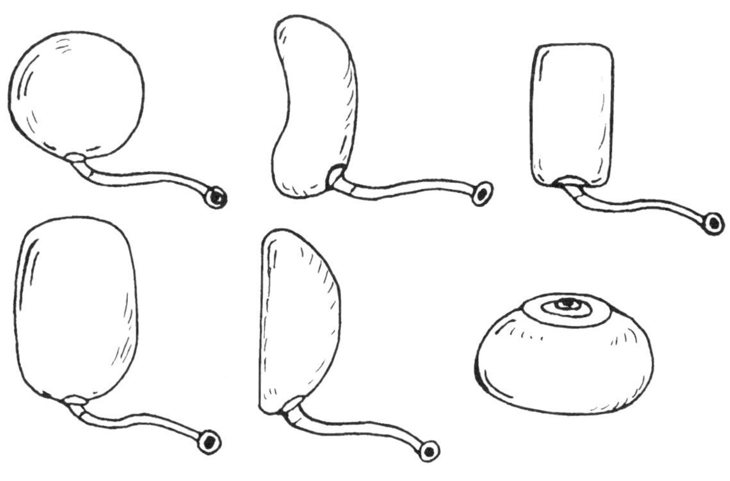

图 17-23　各种扩张器

3. 导管　为连接注射壶和扩张囊之间的硅胶管，其长度不等，一般为5～15cm，可根据埋置方法(注射壶内置或外置)酌情选择。

【适应证】

1. 头皮缺损　瘢痕性秃发、外伤感染、肿瘤切除术后等，大面积头皮缺损者修复。

2. 面部病变　用于修复色素痣、血管瘤、瘢痕、粉尘染色等病变切除术后，大面积皮肤缺损修复者。

3. 器官再造　鼻缺损再造、耳郭缺损再造等。

【禁忌证】

1. 有出血倾向、过敏体质、周身营养不良、脂溢性皮炎和化脓性皮肤疾患者。

2. 局部无可供扩张的、足够完好的正常皮肤者。

3. 儿童及精神状态不稳定，难于合作者应慎用。

【术前准备】

1. 扩张器选择　须选择合格的产品，经选定后的扩张器，在灭菌和埋置前都需经过仔细检查，排除破裂或渗漏。根据拟修复的部位、面积大小决定扩张器形状、规格，一般头面部可选择圆形、长柱形，额部可选肾形或长方形，颈部可选肾形，躯干四肢可选肾形或其他特殊形状的扩张器。一个扩张器不能满足修复面积的，必要时可埋植两个以上扩张器。

2. 扩张器灭菌　灭菌时至少多准备1个扩张器，以防术中破损备用。为防止灭菌过程中扩张囊爆破，可在注射壶插一细针头。用纱布将扩张器包裹，置于搪瓷缸内高压蒸气灭菌，一般不宜使用煮沸灭菌法。出厂时已经灭菌的扩张器，用前必须仔细查看厂家说明、包装有无破损和是否在有效期内。

3. 患者准备　常规术前准备及必要的辅助检查，无手术禁忌证。

【操作步骤】

1. 扩张器置入术（一期手术） 皮肤扩张最常用于头面部皮肤缺损的修复。现以头皮秃发，皮肤扩张术修复为例。

（1）置入区选择：置入区一般选择病变邻近，以便取出扩张器后皮瓣转移至皮肤缺损区。

（2）消毒铺巾：局部常规消毒铺巾，铺巾、单。

（3）麻醉：成人一般可选用局部浸润麻醉，药液注射于拟分离的组织间隙内，多数为深筋膜浅面。

（4）切开剥离：一般可在病变区与扩张区交界处，或选择在较隐蔽处。切口长度约 3～4cm 内。然后剥离穴腔，由于置入部位不同，剥离层次也有所不同，一般说来，头皮区沿帽状腱膜下剥离；面部在皮下深层剥离；颈部在皮下层或颈阔肌深层剥离；乳突部可在皮下浅层剥离。通常使用手术刀柄或组织剪钝性分离穴腔，注意剥离动作要轻柔，剥离层次均匀，勿深浅不一，否则扩张器注液后压力不均，可导致局部皮肤破溃坏死。遇到活跃的出血点应立即止血，并彻底清除腔隙内淤血。

（5）置入扩张器：生理盐水反复冲洗扩张器，用圆钝的刀柄末端顶住扩张器的一端，自切口缓慢送入扩张器，深入右手示指，调整扩张器位置，使之平整、舒展，然后注入适量生理盐水，一般为扩张器容量的 5%～10%，进一步调整扩张器位置。注射壶内置者，在扩张囊腔隙周围相隔适当距离，另分离一小腔隙，两个腔隙最好不要位于同一层次，置入注射壶。注射壶外置者，可将注射壶、导管保留于切口外。

（6）缝合切口：先在距切口边缘 0.5～1cm 处将表面组织与深部组织缝合几针，固定扩张器以防止其移位，再分层间断缝合皮肤切口（图 17-24），层次间最好错开，缝合时在直视下，切勿扎破扩张囊及导管，一般不必常规放置引流物。扩张器置入后，再适当注入少量无菌生理盐水，以切口无张力为度，一般再注入扩张器溶量的 5%为宜。此时注意注射壶有无翻转，导管有无折叠，扩张囊有无渗漏。

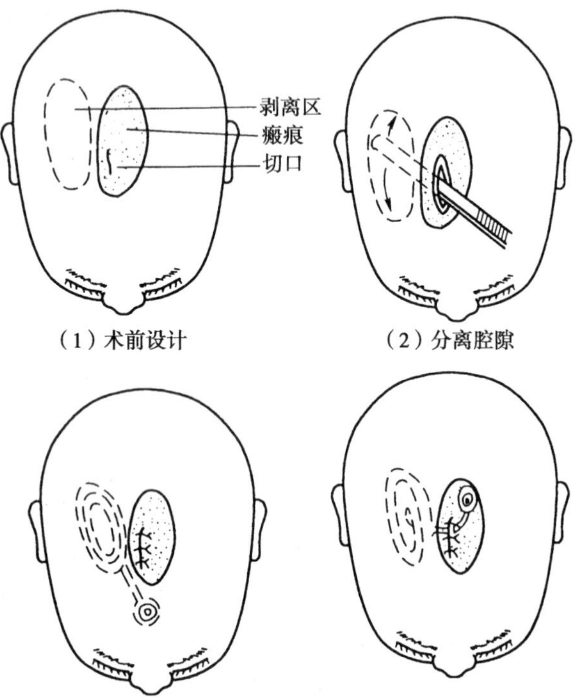

图 17-24　扩张器置入术

切口及导管部位宜适当加压包扎。

术后适当休息，尽量减少局部活动，酌情给予抗生素预防感染，保持局部清洁，10～12 天拆线。

2. 扩张器注液期　一般在术后 10～14 天，切口完全愈合后方可开始注液。

(1) 操作步骤：常选用的扩张液是生理盐水，可在其中适当加入抗生素。严格遵照无菌原则，包括注液部位的消毒及使用无菌用品，以 4 号注射针垂直刺入注射壶内，触及底部金属片后，开始缓慢注入，以表面皮肤略呈苍白、但仍有毛细血管反应、局部皮肤较紧张、患者无明显疼痛或略感胀痛为度。注射完毕后应及时记录注液日期及注液量。

（2）扩张速度：根据不同情况，可采取不同的扩张速度，直至完成注液总量。快速扩张，每天注射一次，7～14 天完成；亚速扩张，2～3 天注射一次，21～28 天完成；常速扩张，4～5 天注射一次，42～56 天完成；慢速扩张，7～10 天注射一次，60 天以上完成扩张。

3. 扩张器取出皮瓣移植修复术(二期手术) 估计皮肤扩张达到预定目标后，即可进行扩张器取出皮瓣移植修复。

（1）切口设计：可根据情况，设计局部推进、旋转、易位皮瓣。

（2）消毒铺巾：局部常规消毒皮肤，铺无菌手术巾、单。

（3）麻醉：一般成人可选用局部浸润麻醉。

（4）取出扩张器：经原瘢痕切开皮肤，先将注射壶及导管取出，放出一定量的液体后，即可将扩张囊轻易取出。

（5）皮瓣转移修复：根据情况设计皮瓣，皮瓣长宽比例可略放宽。皮瓣内扩张囊周围形成的纤维包膜在不影响皮瓣伸展情况下可保留，如影响皮瓣转移，可适当切除。将扩张出的多余皮肤设计成一个或数个推进皮瓣，也可设计成旋转或易位皮瓣，切开或裁剪形成皮瓣。病变组织切除量视皮瓣覆盖程度而定，然后进行切除。埋植多个扩张器者，应从一个皮瓣开始形成移转覆盖。扩张的皮瓣宜与深部组织适当固定，避免回缩，并使皮瓣在无张力下缝合(图 17-25)。术后皮瓣下放置负压引流管 2～3 天，局部适当加压包扎。

【并发症及防治】

1. 血肿 表现为局部疼痛、肿胀明显、皮色转暗，如未能及早发现及时处理，可致皮肤坏死。处理：血肿进行性增大，需手术探查清除血肿、寻找出血点、妥善止血。必要时及时取出扩张器、清除血肿、防止发生皮肤坏死。

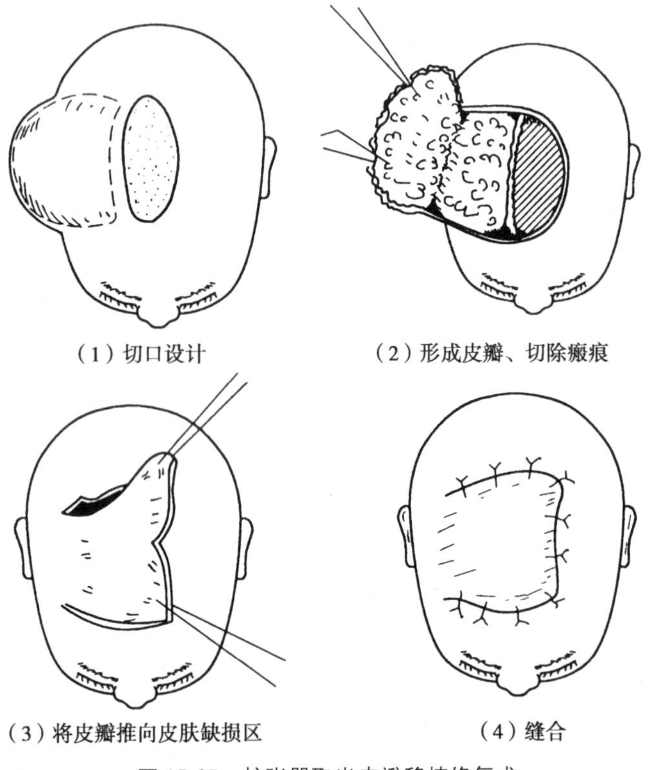

图 17-25　扩张器取出皮瓣移植修复术

2. 感染　表现为扩张区疼痛、皮肤充血、温度升高、压痛明显。处理：扩张早期，需取出扩张器引流，愈后 3～4 个月可再置入；扩张晚期，可在取出扩张器的同时进行皮肤缺损修复，术后放置引流管，并全身足量应用抗生素，控制感染治疗。

3. 扩张器外露　多发生在切口及皮瓣顶部，开始为小面积囊外露，以后外露逐渐增多。处理：扩张早期取出扩张器，待 3～4 个月后再置入；扩张晚期则在取出扩张器的同时，进行皮肤缺损修复。

4. 扩张器渗漏　扩张器渗漏系产品质量不佳所致。处理：术后早期发现，应予以更换；晚期则可在更换时进行部分修复，同时在适当的位置置入新的扩张器，继续扩张。

5. 皮瓣血运障碍　表现为局部皮肤紫暗、皮温降低、血流缓慢。处理：一旦发现血循环障碍，应立即回抽部分液体以减少压力，直至恢复正常，防止发生皮肤坏死。

第 13 节　面部瘢痕切除术

【术式概念】

面部瘢痕切除术，是指将影响容貌的瘢痕通过美容整形技术进行切除，达到改善容貌的目的。面部裸露在外，容易遭受外伤，伤后可遗留不同形状的瘢痕，常见的有条状瘢痕和片状瘢痕，通过手术切除瘢痕可不同程度的改善。较窄的条状瘢痕可一次性切除缝合，片状瘢痕可分次切除缝合。

【适应证】

1. 各种外伤所致的 3mm 以上宽度的条状瘢痕。

2. 片状瘢痕有碍美观者。

【禁忌证】

1. 瘢痕体质者。

2. 瘢痕充血期不应考虑手术。

3. 挛缩性瘢痕。

【术前准备】

1. 应用抗生素，预防感染。

2. 临术前清洗局部皮肤。

3. 局部照相。

【操作步骤】

1. 瘢痕切除缝合术　适用于较窄的条状瘢痕，切除后直接缝合。患者平卧位，常规局部消毒皮肤，铺无菌孔巾。局部浸润麻醉，沿瘢痕边缘全部切除瘢痕，在皮下脂肪深层潜行剥离，如瘢痕较短或瘢痕长轴与皱纹平行，即可直接拉拢缝合，先将皮下组织拉拢缝合，再将皮肤切口间断缝合(图 17-26)。

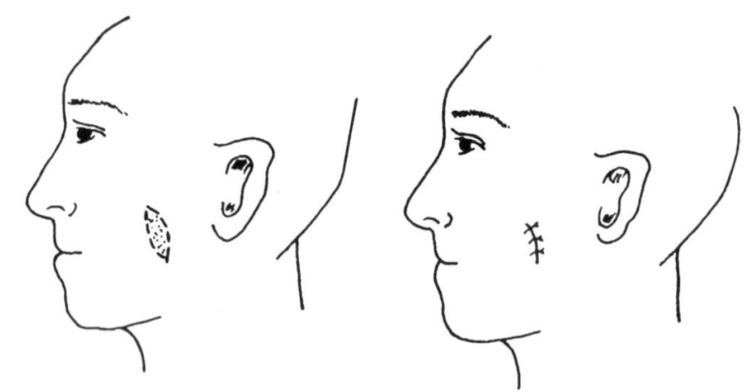

图 17-26　瘢痕一次性切除缝合术

2. 瘢痕分次切除缝合术　适用于较大的片状瘢痕，需经多次手术才能全部切除瘢痕。患者平卧位，常规局部消毒皮肤，铺无菌孔巾。根据局部皮肤移动情况，画出可切除的部分瘢痕。局部浸润麻醉，沿拟切除部分边缘切除瘢痕，皮下脂肪深层潜行剥离，拉拢缝合。大约半年或一年后，局部皮肤松弛，再行第二次瘢痕切除缝合术(图 17-27)。必要时还可再次手术，直至瘢痕全部切除。

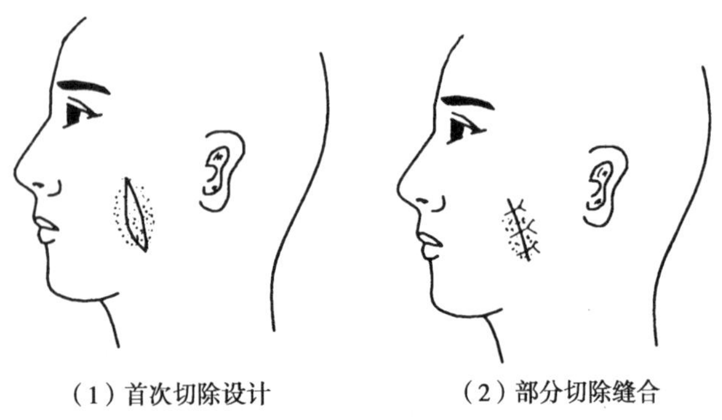

(1) 首次切除设计　　(2) 部分切除缝合

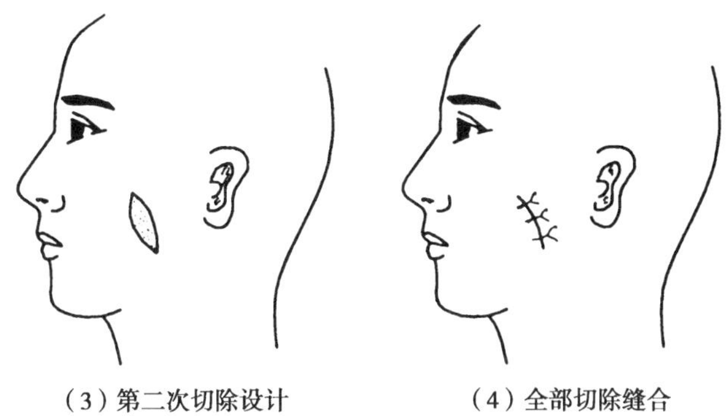

（3）第二次切除设计　　（4）全部切除缝合

图 17-27　瘢痕分次切除缝合术

【术后处理】

1. 继用抗生素，预防感染。

2. 术后保持局部干燥、清洁，防止分泌物污染和出汗浸渍。

3. 术后 6～8 天拆线。

第 14 节　美容法粉瘤摘除术

【术式概念】

美容法粉瘤摘除术，又称美容法皮脂腺囊肿摘除术，是指通过美容手术方法将面部粉瘤摘除。面部粉瘤影响容貌，如常规进行手术切除，通常遗留较大瘢痕，采用美容法手术治疗，可以使瘢痕遗留达到最小程度。手术主要包括二个步骤，即小切口挤压出内容物，牵拉出囊肿包膜。

【适应证】

面、颈部 2cm 以内的皮脂腺囊肿无感染者。

【禁忌证】

1. 局部感染者。

2. 有局部感染史。

3. 面、颈部以外的粉瘤。

【术前准备】

1. 清水、肥皂清洗面部。

2. 必要时术前应用抗生素，预防感染。

3. 面部正位照相。

【操作步骤】

1. 消毒铺巾　患者平卧位，常规局部消毒皮肤，铺无菌孔巾。

2. 麻醉　局部浸润麻醉。

3. 摘除肿物　于肿物中央小凹处，做约 3～4mm 小切口，切开皮肤及囊肿前壁，适当用力挤压，即可将囊内容物挤出，小蚊钳尖端伸入囊腔内，夹住底部囊肿壁，缓慢向外牵拉囊肿包膜，使囊壁包膜翻转，直到将囊肿包膜全部牵出(图17-28)，切口可不缝合，如遗留腔隙较大时，也可酌情缝合 1～2 针以使腔隙闭合，并可于腔隙内放橡皮条引流。

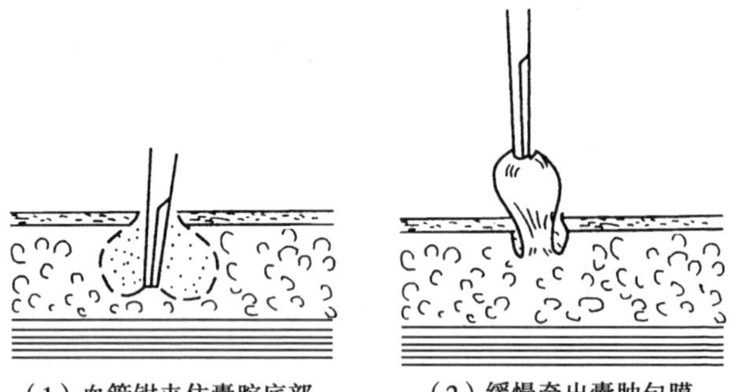

(1) 血管钳夹住囊腔底部　(2) 缓慢牵出囊肿包膜

图 17-28　美容法皮脂腺囊肿切除术

【术后处理】

1. 继续应用抗生素，预防感染。

2. 术后保持局部干燥、清洁，防止分泌物污染和出汗浸渍。

3. 酌情切口换药，术后 24 小时取出引流条，4～5 天拆线。

第 15 节　V-Y 或 Y-V 成形术

【适应证】

1. 轻度组织移位畸形。

2. 用于口角、眼角、内眦开大。

3. 皮下蒂皮瓣的移植修复。

【禁忌证】

1. 增生期瘢痕。

2. 局部皮肤无良好的松动性者。

【操作步骤】

1. V-Y 成形术　是对组织进行复位和还原的一种简易方法，适用于矫正轻度唇外翻、睑外翻、鼻翼畸形等，还可用于皮下蒂皮瓣移植修复。

(1) 设计：在错位组织上用龙胆紫设计　V 形标记线，注意估计切开后的三角形皮瓣应能滑行移动至皮肤缺损处。

(2) 操作：按 V 形标记线切开皮肤、皮下组织，剥离、松解形成三角形皮瓣，将皮瓣上移复位，适当潜行剥离邻近皮下组织，拉拢缝合使呈 Y 形(图 17-29)。

2. Y-V 成形术　是对组织进行移位的一种简易方法，适用于开大眼角、开大口角，也适用于矫正轻度内眦赘皮等。

(1) 设计：用龙胆紫设计一 Y 形标记线，注意估计切开后的组织瓣应能滑行移动至拟定处。

(2) 操作：按 Y 形标记线切开皮肤、皮下组织，剥离、松解，形成组织瓣，适当潜行剥离邻近皮下组织，向外牵拉皮瓣使呈 V 形缝合(图 17-30)。

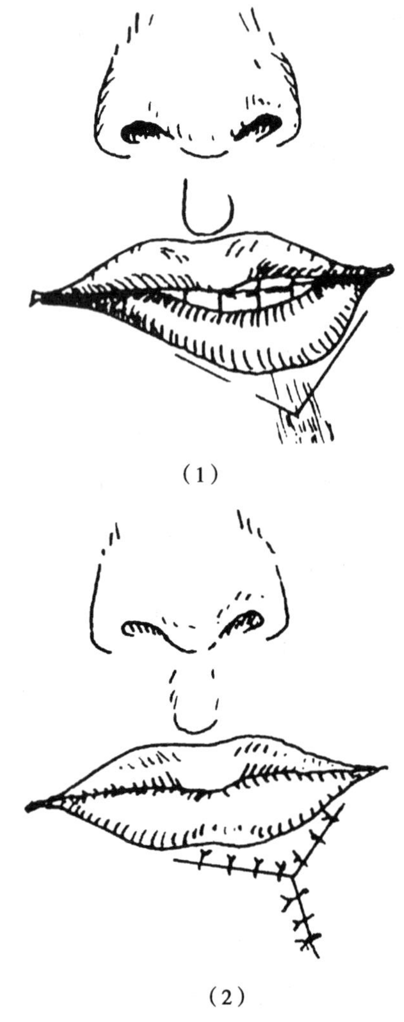

（1）

（2）

图 17-29　V-Y 成形矫正瘢痕挛缩轻度唇外翻

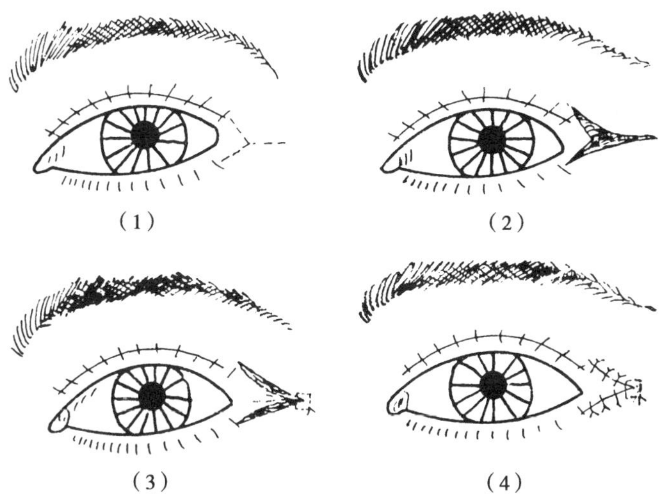

图 17-30　Y-V 成形开大眼角

（宋　方　刘艳琳）